**PRODUÇÃO, PROCESSAMENTO
E FISCALIZAÇÃO DE
LEITE E DERIVADOS**

CIÊNCIA, TECNOLOGIA E ENGENHARIA DE ALIMENTOS

A Ciência e a Arte de Ler Artigos Científicos – **Braulio Luna Filho**
A Didática Humanista de um Professor de Medicina – **Decourt**
A Dieta Ideal para o Emagrecimento – **Ribeiro**
A Questão Ética e a Saúde Humana – **Segre**
A Saúde Brasileira Pode Dar Certo – **Lottenberg**
A Vida por um Fio e por Inteiro – Elias **Knobel**
Adoecer - Compreendendo as Interações entre o Doente e a Sua Doença – **Quayle**
Adolescência... Quantas Dúvidas! – **Fisberg e Medeiros**
Alergias Alimentares – **De Angelis**
Alimentos - Um Estudo Abrangente – **Evangelista**
Alimentos com Alegação Diet ou Light - Definições, Legislação e Implicações no Consumo – **Freitas**
Alimentos e Sua Ação Terapêutica – **Andréia Ramalho**
Artigo Científico - do Desafio à Conquista - Enfoque em Testes e Outros Trabalhos Acadêmicos – Victoria **Secaf**
As Lembranças que não se Apagam – Wilson Luiz **Sanvito**
Aulas em Endocrinologia Clínica - Texto Básico com a Apresentação de 622 Slides Didáticos – **Josivan**
Células-tronco – **Zago**
Clínica – **Kanaan**
Como Ter Sucesso na Profissão Médica - Manual de Sobrevivência 4ª ed. – Mário Emmanuel **Novais**
Cuidados Paliativos - Diretrizes, Humanização e Alívio de Sintomas – **Franklin Santana**
Diabetes Mellitus - Uma Abordagem Simplificada para Profissionais da Saúde – **Almeida**
Dicionário Brasileiro de Nutrição – **Asbran**
Dicionário de Ciências Biológicas e Biomédicas – **Vilela Ferraz**
Dicionário Médico Ilustrado Inglês-Português – **Alves**
Dieta, Nutrição e Câncer – **Dan**
Do Mito ao Pensamento Científico 2ª ed. – **Gottschall**
Endocrinologia – **Saad**
Endocrinologia Ginecológica – **Aldrighi**
Endocrinologia para o Pediatra 3ª ed. (2 vols.) – **Monte e Longui**
Epidemiologia 2ª ed. – **Medronho**
Fitoterapia - Bases Científicas e Tecnológicas – **Viana Leite**
Fome Oculta – **Andréia Ramalho**
Fome Oculta - Bases Fisiológicas para Reduzir Seu Risco através da Alimentação Saudável – **De Angelis**
Gestão Estratégica de Clínicas e Hospitais – **Adriana Maria** André
Guia Básico de Terapia Nutricional - Manual de Boas Práticas – **Dan**
Guia de Consultório - Atendimento e Administração – **Carvalho Argolo**
Hormônios e Metabolismo: Integração e Correlações Clínicas – **Poian e Alves**
Importância de Alimentos Vegetais na Proteção da Saúde 2ª ed. – **De Angelis**
Manual de Diabetes Mellitus - Liga de Controle de Diabetes Mellitus da USP – Simão Augusto **Lottenberg**
Manual de Dietoterapia e Avaliação Nutricional - Serviço de Nutrição e Dietética do Instituto do Coração (HC-FMUSP) – **Isosaki**
Manual de Laboratório - Técnica Dietética – **Camargo**
Manual do Clínico para o Médico Residente – Atala – **UNIFESP**
Medicina. Olhando para o Futuro – **Protásio** Lemos **da Luz**
Medicina, Saúde e Sociedade – **Jatene**
Memórias Agudas e Crônicas de uma UTI – **Knobel**
Nem só de Ciência se Faz a Cura 2ª ed. – **Protásio da Luz**
Nutrição Humana - Autoavaliação e Revisão – **Olganê**
Nutrição no Envelhecer – **Abdala**
Nutrição Oral, Enteral e Parenteral na Prática Clínica 4ª ed. (2 vols.) – **Dan** Linetzky **Waitzberg**
Nutrição: Fundamentos e Aspectos Atuais 2ª ed. – **Tirapegui**
O que Você Precisa Saber sobre o Sistema Único de Saúde – **APM-SUS**
Obesidade na Infância e na Adolescência – **Fisberg**
Os Chefs do Coração – **InCor**
Práticas de Nutrição Pediátrica – **Accioly e Aquino**
Riscos e Prevenção da Obesidade – **De Angelis**
Rotinas Diagnósticas e Terapêuticas em Endocrinologia – **Vaisman**
Série Atualizações Pediátricas – **SPSP (Soc. Ped. SP)**
 Vol. 6 - Endocrinologia Pediátrica – **Calliari**
 Vol. 8 - Tópicos Atuais de Nutrição Pediátrica – **Cardoso**
Síndrome Metabólica – **Godoy Matos**
Síndrome Metabólica - Uma Abordagem Multidisciplinar – **Ferreira e Lopes**
Tabela Centesimal de Alimentos Diet e Light – **Ribeiro Benevides**
Tabela de Bolso de Calorias para Dietas – **Braga**
Tabela de Composição Química dos Alimentos 9ª ed. – **Franco**
Tabela para Avaliação de Consumo Alimentar em Medidas Caseiras 5ª ed. – **Benzecry**
Transtornos Alimentares – **Natacci Cunha**
Um Guia para o Leitor de Artigos Científicos na Área da Saúde – **Marcopito Santos**

OUTROS LIVROS DE INTERESSE

A Ciência e a Arte de Ler Artigos Científicos – **Braulio Luna Filho**
A Saúde Brasileira Pode Dar Certo – **Lottenberg**
Administração Aplicada às Unidades de Alimentação e Nutrição – **Teixeira**
Adolescência... Quantas Dúvidas! – **Fisberg e Medeiros**
Aleitamento Materno 2ª ed. – **Dias Rego**
Alergias Alimentares – **De Angelis**
Alimentos - Um Estudo Abrangente – **Evangelista**
Alimentos com Alegação Diet ou Light – **Freitas**
Alimentos e Sua Ação Terapêutica – **Andréia Ramalho**
Aspectos Nutricionais no Processo do Envelhecimento – **Busnello**
Avaliação Nutricional: Aspectos Clínicos e Laboratoriais – **Goulart Duarte**
Bioquímica da Nutrição – **Palermo**
Biossegurança em Unidade de Alimentação e Nutrição – **Valle e Marques**
Chefs do Coração – **Ramires**
Coluna: Ponto e Vírgula 7ª ed. – **Goldenberg**
Como Cuidar do Seu Coração – Mitsue **Isosaki** e Adriana Lúcia Van-Erven **Ávila**
Controle Sanitário dos Alimentos 3ª ed. – **Riedel**
Cuidados Paliativos - Diretrizes, Humanização e Alívio de Sintomas – **Franklin Santana**
Dicionário Brasileiro de Nutrição – **Asbran**
Dicionário Técnico de Nutrição – **Evangelista**
Dieta, Nutrição e Câncer – **Dan**
Epidemiologia 2ª ed. – **Medronho**
Fisiologia da Nutrição Humana Aplicada – **De Angelis**
Fome Oculta – **Andréia Ramalho**
Fome Oculta - Bases Fisiológicas para Reduzir Seu Risco através da Alimentação Saudável – **De Angelis**
Fundamentos de Engenharia de Alimentos - Série Ciência, Tecnologia, Engenharia de Alimentos e Nutrição - Vol. 5 – Maria Angela de Almeida **Meireles** e Camila Gambini **Pereira**
Fundamentos de Nutrição para Engenharia e Tecnologia em Alimentos – Ana Flávia **Oliveira** e Janesca Alban **Roman**
Guia Básico de Terapia Nutricional – **Dan**
Guia de Aleitamento Materno 2ª ed. – **Dias Rego**
Guia de Consultório - Atendimento e Administração – **Carvalho Argolo**
Importância de Alimentos Vegetais na Proteção da Saúde 2ª ed. – **De Angelis**
Integração Hormonal do Metabolismo Energético – **Poian e Alves**
Interpretação de Exames Bioquímicos – **Carvalho Costa**
Leite Materno - Como Mantê-lo Sempre Abundante 2ª ed. – **Bicalho Lana**
Liga de Controle do Diabettes – **Lottenberg**
Manual de Dietoterapia e Avaliação Nutricional do Serviço de Nutrição e Dietética do Instituto do Coração (HC-FMUSP) - 2ª ed. – Mitsue **Isosaki**
Manual de Estrutura e Organização do Restaurante Comercial – **Lobo**
Manual de Terapia Nutricional em Oncologia do ICESP
Microbiologia dos Alimentos – **Gombossy e Landgraf**
Nutrição do Recém-nascido – **Feferbaum**
Nutrição e Síndrome metabólica – Fernanda Michielin **Busnello** e Catarina Bertaso Andreatta **Gottschall**
Nutrição Estética – Aline Petter **Schneider**
Nutrição Humana - Autoavaliação e Revisão – **Olganê**
Nutrição Oral, Enteral e Parenteral na Prática Clínica 4ª ed. (2 vols.) – **Dan** Linetzky **Waitzberg**
Nutrição, Fundamentos e Aspectos Atuais 2ª ed. – **Tirapegui**
Nutrição e Metabolismo Aplicados à Atividade Motora – **Lancha Jr.**
Nutrição, Metabolismo e Suplementação na Atividade Física – **Tirapegui**
Nutrição, Metabolismo e Suplementação na Atividade Física – segunda edição – **Tirapegui**
O Livro de Estímulo à Amamentação - Uma Visão Biológica, Fisiológica e Psicológico-Comportamental da Amamentação – **Bicalho Lana**
O que Você Precisa Saber sobre o Sistema Único de Saúde – **APM-SUS**
Os Chefs do Coração – **InCor**
Planejamento Estratégico de Cardápios para a Gestão de Negócios em Alimentação 2ª ed. – Márcia Regina **Reggiolli**
Política Públicas de Saúde Interação dos Atores Sociais – **Lopes**
Protocolos Clínicos para Assistência Nutricional em Cardiologia e Pneumologia - HCFMUSP – **Isosaki, Vieira e Oliveira**
Puericultura - Princípios e Prática: Atenção Integral à Saúde da Criança 2ª ed. – **Del Ciampo**
Receitas para Todos - Economia Doméstica em Tempo de Crise - Bagaços, Cascas, Folhas, Sementes, Sobras e Talos – Sara Bella **Fuks** e Maria Auxiliadora Santa Cruz **Coelho**
Riscos e Prevenção da Obesidade – **De Angelis**
Série Atualizações Pediátricas – **SPSP (Soc. Ped. SP)**
 Vol. 2 - Gastroenterologia e Nutrição – **Palma**
 Vol. 4 - O Recém-nascido de Muito Baixo Peso 2ª ed. – Helenilce P.F. **Costa** e Sergio T. **Marba**
 Vol. 6 - Endocrinologia Pediátrica – **Calliari**
 Vol. 8 - Tópicos Atuais de Nutrição Pediátrica – **Cardoso**
Série Ciência, Tecnologia, Engenharia de Alimentos e Nutrição
 Vol. 3 - Fundamentos de Tecnologia de Alimentos – **Baruffaldi e Oliveira**
Série Manuais Técnicos para o Restaurante Comercial
 Vol. 1 - Estrutura e Organização do Restaurante Comercial – **Lôbo**
Série Terapia Intensiva – **Knobel**
 Vol. 6 - Nutrição
Sociedade Brasileira de Cirurgia Bariátrica - Cirurgia da Obesidade – **Garrido**
Tabela Centesimal de Alimentos Diet e Light – **Ribeiro Benevides**
Tabela de Bolso de Calorias para Dietas – **Braga**
Tabela de Composição Química dos Alimentos 9ª ed. – **Franco**
Tabela para Avaliação de Consumo Alimentar em Medidas Caseiras 5ª ed. – **Benzecry**
Técnica Dietética - Pré-preparo e Preparo de Alimentos - Manual de Laboratório - segunda edição – **Camargo**
Tecnologia de Alimentos 2ª ed. – **Evangelista**
Tecnologia de Produtos Lácteos Funcionais – Maricê **Nogueira de Oliveira**
Temas em Nutrição - **SPSP** – **Cardoso**
Terapia Nutricional do Paciente Crítico - Uma Visão Pediátrica – **Pons Telles**
Terapia Nutricional Pediátrica – Simone Morelo **Dal Bosco**
Transtornos Alimentares – **Natacci Cunha**
Um Guia para o Leitor de Artigos Científicos na Área da Saúde – **Marcopito Santos**

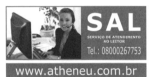

PRODUÇÃO, PROCESSAMENTO E FISCALIZAÇÃO DE LEITE E DERIVADOS

EDITORES

Luís Augusto Nero

Professor da Universidade Federal de Viçosa.
Graduação em Medicina Veterinária pela Universidade Estadual de Londrina.
Mestrado em Sanidade Animal pela Universidade Estadual de Londrina.
Doutorado em Ciência dos Alimentos pela Universidade de São Paulo.

Adriano Gomes da Cruz

Professor do Instituto Federal de Educação, Ciência e Tecnologia do Rio de Janeiro.
Graduação em Engenharia Química pela Universidade Federal do Rio de Janeiro.
Mestrado em Ciência de Alimentos pela Universidade Federal do Rio de Janeiro.
Doutorado em Tecnologia de Alimentos pela Universidade Estadual de Campinas.

Luciano dos Santos Bersot

Professor da Universidade Federal do Paraná.
Graduação em Medicina Veterinária pela Universidade Federal Fluminense.
Mestrado e Doutorado em Ciência dos Alimentos pela Universidade de São Paulo.

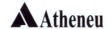

EDITORA ATHENEU

São Paulo — Rua Jesuíno Pascoal, 30
Tel.: (11) 2858-8750
Fax: (11) 2858-8766
E-mail: atheneu@atheneu.com.br

Rio de Janeiro — Rua Bambina, 74
Tel.: (21) 3094-1295
Fax: (21) 3094-1284
E-mail: atheneu@atheneu.com.br

Belo Horizonte — Rua Domingos Vieira, 319 — conj. 1.104

CAPA: Alexandre Bersot, inspirado na capa do álbum Hot Space, Queen.
PRODUÇÃO EDITORIAL/DIAGRAMAÇÃO: Rosane Guedes

Dados Internacionais de Catalogação na Publicação (CIP)
(Câmara Brasileira do Livro, SP, Brasil)

Produção, processamento e fiscalização de leite e derivados / editores Luís Augusto Nero, Adriano Gomes da Cruz, Luciano dos Santos Bersot. -- São Paulo : Atheneu Editora, 2017.

Vários colaboradores.
Bibliografia
ISBN 978-85-388-0739-1

1. Economia agrícola - Brasil 2. Fiscalização 3. Gado leiteiro - Brasil 4. Leite - Aspectos econômicos - Brasil 5. Leite - Brasil - Comercialização 6. Leite - Higiene 7. Leite - Processamento 8. Leite - Produção - Brasil 9. Leite, indústria e comércio - Brasil I. Nero, Luís Augusto. II. Cruz, Adriano Gomes da. III. Bersot, Luciano dos Santos.

16-07197   CDD-637.181

Índices para catálogo sistemático:

1. Leite e derivados : Engenharia de produção : Tecnologia   637.181

NERO, L. A.; DA CRUZ, A. G.; BERSOT, L. S.
Produção, Processamento e Fiscalização de Leite e Derivados

© EDITORA ATHENEU
São Paulo, Rio de Janeiro, Belo Horizonte, 2017

Colaboradores

Ana Carolina Sampaio Doria Chaves

Embrapa Agroindústria de Alimentos. Graduação em Engenharia de Alimentos pela Universidade Estadual de Campinas. Mestrado e Doutorado em Tecnologia de Alimentos pela Universidade Estadual de Campinas.

Ana Lucia do Amaral Vendramini

Universidade Federal do Rio de Janeiro. Licenciada em Química. Mestrado e Doutorado em Bioquímica pelo Instituto de Química da Universidade Federal do Rio de Janeiro.

Antonio Fernandes de Carvalho

Universidade Federal de Viçosa. Técnico pelo Instituto de Laticínios Cândido Tostes. Graduação em Farmácia e Bioquímica pela Universidade Federal de Juiz de Fora. Mestrado em Sciences Alimentaires: Lait et Produits Laitiers pela Université de Caen, Normandia, França. Especialista em Microbiologia pelo Instituto Pasteur, Paris. Doutorado em Sciences et Techniques des Industries Agricoles et Alimentaire, Agrocampus Ouest, Rennes, França.

Danielle Braga Chelini Pereira

Empresa de Pesquisa Agropecuária de Minas Gerais. Técnica em Laticínios pelo Instituto de Laticínios Cândido Tostes. Graduação em Farmácia e Bioquímica pela Universidade Federal de Juiz de Fora. Mestrado em Ciência dos Alimentos pela Universidade Federal de Lavras. Doutorado em Ciência e Tecnologia de Alimentos pela Universidade Federal de Viçosa.

Deisy Alessandra Drunkler

Universidade Tecnológica Federal do Paraná. Graduação em Farmácia e Bioquímica, Opção Tecnologia em Alimentos, pela Universidade Federal de Santa Catarina. Mestrado em Ciência dos Alimentos pela Universidade Federal de Santa Catarina. Doutorado em Tecnologia de Alimentos pela Universidade Federal do Paraná.

Douglas Fernandes Barbin

Graduação em Engenharia de Alimentos pela Universidade Estadual de Campinas. Mestrado em Engenharia de Alimentos pela Universidade Estadual de Campinas. Doutorado em Biosystems Engineering pela University College, Dublin.

Isis Rodrigues Toledo Renhe

Empresa de Pesquisa Agropecuária de Minas Gerais. Técnica em Laticínios pelo Instituto de Laticínios Cândido Tostes. Graduação em Engenharia de Alimentos pela Universidade Federal de Viçosa. Mestrado em Ciência e Tecnologia de Alimentos pela Universidade Federal de Viçosa.

Ítalo Perrone

Universidade Federal de Viçosa. Técnico em Laticínios pelo Instituto de Laticínios Cândido Tostes. Bacharelado em Química pela Universidade Federal de Juiz de Fora. Mestrado em Ciência dos Alimentos pela Universidade Federal de Lavras. Doutorado em Ciência dos Alimentos pela Universidade Federal de Viçosa.

José Paes de Almeida Nogueira Pinto

Universidade Estadual Paulista Júlio de Mesquita Filho, Botucatu. Graduação em Medicina Veterinária pela Universidade Estadual Paulista Júlio de Mesquita Filho. Mestrado e Doutorado em Ciências dos Alimentos pela Universidade de São Paulo.

Juliano Gonçalves Pereira

Universidade Federal do Pampa. Graduação em Medicina Veterinária pela Universidade Federal do Paraná. Mestrado em Medicina Veterinária pela Universidade Estadual Paulista Júlio de Mesquita Filho, Botucatu.

Junio Cesar Jacinto de Paula

Empresa de Pesquisa Agropecuária de Minas Gerais. Bacharelado em Ciência e Tecnologia de Laticínios. Mestrado e Doutorado em Ciência e Tecnologia de Alimentos pela Universidade Federal de Viçosa.

Lucas Gonçalves Pereira

Centro Nacional de Pesquisa em Energia e Materiais. Graduação em Engenharia de Alimentos pela Universidade Estadual de Campinas. Mestrado e Doutorado em Engenharia de Alimentos pela Universidade Estadual de Campinas.

Luciana Oliveira De Fariña

Universidade Estadual do Oeste do Paraná. Técnica em Laticínios pelo Instituto de Laticínios Cândido Tostes. Graduação em Farmácia e Bioquímica pela Universidade Federal de Juiz de Fora. Mestrado e Doutorado em Ciência e Tecnologia de Alimentos pela Universidade Federal de Viçosa.

Lucielen Oliveira dos Santos

Universidade Federal do Rio Grande. Graduação em Engenharia de Alimentos pela Fundação Universidade Federal do Rio Grande. Mestrado e Doutorado em Engenharia de Alimentos pela Universidade Estadual de Campinas.

Márcia de Aguiar Ferreira

Universidade de Brasília. Graduação em Medicina Veterinária pela Universidade Estadual de Londrina. Mestrado em Sanidade Animal pela Universidade Estadual de Londrina. Doutorado em Ciência Animal pela Universidade Estadual de Londrina.

Marco Antonio Sloboda Cortez

Universidade Federal Fluminense. Graduação em Medicina Veterinária pela Universidade Federal de Minas Gerais. Mestrado e Doutorado em Ciência e Tecnologia de Alimentos pela Universidade Federal de Viçosa.

Maria Beatriz Tassinari Ortolani

AgriPoint. Graduação em Medicina Veterinária pela Universidade Estadual de Londrina. Mestrado em Medicina Veterinária pela Universidade Federal de Viçosa. MBA em Gestão Empresarial na Fundação Instituto de Administração (FEA/USP).

Maria Izabel Simões Germano

Universidade de São Paulo. Graduação em Pedagogia pela Pontifícia Universidade Católica de São Paulo. Mestrado e Doutorado em Saúde Pública pela Universidade de São Paulo.

Maria Teresa Destro

bioMérieux Brasil, Universidade de São Paulo. Graduação em Ciências Biológicas (Bacharelado e Licenciatura) pela Universidade Federal de São Carlos. Mestrado em Tecnologia de Alimentos pela Universidade Estadual de Campinas. Doutorado em Ciências dos Alimentos pela Universidade de São Paulo.

Neila Mello dos Santos Cortez

Universidade Federal de Pernambuco. Graduação em Medicina Veterinária pela Universidade Federal Fluminense. Mestrado e Doutorado em Medicina Veterinária (Higiene Veterinária e Processamento Tecnológico de Produtos de Origem Animal) pela Universidade Federal Fluminense.

Patricia Blumer Zacarchenco

Instituto de Tecnologia de Alimentos. APTA. Secretaria de Agricultura e Abastecimento. Governo do Estado de São Paulo. Graduação em Engenharia de Alimentos pela Universidade Estadual de Campinas. Mestrado e Doutorado em Tecnologia de Alimentos pela Universidade Estadual de Campinas.

Paulo Sérgio de Arruda Pinto

Universidade Federal de Viçosa. Graduação em Medicina Veterinária pela Universidade Federal de Viçosa. Mestrado em Medicina Veterinária (Higiene Veterinária e Processamento Tecnológico de Produtos de Origem Animal) pela Universidade Federal Fluminense. Doutorado em Saúde Pública pela Universidade de São Paulo.

Pedro Manuel Leal Germano

Universidade de São Paulo. Graduação em Medicina Veterinária pela Universidade de São Paulo. Mestrado e Doutorado em Saúde Pública pela Universidade de São Paulo.

Rosangela Zoccal

Embrapa Gado de Leite. Graduação em Zootecnia pela Faculdade de Zootecnia de Uberaba. Mestrado em Producción Animal pela Pontifícia Universidad Católica del Chile.

Sandra Garcia

Universidade Estadual de Londrina. Graduação em Engenharia de Alimentos pela Universidade Estadual de Campinas. Mestrado em Ciência de Alimentos pela Universidade Estadual de Campinas. Doutorado em Ciências de Alimentos pela Universidade Estadual de Londrina.

Sandra Helena Prudencio

Universidade Estadual de Londrina. Graduação em Farmácia e Bioquímica pela Universidade Estadual de Londrina. Mestrado em Ciências de Alimentos pela Universidade Estadual de Londrina. Doutorado em Ciências dos Alimentos pela Universidade de São Paulo.

Tatiana Colombo Pimentel

Instituto Federal do Paraná. Graduação em Engenharia de Alimentos pela Universidade Estadual de Maringá. Mestrado e Doutorado em Ciências de Alimentos pela Universidade Estadual de Londrina.

Vanerli Beloti

Universidade Estadual de Londrina. Graduação em Medicina Veterinária pela Universidade Estadual de Londrina. Mestrado em Microbiologia pela Universidade Estadual de Londrina. Doutorado em Ciência dos Alimentos pela Universidade de São Paulo.

Agradecimentos

Os editores do livro *Produção, Processamento e Fiscalização de Leite e Derivados* agradecem a todos os colaboradores que contribuíram com suas experiências na área para elaboração deste material.

Adicionalmente, os editores agradecem à Editora Atheneu pela confiança e pelo comprometimento em apoiar este projeto editorial.

Prefácio

O setor brasileiro de leite e derivados vem passando por uma transformação tecnológica digna de nota, com grandes novidades para os mercados lácteos nacional e internacional, contribuindo para a consolidação da competitividade do setor leiteiro no país. Não obstante os grandes avanços alcançados, o setor ainda precisa progredir muito, em todos os campos. *Produção, Processamento e Fiscalização de Leite e Derivados*, editado por Luís Augusto Nero, Adriano Gomes da Cruz e Luciano dos Santos Bersot, vem preencher uma lacuna importante na literatura atualizada disponível para estudantes e profissionais que atuam neste setor.

Esta obra tem temática abrangente, apresentando os conceitos básicos sobre características do leite e de seus derivados, os aspectos tecnológicos relacionados com produção, processamento e controle de qualidade e segurança, os desafios das comercializações legal e informal, incluindo inspeção e vigilância sanitária, bem como a legislação pertinente. Todos esses pontos foram abordados de modo claro e objetivo por um grande número de colaboradores, especialistas nos respectivos temas. Essa abrangência faz com que o livro seja uma importante fonte de informações para cientistas, profissionais responsáveis pelo controle da higiene qualidade e segurança em toda a cadeia de produção, legisladores e fornecedores de matérias-primas, ingredientes, insumos e equipamentos industriais.

A cadeia produtiva do leite possui uma complexidade ímpar dentro da indústria de alimentos e por isso o *Produção, Processamento e Fiscalização de Leite e Derivados* não deve faltar nas prateleiras de qualquer biblioteca relacionada com essa temática.

Bernadette D. G. M. Franco

Apresentação

Produção, Processamento e Fiscalização de Leite e Derivados foi organizado com o objetivo de compilar relevantes informações sobre a produção de leite e seus derivados, beneficiando diretamente profissionais e estudantes que atuam e se interessam por essa área. Considerando essa demanda, os editores organizaram os assuntos em seis seções, abrangendo todas as etapas da cadeia produtiva de leite e os aspectos importantes relacionados com a regulamentação da produção, do processamento e da comercialização de leite e derivados. Na Seção 1, são apresentados aspectos gerais das legislações relacionadas com leite e derivados. A Seção 2 é dedicada a explorar a ciência do leite e os seus dados produtivos. A obtenção do leite cru e o seu processamento são apresentados na Seção 3. Na Seção 4, são apresentados os principais aspectos da produção de derivados lácteos. A comercialização de leite e derivados, incluindo o desafio constante que é o mercado informal, é apresentada na Seção 5. Finalmente, a Seção 6 traz informações relevantes relativas a ferramentas de controle de qualidade, higiene e segurança do leite e derivados. Em cada uma das seções, os capítulos apresentados foram redigidos por pesquisadores com destacada atuação na área, selecionados considerando-se as suas relevantes contribuições nos assuntos abordados. Ao final de cada capítulo, os autores listaram as principais referências bibliográficas utilizadas, que podem ser consultadas para informações adicionais e complementares; procurou-se também incluir as referências mais relevantes e atualizadas da área. Finalmente, o livro traz as informações atualizadas sobre a cadeia produtiva do leite contidas na nova edição do Regulamento da Inspeção Industrial e Sanitária de Produtos de Origem Animal, publicadas no Decreto 9.013, de 29 de março de 2017.

Assim, os editores esperam que este livro represente uma contribuição relevante para essa importante área de estudo.

Boa leitura, e boas consultas!

Sumário

SEÇÃO 1 Introdução e Fiscalização, *1*

1 **Inspeção de Produtos de Origem Animal,** *3*
  Paulo Sérgio de Arruda Pinto
  Luís Augusto Nero

2 **Vigilância Sanitária de Alimentos,** *13*
  Pedro Manuel Leal Germano
  Maria Izabel Simões Germano

SEÇÃO 2 Características do Leite, *31*

3 **Composição do Leite,** *33*
  Marco Antonio Sloboda Cortez

4 **Microbiologia do Leite,** *75*
  Luís Augusto Nero
  Adriano Gomes da Cruz

5 **Produção Mundial e Brasileira de Leite,** *85*
  Rosangela Zoccal

SEÇÃO 3 Produção de Leite Fluido, *97*

6 **Leite Cru,** *99*
  José Paes de Almeida Nogueira Pinto
  Luciano dos Santos Bersot

7 **Qualidade do Leite Cru Produzido no Brasil,** *117*
  Vanerli Beloti

8 **Leite Orgânico,** *133*
  Márcia de Aguiar Ferreira

9 **Processamento de Leite Fluido,** *145*
  Danielle Braga Chelini Pereira
  Luciana Oliveira De Fariña
  Deisy Alessandra Drunkler
  Isis Rodrigues Toledo Renhe

SEÇÃO 4 Produção de Derivados, 173

10 Tecnologia de Fabricação e Inspeção de Queijos, 175
   Junio Cesar Jacinto de Paula
   Antonio Fernandes de Carvalho

11 Produção de Leites Fermentados, 187
   Ana Carolina Sampaio Doria Chaves

12 Produtos Lácteos Funcionais, 205
   Tatiana Colombo Pimentel
   Sandra Garcia
   Sandra Helena Prudencio

13 Produção de Creme de Leite e Derivados, 227
   Patricia Blumer Zacarchenco

14 Desidratados, 253
   Ítalo Perrone

SEÇÃO 5 Comércio de Leite e Derivados, 295

15 Normas para Comercialização de Leites e Derivados, 297
   Maria Beatriz Tassinari Ortolani
   Juliano Gonçalves Pereira

16 Comércio Informal de Leite e Derivados no Brasil, 315
   Vanerli Beloti

SEÇÃO 6 Ferramentas de Controle, 321

17 Higiene na Produção, 323
   Ana Lucia do Amaral Vendramini

18 Boas Práticas de Fabricação e Procedimentos Padrão de Higiene Operacional, 355
   Marco Antonio Sloboda Cortez
   Neila Mello dos Santos Cortez

19 APPCC: Ferramenta para Assegurar a Inocuidade dos Alimentos, 375
   Maria Teresa Destro

20 Tratamento de Resíduos Industriais, 385
   Douglas Fernandes Barbin
   Lucas Gonçalves Pereira
   Lucielen Oliveira dos Santos

   Índice, 399

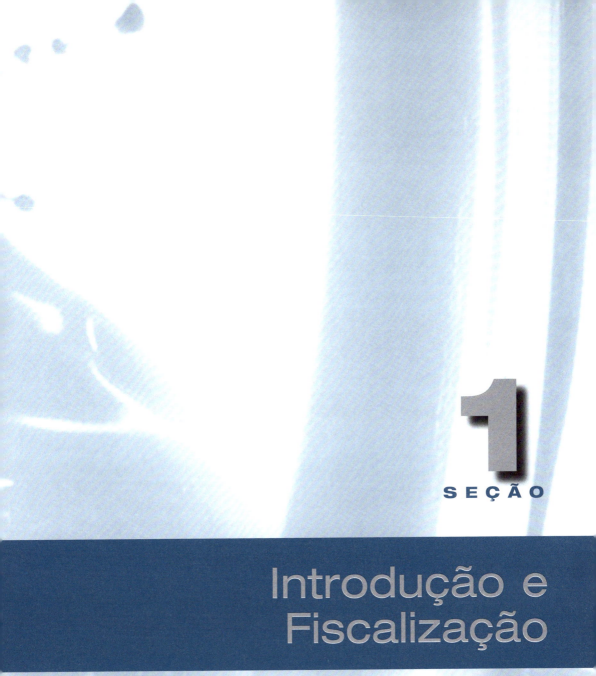

SEÇÃO 1

Introdução e Fiscalização

CAPÍTULO 1

Inspeção de Produtos de Origem Animal

Paulo Sérgio de Arruda Pinto
Luís Augusto Nero

Resumo

A Inspeção de Produtos de Origem Animal representa uma área de conhecimento com destacada inserção no setor produtivo dos referidos alimentos, zelando primordialmente pela proteção da saúde pública, além da sustentabilidade das cadeias produtivas correlatas. Nesse contexto, a inspeção sanitária de produtos de origem animal compreende um conjunto de ações a ser desenvolvido sistematicamente no processo produtivo, considerando-se uma infraestrutura adequada, dos pontos de vista técnico-científico e legislativo, com o propósito básico de garantir a segurança sanitária e a integridade desses produtos às comunidades consumidoras. Assim, o propósito deste capítulo é apresentar e discutir aspectos evolutivos relacionados com a história, a política e as perspectivas estruturais da inspeção desses produtos ao longo das últimas décadas no Brasil e sua influência internacional.

Introdução

O sistema nacional de inspeção de produtos de origem animal acompanhou a reforma sanitária implantada no sistema de saúde do Brasil, que passou por profundas transformações na transição dos séculos XX e XXI. Tais mudanças foram norteadas pelos princípios sanitários estabelecidos pela Constituição Federal, que foi promulgada em 5 de outubro de 1988, ocasião em que se instituiu o Sistema Único de Saúde (SUS) no País, que se pautou na política descentralizadora das ações de saúde, aumentando expressivamente as atribuições dos estados e dos municípios sobre a saúde pública. As ações da saúde no Brasil se caracterizaram pelo perfil assistencial anteriormente ao surgimento do SUS, deixando em segundo plano as ações de saúde pública, o que explica os altos índices de mortalidade infantil decorrente de doenças infecciosas e desnutrição, como consequências da pobreza, acompanhada de carências de assistência médica continuada, de saneamento básico, de alimentação e de educação, inclusive a sanitária.

Os óbvios riscos das doenças animais transmissíveis ao homem motivaram uma política de reestruturação da equipe de profissionais da saúde pública na Europa e nos Estados Unidos nos séculos XIX e XX, fundamentando-se nos princípios científicos da higiene de alimentos. Esse cenário começou a desenvolver-se na área de higiene de produtos de origem animal, sobretudo nas áreas de produtos cárneos e lácteos. Em face das peculiaridades técnico-científicas dessas áreas, exigiu-se naturalmente um esforço cooperativo entre médicos e médicos veterinários em fase inicial para combater os problemas sanitários. Posteriormente, outros profissionais passaram a integrar a equipe de saúde pública, tendendo para uma composição multiprofissional, como se caracteriza atualmente. A inspeção sanitária de produtos de origem animal compreende um conjunto de ações a ser desenvolvido sistematicamente no processo produtivo, implantado em uma infraestrutura adequada, com o propósito básico de garantir a segurança sanitária e a integridade desses produtos às comunidades consumidoras.

Histórico e política de inspeção no Brasil

A memória da atuação profissional de renomados médicos veterinários militantes da academia e das repartições federais de fiscalização sanitária de alimentos no Brasil reproduz a história e a política da inspeção de produtos de origem animal. Entre essas carreiras pioneiras, inclui-se a do Professor Miguel Cione Pardi, que relatou com riqueza de detalhes variadas fases da história e da política da inspeção de produtos de origem animal no País; esses relatos constituem a base da resenha histórica descrita em seguida.

O início do século XX constituiu o marco legislativo da Inspeção de Produtos de Origem Animal no Brasil. Inicialmente, criou-se a Diretoria de Indústria Animal em 29/12/1906 pela Lei nº 1.660, que delega a essa Diretoria a incumbência sobre o exercício da inspeção veterinária nos matadouros e o estudo e a divulgação dos modernos processos da indústria de laticínios. Em sequência, o regulamento do Serviço de Veterinária foi criado em 31/10/1910, no Ministério da Agricultura, Indústria e Comércio, por meio do Decreto nº 8.331; no primeiro artigo desse decreto foi atribuída à Diretoria do Serviço de Veterinária a responsabilidade pelas investigações científicas e controle das doenças animais, pela inspeção sanitária do trânsito interestadual e internacional do gado, dos matadouros modelos, dos entrepostos frigoríficos, das feiras e das exposições de gado, entre outras ações relativas à Saúde Pública Veterinária. Esse regulamento foi modificado em 1911, pelo Decreto nº 9.194, de 09/12/1911, que estabeleceu um eficiente esquema de defesa sanitária animal, contemplando o sistema quarentenário e uma incisiva inspeção sanitária em matadouros, entrepostos frigoríficos e laticínios.

O Serviço de Veterinária passou a ser denominado "Serviço da Indústria Pastoril" pelo Decreto nº 11.460, de 27/01/1915. Sob a pressão do mercado mundial de produtos de origem animal, sobretudo o de carnes, naquele mesmo ano foi expedida a primeira regulamentação específica da Inspeção de Produtos de Origem Animal a ser seguida pelo novo órgão vinculado ao Ministério da Agricultura, Indústria e Comércio, o "Serviço de Inspecção de Fábricas de Productos Animais", pelo Decreto nº 11.462, de 11/01/1915. Em relação a produtos lácteos, o surgimento da indústria de queijos de origem portuguesa se pontuou como um destaque histórico no Brasil com a fundação do primeiro laticínio para produção de queijos em 1885 no município de Barbacena, Minas Gerais, e com a fundação da primeira Escola Permanente de Laticínios em 1911 na mesma cidade. Em seguida, novas escolas com cursos de laticínios foram fundadas, como a de São João Del Rey, Minas Gerais, também em 1911, e suas atividades foram regulamentadas em 1912 pelo Decreto nº 9.515, de 10/04/1912.

O Serviço de Indústria Pastoril foi reorganizado pelo Decreto nº 14.711, de 05/03/1921, estabelecendo uma nova regulamentação, o documento "Capa Verde". Na ocasião foram criadas junto à área de inspeção sanitária as seções de Carnes e Derivados e Leite e

Derivados e, posteriormente, com atuação nos estados, as inspeções de fábricas e entrepostos de carnes e derivados, das usinas de pasteurização, das fábricas de laticínios e dos entrepostos de leite. O Decreto nº 15.008, de 15/09/1921, instituiu o "Regulamento do Serviço de Fiscalização do Leite e Laticínios", vinculando-o ao Departamento de Saúde Pública e constituindo-se em um minucioso e avançado progresso da época. Foram estabelecidas, no exercício da fiscalização, exigências e critérios sanitários como a prova de tuberculinização, a higiene de ordenha, o tempo da ordenha e a temperatura do leite, o limite de acidez, a carga microbiana, dentre outros parâmetros referenciais e normas para produção de leite e derivados. No mesmo ano, o ensino em Inspeção de Produtos de Origem Animal foi introduzido nos cursos de Medicina Veterinária no Brasil, quando Maurice Piettre lecionou na Escola Superior de Agricultura e Medicina Veterinária, pela primeira vez no mundo, uma disciplina da área, que foi intitulada "Inspeção de Carnes e Alimentos de Origem Animal". Na mesma Escola, a referida disciplina recebeu posteriormente uma nova denominação: "Inspeção e Conservação de Carnes, Leite e Produtos de Origem Animal. Aplicação do Frio à Indústria Animal".

Na década de 1930, o Departamento Nacional de Produção Animal (DNPA) foi criado pelo Decreto nº 19.448, de 03/10/1930, que incluiu na sua proposta de implantação da inspeção de produtos de origem animal a partir de 1933 (Decretos nºs 22.338/1933 e 22.985/1933), com uma ampla cobertura da produção e sanidade animal e da inspeção de seus produtos, por meio do então Serviço de Inspeção de Produtos de Origem Animal (SIPOA). Em sequência, o Decreto nº 24.549, de 03/07/1934, aprovou o Regulamento de Inspeção de Leite e Derivados, prevendo em seus 119 artigos normas gerais de inspeção nas seguintes categorias de estabelecimentos: granja leiteira, usina de beneficiamento, fábrica de laticínios, entreposto de leite e derivados, posto de refrigeração e de desnatação.

O DNPA instituiu em 1934, por meio do Decreto DNPA nº 23.979, de 08/03/1934, a rede laboratorial oficial, criando os "Laboratórios Regionais de Análise", sediados em Belo Horizonte, São Paulo, Curitiba, Florianópolis, Porto Alegre e Marcelino Ramos (RS). Assim, iniciou-se a sistematização do controle de qualidade dos produtos de origem animal, sobretudo na rotina de controle do leite.

A década de 1940 se destacou pelas preocupações maiores com o setor de laticínios, entre os produtos de origem animal, embora a baixa no suprimento mundial de carnes, no final da década, por causa da Segunda Guerra Mundial, também fosse uma evidente preocupação política. Reforçando as considerações do Decreto nº 25.549/1934, o Decreto-Lei nº 2.384/1940 aqueceu a política na área de leite, criando a Comissão Executiva do Leite (CEL), sob a competência do SIPOA, com a atribuição de elaborar e executar as normas na área de leite. Uma das políticas resultantes era a da drenagem da produção leiteira dos produtores do interior para uma cooperativa central, o que deu origem à Cooperativa Central dos Produtores de Leite (CCPL), que perdurou por décadas. As funções da CEL foram substituídas pelas do Entreposto Central do Leite, criado pelo Decreto-Lei nº 8.955/1946, que passou futuramente a ser gerenciado pelas cooperativas. O Decreto nº 20.167/1945 disciplinou as penalidades a serem consideradas nos regulamentos de leite.

Uma nova configuração do SIPOA se estabeleceu com a promulgação do Decreto nº 25.386/1948, que criou a Divisão de Inspeção de Produtos de Origem Animal, DIPOA, sigla também difundida posteriormente por muitos anos.

Um grande marco da implantação do Serviço de Inspeção Federal (SIF) no Brasil ocorreu na década de 1950, com a promulgação do seu básico instrumento normativo, que se encontra em vigência até a atualidade, por meio da Lei nº 1.283, de 18/12/1950, e a sua posterior regulamentação pelos Decretos nºs 29.651, de 08/06/1951, e 30.691, de 29/03/1952, dos quais resultou o "Regulamento de Inspeção Industrial e Sanitária de Produtos de Origem Animal" (RIISPOA). Logo em seguida, alterações específicas foram publicadas, como as descritas no Decreto nº 29.093, de 1956, e no Decreto nº 1.255, de

1962. Outras alterações foram reguladas pelos Decretos nºs 1.236, de 02/09/1994, 1.812, de 08/02/1996, e 2.244, de 04/06/1997; alterações estas praticamente limitadas à área de leite e produtos lácteos. Em março de 2017 foi publicado o Decreto nº 9.013 que regulamenta as leis 1.283/1950 e 7.889/1989, atualizando o RIISPOA. Esse Decreto já está em vigor no Brasil, sendo mais dinâmico e versátil, e trouxe novos e atualizados conceitos relacionados a Inspeção Industrial e Sanitária de Produtos de Origem Animal. Além disso, são previstas sanções mais severas condizentes às infrações que desobedeçam a esse Decreto.

As indústrias sob a jurisdição da fiscalização sanitária exercida pelos estados e municípios foram beneficiadas com a formulação do RIISPOA, imprimindo uma nova concepção de inspeção, que contemplaria a ação preventiva com o exercício da inspeção permanente nas indústrias e a valorização da assistência tecnológica nos processos industriais, como complemento indispensável à inspeção higiênico-sanitária.

Entretanto, ainda se detectavam falhas na qualidade do leite decorrentes da falta de higiene na ordenha, dos utensílios, principalmente latões, e da conservação durante o transporte, inclusive dos modernos carros-tanques. Falhas no controle laboratorial, tanto microbiológico quanto físico-químico se transpareciam; 0,7% do leite acusava altas contagens de coliformes e a prevalência de fraude por aguagem oscilava entre 3% e 25%. Por conseqüência desse quadro, foram desencadeadas ações de reforma da estrutura laboratorial, padronizando técnicas e modernizando-as, com a introdução da análise crioscópica, por exemplo, nos leites do interior e da Capital (Rio de Janeiro).

O treinamento de pessoal foi uma outra preocupação na área de produção láctea, constituindo-se como uma das ações políticas pioneiras nessa linha, a fundação da Fábrica-Escola de Laticínios Cândido Tostes, em Juiz de Fora, como instituição de suporte aos sistemas produtivos e fiscalizadores do leite e derivados. Nessa Escola se formaram os técnicos futuramente absorvidos, tanto pelas empresas de laticínios quanto pelo DIPOA/SIF.

No geral, a evolução do setor lácteo se destacou pela introdução da tecnologia de transporte, por meio dos carros-tanques isotérmicos, com leites refrigerados ou pré-aquecidos, da transferência da pasteurização em placas das fontes de produção para os centros de consumo e na distribuição dos produtos embalados (leite engarrafado). Surgiram também as primeiras obras literárias sobre a tecnologia de fabricação do leite em pó.

Substituindo o DIPOA, na década de 1960, foi criado pela Lei Delegada nº 9/1962 e pelo Decreto nº 51.701, o Departamento de Defesa e Inspeção Agropecuária (DDIA), ao qual se vinculou o Serviço de Inspeção de Produtos Agropecuários e Materiais Agrícolas (SIPAMA). O regimento do DDIA foi aprovado pelo Decreto nº 52.662/1963. A unificação organizacional da inspeção e fiscalização dos produtos de origens animal e vegetal prevista nessa nova ordem não obteve êxito, provavelmente por falta de tradição da segunda, cuja implementação deixou a desejar nos anos seguintes. Assim, o SIPAMA acabou sendo substituído, no final da mesma década, pela Equipe Técnica de Padronização, Classificação e Inspeção de Produtos de Origem Animal (ETIPOA), que foi oficializada pelo Decreto nº 64.068/1969.

As "Normas Higiênico-Sanitárias e Tecnológicas para Leite e Produtos Lácteos" foram elaboradas pelo SIF em 1967. Tais normas atualizaram e complementaram as demais contidas no RIISPOA quanto aos aspectos higiênico-sanitários e tecnológicos. Nessa fase houve um estímulo à produção de leite de melhor qualidade, o denominado leite B, de leites fermentados e do leite em pó, embora o leite em pó já estivesse sendo eficientemente inspecionado pelo SIF desde 1936.

Três alterações de siglas ocorreram no SIF, na década de 1970, transformando-se inicialmente de ETIPOA para DIPOA (Divisão de Inspeção de Produtos de Origem Animal) pelos Decretos nºs 68.593 e 68.594, ambos de 06/05/1971; de DIPOA (Divisão) para DIPOA (Departamento), pelo Decreto nº 73.474, de 16/01/1974; e de DIPOA para SIPA (Secretaria de Inspeção de Produtos de Origem Animal), pelo Decreto nº 80.831, de

28/11/1977, e pela Portaria nº 241, de 10/03/1978. Mais duas mudanças foram efetivadas, posteriormente, mas representam as últimas até o momento desta edição; por um curto período, a SIPA foi transformada em CIPOA (Coordenação de Inspeção de Produtos de Origem Animal), pela Portaria nº 10, de 08/02/1991, e esta voltou ao então DIPOA (Departamento de Inspeção de Produtos de Origem Animal) pelo Decreto nº 599, de 09/07/1992. Na mesma ocasião, o DNPA absorveu a área vegetal e se transformou na Secretaria Nacional de Defesa Agropecuária (SNAD).

A criação do Laboratório Nacional de Referência Animal (LANARA), sediado em Pedro Leopoldo (MG), por meio do Decreto nº 80.831/1977, constituiu-se em uma mudança estrutural do sistema de controle de qualidade dos produtos de origem animal no Brasil. Cabia ao laboratório central prestar serviços de controle laboratorial, mediante solicitação das inspeções junto às indústrias de produtos de origem animal. Em seguida o sistema passou a contar com os Laboratórios Regionais (LARA), sediados em Porto Alegre, Campinas, Rio de Janeiro, Salvador, Recife e Belém. O controle de qualidade dos produtos de origem animal se aprimorou com a elaboração e a publicação dos "Métodos Analíticos para Controle de Produtos de Origem Animal e seus Ingredientes" pelo LANARA, por meio da Portaria nº 01, de 07/10/1981, instituída pela sua Diretoria Geral.

As falhas dos serviços estaduais e municipais na década de 1970 desencadearam o processo de Federalização da Inspeção no Brasil. O sistema vigente estimulava a atividade clandestina e contribuía para uma concorrência desleal dessa atividade com a indústria organizada, pela sonegação de impostos e produção a um baixo custo, que também se caracterizava por qualidade sanitária indefinida (baixas condenações). A Lei nº 5.760, de 03/12/1971, regulamentada pelo Decreto nº 73.116, de 08/12/1973, representou o ponto de partida da federalização; pela Lei ficou restringida ao Ministério da Agricultura a competência sobre a Inspeção de Produtos de Origem Animal em todo o território nacional, desde o segmento produtor até a comercialização desses produtos. Essa lei ainda previa as formas de execução, as penalidades aos infratores e alertava para a necessidade de regular as relações entre os Ministérios da Saúde e Agricultura nos procedimentos de fiscalização. Visando ainda disciplinar a área de competência de fiscalização no segmento final das cadeias produtivas, foi instituído o Decreto nº 69.508/1971, que atribuía ao Ministério da Saúde fiscalizar o segmento distribuidor dos produtos de origem animal e restringia ao Ministério da Agricultura a competência de fiscalização apenas até a fase de industrialização, o que vigora até os tempos desta edição.

Cinco prioridades foram estabelecidas na implantação do processo de federalização. A primeira foi o controle do abate de bovinos e suínos, com o destaque de que as atividades começariam pelas grandes capitais, centros mais populosos do interior e outros municípios detentores de estabelecimentos sob a jurisdição da inspeção estadual e, finalmente, da federal. Esse mesmo critério seria adotado para os demais produtos de origem animal, nas prioridades seguintes. A segunda prioridade era a federalização das fábricas de conservas e matadouros de aves; a terceira, as indústrias de laticínios; a quarta, os estabelecimentos de pescados; e a quinta, as regiões de menor ou nenhum suporte industrial, de baixa população e pecuária pouco desenvolvida.

A interdição dos estabelecimentos que não atendiam aos padrões higiênico-sanitários de funcionamento e o estímulo à regionalização e à interiorização da produção e do abastecimento de produtos de origem animal foi uma estratégia evidente da federalização. Os trabalhos de federalização eram conduzidos por Grupos de Trabalho, que tinham a função, entre outras, de levantar as condições higiênico-sanitárias vigentes nos estabelecimentos, de proceder ao julgamento das exigências e de verificar a possibilidade de substituição dos estabelecimentos em desacordo por novas instalações, sempre cuidando da garantia de abastecimento da região atingida. As indústrias de laticínios existentes se destacavam entre os estabelecimentos menos problemáticos no processo de federalização. Uma severa vigilância no trânsito dos produtos de origem animal foi exercida, especialmente nos grandes centros urbanos, como uma das ações do processo de federalização.

Embora ainda não revogasse a Lei nº 5.760, a promulgação da Lei nº 6.275 desarticulava a federalização ao permitir a suspensão das interdições anteriormente efetuadas e o estabelecimento de convênios entre os estados e as pequenas e médias empresas que não se dedicassem ao comércio interestadual ou internacional; nesse caso, os estados se encarregariam da Inspeção de Produtos de Origem Animal nos respectivos estabelecimentos, visando atender às peculiaridades regionais. Como os órgãos estaduais responsáveis pela inspeção foram extintos anteriormente e voltaram a ter competência de inspeção sem uma estrutura adequada, esta situação, bem como a abertura da possibilidade de celebrar convênios, gerou uma fuga dos empresários quanto ao credenciamento no SIF, seguida de perda da sua autoridade, o que resultou, finalmente, no aumento momentâneo da clandestinidade nos setores produtivo e distribuidor dos produtos de origem animal.

A Lei nº 5.760 foi finalmente revogada pela Lei nº 7.889, de 23/11/1989, que virtualmente reeditou a descentralização prevista pela Lei nº 1.283/1950. Nessa transição, o impacto decisivo da promulgação da Constituição Federal foi destacado e se materializou pela Lei nº 7.889, que alterou radicalmente o contexto legal da inspeção de produtos de origem animal no Brasil. A nova edição do RIISPOA, publicada em 2017, manteve essa estrutura de fiscalização de produtos de origem animal no Brasil, reforçando a sua importância para a qualidade e inocuidade desses alimentos.

Analisando essa resenha histórica, observa-se que todo esse período de mudanças retardou o desenvolvimento da inspeção sanitária de produtos de origem animal no Brasil, que exercia efetivamente o seu papel apenas nos níveis de comércio interestadual e internacional, por meio da participação do SIF. Assim, o sistema nacional de inspeção permaneceu por um significativo período desorganizado e deficiente, sobretudo em âmbitos estadual e municipal, por distorção política, permitindo espaços até para pressões eleitoreiras ou mercadológicas negativas exercidas por fortes grupos do setor produtivo.

Perfil organizacional e diretrizes

A higiene dos alimentos em geral constitui uma área fundamental da vigilância sanitária, com contribuição decisiva nesse setor regulador. A evolução técnica e a experiência adquirida ao longo de décadas na prática da inspeção e higiene de carnes, leite e derivados no Brasil vem representando uma base sólida para a implementação dos serviços de vigilância sanitária.

Além de explorar diretamente o campo da higiene dos produtos de origem animal, a vigilância sanitária de alimentos necessita do apoio permanente da vigilância epidemiológica, o que a aproxima cada vez mais da realidade sanitária vigente em determinada comunidade. Os dados epidemiológicos determinam uma escala de prioridades nas ações de vigilância sanitária.

Comunicações epidemiológicas inconsistentes relativas aos registros de enfermidades humanas e animais constatados no Brasil e em outros países dificultam os trabalhos dos serviços de controle sanitário (inspeção e vigilância sanitária), pois tais informações são fundamentais na definição das estratégias de controle, em âmbitos federal, estadual ou municipal. A ocorrência de surtos de doenças quase sempre não é comunicada aos serviços de inspeção de alimentos, que também deixa a desejar na divulgação das doenças detectadas no seu âmbito. Essa situação retrata a deficiência organizacional e operacional dos serviços oficiais de saúde pública, resultando na perda de importantes parâmetros referenciais dos riscos sanitários, que poderiam nortear a implantação de uma política efetiva de controle sanitário de produtos de origem animal no país.

As áreas de exploração do leite e da carne, sobretudo em municípios de pequeno porte, têm sofrido transformações radicais, a exemplo da pasteurização do leite em fazenda e da construção de pequenos matadouros. Essa situação requer empenho especial dos serviços de inspeção, uma vez que ela vem crescendo rapidamente e exige a implementação de ações de fiscalização que garantam a qualidade higiênico-sanitária desses produtos. Quaisquer que sejam as decisões tomadas, estas devem contemplar ações de vigilância integradas em diferentes padrões de produção e em toda a cadeia produtiva.

O serviço de inspeção deve ser descentralizado, sobretudo em países grandes e populosos como o Brasil. Assim, os estados e os municípios, considerando suas peculiaridades, também poderão participar da estruturação e financiamento do serviço, de diferentes formas de acordo com sua criatividade e conveniência, visando ao exercício da vigilância sanitária e da inspeção permanente, de competência oficial, sem sobrecarregar a esfera federal. A perfeita integração dos serviços oficias de inspeção e vigilância sanitária de produtos de origem animal nos níveis nacional, estadual e municipal é necessária para o sucesso de um programa de controle global no país, combatendo a duplicidade de atuação nos diferentes segmentos da administração pública.

Também é favorável a integração dos serviços de inspeção de produtos de origem animal com os serviços privados de controle de qualidade nos estabelecimentos e os públicos das vigilâncias sanitária e epidemiológica animais e humanas, o que facilita a identificação de casos e surtos de doenças ou outros agravos sanitários nos diferentes segmentos das cadeias produtivas, além de possibilitar a separação dos animais e matérias-primas em categorias, visando ao melhor direcionamento das atividades específicas da inspeção industrial. Assim, as informações epidemiológicas geradas no setor produtivo podem antecipar os possíveis problemas encontrados nos segmentos posteriores da cadeia, facilitando os trabalhos do serviço de inspeção e controle de qualidade e, consequentemente, aumentando a segurança sanitária dos produtos. Em sentido contrário, o serviço de inspeção participa como um setor assistente dos setores de monitoramento de doenças, podendo estabelecer parcerias com o serviço de defesa ou vigilância sanitária animal, fornecendo informações ao setor produtivo, que carece de programas de prevenção das doenças infectocontagiosas, facilitando assim a rastreabilidade e o consequente controle sanitário geral. Assim, o serviço de inspeção de produtos de origem animal sintonizado com o setor pecuário fornecedor da matéria-prima atua em um nível de desempenho mais satisfatório, com ações de diagnóstico e controle mais eficientes.

A adoção das tecnologias de Boas Práticas de Fabricação (BPF) e do sistema de Análises de Perigos e Pontos Críticos de Controle (APPCC) em produção e processamento de produtos de origem animal tem sido recomendada pela Organização Mundial da Saúde, a partir de 1985 e consolidado pelo Ministério da Agricultura Pecuária e Abastecimento (MAPA), em 1998, visando ampliar o controle sanitário com a eliminação ou redução dos perigos, tanto microbiológicos quanto químicos, físicos e parasitários. A destinação adequada dos diversos resíduos industriais também vem se ajustando, nos últimos anos, às exigências da produção ambientalmente correta.

A educação do consumidor e a participação comunitária atuante no mercado dos produtos de origem animal têm um papel decisivo na seleção comercial desses produtos, tornando-os mais seguros e, consequentemente, aumentando a demanda por produtos de melhor qualidade. A educação sanitária tem o objetivo básico de despertar nos consumidores, entre outros segmentos da sociedade, preocupação e críticas que privilegiam um sistema moderno de produção animal e a qualidade dos respectivos produtos. Da mesma maneira, a educação sanitária de manipuladores e consumidores deve ser considerada, objetivando o esclarecimento dos reais riscos que os alimentos e as zoonoses podem ocasionar nos seres humanos. As ações nessa área devem ser conduzidas com o propósito de combater mitos e conceitos populares errôneos comuns na sociedade brasileira, por exemplo, "o calor não mata tudo", que exercem um efeito bloqueador na sua conscientização da população quanto a higiene de alimentos e saúde pública.

Contando com uma legislação apropriada, o sucesso de um serviço de controle higiênico-sanitário de alimentos depende, ainda, de uma estrutura técnico-administrativa composta de pessoal capacitado e de auxílio laboratorial, bem como do apoio e da confiança pública e do poder judiciário, para respaldar eventuais medidas repressivas que venham a ser demandadas diante das irregularidades de percurso.

Legislação básica

O fortalecimento da legislação em qualquer nível depende de sua atualização e modificação sempre que necessário. A legislação de um serviço de inspeção deverá ser compatível com as realidades regionais, ajustando-se às condições culturais, sociais e econômicas, e deverá envolver simultaneamente a elaboração de uma regulamentação básica e de regulamentações específicas.

O processo de elaboração da legislação não deverá prescindir da participação de representantes do órgão público competente, da comunidade científica, do comércio, dos consumidores e, quando for o caso, da indústria. A participação desses diferentes segmentos determina o fortalecimento da legislação, bem como favorece o seu cumprimento, considerando-se que estaria sendo firmado um compromisso entre as partes envolvidas ainda no período de sua elaboração.

Os principais atos legislativos relativos à Inspeção de Produtos de Origem Animal foram criados nas primeiras décadas do século XX e as alterações profundas na legislação brasileira ocorreram a partir de meados do mesmo século, determinando políticas sanitárias diversas, às vezes adotando rumos temporariamente contrários e incompatíveis com a estrutura nacional, como ocorreu na área de alimentos. Alguns instrumentos legais relativos à área de Inspeção de Produtos de Origem Animal que se destacaram no país são analisados em seguida.

Três iniciativas legais resumem o panorama legislativos da Inspeção de Produtos de Origem Animal no Brasil: as Leis nºs 1.283/1950, 5.760/1971 e 7.889/1989. Conforme mencionado anteriormente, a Lei nº 1.283, de 18/12/1950, inicialmente regulamentada pelo Decreto 30.691/1952, os quais instituíram o RIISPOA, representavam a legislação básica do sistema de inspeção nacional de produtos de origem animal. O tempo transcorrido gerou defasagens e o Decreto 9.013/2017, recentemente publicado, revogou o Decreto 30.691/1952, atualizando o RIISPOA. O SIF não foi capaz de encampar a fiscalização sanitária em todo o território nacional, a partir da instituição da Lei nº 5.760, de 03/12/1971, embora tenha alcançado benefícios consideráveis. A referida Lei, denominada "Lei da Federalização", restringia a competência da fiscalização dos produtos de origem animal ao governo federal. O retorno à condição anterior ficou caracterizado pela Lei nº 7.889, de 23/11/1989, que foi instituída praticamente para revogar a Lei nº 5.760 e reeditar os enunciados da Lei nº 1.283, que, em seu artigo 4º já previa a descentralização da inspeção para estados e municípios.

Outras legislações relevantes surgiram no período de consolidação do sistema de inspeção de produtos de origem animal no Brasil, particularmente normatizando as ações de proteção da saúde pública. Entre elas destacaram-se: (a) o Decreto-Lei nº 986, de 21/10/1969, que instituiu normas básicas sobre alimentos; (b) a Lei nº 6.437, de 20/08/1977, que configurou as infrações à legislação sanitária federal, estabelecendo as sanções respectivas; (c) a Lei nº 8.078, de 11/09/1990, que instituiu o Código de Defesa do Consumidor, preconizando na sua Seção I do Capítulo IV, a proteção à saúde e segurança, o que interferiu no comportamento do consumidor, estimulando o exercício da cidadania e complementando as ações de vigilância sanitária no mercado; (d) o Código Penal, Capítulo III, que legislou sobre os crimes contra a saúde pública, estabelecendo as referidas penas, com destaque na área de alimentos, os artigos 272, 274, 275, 276 e 277; (e) a Lei nº 9.677, de 02/07/98, que classificou os crimes contra a saúde pública como delitos hediondos, aumentando suas penas.

O principal marco no redirecionamento da política de saúde no Brasil se instalou com a promulgação da Constituição Federal em 03/10/1988. Ficaram discriminados na Seção II (da Saúde) os seguintes registros atinentes à Saúde Pública e de interesse para a Inspeção de Produtos de Origem Animal. Ficou explícito no artigo 196 que: "A saúde é direito de todos e dever do Estado, garantindo, mediante políticas sociais e econômicas que visam ao acesso universal e igualitário às ações e serviços, sua promoção, proteção e recuperação".

Reconhecendo as ações da inspeção sanitária de produtos de origem animal como meio de proteger a saúde do consumidor por intermédio de medidas preventivas, o Ministério da Saúde vem auxiliar no redirecionamento das ações de vigilância sanitária, por meio da Portaria nº 1.428, de 26/11/1993, aprovando os seguintes instrumentos para o controle da qualidade dos alimentos: o "Regulamento Técnico para Inspeção Sanitária de Alimentos", as "Diretrizes para o Estabelecimento de Boas Práticas de Produção e de Prestação de Serviços na Área de Alimentos", o "Regulamento Técnico para o Estabelecimento de Padrões de Identidade e Qualidade para Produtos na Área de Alimentos" e o "Regulamento Técnico para o Estabelecimento de Padrões de Identidade e Qualidade para Serviços na Área de Alimentos".

Seguindo as mesmas diretrizes, o MAPA também vem editando diversas normas objetivando a instrução das ações de inspeção de produtos de origem animal no Brasil, em atendimento às mudanças do comércio internacional e à necessidade da conquista de parceiros econômicos, como os do MERCOSUL. Entre as principais normas expedidas se destacam os Regulamentos Técnicos de Identidade e Qualidade (RTIQ) dos diversos produtos sob sua competência de fiscalização, a Portaria nº 368, de 04/09/97, que instrui sobre as BPF, e a Portaria nº 46, de 10/02/98, sobre o sistema de APPCC, entre outros.

Na mesma orientação do SUS também foi criado no Brasil o Sistema Unificado de Atenção à Sanidade Agropecuária (SUASA), pelo qual foi regulamentado o Sistema Brasileiro de Inspeção de Produtos de Origem Animal (SISBI), em 2006, por meio da Lei nº 8.171, de 17/01/1991, do Decreto nº 5.741, de 30/03/2006, e da Instrução Normativa nº 19, de 24/07/2006. Entre as novas concepções sanitárias do SUASA, observa-se que o novo sistema aumenta a flexibilidade de competência da atuação nas três esferas da administração pública (federal, estadual e municipal), admitindo a participação por adesão dos estabelecimentos, e estende a responsabilidade pela garantia da qualidade e sanidade dos produtos de origem animal a todos os agentes da cadeia produtiva: produtores rurais, indústrias e fornecedores de insumos, distribuidores, cooperativas e associações, industriais e agroindustriais, atacadistas e varejistas, importadores e exportadores, empresários e quaisquer operadores do agronegócio. As alternativas de fiscalização de indústrias processadoras de produtos de origem animal previstas pelo SUASA também foram regularizadas com a nova edição do RIISPOA, publicada pelo Decreto nº 9.013, de 2017 (Brasil, 2017).

Mantendo a política de descentralização das ações, o novo sistema estabeleceu a sua coordenação central e única pelo MAPA, que aprimorou a aplicação do recurso da auditoria na gestão de todo o sistema. O dinamismo é outra característica do novo sistema que implantou os mecanismos de planejamento (Plano Plurianual), vinculados aos de controle do sistema como um todo, em caráter permanente.

Benefícios dos serviços de inspeção

O padrão de qualidade da produção e abastecimento de produtos de origem animal depende da qualidade dos recursos humanos, operacionais e higiênicos disponíveis tanto no setor produtivo quanto no serviço de inspeção. Juntos esses dois segmentos controlam prejuízos socioeconômicos, além dos sanitários, pois contribuem para a redução do custo de produção, promovendo redução da vida comercial do produto, das taxas de decomposição e de devolução de produtos industrializados. O aumento da arrecadação fiscal é outra consequência benéfica dos sistemas produtivos inspecionados; além do combate à clandestinidade. Desse modo, o nível de produtividade é sempre superior, pois há otimização dos procedimentos de aproveitamento de matérias-primas e redução do desperdício, que é próprio de sistemas obsoletos de produção. Também se observam uma redução de despesas com atenção médica e hospitalar, menor período de ausência do trabalhador no serviço, maiores lucros para os comerciantes e industriais e menores custos ao consumidor.

Uma política descentralizadora dos serviços de inspeção de alimentos exerce efeitos sobre o índice de desemprego do país absorvendo profissionais não especializados e especializados, uma vez que a responsabilidade de integração do profissional no mercado de trabalho não se limitaria ao setor federal, estendendo-se às administrações públicas estaduais e municipais. Esse contingente pessoal contratado atualmente no Brasil é limitado, diante da crescente demanda dos novos serviços de inspeção implantados. Adicionalmente, pode ser destacado que, além do SIF, os serviços de inspeção estaduais e municipais já se consolidaram em diversas regiões do Brasil, cumprindo eficientemente suas missões e refletindo o progresso dos esforços direcionados à reestruturação do sistema de inspeção de produtos de origem animal no País.

BIBLIOGRAFIA

Andrade LAG. A fiscalização da carne no Brasil: estudo de uma política regulatória. Rev Admin Publ. 1985; 19(3):49-73.

Bobenrieth R, Beltrán FE, Arenas A. Saneamiento de mataderos de bovinos, ovinos y porcinos. Bol Ofic Sanit Panamer. 1985; 98(3):211-27.

Brandão ACBH. Segurança alimentar nos estabelecimentos de consumo. Higiene Alimentar. 1991; 5(19):20-2.

Brasil. Conselho Nacional de Secretários de Saúde (Conass). SUS: avanços e desafios. Brasília: CONASS, 2006a. 164p.

Brasil. Constituição: República Federativa do Brasil. Brasília, Senado Federal, 1988. p. 133-134: Seção II Da Saúde.

Brasil. Leis, Decretos etc. Regulamenta os artigos 27-A, 28-A e 29-A da Lei nº 8.171, de 17 de janeiro de 1991 e organiza o Sistema Unificado de Atenção à Sanidade Agropecuária (SUASA). Aprovado pelo Decreto nº 5.741, de 30/03/2006. Diário Oficial da União, de 31/03/2006. Brasília, 2006b. Seção 1, página 82.

Brasil. Leis, Decretos etc. Regulamento de inspeção industrial e sanitária de produtos de origem animal. Aprovado pelo Decreto nº 30.691, de 29/03/52, alterado pelos Decretos nºs 1.255, de 25/06/1962; 1236, de 02/09/1994; 1812, de 08/02/1996; e 2244, de 04/06/1997. Brasília: Ministério da Agricultura, 1997. 174 p.

Brasil. Regulamento da Inspeção Industrial e Sanitária de Produtos de Origem Animal. Aprovado pelo Decreto nº 9.013, de 29/03/2017. Diário Oficial da República Federativa do Brasil, DF, 30/03/17, Seção 1, p.3-27

Centro Pan-Americano de Zoonozes (Cepanzo). Manual para inspectores sanitários de mataderos y plantas procesadoras de carnes. Buenos Aires: Ramos Mejía, 1980. 124p.

Costa CAV, Amaral LA. Introdução ao estudo da saúde pública veterinária. Regional de Ribeirão Preto. 1979.

Mossel DAA, Garcia BM. Microbiologia de los alimentos. Zaragoza: Acribia, 1985. 385 p.

Organização Pan-Americana de Saúde (Opas). Control Sanitário de los alimentos. Washington, 1982. 57 p.

Pardi MC. Memória da inspeção sanitária e industrial de produtos de origem animal no Brasil: o Serviço de Inspeção Federal (SIF). Brasília: Columbia, 1996. 170p.

Pardi MC. Tecnologia e inspeção sanitária de produtos de origem animal, um desafio para a Medicina Veterinária. Higiene Alimentar. 1982; 1(3/4):164-71.

Pinto PSA. História e política da inspeção de carnes no Brasil: desafio para as autoridades sanitárias. Higiene Alimentar. 1992; 6(21):11-3.

Pinto PSA. Inspeção e higiene de carnes. 2 ed. Viçosa: Editora UFV, 2014.

Santos JC. Abate municipal e congênere – inviabilidade de pequenos matadouros. Higiene Alimentar. 1991; 5(20):9-14.

Schwabe CW. Veterinary medicine and human health. 2 ed. Baltimore: Williams & Wilkins, 1969.

Ungar ML, Germano MIS, Biggi GS, Germano PML. O valor dos registros de estabelecimentos de abate para a saúde pública. Rev Comun Cient Fac Med Zootec Univ São Paulo. 1990; 14:161-5.

CAPÍTULO 2

Vigilância Sanitária de Alimentos

Pedro Manuel Leal Germano
Maria Izabel Simões Germano

Resumo

Este capítulo tem como objetivo, inicialmente, fazer um histórico sobre a alimentação, enfatizando os aspectos relacionados com a vigilância sanitária de alimentos. Historicamente, da Pré-história ao Renascimento em termos de história geral e, a partir desse momento, de acordo com o histórico do Brasil. No que concerne aos aspectos relevantes do ponto de vista da saúde pública e da vigilância sanitária de alimentos em nosso país, destacam-se: o papel do estado no contexto da saúde; a criação da Agência Nacional de Vigilância Sanitária (ANVISA) e sua gestão político-organizacional. Como pontos de interesse, são mencionados ainda os organismos internacionais relacionados com Vigilância Sanitária, além de serem feitas considerações sobre a atuação da vigilância sanitária do leite e derivados.

Introdução

"O desenvolvimento social e econômico depende de pessoas bem alimentadas." (CONSEA)

A globalização do comércio alimentar, a urbanização, a evolução dos modos de vida, as viagens internacionais e os progressos das tecnologias alimentares conferiram mais complexidade à cadeia de produção e à distribuição de produtos alimentares, o que contribuiu para que houvesse mais possibilidades de comprometimento dos alimentos por fontes de contaminação diversificadas.

Segurança alimentar refere-se ao direito de todos ao acesso regular e permanente a alimentos de qualidade, em quantidade suficiente, sem comprometer o acesso a outras necessidades essenciais, tendo como base práticas alimentares promotoras de saúde, que respeitem a diversidade cultural e que sejam social, econômica e ambientalmente sustentáveis.

No caso do Brasil, ao contrário de muitos outros países, o aumento sustentado da produção de alimentos é possível, mas ainda há milhões de pessoas que não se alimentam adequadamente por descaso do governo, desperdício, especulação que aumenta o preço dos alimentos e imensa concentração de renda e terra.

Portanto, há segurança alimentar, quando todas as pessoas têm, a qualquer momento, acesso físico e econômico a alimentos suficientes, inócuos e nutritivos para satisfazer suas necessidades nutricionais e suas preferências alimentares, a fim de levar uma vida ativa e sadia. A *inocuidade* está contida na *segurança alimentar*.

Convém lembrar alguns aspectos básicos, comprometedores da segurança alimentar:
- Exclusão social.
- Pobreza extrema.
- Desemprego.
- Concentrações de renda e fundiária.
- Desnutrição.
- Violência.
- Grupos socialmente excluídos.

A importância da educação dos consumidores na prevenção de doenças transmitidas por alimentos é amplamente reconhecida. Quando os consumidores têm consciência sobre a qualidade e a inocuidade, podem complementar os esforços das agências de controle dos alimentos, no sentido de fazer com que os produtores de qualquer fonte – primária, secundária ou terciária – forneçam alimentos inócuos e de boa qualidade.

A inocuidade dos alimentos constitui uma questão de saúde pública que se reveste de importância crescente, e os governos de todo o mundo têm intensificado seus esforços nesse domínio. Atualmente está sendo implementada uma nova abordagem, baseada em um sistema de gestão da inocuidade dos alimentos centrado na prevenção dos riscos em toda a cadeia alimentar.

Essa abordagem inclui a aplicação de Boas Práticas Agrícolas (BPA), Boas Práticas Higiênicas (BPH) e Boas Práticas de Fabricação (BPF), sistemas de Análise de Perigos e Pontos Críticos de Controle (APPCC), sistemas de gestão da inocuidade dos alimentos e sistemas de rastreabilidade/retirada de produtos do mercado. As BPA, as BPH e as BPF são consideradas sistemas ou programas que constituem requisitos prévios da aplicação dos sistemas APPCC.

Vale salientar que, em muitos países, as pequenas e médias empresas representam uma porcentagem importante das empresas do setor alimentar e são responsáveis por uma elevada proporção dos alimentos consumidos no país. Como consequência, são, com frequência, uma fonte importante de transmissão de doenças por meio dos alimentos. Além disso, o setor informal que abrange grande quantidade de empresas alimentares, em muitos países, funciona em más condições higiênicas e não dispõe de recursos nem conhecimentos técnicos adequados que permitam melhorar a situação.

Para garantir e alcançar a inocuidade dos alimentos produzidos e comercializados, faz-se necessário o desenvolvimento de programas de capacitação profissional de ampla abrangência, sobretudo para os manipuladores de alimentos, no âmbito das propriedades produtoras de matérias-primas, bem como da indústria e do comércio varejista.

Referências históricas

"Canaã, terra onde corre leite e mel." (Bíblia)

O conhecimento de épocas anteriores tem como objetivo auxiliar no entendimento dos porquês ou, em outras palavras, as razões que nos conduziram a ser o que somos. Desse modo, esse histórico pretende desenvolver uma linha do tempo da origem do homem às grandes descobertas, comentando os pontos mais importantes, sobretudo relevantes para a civilização ocidental; e, a partir do descobrimento do Brasil, ater-se-á a este país.

Antiguidade

A descoberta do fogo, há 500 mil anos, constituiu um marco na alimentação humana e, certamente, para a segurança alimentar, sobretudo no que diz respeito ao consumo dos produtos de origem animal, diferenciando o homem dos demais hominídeos.

Os homens sempre foram onívoros e, relativamente, inclinados a comer vegetais ou animais de acordo com as épocas e as regiões onde viveram. Sabe-se que, inicialmente, o consumo de carne restringia-se à caça e ao "roubo de carcaças" abatidas por outros animais. Foi no Oriente Médio que pela primeira vez os humanos desenvolveram a agricultura e a criação de animais como garantia contra as variações climáticas. Posteriormente, essa atividade estendeu-se para outras regiões do Mediterrâneo. Com o passar do tempo, surgiram também diferentes técnicas para conservação dos produtos de origem animal e de outros alimentos – cocção, secagem, salga, fermentação, entre outras. Pode-se considerar que essa preocupação constitui um prelúdio do que na atualidade se conhece como boas práticas de manipulação, um dos princípios de garantia da qualidade dos alimentos.

No Egito, várias fontes escritas e figurativas revelam as modalidades de sua produção alimentar – agricultura, caça, pesca, criação de animais – e mostram que em todas as épocas, os habitantes do vale do Nilo tiveram uma alimentação variada e suficientemente equilibrada em proteínas e vegetais. Constituía preceito para garantir a ordem social do "estado ético", no qual reinava o faraó, assegurar a cada indivíduo uma quantidade suficiente de alimentos. Assim, um dos aspectos relevantes da segurança alimentar era pregado desde esses tempos remotos.

Para os povos antigos, particularmente hebreus e fenícios, o leite constituía um alimento fundamental. Para os espartanos, por sua vez, o queijo, juntamente com a cevada e os figos, tinham destaque na alimentação. Pode-se imaginar que a preferência pelo queijo devia-se à dificuldade que, por séculos, o homem teve para conservar o leite ao natural.

De maneira geral, a preocupação com a saúde pública data dos tempos mais antigos da história do homem, assim povos como sumérios, babilônios e egípcios deixaram documentados, por meio de pinturas, esculturas ou mesmo textos, os procedimentos que adotavam para preservar a qualidade de vida da população.

Há 6 mil anos, as civilizações preocupavam-se com o exercício da medicina e o combate às doenças, com os cuidados com as condições sanitárias, pessoais e do ambiente em que viviam e com o controle dos alimentos. Essas preocupações, uma vez agrupadas, deram origem ao que hoje é denominado Saúde Pública. A fiscalização para coibir abusos por parte de pessoas ou grupos por charlatanismo ou por ganância era exercida, por exemplo, mediante castigos físicos ou condenações à pena de prisão, conforme a gravidade do ilícito.

Os alimentos, que deveriam bem nutrir, os medicamentos que teriam de diminuir as aflições dos doentes e os cosméticos, destinados a embelezar as pessoas, sem lhes serem prejudiciais à saúde, eram, também, objeto de atenção particular, e em seu conjunto constituíam o esboço da Vigilância Sanitária como, hoje, ela é identificada.

Ao longo dos séculos, os conhecimentos e os preceitos adotados empiricamente foram sendo disseminados à medida que se sucediam conquistas, invasões, anexações entre diferentes povos.

Por outro lado, na China, deliberadamente isolada de outras civilizações, as práticas médicas, de saúde pública e de vigilância sanitária eram quase uma obsessão do estado. Na Índia, mil anos antes de Cristo, dispunham-se de banheiros e de esgotos nas cidades e o saneamento obedecia a leis rigorosas.

A Grécia tornou-se o berço da medicina ocidental, onde foram propostos conceitos que tudo têm a ver com saúde pública e vigilância sanitária, destacando-se o controle de medicamentos e de dietas alimentares. As culturas gregas, hindu e judaica encontraram-se em Bagdá, capital da Pérsia, e com elas a disseminação das práticas médicas e da própria saúde pública, a partir da tradução das obras de Hipócrates e de Galeno.

As normas sanitárias e as práticas médicas, desenvolvidas pelos gregos, foram incorporadas por Roma, por ocasião da conquista dos povos mediterrâneos, contudo com adaptações segundo seus próprios interesses. Destaca-se nesse período a construção de sistemas de esgoto, de banhos, de instalações sanitárias e de abastecimento de água. Essas obras constituíram os fundamentos da saúde pública que se disseminou por todo o Continente Europeu, de diferentes modos e com diversificadas adaptações.

Alimentação e saúde, desde há muito estiveram, intrinsecamente, relacionadas, sendo que a dietética (ramo da medicina que se ocupa da dieta) constituía uma das três divisões da Medicina Antiga – juntamente com a farmacologia e a cirurgia. Propunha-se uma relação de causalidade entre alimentação e saúde, contribuindo para o equilíbrio da saúde a ingestão de alimentos com variedade, personalização, flexibilidade, moderação, além do consumo de alimentos cozidos e de fácil digestão. Assim, em Bizâncio, em razão da influência de Hipócrates e Galeno, acreditava-se que as doenças eram consequência de um desequilíbrio entre os quatro humores corporais provocado por transtornos físicos, influência sazonal e má alimentação.

Essa preocupação com a saúde e a dietética somente será deixada de lado nos séculos XVII e XVIII, com o advento da gastronomia, a qual faz com que as precauções higiênicas desapareçam, substituídas pela valorização do "sabor" (gosto dos alimentos).

Idade Média

A Idade Média inicia-se com a queda de Roma e a transferência da sede do império do Ocidente para Bizâncio, recém-denominada Constantinopla. Esse período estendeu-se por mil anos, até 1453, e significou um retrocesso para a humanidade, sobretudo nas questões sanitárias.

Convém destacar que o abandono dos princípios básicos de saúde pública acumulados ao longo de milênios por diferentes civilizações trouxe graves consequências, notadamente, para o Continente Europeu, com a proliferação de doenças como a hanseníase, nos séculos VI e VII, propagada a partir de Constantinopla pelos retornados infectados das Cruzadas, e que dizimou um quarto da população europeia, e a peste bubônica, no século XIV, importada da Ásia Central a partir do comércio marítimo em direção aos portos da Itália, cuja epidemia provocou a morte de três quartos da população.

Nesse período catastrófico, mesmo diante do fato de não haver cura para os doentes, por hanseníase ou peste, proliferaram remédios, panaceias e muitos charlatões que ofereciam curas milagrosas. Todavia, apesar dessa problemática, pode-se dizer que houve uma contribuição à exaurida saúde pública, ou seja, a constatação prática que as doenças poderiam ser transmitidas por viajantes e mercadorias transportadas nos navios oriundos do Oriente. Assim, para evitar que isso continuasse a acontecer, foi imposta severa vigilância aos navios procedentes dessa rota de comércio e também houve a imposição do sistema de quarentena, o qual, na época, determinava que o quadragésimo dia de observação ou isolamento correspondia à separação das formas agudas e crônicas das doenças. Este seria o primórdio da fiscalização de portos, que, no conceito atual, engloba portos, aeroportos e fronteiras.

Data de 1202, na Inglaterra, a primeira legislação sobre alimentos, promulgada pelo rei John, a qual proibia a adulteração do pão com feijões e outros ingredientes. Na Idade Média, a maior parte da população vivia no campo, geralmente como vassalos de um nobre ou senhor feudal. A alimentação privilegiava os vegetais e o pão, que era utilizado, inclusive, como prato para servir os alimentos. As carnes (proteínas de um modo geral) estavam mais presentes nas refeições dos senhores. No que diz respeito aos queijos de ovelha, de cabra e, em algumas regiões, de vaca, constituía a forma mais comum de conservar o leite, que raramente era consumido *in natura*.

As cidades começaram a surgir paulatinamente, sobretudo em locais onde as pessoas se reuniam em feiras ou mercados para compra/troca de mercadorias. Os ajuntamentos, assim constituídos, não tinham nenhuma espécie de planejamento e estavam, frequentemente, sujeitos a incêndios por causa dos materiais de que as casas eram construídas, bem como dos fornos domésticos. Eram, também, inexistentes as redes de abastecimento de água e de esgotos, criando ambientes insalubres e perigosos do ponto de vista da saúde pública, propícios às epidemias, conforme mencionado anteriormente.

Renascimento

Com a queda de Constantinopla, tomada por Maomé II, líder dos turcos otomanos, chegou ao fim a Idade Média e teve início o Renascimento na Europa, particularmente na Itália, marcado, entre outros fatos notáveis, pelas artes e pelas grandes navegações, as quais deram origem aos descobrimentos da América pelos espanhóis, comandados pelo genovês Cristóvão Colombo, e do Brasil pelos portugueses, comandados por Pedro Álvares Cabral. Nesse período, foram abandonados os valores ligados ao feudalismo e houve valorização da Antiguidade, particularmente greco-romana.

A título de curiosidade, podem-se citar as mudanças nos hábitos alimentares que passaram a serem incrementadas, a partir do final da Idade Média, e que irão num crescendo privilegiar o paladar dos alimentos em detrimento da dietética, mais preocupada com a saúde do consumidor. Assim, a utilização de dois derivados do leite – manteiga e creme de leite – provavelmente, contribuíram para a aceleração e o desenvolvimento de alguns problemas, hoje, relevantes para a saúde pública: doenças coronarianas e obesidade.

Brasil

Do descobrimento à colonização

Com as tripulações dos navios empregados nas viagens para o desconhecido embarcaram, além das equipagens, constituídas por marinheiros e militares, os mais diversos representantes das classes sociais, incluindo nobres e padres. Para garantir a subsistência de toda essa gente, distribuída por várias naus por tempo indefinido até ao primeiro porto que lhes permitisse o abastecimento de água potável, caça e frutas, levavam-se mantimentos, geralmente conservados em salmoura e, até mesmo, algumas espécies de animais domésticos. Vale lembrar que um dos pesadelos dos viajantes eram os distúrbios de origem alimentar, responsáveis por muitos casos de doença entre os viajantes e até mesmo óbitos, particularmente o escorbuto.

Evidentemente, as condições da higiene e asseio pessoal, bem como as condições das instalações dos barcos eram extremamente precárias, reflexo da própria Europa, em que princípios básicos de higiene, herdados das invasões muçulmanas, foram sendo abandonados com a aquiescência de médicos, que acreditavam, por exemplo, que os banhos diários faziam mal à saúde e fragilizavam o corpo, e, da própria igreja, que considerava os locais públicos destinados aos banhos ambientes promíscuos. Acúmulo de lixo, inexistência de qualquer sistema de esgotos, lançamento de dejetos diretamente para as ruas e para braços de rios ou no mar favoreciam a população murina, que encontrava abrigo nas construções decrépitas; água, a partir da própria chuva acumulada nas ruas e becos das vilas; e alimento, sejam sobras de comida sejam restos deteriorados, oriundos do comércio de refeições ou dos próprios domicílios. Some-se a esses fatores a presença de cadáveres animais, lançados livremente no ambiente e ao dispor de aves de rapina. Esse conjunto de fatores explicava o que a própria população denominava "pestilência", assim como a incidência de epidemias, anteriormente mencionadas, que tantas vítimas fatais provocaram.

Por outro lado, os grandes aliados de espanhóis e portugueses nos primórdios da colonização foram as doenças trazidas para o Novo Continente que dizimaram milhares de indígenas e possibilitaram conquistas importantes, mesmo com contingentes de homens bem inferiores aos dos conquistados.

O que sucedeu no norte do continente americano se repetiu no sul, com os índios também sendo vitimados por varíola, sífilis e tuberculose, trazidas pelos colonizadores ou pelos aventureiros atraídos pelas riquezas das novas terras, bem como febre amarela e ancilostomíase, trazidas, em particular no território brasileiro, pelo tráfico de escravos negros a partir da África.

A colonização oficial do País iniciou-se em 1548 por iniciativa do rei Dom João III, sendo Tomé de Souza nomeado Governador Geral e a cidade de Salvador sua capital. Quarenta e oito anos haviam decorrido desde o descobrimento do Brasil e a maioria da população indígena havia perecido por fome ou por doenças infecciosas. Cabia ao novo governo, com verbas da Coroa portuguesa, investir nos problemas maiores do novo território, sobretudo na área da saúde. Assim, o governador, seguindo o modelo da Santa Casa de Misericórdia de Lisboa, criou o primeiro hospital do País sem qualquer verba da Coroa.

Outro fator preocupante dizia respeito à alimentação e ao modo de abastecer os primeiros habitantes de Salvador. A carne fornecida pela caça e o peixe eram os alimentos naturais da terra, mas os colonos dispunham de animais domésticos, como aves, suínos, caprinos, ovinos, bovinos e equinos para seu sustento ou para tarefas de tração. Para resolver esse problema em parte, foi construída a Casa dos Açougues, não com o objetivo de garantir a segurança alimentar, mas, sim, de evitar abusos decorrentes da pesagem das carnes pelos comerciantes gananciosos. O abate dos animais era exercido no Curral do Conselho, erguido junto às nascentes de rios que banhavam a cidade, nas quais eram lançados partes desprezadas, sangue e excrementos dos animais abatidos, contaminando o ambiente e os fluxos de água que seriam destinados ao abastecimento.

Outro grande problema da capital dizia respeito ao acúmulo de lixo e de excrementos humanos e animais contaminando ruas e becos, usados livremente para as necessidades fisiológicas da população, o que gerava odores pestilentos por toda a cidade. Muitos atribuíam as doenças que afligiam a população à péssima qualidade do ambiente.

Enquanto isso se passava em Salvador, as condições do país não eram melhores. Os remédios disponíveis aproveitavam as ervas descobertas pelos indígenas; as sangrias eram aplicadas a todos os males, fossem em caráter curativo ou preventivo; e as carnes disponíveis eram vendidas por caçadores ou importadas de Portugal e de suas colônias, ou trazidas de regiões vizinhas. Não havia higiene no asseio corporal, na preparação de alimentos nem no consumo de água. As pessoas tanto podiam morrer por anemia ou desnutrição como pelas epidemias de febre amarela ou de hanseníase.

Durante a invasão holandesa em Recife de 1630 a 1644, o País passou por um período de prosperidade, evidenciado pela construção de parques, jardins e palácios; as artes foram incentivadas, bem como os preceitos de higiene e saúde pública, principalmente no que se referia a obtenção, preparo e distribuição de alimentos. Entretanto, todas as melhorias foram rapidamente esquecidas com a expulsão dos invasores.

Para se ter uma noção da gravidade da situação caótica da saúde como um todo, de acordo com registros, em 1789, havia no Rio de Janeiro apenas quatro médicos.

Da chegada da família real à proclamação da República

Em 22 de janeiro de 1808, a esquadra real, conduzindo Dom João VI, chegou a Salvador, dando início a uma nova era, marcada por intensas transformações, sobretudo na esfera da saúde pública. A abertura dos portos às nações amigas constituiu o início da Vigilância Sanitária pela necessidade de controlar a entrada de navios, passageiros e mercadorias.

Em Salvador, foi criada a escola de Medicina e Cirurgia da Bahia, sendo nomeados José Correia Picanço, cirurgião-mor do reino e dos domínios ultramarinos, e Manuel Vieira da Silva, físico-mor do reino e das províncias além-mar. Basicamente, seus deveres referiam-se ao ensino da medicina e farmácia, medicamentos naturais e importados pela alfândega; gêneros alimentícios; boticas; exercício ilegal da medicina e farmácia; higiene internacional, os lazaretos, a quarentena, fiscalização de portos, higiene naval, exame do gado para corte, polícia das casas de comestíveis e restaurantes, dos matadouros e açougues. As decisões na área sanitária eram incontestáveis.

De Salvador, a família real transferiu-se para o Rio de Janeiro, onde as dificuldades sanitárias eram maiores que as constatadas anteriormente. Nos 14 anos que se seguiram, até a proclamação da Independência, o governo de Dom João VI trouxe muito progresso, considerando-se as dificuldades encontradas e a penúria da população, sobretudo na área da saúde pública, mas esses melhoramentos não foram capazes de impedir a eclosão das epidemias de varíola, gripe, febre tifoide e sarampo – todas no período de 1834 a 1836, posterior à Independência.

Em 1849, ressurgiu a febre amarela, vitimando grande parte da população. Essa última epidemia provocou modificações profundas nos serviços de saúde, dando origem a uma nova etapa da organização da Vigilância Sanitária no Brasil.

Assim, o regimento da junta comercial de higiene pública, em seu artigo 48, englobava, entre muitos outros preceitos, a inspeção de alimentos, restaurantes e açougues. Vale destacar que este artigo, de setembro de 1851, contemplava normas inseridas na legislação da ANVISA de janeiro de 1999, portanto, quase 150 anos após.

Apesar do fortalecimento da vigilância sanitária e de medidas legais, os grandes problemas de saúde pública não conseguiram ser resolvidos e a situação permaneceu inalterada até a proclamação da República, em 1889, mesmo diante de importantes convulsões sociais, como a imigração europeia, o fim da guerra do Paraguai e a exportação de café.

O regime republicano

A primeira década do regime republicano foi marcada por decisões sem qualquer consulta popular, pois a mudança da monarquia para um novo sistema de governo, embora pacífica, havia desestabilizado a ordem pública. Esse estado de coisas somente foi alterado nos primeiros anos do século XX, no âmbito da saúde pública e, em particular, no da vigilância sanitária, sob a liderança de Oswaldo Cruz e de alguns discípulos do cientista francês Louis Pasteur, como Vital Brasil, Adolfo Lutz e Emílio Ribas.

Mesmo enfrentando os problemas sociais gerados pelas medidas adotadas com o objetivo de controlar as principais doenças epidêmicas que afligiam a população e provocavam centenas de óbitos como febre amarela, peste bubônica, varíola, secundadas mais tarde pela tuberculose e pela gripe espanhola, somente em 1923 foi criado o Regulamento Sanitário Federal. Apesar das inúmeras críticas, por sua característica centralizadora e autoritária, esse decreto fornecia as bases legais de um amplo sistema de saúde pública, sendo o primeiro documento legal a incorporar o termo vigilância sanitária.

No que concerne aos alimentos, esse Regulamento refere a preocupação com as águas minerais com propriedades farmacêuticas, a fiscalização de mananciais e análise das águas de abastecimento, de mercados e restaurantes, e de gêneros alimentícios, inclusive corantes e edulcorantes.

No transcorrer do século XX aconteceram duas guerras mundiais; a indústria farmacêutica descobriu um rico filão no País, o qual perdura até aos dias de hoje; o risco dos agrotóxicos passou a ser levado em consideração; e, em 1948, foi criada a Organização Mundial da Saúde (OMS).

Desde 1808, marco inicial da história da saúde pública, diversos governos se sucederam até a criação da ANVISA, em 1999. Menciona-se a existência de extensa legislação abrangendo desde a criação e a administração das instituições de ensino, de pesquisa, hospitalares e de assistência e dos órgãos governamentais concernentes à saúde pública e por extensão à própria vigilância sanitária.

Pode-se afirmar que a população sobreviveu, parte dela com mais dificuldade do que outra, a fome vitimou muitas regiões, as endemias não foram, eficazmente, controladas em muitas ocasiões e as doenças transmitidas por alimentos continuaram e continuam causando sérios problemas de saúde em todo o País, por falta de suficiente divulgação e precária fiscalização no âmbito da produção, da estocagem, da distribuição e da comercialização das indústrias e do comércio de alimentos.

Aspectos relevantes do ponto de vista da saúde pública e da vigilância sanitária de alimentos

"Se o estado é forte, esmaga-nos. Se é fraco, perecemos." (Paul Valéry)

O papel do estado no contexto da saúde

Em 25 de julho de 1953, o Ministério da Educação e Saúde foi desdobrado em dois ministérios, pela Lei nº 1.920, e o país passou a contar, formalmente, com o Ministério da Saúde (MS), o qual passou a encarregar-se das atividades do então Departamento Nacional de Saúde (DNS), mantendo sua estrutura administrativa. Contudo, mesmo como principal órgão do governo, direcionado à ação sanitária, várias outras instâncias, distribuídas por ministérios e autarquias, despendiam recursos pessoais e financeiros para executar as mesmas funções, colidindo às vezes com aquelas executadas pelo próprio poder central.

Em 1954, foi instalada a Escola Nacional de Saúde Pública e, em 1956, criou-se o Departamento Nacional de Endemias Rurais, com a finalidade de combater malária, leishmaniose, doença de Chagas, peste, brucelose, febre amarela e outras endemias existentes no País.

Em janeiro de 1961, foi instituído o Código Nacional de Saúde, na esteira da Política Nacional de Saúde, com o objetivo de redefinir a identidade do MS e colocá-lo em sintonia com os avanços verificados na esfera econômico-social. Em 1963, realizou-se a III Conferência Nacional da Saúde (CNS), com o objetivo de desenvolver a tese de municipalização, para determinar uma nova divisão das atribuições e responsabilidades entre os níveis político-administrativos da Federação.

Em 1964, sob o governo militar, houve nova tentativa de reforma administrativa do MS, a qual foi secundada por inúmeras outras, como a de 1974, quando as Secretarias de Saúde e de Assistência Médica passaram a constituir a Secretaria Nacional de Saúde. Ainda naquele ano, a Superintendência de Campanhas de Saúde Pública (Sucam) passou à subordinação direta do Ministério para dar maior exequibilidade às suas ações. Na mesma linha, foram criadas as Coordenadorias de Saúde, uma para cada região administrativa, e a Coordenadoria de Comunicação Social, além de ter sido instituído o Conselho de Prevenção Antitóxico.

A partir do final da década de 1980, destaca-se a Constituição Federal de 1988, que estabeleceu um novo papel do Estado, no contexto da saúde, e determinou ser "dever do Estado garantir saúde a toda a população" e, para tanto, criou o Sistema Único de Saúde (SUS). Em 1990, o Congresso Nacional aprovou a Lei Orgânica da Saúde, que detalhava o funcionamento do Sistema.

Em particular, essa Lei refere no seu primeiro artigo que a norma elaborada e votada, pelo poder legislativo, "regula em todo o território nacional, as ações e serviços de saúde, executados isolados ou, conjuntamente, em caráter permanente ou eventual, por pessoas naturais ou jurídicas de direito público ou privado". Em seu artigo 6º, § 1º, define vigilância sanitária como um conjunto de ações capaz de eliminar, diminuir ou prevenir riscos à saúde e intervir nos problemas sanitários decorrentes do meio ambiente, da produção e circulação de bens e da prestação de serviços de interesse da saúde, objetivando o controle de bens de consumo e da prestação de serviços, todos eles que, direta ou indiretamente, relacionam-se com a saúde. É importante destacar que a saúde do trabalhador também está contemplada sob a vigilância sanitária, visando à promoção e proteção da saúde dos trabalhadores, conforme o § 3º do mesmo artigo.

Criação da Agência Nacional de Vigilância Sanitária

O Sistema Nacional de Vigilância Sanitária, Lei nº 9.782, de 26 de janeiro de 1999, definiu e criou a ANVISA, a qual passou a contar com uma estrutura legal que respalda as ações oriundas do poder público, pautadas pela promoção da saúde da coletividade.

Assim, a criação da ANVISA, no âmbito do MS, como agência reguladora, caracterizada pela independência administrativa, estabilidade de seus dirigentes, enquanto perdurarem seus mandatos e autonomia financeira, provocou verdadeira convulsão nos órgãos estaduais e municipais da saúde pela necessidade de promover a reestruturação dos serviços de vigilância sanitária, adequando-os à nova política federal. Essas ações ainda estão sendo viabilizadas nos estados e nos municípios que já contavam com serviços organizados, anteriores à Agência. Na maioria das localidades as dificuldades somam-se às da implantação do SUS, particularmente nas regiões mais desfavorecidas economicamente, uma vez que há cerca de 5.564 municípios em todo o território nacional, com fortes desigualdades populacionais e territoriais entre eles.

Nota-se, portanto, que a Constituição Federal de 1988 e a Lei nº 8.080, de 1990, apesar de enfatizarem os princípios da "saúde para todos" como dever do Estado, ainda não encontraram respaldo global de estados e municípios no que concerne à saúde de um modo geral e no que se refere ao controle higiênico-sanitário dos alimentos em particular.

Malgrado os esforços que vêm sendo desenvolvidos, tratando-se especificamente da área dos alimentos, o país não conseguiu até o momento criar um amplo e eficiente sistema de vigilância epidemiológica, capaz de identificar as principais doenças de origem alimentar, mensurar seu alcance, determinar suas origens e averiguar os grupos de pessoas mais suscetíveis, possibilitando a difusão de informações e estabelecendo planos no âmbito nacional, propondo medidas de controle capazes de minimizar os riscos decorrentes. As causas desse problema estão alicerçadas no sistema político vigente, em que Estados e Municípios desconsideram a importância da vigilância sanitária, notadamente na área de alimentos, ao lado de outras ineficiências no campo da saúde pública. Apesar das dificuldades existentes, a criação da ANVISA constituiu um passo importante para a saúde pública, principalmente para a área de alimentos.

Os princípios que norteiam a Agência, no nível federal, e suas congêneres em estados e municípios, em particular na área de alimentos, são indiscutíveis. Entretanto, paralelamente ao trabalho coercitivo, fundamental por causa dos enormes riscos à sociedade, é imprescindível o papel educativo que esses órgãos têm de desenvolver, com a finalidade de orientar, de um lado, os que trabalham oferecendo produtos e, do outro, aqueles que os consomem. Com esse escopo estão integrados o Instituto Nacional de Qualidade de Saúde (INCQS), a Fundação Oswaldo Cruz (Fiocruz), os Laboratórios Centrais de Saúde Pública, as Secretaria Estaduais de Saúde, os Centros de Vigilância Sanitária Estaduais, as Secretarias Municipais e os Centros Municipais de Saúde. No entanto, a sua ação pode envolver, na dependência da gravidade de um determinado acontecimento grave ou inusitado, parcerias com outros ministérios, por exemplo, da Agricultura, da Justiça e até a própria Polícia Federal.

Dentre as competências atribuídas à Vigilância Sanitária, com base nos documentos legais, podem-se destacar: ações sobre o meio ambiente, circulação de bens e produtos e a vigilância sanitária do trabalho.

A ANVISA reconhece que a qualificação profissional, o trabalho de cooperação técnica e a produção de conhecimentos em Vigilância Sanitária são componentes estratégicos para o fortalecimento da Vigilância Sanitária e do Sistema Nacional de Vigilância Sanitária. Como estratégia referem-se: a criação de Centros Colaboradores de Vigilância Sanitária; o estabelecimento de parcerias com instituições públicas de ensino e de fomento à pesquisa; a cooperação técnica com o Sistema Nacional de Vigilância Sanitária; e o apoio à pesquisa científica. Essa estratégia descentralizadora objetiva a capacitação, no âmbito das três esferas de poder, dos profissionais em todo o território brasileiro.

As áreas de atuação da Agência são: agrotóxicos e toxicologia; alimentos; cosméticos; derivados do tabaco; farmacovigilância; inspeção; medicamentos; monitoramento de propaganda; portos, aeroportos e fronteiras; produtos para a saúde; rede brasileira de laboratórios analíticos de saúde; regulação de mercado; relações internacionais; saneantes.

O sítio disponibilizado pela ANVISA, na Internet, propicia ao usuário extensa gama de informações de âmbito geral e, particularmente, sobre legislação em Vigilância Sanitária. Pode-se acessar o Sistema de Legislação em Vigilância Sanitária (Visalegis), a base de dados que contempla a legislação relacionada com a Vigilância Sanitária nos âmbitos federal, estadual e municipal, a qual está sob constante atualização pela ANVISA e pelas Vigilâncias Sanitárias Estaduais e Municipais.

Aumentar a massa crítica e divulgar as ações da vigilância sanitária, mediante cursos, palestras treinamentos, textos técnicos e outras atividades, propicia a formação de uma consciência coletiva, em que o exercício da cidadania é fundamental. Na área de alimentos, especialmente, constitui verdadeira estratégia de segurança nacional, afinal um povo com alimentação de má qualidade é um povo sem saúde.

Gestão político-organizacional da ANVISA

A ANVISA é uma autarquia sob regime especial, ou seja, uma agência reguladora caracterizada pela independência administrativa, estabilidade de seus dirigentes, durante o período de mandato, e autonomia financeira. A justificativa do Governo Federal para criar a ANVISA, como agência reguladora, decorre de exigências sociais e políticas. Isto provocou a diluição do papel da administração pública como fornecedor exclusivo ou principal de serviços públicos e, simultaneamente, um processo, de regular atividades produtivas de interesse público mediante o estímulo à competição e à inovação, atuando preferencialmente no gerenciamento de recursos e na função de controle. A gestão da ANVISA é responsabilidade de uma Diretoria Colegiada, composta por cinco membros: o Diretor-Presidente, quatro diretores e cinco adjuntos de diretor.

Na estrutura da Administração Pública Federal, a Agência está vinculada ao MS, sendo que esse relacionamento é regulado por Contrato de Gestão, documento oficial firmado entre o MS e a ANVISA. O Contrato estabelece que a finalidade institucional da Agência é promover a proteção da saúde da população por intermédio do controle sanitário da produção e da comercialização de produtos e serviços submetidos à vigilância sanitária, dos ambientes, dos processos, dos insumos e das tecnologias. Além desses, a ANVISA, ainda, exerce controle de portos, aeroportos e fronteiras e a interlocução junto ao Ministério das Relações Exteriores e instituições estrangeiras para tratar de assuntos de cunho internacional na área de vigilância sanitária.

O organograma da ANVISA é composto pela Diretoria Colegiada, a qual tem como assessoria de um lado o Conselho Consultivo e de outro a Ouvidoria. Os resultados das decisões e das recomendações passam pelo Gabinete do Diretor-Presidente, para posteriormente seguir os trâmites legais. São órgãos de assistência direta do Diretor-Presidente: Corregedoria, Procuradoria e Auditoria Interna, além das Assessorias de Planejamento, Divulgação, Comunicação e Segurança Institucional e, também, a Assessoria Técnica e Parlamentar. A estrutura organizacional é composta, ainda, de quatro Núcleos; três Gerências Gerais de

Gestão Operacional; 11 Gerências Gerais de Processos Organizacionais, entre as quais se incluem Alimentos e Portos, Aeroportos, Fronteiras e Recintos Alfandegados; duas Gerências de Vínculo Direto e um Centro de Gestão de Conhecimento Técnico-Científico.

A ANVISA tem por missão "proteger e promover a saúde da população garantindo a segurança sanitária de produtos e serviços e participando da construção de seu acesso", sendo seus valores o conhecimento como fonte da ação, a transparência, a cooperação e a responsabilização.

Assim, todos esses preceitos têm por objetivo essencial que a ANVISA "seja agente da transformação do sistema descentralizado de vigilância sanitária em uma rede, ocupando um espaço diferenciado e legitimado pela população, como reguladora e promotora do bem-estar social".

Organismos internacionais de saúde pública

"Para o melhor como para o pior estamos ligados à pátria." (André Malraux)

A saúde pública, seja no âmbito dos governos seja no da própria sociedade, vem evidenciando notável preocupação. Desde 1980, inúmeras pesquisas revelaram a reemergência de patógenos até então desconsiderados como fonte de risco ou pretensamente erradicados. Outros agentes de doenças foram comprovados como emergentes por terem sido identificados e descritos pela primeira vez graças à evolução das técnicas laboratoriais e ao intercâmbio das informações científicas, sobretudo pela Internet.

Em ambos os casos, as causas residem no abrandamento ou mesmo no abandono das medidas básicas de prevenção e controle da saúde das populações humana e animal, bem como na precariedade das ações ambientais.

Por esses motivos, quase todos os países do globo instituíram organismos governamentais ou independentes para gerir os riscos e as implicações das doenças sobre a saúde pública como um todo e, em particular, aqueles concernentes aos alimentos, notadamente na esfera da segurança e qualidade das matérias-primas, animais e vegetais, e na inocuidade dos produtos alimentícios industrializados.

Na América Latina e no Caribe, excluindo o Brasil (confome mencionado), a maioria dos países tem alguma forma de controle governamental, com o objetivo de garantir a saúde de suas populações. No MERCOSUL, em especial na Argentina, no Uruguai e no Paraguai, os órgãos encarregados das atividades de saúde geralmente estão sob a administração direta de ministérios e são identificados sob a denominação de "seguridad alimentaria". É importante notar que, a maior parte deles, aí se incluindo o próprio Brasil, baseou-se nos preceitos constantes dos documentos legais oriundos da América do Norte e da Europa. Por isso, são apresentados, a seguir, alguns dos países com maior influência técnico-científica na legislação sul-americana.

Nesse contexto, destaca-se o United States Food and Drug Administration (FDA), criado em 1906, como órgão do Departamento de Agricultura do governo norte-americano, encarregado da administração de alimentos e medicamentos, o qual tem como responsabilidades: proteger a saúde pública, assegurando a segurança, a eficácia e a disponibilidade, entre outros, dos medicamentos, humanos e veterinários, e dos suprimentos alimentares; e orientar a população para compreender as instruções baseadas em pesquisas científicas, necessárias para o correto uso de medicamentos e alimentos a fim de melhorar sua saúde.

No Canadá, a partir de 1997, a missão de assegurar o aprovisionamento alimentar, a saúde dos animais e a proteção das espécies vegetais, da qual dependem a salubridade e a qualidade superior dos alimentos, compete à Canadian Food Inspection Agency (CFIA), agência que se reporta ao Ministro da Agricultura e do Agroalimentar, prestando contas ao parlamento canadense.

A European Food Safety Authority (EFSA), autoridade para a Segurança Alimentar Europeia, é uma agência independente, financiada com recursos da União Europeia (UE), operando em separado da Comissão Europeia, do Parlamento Europeu e dos estados membros da UE. Foi estabelecida em janeiro de 2002, após uma série de episódios na área de alimentos ocorridos na última década do século XX, como uma fonte independente de advertências científicas e comunicação de riscos associados com a cadeia alimentar. A EFSA foi criada como parte de um programa abrangente para aumentar a segurança dos alimentos, assegurar alto nível de proteção para o consumidor e restaurar e manter a confiança dos suprimentos alimentícios da UE.

Por sua vez, o European Center for Disease Prevention and Control (ECDC) – Centro Europeu para Controle e Prevenção de Doenças – foi criado em 2005 como uma agência cujo objetivo é o de fortalecer as defesas da Europa contra os agentes de doenças. De acordo com o Artigo 3º de seu Regulamento, o ECDC tem como missão identificar, avaliar e comunicar ameaças incidentes e emergentes à saúde pública provocadas por doenças infecciosas. Para cumprir sua missão, a agência trabalha em parceria com outros órgãos europeus de proteção à saúde, para fortalecer e desenvolver sistemas de ampla vigilância no âmbito do continente europeu e de prevenção antecipada. Para alcançar essa meta, envolvendo os demais especialistas europeus, o ECDC utiliza o conhecimento na área da saúde, assim como o desenvolvimento de opiniões científicas autorizadas sobre o risco oferecido por doenças incidentes e infecciosas emergentes.

A Agencia Española de Seguridad Alimentaria y Nutrición (Aesan) – Agência Espanhola de Segurança Alimentar e Nutrição –, criada em 2001, é um organismo autônomo, agregado ao Ministério da Saúde e Consumo, que tem como missão garantir o mais alto grau de segurança e promover a saúde dos cidadãos, trabalhando para reduzir os riscos das doenças transmitidas ou veiculadas por alimentos; garantir a eficácia dos sistemas de controle de alimentos; promover o consumo de alimentos seguros, favorecendo o acesso e a informação sobre estes; planejar, coordenar e desenvolver estratégias e atividades que fomentem a informação, a educação e a promoção da saúde no âmbito da nutrição e, em especial, na prevenção da obesidade. A Aesan foi criada com o objetivo geral de promover a segurança alimentar como aspecto fundamental da saúde pública e de oferecer garantias e informação objetiva a consumidores e agentes econômicos do setor agroalimentar espanhol.

No Reino Unido, o órgão encarregado da regulamentação dos alimentos em saúde pública é a Food Standards Agency, agência departamental independente do governo criada em 2000 por um Ato do Parlamento, com o objetivo de proteger a saúde pública e os interesses dos consumidores em relação aos alimentos, ou seja, assegurar que o que se come é de fato seguro para comer. A agência inclui, complementarmente, fundos para pesquisa em segurança química, microbiológica e radiológica, tanto quanto em higiene dos alimentos e alergias.

Apesar da rigidez das normas vigentes na Comunidade Europeia, muitos países seguem regras próprias, mas essas regras não contrariam a legislação da comunidade.

Considerações sobre a atuação da vigilância sanitária do leite e derivados

"A segurança alimentar constitui condição sine qua non *para a sobrevida do homem."*

Em dezembro de 2008 realizou-se no *campus* da Fiocruz, no Rio de Janeiro, o "Seminário sobre o Centro Integrado de Monitoramento da Qualidade do Leite – CQUALI Leite, Procedimentos Operacionais", organizado pela ANVISA e pelo Instituto Nacional de Controle da Qualidade em Saúde (INCQS), com a participação de representantes do MS, do Ministério da Agricultura, Pecuária e Abastecimento (MAPA) e de diferentes instâncias do Ministério da Justiça (MJ) e do Ministério Público (MP). Naquela oportunidade foi discutida a atuação dos órgãos de controle de leite, o que deu origem a uma série de debates com a plateia constituída, essencialmente, por profissionais da esfera da saúde, em particular da Vigilância Sanitária, contemplando as esferas públicas e privadas, de ensino e de pesquisa de todos os estados da Federação.

O grande mérito desse evento foi esclarecer as atividades que competem às diferentes instâncias públicas, sobretudo MS, por intermédio da ANVISA, e MAPA, integrando-se ao MJ, ao MP e à Polícia Federal, na denominada operação Ouro Branco, a qual possibilitou a investigação de empresas responsáveis, pela fraude do leite e a imediata tomada de providências jurídicas pertinentes ao caso.

Divulgadas pela mídia, as fraudes provocadas por produtores de Minas Gerais envolviam a utilização de substâncias químicas prejudiciais à saúde, independentemente de sua concentração, no leite *in natura*: soda cáustica, como redutor de carga bacteriana, e água oxigenada, como conservador.

Outro aspecto relevante referiu-se à discussão sobre o entendimento das dificuldades burocráticas decorrentes do excesso de documentos legais, com centenas de artigos, parágrafos e itens, os quais, no seu conjunto, impedem a instrução do processo administrativo, de acordo com os métodos de ordem legal, o que conduz ao benefício, na maioria das vezes, do infrator.

Por outro lado, a exposição do professor Sebastião Brandão, da Universidade Federal de Viçosa, deu a real dimensão do problema das fraudes do leite, no Brasil, e por extensão, em qualquer de seus derivados, motivadas pelo espírito de ganância de produtores. Ficou claro que, à medida que os laboratórios aumentam a capacidade de detecção de novas substâncias químicas empregadas para fraudar o leite ou seus subprodutos, alterando, drasticamente, sua composição nutricional, os produtores lançam mão de profissionais com suficiente conhecimento químico para introduzir novas substâncias que possam ser acrescentadas aos produtos e que não sejam detectadas pelas técnicas usuais.

As fraudes, de modo geral, têm o objetivo de aumentar, por exemplo, o volume produzido entregue aos lacticínios, mediante o acréscimo de água e de soro de leite, reduzindo sua qualidade nutricional. Soma-se a adição de reconstituintes, neutralizantes e conservantes, cujo episódio da soda cáustica e da água oxigenada representa um exemplo.

Para a pasteurização ser bem-sucedida, é necessário que a carga bacteriana do leite entregue ao lacticínio esteja de acordo com os padrões sanitários do MAPA, caso contrário esse procedimento não será eficaz. Leites com contagens elevadas de micro-organismos podem comprometer, seriamente, a qualidade de certos produtos, tais como iogurtes, bebidas lácteas e leites desidratados, principalmente os modificados para a alimentação infantil. Existe, atualmente, consenso de que o controle da qualidade de leite utilizado como matéria-prima é fundamental para garantir a qualidade dos produtos derivados. Isso é válido mesmo para aqueles produtos que sofrem processos térmicos mais intensos, como é o caso dos leites concentrados e esterilizados, em que a eficiência desses procedimentos alcança praticamente 100%. Desse modo, as indústrias devem concentrar esforços junto aos seus setores de captação de leite, uma vez que a produção representa, sob o ponto de vista microbiológico, o primeiro ponto crítico de controle no processamento de qualquer produto lácteo. Existe correlação direta entre o número de micro-organismos presentes no leite cru e o número de micro-organismos no leite processado. Por isso, os fraudadores utilizam substâncias capazes de diminuir altos níveis de contaminação que não possam ser detectadas pelos Laboratórios Centrais (Lacen).

A fraude pode ocorrer no leite *in natura*, no pasteurizado, no em pó, no UHT e em outros e acarreta adulteração do produto por diminuição de suas propriedades nutritivas. Portanto, constitui crime, seja por prejudicar a saúde dos consumidores seja por afetar a própria economia do país.

Nos lacticínios, assumem grande importância os procedimentos operacionais padronizados e as boas práticas de fabricação, ambos disciplinados por documentos legais, exarados pela ANVISA e identificados como Resolução da Diretoria Colegiada, seguido por número e data, nos casos citados RCD n$^{\underline{os}}$ 175/2003 e 216/2004, respectivamente.

As dificuldades de comunicação entre as Coordenações de Vigilância Sanitária (Covisas), seja no âmbito dos municípios seja no dos próprios estados, fornecem um panorama de complexidade, próximo ao caos administrativo, o qual contribui para gerar mais dificuldades, quando se objetiva uma padronização da fiscalização. Desse modo, há necessidade premente de aumentar a eficiência do fluxo de dados entre os Lacen e as Covisas, como tratar a comunicação de risco, como organizar o conjunto das ações e estabelecer quais os critérios para as interdições cautelares.

Por outro lado, a instabilidade do mercado de leite no País força pequenos produtores a procurarem alternativas para comercializar sua produção, o que inclui a busca de "especialistas" em fraudes, a venda de leite cru e a fabricação artesanal de queijos, aliás, bem aceita por parcela da população que dá preferência a esse tipo de produtos.

A título de exemplo, pode-se citar a pesquisa realizada por Telles e colaboradores, cujo objetivo foi estabelecer associações entre as características dos consumidores de produtos lácteos com a preferência pelo formal ou informal, suas razões, hábito de fervura do leite informal, os principais produtos consumidos, conhecimento sobre doenças que podem transmitir e o significado do selo do Serviço de Inspeção, realizada mediante entrevistas com 465 consumidores, no Município de Jacareí-SP, a qual detectou associação entre o consumo do produto informal e as seguintes características: sexo masculino, moradia na zona rural, renda familiar maior que quatro salários mínimos, quatro ou mais pessoas no domicílio, compra de ambulantes, compra na zona rural e o conhecimento sobre a transmissão de doenças veiculadas pelo leite e seus derivados. Os produtos lácteos informais mais consumidos segundo os entrevistados eram: leite fluido, queijo minas frescal, manteiga e iogurte. Dos consumidores de leite fluido, 7,4% consumiam o leite informal sem ferver. Os consumidores informaram, ainda, acreditar que o produto informal era mais puro, mais fresco, mais barato, mais forte; confiar no vendedor; ser igual ao industrializado, mais saudável e mais saboroso. Essa mesma pesquisa concluiu, também, que 7,4% dos consumidores de leite fluido estavam expostos ao risco de contrair zoonose ou outra doença porque não ferviam o leite cru e que a população deveria ser esclarecida sobre as reais diferenças entre os produtos industrializados e os informais, bem como sobre os órgãos que atestam a qualidade dos alimentos. A redução do risco somente será alcançada quando governo e indústria desenvolverem atividades educativas, sistemáticas e continuadas para mudar paradigmas e motivar mudança de hábitos entre os consumidores.

Assim, no Brasil, é necessária realização de maior quantidade de pesquisas que forneçam os números de recém-nascidos alimentados com leite de vaca para dimensionar a importância desse alimento para a população infantil.

Vale insistir que todas as iniciativas, relacionadas às propriedades leiteiras, à distribuição para as indústrias de laticínios e para o mercado distribuidor, são da alçada do MAPA, apoiadas por ampla legislação. No que se refere ao comércio varejista, compete às Vigilâncias Sanitárias, no âmbito das três esferas de poder, garantir a inocuidade do leite *in natura* e dos derivados, observando a legislação vigente. Além dos problemas decorrentes das más condições higiênico-sanitárias dos produtos, da refrigeração inadequada, do transporte em condições irregulares, há de se considerar, ainda, a ocorrência de fraudes de ordem econômica.

Em saúde pública, indiscutivelmente, o leite é uma importante fonte de proteína para todos os grupos populacionais, independentemente da faixa etária considerada; contudo, pode transformar-se na origem de muitas patologias infecciosas graves, ao veicular microorganismos patogênicos, adquiridos a partir dos animais produtores ou durante a cadeia de produção e ou distribuição.

Lembra-se, igualmente, que leite e derivados constituem importante fonte de divisas para inúmeros países. Particularmente, o consumo de queijos é objeto de importantes comércios nacional e internacional.

BIBLIOGRAFIA

Agencia Española de Seguridad Alimentaria y Nutrición. Actividades Institucionales. Madri, Espanha, 2002. Disponível em: http://www.aesan.msc.es/aesa/web/AesaPageServer?idpage=0&language=es_ES. Acesso em 5 de abril de 2009.

Brasil. Presidência da República – Casa Civil – Subchefia para Assuntos Jurídicos. Lei nº 8.080, de 19 de setembro de 1990. Regula em todo o território nacional, as ações e serviços de saúde, executados isolados ou conjuntamente, em caráter permanente ou eventual, por pessoas naturais ou jurídicas de direito público ou privado. Brasília: Diário Oficial da União; 1990.

Brasil. Publicado por Presidência da República (extraído pelo Jusbrasil). Lei nº 9.782, de 26 de janeiro de 1999. Define o Sistema Nacional de Vigilância Sanitária, cria a Agência Nacional de Vigilância Sanitária e dá outras providências. Brasília: Diário Oficial da União; 1999.

Brasil. Ministério da Saúde (MS). Agência Nacional de Vigilância Sanitária (ANVISA). Resolução RDC nº 12, de janeiro de 2001. Aprova o Regulamento Técnico sobre padrões microbiológicos para alimentos. Brasília: Diário Oficial da União; 2009.

Brasil. Ministério da Saúde (MS). Agência Nacional de Vigilância Sanitária (ANVISA). Resolução RDC nº 275, de 21 de outubro de 2002. Dispõe sobre o Regulamento Técnico de Procedimentos Operacionais Padronizados e sobre o Regulamento Técnico de Boas Práticas para Serviços de Alimentação. Brasília: Diário Oficial da União; 2002, Seção 1, p. 126.

Brasil. Ministério da Saúde (MS). Agência Nacional de Vigilância Sanitária (ANVISA). Notícias da ANVISA. Áreas de atuação. Brasília, 2009. Disponível em: http://www.anvisa.gov.br. Acesso em: 22 de abril de 2009.

Brasil. Ministério da Saúde (MS). Agência Nacional de Vigilância Sanitária (ANVISA). Resolução RDC nº 216, de 15 de setembro de 2004. Dispõe sobre Regulamento Técnico de Boas Práticas para Serviços de Alimentação. Brasília: Diário Oficial da União; 2004.

Brasil. Ministério da Saúde (MS). Agência Nacional de Vigilância Sanitária (ANVISA). Resolução RDC nº 218, de 29 de julho de 2005. Dispõe sobre o Regulamento Técnico de Procedimentos Higiênico-Sanitários para Manipulação de Alimentos e Bebidas Preparados com Vegetais. Brasília: Diário Oficial da União; 2005.

Brasil. Ministério da Saúde (MS). Agência Nacional de Vigilância Sanitária (ANVISA). De olho no amanhã: vigilância sanitária busca aperfeiçoar ações. Disponível em: http://www.anvisa.gov.br/divulga/public/boletim/55_05.pdf. Acesso em: 8 de abril de 2009.

Brasil. Ministério da Saúde (MS). Agência Nacional de Vigilância Sanitária (ANVISA). Centro de Gestão do Conhecimento Técnico Científico. Disponível em: http://www.anvisa.gov.br/institucional/snvs/coprh/cecovisas.htm. Acesso em: 8 de abril de 2009.

Brasil. Ministério da Saúde (MS). Descentralização das ações e serviços de saúde: a ousadia de cumprir e fazer cumprir a lei. Brasília, 1993; 67 p. ilus.

Brasil. Ministério da Saúde (MS). Portaria nº 1.428, de 26 de novembro de 1993. Regulamento Técnico para Inspeção Sanitária de Alimentos, Diretrizes para o Estabelecimento de Boas Práticas de Produção e de Prestação de Serviços na Área de Alimentos e Regulamento Técnico para o Estabelecimento de Padrão de Identidade e Qualidade para Serviços e Produtos na Área de Alimentos. Brasília: Diário Oficial da União; 1993. Seção 1, pt. 1.

Brasil. Ministério da Saúde (MS). Portaria nº 326, de 30 de julho de 1997. Regulamento Técnico sobre as condições higiênico-sanitárias e de boas práticas de fabricação para estabelecimentos produtores/industrializadores de alimentos. Brasília: Diário Oficial da União; 1997. Seção 1, pt. 1.

Brasil. Ministério da Saúde (MS). Secretaria de Atenção à Saúde. Coordenação Geral da Política de Alimentação e Nutrição. In: Guia alimentar para a população brasileira: promovendo a alimentação saudável. Brasília: Ministério da Saúde, 2005. Série A. Normas e Manuais Técnicos, 236 p., ilus, graf. Disponível em: http://www.opas.org.br/familia/UploadArq/05_0768_Miolo.pdf. Acesso em: 3 de dezembro de 2006.

Bresciani E. Alimentos e bebidas do Antigo Egito. In: Flandrin J-L.; Montanari M. História da Alimentação. São Paulo: Estação Liberdade, 1998: 68-79

Bueno E. À sua saúde: a Vigilância Sanitária na história do Brasil. Brasília: ANVISA, 2005.

Canadian Food Inspection Agency. Acts and Regulations. Disponível em: http://www.inspection.gc.ca/english/toce.shtml. Acesso em: 5 de abril de 2009.

Codex Alimentarius Commission. Principles for the establishment and application of microbiological criteria for foods. CAC/GL 21 – 1997. Disponível em: http://www.codexalimentarius.net/download/standards/394/CXG_021e.pdf. Acesso em: 23 de abril de 2009.

Costa EA. Vigilância sanitária: proteção e defesa da saúde. São Paulo: Hucitec, 1999.

European Centre for Disease Prevention and Control. Mission. Estocolmo, Suécia, 2005. Disponível em: http://ecdc.europa.eu/. Acesso em: 5 de abril de 2009.

European Food Safety Authority. Paterns and networks. Estrasburgo, França, 2002. Disponível em: http://www.efsa.europa.eu/EFSA/AboutEfsa/HowWeWork/efsa_locale 1178620753812_KeyValues.htm. Acesso em: 7 de abril de 2009.

Flandrin J-L. A humanização das condutas alimentares. In: Flandrin J-L., Montanari M. História da alimentação. São Paulo: Estação Liberdade, 1998: 26-35.

Flandrin J-L. Da dietética à gastronomia, ou a libertação da gula. In: Flandrin J-L, Montanari M. História da alimentação. São Paulo: Estação Liberdade,. 1998: 667-88.

Fonseca MRF. Fontes para a história das ciências da saúde no Brasil (1808-1930). História, Ciências, Saúde – Manguinhos, v. 9, suplemento, p. 275-88, 2002. Disponível em: http://www.scielo.br/pdf/hcsm/v9s0/11.pdf. Acesso em: 22 de abril de 2009.

Food Standards Agency. Meat Hygiene Service. Londres, Inglaterra, 2000. Disponível em: http://www.food.gov.uk/. Acesso em: 7 de abril de 2009.

Germano PML, Germano MIS. A vigilância sanitária de alimentos como fator de promoção da saúde. O Mundo da Saúde. 2000; 24:59-66.

Germano PML, Germano MIS. Aspectos gerais da vigilância sanitária. In: Germano PML, Germano MIS. Higiene e vigilância sanitária de alimentos. 3 ed. Barueri, SP: Manole, 2008: Parte 1, 1-27.

Indriunas L. História da saúde pública no Brasil. Como tudo funciona. Brasil, 2008. Disponível em: http://pessoas.hsw.uol.com.br/historia-da-saude.htm. Acesso em: 3 de abril de 2009.

Instituto Brasileiro de Defesa do Consumidor. Código de Defesa do Consumidor ao seu alcance – Anotado e exemplificado pelo IDEC. São Paulo: IDEC, 1997.

Laurioux B. Cozinhas medievais. In: Flandrin J-L, Montanari M. História da alimentação. São Paulo: Estação Liberdade, 1998: 447-65.

Madeira M, Ferrão MEM. Alimentos conforme a lei. Barueri, SP: Manole, 2002.

Mazzini I. A alimentação e a medicina no mundo antigo. In: Flandrin J-L, Montanari M. História da alimentação. São Paulo: Estação Liberdade, 1998: 254-65.

Oliveira CAF. Qualidade do leite no processamento de derivados. In: Germano PML, Germano MIS. Higiene e vigilância sanitária de alimentos. 3 ed. Barueri, SP: Manole. 2008: Parte 5, 115-30.

Oliveira J (Org.). Constituição da República Federativa do Brasil. 3 ed. São Paulo: Saraiva, 1989 (Série Legislação Brasileira).

Organização Mundial de la Salud. Importancia de la inocuidad de los alimentos para la salud y el desarrollo. Ginebra: OMS, 1984 (Serie de informes tecnicos, 705).

Organização Mundial de la Salud. Métodos de vigilancia sanitaria y de gestión para manipuladores de alimentos. Ginebra: OMS, 1989 (Serie de informes tecnicos, 785).

Perlès C. As estratégias alimentares nos tempos pré-históricos. In: Flandrin J-L, Montanari M. História da alimentação. São Paulo: Estação Liberdade, 1998: 36-53.

Roberts T, Unneverh L. new approaches to regulating food safety. Food Review. 1994; 17(2):2-8.

Rodrigues BA. Fundamentos de administração sanitária. 2 ed. Brasília: Centro Gráfico do Senado Federal, 1979.

San Martin H. Santé publique et médecine préventive. Masson: Paris, 1983.

São Paulo. Constituição 1989. Constituição do Estado de São Paulo: índice remissivo. São Paulo: Editora Atlas; 1989 (Manuais de Legislação Atlas, 5).

São Paulo. Secretaria Estadual de Saúde de São Paulo. Centro de Vigilância Sanitária. Vigilância sanitária: aspectos gerais. São Paulo. s.d

São Paulo. Secretaria Estadual de Saúde de São Paulo. Decreto nº 12.342, de 27 de setembro de 1978. Regulamenta da promoção, preservação e recuperação da saúde no campo de competência da Secretaria do Estado de Saúde - Normas técnicas e legislação complementar. 3 ed. São Paulo: EDIPRO, 2000 (Série Legislação).

São Paulo. Secretaria Estadual de Saúde de São Paulo. Lei nº 10.083, de 23 de setembro de 1998. Código Sanitário do Estado de São Paulo. 3 ed. São Paulo: Edipro, 2000 (Série Legislação).

São Paulo. Secretaria Municipal da Saúde. Lei Orgânica do Município, de 4 de abril de 1990: índice remissivo. São Paulo: Editora Atlas,1990 (Manuais de Legislação Atlas, 31).

Scliar M. Do mágico ao social: trajetória da saúde pública. São Paulo: Senac, 2002.

Souto AC. Saúde e política: a vigilância sanitária no Brasil. São Paulo: Sobravime, 2004.

Telles EO, Souza DDP, Pereira ED, Germano MIS, Dias RA, Guimarães R et al. Estudo dos fatores relacionados ao consumo de produtos lácteos informais no município de Jacareí SP. In: III Simpósio Brasileiro de Vigilância Sanitária (III Simbravisa); 2006, Florianópolis. Anais do III Simpósio Brasileiro de Vigilância Sanitária. São Paulo: Revista Brasileira de Vigilância Sanitária (Revisa); 2006. v. 2.

Teuteberg HJ, Flandrin J-L. Transformação do consumo alimentar. In: Flandrin J-L, Montanari M. História da alimentação. São Paulo: Estação Liberdade, 1998: 708-29.

U.S. Food and Drug Administration (FDA). Protecting consumers promoting public health. Disponível em: http://www.fda.gov/oc/opacom/fda101/sld012.html. Acesso em: 5 de abril de 2009.

Características do Leite

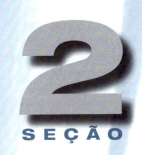

CAPÍTULO 3

Composição do Leite

Marco Antonio Sloboda Cortez

Resumo

O leite é um fluido rico, composto por diversas substâncias, principalmente água, lactose, lipídeos, proteínas e sais minerais. Vários outros componentes com importância nutricional e industrial também são encontrados, entretanto em menores quantidades. Os diferentes componentes apresentam-se distribuídos formando fases, tais como emulsão, solução aquosa e dispersão coloidal. A composição do leite está relacionada com a elaboração dos derivados lácteos e o rendimento industrial, as características físico-químicas e microbiológicas, as propriedades nutricionais, e as características sensoriais são fortemente influenciadas por variações na composição e na concentração de cada componente. O leite é produzido na glândula mamária, a partir do metabolismo de células especializadas ou da passagem direta de alguns componentes diretamente do sangue. São encontradas variações entre os leites das diversas espécies animais quanto ao teor e ao perfil dos componentes mais importantes, e essas variações estão relacionadas com as necessidades específicas dos animais recém-nascidos, dependendo principalmente do clima, do tipo de alimentação e das características metabólicas de cada espécie animal. Também dentro da mesma espécie são encontradas variações, principalmente em relação à concentração de cada componente. Entre as espécies comerciais mais utilizadas para a produção de leite para consumo humano destacam-se: bovinos, caprinos, ovinos e bubalinos. Outras espécies animais, tais como rena, camelo, éguas, também são utilizadas, porém o consumo é limitado a determinadas regiões do planeta, segundo critérios de aspectos geográficos, climáticos e culturais. Os componentes do leite apresentam características químicas específicas, sendo fundamental o entendimento das relações entre os constituintes e as propriedades que o leite e os derivados lácteos apresentam.

Síntese e secreção do leite

A síntese de leite ocorre de modo semelhante em todas as espécies animais, com algumas modificações na forma de secreção, na quantidade e na composição da secreção produzida.

O leite possui mais de 1 milhão de moléculas, sendo as proteínas, os carboidratos, os lipídeos, os sais minerais e a água os componentes encontrados em maiores concentrações. Alguns desses constituintes são específicos da espécie animal das quais são originados, com destaque para as proteínas e os lipídeos; outros são comuns a todas as espécies, entre os quais se destacam lactose, minerais e os sais associados, vitaminas e água.

Pode-se dizer que o leite é uma filtração e uma transformação do sangue que fornece os nutrientes necessários por meio de pequenas ramificações das artérias mamárias. A glândula mamária apresenta grande eficiência na captação dos precursores sanguíneos para a produção de leite pelas células secretoras. Para produção de 1 litro de leite, é necessária a passagem de aproximadamente 500 litros de sangue arterial pelo úbere.

Diversos dos precursores sanguíneos são conduzidos direto do sangue para o leite por mecanismos específicos de transporte através das membranas das células epiteliais secretoras da glândula mamária; outros são sintetizados por essas células epiteliais diferenciadas, utilizando os nutrientes de origem sanguínea. Nesse caso, as células secretoras captam as substâncias e as modificam no interior do citosol celular, sendo que diferentes estruturas celulares estão relacionadas com a produção do leite. Para esse processo ocorrer, os alvéolos, onde as células secretoras estão dispostas, são banhados por sangue oriundo de pequenas ramificações das artérias mamárias, com um fluxo de nutrientes para o interior das células. A perfeita circulação sanguínea garante a produção adequada dos constituintes do leite.

Cada estrutura celular tem papel fundamental no processo de síntese do leite. No interior da célula secretora, os componentes intermediários necessários à síntese de proteínas, lactose e matéria lipídica se originam no citosol e nas mitocôndrias; a partir destes, as proteínas e os lipídeos são sintetizados no retículo endoplasmático. A síntese da lactose, a modificação pós-translacional das proteínas e a organização das micelas de caseína ocorrem no aparelho de Golgi. As mitocôndrias também têm a importante função de produzir energia para os processos de síntese do leite, além de fornecer outros componentes essenciais para o processo, tais como citrato e carbono, que são importantes para a síntese de aminoácidos.

Nos ruminantes, os precursores da maioria dos componentes do leite são advindos do processo fermentativo que ocorre no rúmen, a partir da utilização e do metabolismo de celulose, amidos, proteínas, matéria lipídica, minerais e vitaminas, originadas da alimentação animal. Esses componentes são metabolizados no rúmen, sendo transformados e disponibilizados por ação de diversos micro-organismos como bactérias, protozoários e fungos. As bactérias são os micro-organismos mais numerosos da microbiota ruminal, já tendo sido isoladas mais de 200 espécies diferentes. São as principais responsáveis pelas reações enzimáticas que ocorrem no rúmen, especialmente na digestão de carboidratos e proteínas. Os protozoários, caracterizados como flagelados e ciliados, apesar de menos numerosos que as bactérias, pelo maior tamanho, são responsáveis por aproximadamente metade da biomassa presente no rúmen e também possuem função na fermentação ruminal. Os fungos encontrados no rúmen são classificados como anaeróbios estritos e apresentam o metabolismo baseado na fermentação dos carboidratos, sendo capazes de digerir a celulose e a hemicelulose pela produção de enzimas extracelulares.

A alimentação animal, baseada em estudos do perfil de fermentação ruminal, deve ser nutricionalmente equilibrada, devendo ser composta não apenas por todos os macro e micronutrientes relacionados com o metabolismo dos micro-organismos do rúmen, mas também por aqueles mais prontamente absorvidos e posteriormente utilizados pelos animais. Envolve sobretudo o fornecimento de matéria verde (forragem); no entanto, principalmente em casos de animais de alto perfil de produção, além desses nutrientes de origem vegetal, são adicionadas rações balanceadas com o intuito de suprir determinadas deficiências na alimentação. Em diferentes intensidades, todos os nutrientes ingeridos pelo animal sofrem modificações iniciais no rúmen e, posteriormente, no intestino delgado e no fígado.

Composição do Leite

Tabela 3.1 Relação entre os componentes do leite e os principais precursores sanguíneos

Componentes do leite		Percussores do plasma sanguíneo	
Denominação	Conteúdo (g · kg^{-1})	Denominação	Conteúdo (g · kg^{-1})
Água	860	Água	910
Lactose	46	Glicose	0,5
Proteínas			
Caseína	26	Aminoácidos	0,4
β-lactoglobulina	3,2		
α-lactoalbumina	1,2		
Lactoferrina	0,1		
Soroalbumina bovina	0,4	Soroalbumina bovina	32
Imunoglobulinas	0,7	Imunoglobulinas	15
Enzimas	Traços	Aminoácidos e vitaminas	Traços
Matéria lipídica			
Triglicerídeos	38	Acetato	0,1
		β-hidroxibutirato	0,06
		Frações lipídicas	2,0
Fosfolipídeos	0,3	Glicose	0,5
Citrato	1,6	Glicose	
Minerais			
Cálcio	1,3	Cálcio	0,1
Fosforo	0,9	Fosforo	0,1
Sódio	0,4	Sódio	3,4
Potássio	1,5	Potássio	0,3
Cloro	1,1	Cloro	3,5

Fonte: adaptada de Walstra & Jenness, 1987.

Em virtude das modificações ocorridas desde o rúmen até a disponibilização dos nutrientes no sangue, tem-se uma grande quantidade de substâncias que serão ou transformadas pelas células secretoras em componentes do leite ou transportadas, sem transformação, diretamente do sangue para o leite (Tabela 3.1).

Principais espécies produtoras e estrutura da glândula mamária

As principais espécies de animais domésticos utilizadas para a obtenção comercial de leite são bovinos, caprinos, ovinos e bubalinos. Cada espécie apresenta diferenças na captação e no aproveitamento de nutrientes e na anatomia, no posicionamento e na estrutura da glândula mamária e dos tetos, na forma de secreção, na quantidade e na composição do leite produzido.

Anatomicamente, uma diferença marcante entre bovinos e bubalinos, quando comparados com ovinos e caprinos, é a presença, no primeiro grupo, de quatro unidades independentes na glândula mamária, com quatro tetos; já ovinos e caprinos possuem apenas duas unidades e um par de tetos. Em todas as espécies, a inserção da glândula mamária é ventral, sendo fundamental a estruturação de um sistema de sustentação forte o bastante para suportar o peso da glândula e do leite produzido. Dentro das espécies ainda são encontradas determinadas variações anatômicas, principalmente em relação a tamanho, diâmetro e posição dos tetos, volume e funcionalidade da glândula, e especificidades no aproveitamento dos nutrientes ingeridos pelos animais. Em todas as espécies, raças de maior aptidão leiteira vêm sendo desenvolvidas empregando-se a seleção genética por décadas, sobretudo com o intuito de aumentar a quantidade de leite produzida. Também têm sido selecionados animais com características especiais, tais como maior produção de componentes específicos do leite e maior resistência às principais enfermidades e a parasitos que afetam os rebanhos leiteiros.

O úbere da vaca é composto por duas metades semicirculares divididas por uma membrana. Cada metade é subdividida em dois quartos individuais. Assim, a glândula mamária é constituída por quatro quartos independentes, formados por parênquima secretor e estroma de sustentação. A glândula mamária é constituída por tecido formado por inúmeros alvéolos, forrados internamente por células epiteliais diferenciadas que segregam o leite no interior do lúmen do alvéolo. Por meio de canais excretores (canais galactíferos) o leite é direcionado dos alvéolos até a cisterna da glândula. Esses canais aumentam de calibre progressivamente com a aproximação da cisterna da glândula, que se prolonga na cisterna do teto, com um pequeno canal, que se fecha por um esfíncter muscular (Figura 3.1).

Estruturalmente os alvéolos são agrupados em lóbulos separados por tecido conjuntivo. Os lóbulos agrupam-se em unidades maiores denominadas lobos, também separadas por tecido conjuntivo.

Na glândula mamária, os alvéolos são as menores estruturas completas ligadas à produção de leite. São esféricos na forma, criando um lúmen no qual o leite produzido pelas células é acumulado. As células epiteliais secretoras estão organizadas sob uma membrana

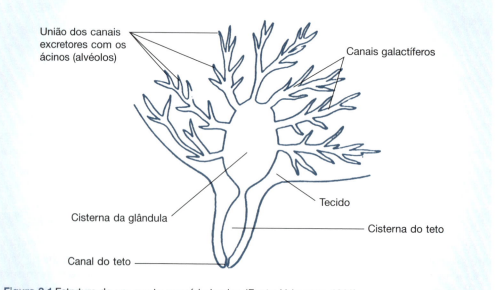

Figura 3.1 Estrutura de um quarto mamário bovino (*Fonte:* Veisseyre, 1988).

Composição do Leite

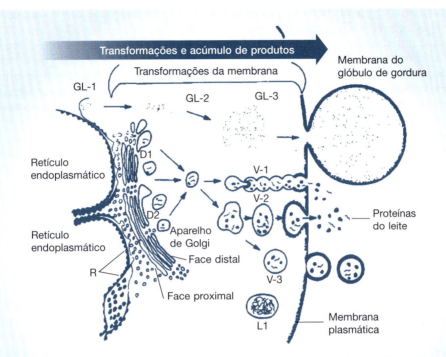

Figura 3.2 Secreção dos constituintes do leite. Glóbulos de lipídeos intracelulares (GL-1, GL-2 e GL-3) são excretados pela célula por meio de estruturas da própria membrana da célula. Vesículas para a secreção de proteínas, lactose e sais. Mecanismos de interação das vesículas com a membrana apical foram descritos: (1) pela formação da uma cadeia de vesículas fundidas entre si (V-1); (2) pela fusão de vesículas individuais com a membrana apical; (3) pela interação direta da vesícula com a membrana celular. Os lipossomas (LI) presentes são responsáveis pela degradação do excesso de vesículas formadas na membrana celular (*Fonte:* Fox; McSweeney, 1998).

basal, sendo que a parte apical das células encontra-se voltada para o lúmen do alvéolo. Do sangue, os nutrientes entram na célula através da membrana basal e são utilizados na produção do leite no retículo endoplasmático, sendo as mitocôndrias a fonte de energia. O aparelho de Golgi faz a transição dos componentes formados no retículo endoplasmático, por meio das vesículas de Golgi, até a membrana apical da célula, onde as vesículas se fundem à membrana e o material é lançado para o lúmen do alvéolo. Esse mecanismo é utilizado na excreção de proteínas, lactose e sais minerais. Os lipídeos apresentam um processo distinto de secreção. São formados no retículo endoplasmático e lançados no citoplasma celular como gotículas (Figura 3.2). Quando essas pequenas gotas de gordura avançam para a parte apical, vão se fundindo e aumentando de volume. Na parte apical, já formando moléculas de maior tamanho, a gordura passa para o lúmen, carreando parte da membrana da célula. Essa membrana celular é incorporada e forma parte da membrana que envolve o glóbulo de gordura, sendo responsável por propriedades importantes da gordura, principalmente a emulsificação quando em contato com a água do leite.

Mecanismos de liberação e produção de leite

Os mecanismos relacionados com a preparação e o crescimento da glândula mamária, assim como todo processo envolvido na produção e liberação do leite são controlados por hormônios, agindo principalmente após a puberdade, durante a gestação e após o parto, do início da lactação até a involução mamária.

Durante o período de gestação, a ação de hormônios tais como os estrógenos, a progesterona e o hormônio de crescimento garante um desenvolvimento adequado da glândula mamária e a preparação do tecido secretor para a produção de leite. Entretanto, outros hormônios também apresentam importantes funções na formação e produção de leite, tais como a insulina, que estimula a divisão celular do epitélio mamário; os corticoides, ligados ao desenvolvimento das estruturas responsáveis pela síntese do leite, no interior da célula secretora; e a prolactina, fundamental na iniciação e na manutenção da produção de leite durante o período de lactação. O aumento do tamanho da glândula, graças principalmente ao crescimento dos alvéolos, está relacionado com a foliculina, produzida pelo ovário e pela placenta, e com a progesterona, produzida pelos ovários. A foliculina também apresenta papel no preparo da hipófise para a produção de prolactina. Com o parto e a liberação da placenta, a foliculina não influencia mais a inibição da prolactina e a secreção de leite inicia-se. A prolactina tem papel fundamental na manutenção da produção de leite durante todo o período de lactação. No entanto, meses após o parto, a quantidade de prolactina vai sendo progressivamente reduzida, acarretando a diminuição na quantidade de leite produzido.

Ao redor dos alvéolos são encontradas as células mioepiteliais, que sofrem contração durante a ordenha, facilitando a saída do leite do interior do alvéolo. A contração dessas células mioepiteliais é mediada pela ação da ocitocina, um hormônio liberado pela hipófise posterior como reação a um estímulo, que pode ser ambiental (proximidade do local de ordenha, ruídos de equipamentos conhecidos, visualização do ordenhador) ou mecânico (mamada dos bezerros, limpeza ou massagens dos tetos). Após a liberação, a ocitocina permanece na circulação sanguínea por aproximadamente 5 a 8 minutos, sendo fundamental que a ordenha das vacas seja efetuada nesse intervalo de tempo. Além da retração dos alvéolos pela contração das células mioepiteliais, ocorre um encurtamento dos ductos, o que facilita o direcionamento do leite para as cisternas da glândula e do teto no momento da ordenha.

Por outro lado, em qualquer condição de agitação dos animais, medo ou dor, podem ocorrer redução da secreção da ocitocina e liberação de hormônios adrenais (epinefrina e norepinefrina, conhecidas como adrenalinas), que acarretam vasoconstrição periférica, que impede ou diminui o fluxo da ocitocina liberada até as células mioepiteliais. Desse modo, pode ocorrer diminuição do leite secretado, com maior retenção no interior dos alvéolos, inclusive com aumento da ocorrência de mastite.

Colostro

Colostro é a secreção produzida pelo tecido da glândula mamária no início do período de lactação por um período máximo de 7 dias após o parto. Gradativamente, a composição do colostro vai sofrendo alteração, tornando-se mais próxima à do leite. O fornecimento do colostro para animais recém-nascidos é fundamental por causa da passagem passiva de componentes relacionados com a sanidade do animal, tais como imunoglobulinas.

O colostro possui características sensoriais distintas do leite, possuindo coloração amarelada, gosto amargo e maior viscosidade. É caracterizado por maior densidade do que o leite e por baixo teor de lactose (2,5% a 3,5%) e elevado teor de componentes nitrogenados, principalmente globulinas e albuminas (7,0% a 13,0%) (Tabela 3.2). Apesar de o conteúdo de matéria lipídica ser semelhante ao do leite, o colostro apresenta um perfil diferente de ácidos graxos, com menor teor de ácidos graxos voláteis. Possui elevado teor de peroxidase e catalase, apresentando, ainda, elevada acidez – na faixa de 25° a 30° Dornic. Apresenta elevada concentração de oligossacarídeos e de minerais, sendo que as concentrações de cálcio, sódio, magnésio, fósforo e cloretos são maiores, enquanto a de potássio é menor.

Composição do Leite

Tabela 3.2 Valores médios das características físico-químicas do colostro

Características físico-químicas	Valores médios
Densidade (g/mL)	1,060
Sólidos Totais (g em 100 mL)	25,2
Gordura (g em 100 mL)	5,0
Proteínas totais (g em 100 mL)	16,0
Caseínas (g em 100 mL)	3,0
Albuminas (g em 100 mL)	3,0
Globulinas (g em 100 mL)	8,0
Lactose (g em 100 mL)	3,0
Minerais (g em 100 mL)	1,2

Fonte: adaptada de Veisseyre, 1988.

A grande concentração de imunoglobulinas é o principal responsável pelo aumento do teor de proteínas do colostro, mesmo com a redução observada na quantidade de caseína e suas frações. Como consequência da quantidade elevada de imunoglobulinas, o colostro é determinante para o bezerro recém-nascido como agente de imunidade. Como a placenta da vaca não permite a passagem de anticorpos, a transmissão de imunoglobulinas via colostro é vital para o recém-nascido. Entre as imunoglobulinas mais importantes na fase do colostro destacam-se: IgG, IgA e IgM.

No decorrer do tempo após o parto, em virtude da modificação da permeabilidade do tecido gastrointestinal, a absorção das imunoglobulinas no trato intestinal do bezerro sofre redução, no entanto, concomitantemente a essa diminuição, a produção de imunoglobulina pelo próprio bezerro vai aumentando progressivamente, o que garante, em parte, a sanidade da cria.

Composição geral e propriedades

A adequada composição do leite é fundamental para os produtores rurais, os consumidores e o processamento industrial. Para as indústrias, a concentração apropriada dos constituintes é fator essencial para o melhor aproveitamento na fabricação de derivados lácteos, estando diretamente relacionada com rendimento industrial e lucratividade. Já para os consumidores, o leite que se apresenta dentro dos padrões normais de concentração de constituintes apresentará também propriedades nutricionais adequadas. Ao mesmo tempo, os produtores se beneficiam em produzir leite com teores de sólidos totais dentro da normalidade ou até mais elevados, uma vez que diversas cooperativas e indústrias adotam programas de pagamento por qualidade como sistemas de bonificação para estimular a melhoria da qualidade, relacionando, entre outros aspectos, a concentração de cada constituinte do leite, principalmente proteína e gordura.

O leite apresenta diversas propriedades físico-químicas e funcionais dependentes da presença de determinados constituintes e interligação entre eles. A modificação da concentração desses constituintes pode alterar essas propriedades, que são frequentemente utilizadas como fatores de determinação de qualidade nas análises laboratoriais, tais como densidade, crioscopia e acidez.

Tabela 3.3 Valores médios da composição do leite e porcentagem em relação aos teores de sólidos totais

Componente	Porcentagem total (%)	Porcentagem em relação aos dos sólidos totais (%)
Lactose	4,8	37,5
Gordura	3,7	28,9
Proteína	3,4	26,0
Cinzas	0,7	5,5
Nitrogênio não proteico	0,19	1,5

Fonte: adaptada de Varnam e Sutherland, 1994.

Principais componentes

Os principais componentes do leite são: água, lipídeos, carboidratos, proteínas, vitaminas e minerais (Tabela 3.3). Além destes, diversos outros componentes também são encontrados, porém em menores concentrações, tais como vitaminas, enzimas, pigmentos, gases, entre outros.

A água, o componente mais abundante do leite, é encontrada em concentrações aproximadas de 87%, sendo que todos os demais constituintes do leite se relacionam com essa água de alguma maneira. A determinação dos sólidos totais, ou seja, os componentes do leite menos a água, é importante para as cooperativas e indústrias, uma vez que os sólidos totais estão diretamente correlacionados com rendimento, gastos durante o processamento e qualidade final dos produtos beneficiados. Ademais, a quantidade de sólidos totais é um fator associado às características nutricionais e sensoriais do leite e derivados lácteos, influenciando, assim, o bem-estar e a intenção de compra pelos consumidores.

Além da importância nutricional e industrial, a adequada composição do leite também influencia a ocorrência de multiplicação de micro-organismos, graças ao fornecimento de substrato e à existência de condições ideais para o metabolismo de diversos micro-organismos, tais como acidez e poder tampão. Entre os micro-organismos associados à contaminação do leite, destacam-se as bactérias patogênicas, que representam riscos à saúde coletiva, e as bactérias deteriorantes, que alteram as principais características de qualidade do leite, frequentemente impossibilitando o uso pela indústria e ou pelo consumidor.

Estrutura

O leite é um fluido complexo, com diferentes componentes difundidos em diversas fases e interagindo entre si. Basicamente, o leite é estruturado em três fases: solução; dispersão coloidal e emulsão.

Os diversos constituintes solúveis são encontrados em solução, principalmente lactose, minerais e seus sais orgânicos e inorgânicos, vitaminas e outras moléculas menores. Na fase aquosa ainda se encontram proteínas dispersas, tais como proteínas do soro e os grandes agregados coloidais de caseína, com diâmetros entre 50 e 600 nm, que formam, respectivamente, as fases de solução e dispersão coloidal. Existe ainda a fase de emulsão, na qual são encontrados os lipídeos, principalmente em forma de grandes glóbulos de gordura.

As propriedades e concentrações dos principais elementos estruturais estão demonstradas na Tabela 3.4.

Tabela 3.4 Componentes do leite, distribuição e propriedades fundamentais

			Proteínas do soro de leite	
	Glóbulos de gordura	Micelas de caseína	Proteínas globulares	Proteínas lipoproteicas
Principais Componentes	Lipídeos	Caseínas, água e minerais	Proteínas do soro	Lipídeos ligados às proteínas
Considerados como:	Emulsão	Dispersão	Solução coloidal	Dispersão coloidal
Conteúdo (% da matéria seca)	3,8	2,8	0,6	0,01
Diâmetro da Partícula	0,1-1,0 μm	10-300 μm	3,0-6,0 μm	10 μm
Número por mililitro	10^{10}	10^{14}	10^{17}	10^{14}
Área superficial (cm²/mL)	700	40.000	50.000	100
Densidade a 20 °C (g/mL)	0,92	1,11	1,34	1,10
Dispersão da luz	Muito turva, branca	Turva, azulada	Ligeiramente turva	Não significativo
Floculação	Com aglutinina no frio	Com ácidos ou enzimas	Com calor	Com a gordura

Fonte: adaptada de Walstra e Jenness, 1987.

Variações normais

As variações dos constituintes do leite estão relacionadas com a composição, a estrutura química e a concentração dos principais componentes, sendo fundamental o estudo dessas variações normais para a definição da conformidade e qualidade do leite. Dentre os constituintes do leite de diversas espécies animais, os lipídeos são as frações mais sujeitas às variações na quantidade e no tipo, com importantes reflexos nas características funcionais, sensoriais e nutricionais do leite e derivados (Tabela 3.5).

As diferenças encontradas no leite de diversas espécies são explicadas pelas diferentes necessidades nutricionais das respectivas crias e pelos diferentes perfis metabólicos de absorção de nutrientes no trato gastrointestinal. Além das variações nas concentrações de cada componente, são observadas alterações entre as espécies animais na estrutura desses componentes, o que acarreta diferentes aspectos nutricionais, industriais e funcionais dos leites de espécies distintas. Os componentes que mais estão sujeitos a alterações entre as espécies são os lipídeos, as diversas proteínas e a lactose. As frações de caseína e as proteínas do soro também apresentam modificações estruturais relacionadas com as espécies animais, o que muitas vezes influencia o processamento de derivados como queijos e leites fermentados.

Em virtude da diferença da composição entre os leites das espécies animais, cada tipo de leite é mais propício de ser utilizado para a elaboração de determinados produtos lácteos, pois isso reflete em viscosidade, textura, aroma e sabor diferenciados. Assim, é possível agregar valor comercial aos produtos lácteos produzidos com leites de outras espécies animais, tais como queijo muçarela fabricado com leite de búfala, queijos condimentados e iogurtes de leite cabra, doce de leite de ovelha, entre outros produtos com grande apelo comercial.

Tabela 3.5 Composição do leite de diferentes espécies animais

Origem	Estrato seco total	Matéria gorda	Açúcares	Componentes nitrogenados			Sais
				Caseína	Albumina e globulina	
Mulher	11,7-12,0	3,2-3,5	6,5-7,0	1,0-1,2	0,5-0,6	0,2-0,3
Vaca	12,5-13,0	3,5-4,0	4,7-5,2	2,7-3,0	0,4-0,5	0,9-0,95
Égua	9,5-10,0	0,9-1,5	6,0-6,5	1,0-1,2	0,7-0,8	0,3-0,4
Asna	9,5-10,5	1,0-1,2	6,0-7,0	0,8-1,2	0,7-0,9	0,4-0,5
Cabra	12,5-14,5	3,5-5,0	4,0-5,0	3,0-3,2	0,5-0,7	0,7-0,9
Ovelha	17,0-18,5	5,5-7,0	4,3-5,0	4,5-5,0	0,8-1,0	0,9-1,0

Fonte: adaptada de Veisseyre, 1988.

Múltiplos fatores acarretam modificações na composição do leite, com destaque para raça e espécie, fatores genéticos, estado fisiológico (estágio da lactação, prenhez e idade), alimentação, fatores do ambiente (temperatura ambiental e geografia), sanidade (doenças do úbere ou sistêmicas) e fatores relacionados com os procedimentos de ordenha (intervalo entre as ordenhas, número de ordenhas diárias).

Apesar da evidente influência dos fatores do ambiente, como geografia e condições climáticas, a herança genética é um dos fatores principais na definição da quantidade e da qualidade do leite produzido, sendo avaliada na escolha dos reprodutores ou do material genético a ser utilizado em uma propriedade. Entre animais de uma mesma espécie, a raça é o principal fator que se relaciona com as variações no leite, principalmente no volume produzido e na quantidade de alguns componentes como gordura e proteínas. Essas variações estão associadas a metabolismo ruminal, perfil de absorção ou mobilização de nutrientes, tamanho e gasto energético do animal e também ao tipo de seleção genética à qual o animal foi submetido. Um exemplo típico é a raça holandesa, de origem europeia, que vem sendo selecionada para um maior volume de produção por décadas, desenvolvendo assim um animal com alta aptidão leiteira; que, entretanto, pode apresentar dificuldades de adaptação em locais de climas mais quentes.

Ainda dentro da mesma raça são observadas variações marcantes durante o ciclo de lactação, tais como as encontradas nos teores de proteínas, lipídeos, cálcio, fósforo e cloretos, que reduzem lentamente até o pico de lactação e posteriormente aumentam até próximo do fim da lactação; momento em que apresentam um aumento acentuado, principalmente se o animal apresentar-se em prenhez.

Entre as diferentes raças, a gordura é o componente do leite que está mais sujeito às modificações na concentração e a lactose e os minerais são os componentes mais estáveis, o que se deve ao fato de que ambos estes componentes estão em equilíbrio osmótico com o sangue. O teor de gordura produzido por vacas Jersey é geralmente maior que 5,0%, enquanto uma vaca holandesa, de alta produtividade, produz leite com teor de 3,3% a 3,5% de gordura.

O teor de gordura é muito influenciado por vários fatores tais como: raça, alimentação, individualidade do animal, estágio da lactação, estação do ano, saúde e idade do animal, intervalo entre ordenhas e momento de coleta das amostras durante a ordenha. Durante o período de lactação, o conteúdo de gordura diminui durante as primeiras 4 a 6 semanas após a parição, aumentando progressivamente até o fim da lactação.

O envelhecimento do animal também influencia a produção de leite. Durante a vida produtiva do animal, a quantidade de leite produzida aumenta da primeira lactação até a quinta, reduzindo nas lactações posteriores. Apesar de insignificantes, são detectadas variações na composição do leite nas progressivas lactações, estando mais relacionadas à diminuição do volume e aumento do estrato seco total. Isso ocorre em virtude da alteração da renovação do tecido secretor da glândula mamária e do metabolismo animal.

Um fator fundamental para a produção adequada de leite é a alimentação. Animais subnutridos apresentam diminuição do volume de leite produzido. Além disso, com a continuidade da condição nutricional desfavorável, o organismo do animal vai ficando progressivamente mais debilitado, mais sujeito a enfermidades e com alterações metabólicas causadas pela falta de nutrientes necessários. Como estratégia de manutenção da espécie, para manter a produção de leite e a sobrevivência da cria, mesmo em desnutrição, os animais utilizam as reversas corporais. Esse mecanismo, entretanto, apenas pode ser utilizado por um curto período de tempo, ocorrendo inicialmente diminuição do volume de leite produzido e da quantidade de proteínas; posteriormente ocorre a diminuição dos outros constituintes. Por outro lado, animais submetidos a excesso de alimentação podem apresentar alterações digestivas graves, com efeitos negativos à secreção láctea. Ademais, a sobrecarga de alimentação, como, por exemplo, um excesso de 25% a 35% a mais dos nutrientes indicados, apenas aumenta o conteúdo de sólidos não gordurosos em aproximadamente 0,2%, o que não viabiliza economicamente o maior gasto com a alimentação, desde que o animal já tenha uma alimentação balanceada.

As modificações na composição e no volume de leite produzido em virtude do tipo de alimentação fornecida para os animais não são muito expressivas. Rações ricas em glicídios influenciam positivamente o conteúdo de gordura do leite e rações à base de alimentos concentrados, com baixo teor de forragens, diminuem o teor de gordura pelas alterações na microbiota ruminal, com desenvolvimento de fermentações anormais e desequilíbrio de ácidos graxos voláteis. Além disso, o fornecimento de determinados alimentos pode ocasionar modificações no perfil de ácidos graxos no leite, com influência nas características funcionais dos produtos beneficiados, com destaque para a modificação do ponto de fusão de manteigas e alteração das características sensoriais de diversos produtos.

O perfil e a quantidade de ácidos graxos no leite podem ser influenciados pelo tipo de alimentação, principalmente em relação ao fornecimento de uma dieta modificada com determinados ácidos graxos. Entretanto, para uma modificação eficiente da dieta, são recomendados diminuição do fornecimento de forragem e aumento das rações, o que se consegue principalmente em condições de confinamento.

Nos animais ruminantes, a gordura é em parte sintetizada a partir de precursores derivados de carboidratos, que são transformados no rúmen, no fígado e nas células da glândula mamária. A adição da gordura na dieta geralmente reflete um discreto aumento na produção e na quantidade de gordura no leite. O fornecimento de alguns óleos, como os derivados de pescados, com o objetivo de aumentar os teores de vitaminas A e D, apresenta efeito marcante na redução da quantidade de gordura (25%) pela presença de alta concentração de ácidos graxos poli-insaturados.

O manejo também é um fator que altera a produção de leite. O aumento do número de ordenhas diárias aumenta o volume produzido em virtude do maior estímulo sobre o tecido secretor. No caso de duas ordenhas diárias, a primeira ordenha é em maior volume, porém com pequena concentração de gordura. Já em caso de três ordenhas diárias, o teor de gordura é maior na segunda ordenha durante o diapor causa do período mais curto entre as ordenhas. Na prática, um aspecto que deve ser avaliado na decisão quanto ao número de ordenhas mais propício para cada propriedade é o custo da mão de obra empregada na ordenha e a quantidade de leite produzida a mais pelos animais. Durante a ordenha, parte da gordura fica retida no alvéolo, sendo retirada em maior concentração no fim da ordenha.

Se for deixado leite residual, o teor de gordura da ordenha realizada e da seguinte estará modificado. Assim, se os intervalos das ordenhas não forem equivalentes, a produção de leite será maior e o conteúdo de gordura menor nos intervalos grandes, o que explica a variação encontrada entre as ordenha matutinas e ao entardecer. Em intervalos superiores a 15 horas, a taxa de secreção diminui e é esperado um aumento nos teores de lipídeos, proteínas do soro, sódio e cloretos; já a lactose, o potássio e os sólidos não gordurosos diminuem. Como o processo de síntese do leite é dinâmico e os diversos componentes não são secretados ao mesmo tempo, a composição do leite pode apresentar variações distintas em diferentes porções da ordenha.

No caso de ordenhas incompletas, a quantidade de leite residual que permanece na glândula mamária ocasiona diminuição posterior na produção de leite pelas células epiteliais. Modificações da composição do leite são observadas, tais como aumento do teor de cloretos (leite ligeiramente mais salgado), redução do estrato seco total, especificamente em relação à lactose e aos minerais. Também ocorre diminuição da acidez.

Doenças sistêmicas ou qualquer outra enfermidade que acarrete modificações na fisiologia animal podem levar a diminuição do volume e alterações na composição do leite produzido. A mastite, a principal enfermidade que afeta o gado leiteiro, está relacionada com modificações marcantes na composição do leite, havendo diminuição na concentração de caseína, β-lactoglobulina, α-lactoalbumina, lactose, cálcio e gordura e aumento do teor de cloretos, sódio, albuminas, imunoglobulinas e células somáticas. Ocorrem, ainda, aumento do teor de enzimas e ligeiro aumento do pH. Essas modificações podem impossibilitar a utilização industrial do leite por diminuir a resistência térmica, alterar as características sensoriais e reduzir o tempo de validade do leite e dos produtos beneficiados. Entre os componentes do leite mais afetados pela mastite, principalmente na mastite clínica, destaca-se a gordura, que diminui drasticamente.

As alterações do leite de animais com mastite ocorrem graças à modificação na permeabilidade vascular e no potencial de síntese das células, em virtude do processo inflamatório estabelecido e da destruição celular observada.

A época do ano ocasiona modificações na produção de leite desde que apresente diferenciações nas condições climáticas, principalmente da temperatura, gerando condições de desconforto térmico e alterações na disponibilidade de alimentos, principalmente forragens.

No verão, a quantidade de gordura e de sólidos não gordurosos do leite encontra-se reduzida quando comparada com o conteúdo presente durante o inverno. Essas variações podem estar relacionadas com temperatura, diferente nutrição oferecida e até estágio da lactação. Temperaturas muito elevadas podem reduzir a produção de leite, uma vez que o animal diminui a quantidade de alimentos ingeridos.

Além das variações normais, o leite pode apresentar variações em virtude de contaminações, desde o momento da ordenha. Entre as contaminações têm destaque as contaminações microbiológicas. Graças à ação dos micro-organismos presentes, a composição do leite sofre modificações, como é o caso da acidificação. Contaminações químicas também estão sujeitas a ocorrer, principalmente em virtude de atos de má fé dos produtores, como no caso de fraudes no leite, e em casos de contaminações acidentais, sobretudo por substâncias de limpeza e medicamentos. Assim, a composição normal do leite está sujeita a modificações em decorrência da adição de água, soro de queijo e substâncias químicas diversas, tais como neutralizantes de acidez, reconstituintes de densidade e substâncias antimicrobianas.

Componentes do leite

Água

A água é o constituinte que apresenta a maior concentração em qualquer tipo de leite, com um valor médio de 87% para o leite bovino. Os diversos constituintes do leite apresentam algum tipo de relação com a água, sendo encontrados dissolvidos (lactose, vitaminas hidrossolúveis, proteínas solúveis e a maioria dos minerais), em dispersão coloidal (as diversas frações de caseínas e alguns minerais, principalmente cálcio, fósforo e magnésio) e em emulsão (frações lipídicas e vitaminas lipossolúveis). As transformações industriais a que o leite é submetido alteram as relações dos constituintes com a água, com reflexos significativos em aparência, viscosidade, sabor e aroma, funcionabilidade e perfil de conservação dos produtos lácteos derivados.

A presença de água e principalmente a água na forma livre (atividade de água) caracteriza melhor ou pior conservação dos produtos. Exemplos práticos da interação da quantidade de água disponível para reações bioquímicas, enzimáticas e metabólicas com a conservação dos derivados podem ser observadas no doce de leite, no leite condensado e no leite em pó. Esses produtos são caracterizados por longos prazos de validade em virtude do processo tecnológico de fabricação que envolve evaporação da água e, no caso do doce de leite e do leite condensado, adição de sacarose. Esses processos reduzem a água disponível para reações microbiológicas e químicas e auxiliam o melhor perfil de preservação desses produtos.

Carboidratos

O principal carboidrato do leite é a lactose, sendo encontrada no leite de todas as espécies animais. Tem fórmula molecular $C_{12}H_{22}O_{11}$ e massa molecular de 342,30 g · mol^{-1}.

Além da lactose, são encontrados no leite outros carboidratos, em menores quantidades, tais como monossacarídeos (glicose e galactose), oligossacarídeos e grupos glicolisados ligados às proteínas e aos lipídeos. O leite bovino contém aproximadamente 4,8% de lactose. Uma vez que a lactose é responsável por cerca de 50% do equilíbrio osmótico do leite junto ao sangue, a concentração de lactose no leite tende a ser constante dentro da espécie animal, independentemente de alimentação, individualidade ou fatores nutricionais.

A lactose é um dissacarídeo redutor, formado pela união de uma molécula de α ou β-glicose com uma molécula de β-galactose. Existem dois isômeros α ou β-lactose, com diferentes características de solubilidade e cristalização. Os isômeros são respectivamente determinados pela presença de α ou β-glicose. A lactose é classificada como um açúcar redutor, uma vez que o grupamento hemiacetal da glicose apresenta-se livre para oxidação, sendo relativamente reativo e passível de sofrer oxidação.

Fundamental para a indústria na elaboração de diversos derivados lácteos fermentados, a lactose apresenta função nutricional como fonte de energia. Além disso, após a separação dos outros constituintes do leite, pode empregada pelas indústrias farmacêutica e alimentícia em diversas formulações.

No leite bovino, apesar de ser relativamente constante, o conteúdo de lactose está sujeito a variações, sobretudo por fatores como raça, estágio da lactação e presença de mastite. A concentração de lactose diminui progressivamente durante a lactação. A mastite causa redução no conteúdo de lactose produzido e aumento do teor de cloretos, como uma maneira de compensar o equilíbrio osmótico do sistema mamário com o sangue.

Apesar de ser quase exclusivamente encontrada no leite, a lactose já foi identificada no sangue e na urina de seres humanos, durante a gravidez e a lactação. Uma quantidade mínima de lactose também pode ser encontrada em alguns vegetais do gênero *Forsythia* e da família da Sapotaceae. Na síntese da lactose, a α-lactoalbumina atua como modificadora da ação da enzima galactosil-transferase. Fisiologicamente, essa enzima age transferindo galactose para o resíduo N-acetilglicosamina do carboidrato para a cadeia lateral de uma glicoproteína específica. No entanto, na presença da α-lactoalbumina, a galactose é transferida para a glicose, formando a lactose. Esta transferência da galactose para a molécula de glicose se dá pela ligação β-1,4glicosídica, sendo responsável pela finalização da formação do dissacarídeo lactose.

A maioria das reações envolvidas com a síntese da lactose ocorre no citosol das células secretoras; entretanto, a fase final, caracterizada pela ação da galactosil-transferase e da α-lactoalbumina, ocorre no aparelho de Golgi. A lactose formada migra pela célula até a membrana apical nas vesículas de Golgi, juntamente com as proteínas do leite. Ao se difundir pelas vesículas, a lactose, que apresenta elevado gradiente osmótico, incorpora água nessas vesículas, o que está correlacionado com o volume final de leite secretado.

Os mecanismos de controle na síntese de lactose exercido pela α-lactoalbumina na fase final da formação da lactose tem correlação com a necessidade de regulação da pressão osmótica em condições adversas, tais como maior fluxo de cloretos como ocorre em casos de mastite ou no período final de lactação.

Podem ser encontradas três formas de lactose: α-lactose monoidratada, contendo 5% de água de cristalização; α-lactose anidra, obtida da desidratação de uma solução saturada a temperaturas entre 65° e 93,5 °C; e β-lactose anidra, obtida pela cristalização de soluções a temperaturas superiores a 93,5 °C. Essas formas são identificadas separadamente ou formando uma mistura amorfa de α e β-lactose. A lactose α-monoidratada ($C_{12}H_{22}O_{11} \cdot H_2O$), forma comercial da lactose, é obtida por meio da concentração de uma solução aquosa de lactose até ocorrer supersaturação e cristalização em temperaturas inferiores a 93,5 °C. Quanto maior a saturação da solução, mais rápida e intensa é a formação dos cristais. Os cristais formados são sólidos e rígidos, com baixa solubilidade. Cristais maiores que 16 μ já são detectáveis sensorialmente.

A solubilidade da lactose em água é baixa, sendo de apenas 17,8% à temperatura de 25 °C, o que pode levar à formação de defeitos de granulosidade em leites concentrados, por apresentar-se como uma solução muito saturada em relação à lactose.

No leite fluido, que não foi submetido a nenhum processo de concentração, a baixa solubilidade da lactose não acarreta alterações das características do leite; porém, qualquer tratamento que ocasione aumento da concentração da lactose deve ser cuidadosamente realizado, sob risco de ocorrerem formação de grandes cristais e separação da lactose. Esses cristais de lactose, a partir de determinado tamanho, tornam-se perceptíveis, degradando a qualidade sensorial de produtos lácteos concentrados, principalmente no caso de doce de leite e leite condensado açucarado.

Comparativamente com outros carboidratos, a solubilidade da lactose é baixa. Por exemplo, a sacarose é dez vezes mais solúvel que a lactose, ao passo que a glicose é um pouco mais de duas vezes mais solúvel que a lactose.

Alguns fatores como temperatura e a presença de substâncias, tais como sacarose, sais, álcoois e hidróxidos alteram a solubilidade da lactose.

É um prática relativamente comum a adição de outros carboidratos mais solúveis durante a elaboração de derivados concentrados a fim de evitar a cristalização da lactose. Esse fenômeno ocorre principalmente em virtude da redução do solvente disponível para as reações de cristalização, com diminuição da mobilidade dos pequenos núcleos de cristalização formados. Frequentemente, na fabricação de doce de leite, a glicose é utilizada em substituição parcial da sacarose adicionada, no entanto o excesso de glicose acarreta modificações das características sensoriais, devendo ser utilizada com cautela.

Outro fenômeno que deve ser avaliado e que envolve a solubilidade da lactose é a mutarrotação: conversão entre as formas da lactose α e β. Na natureza, a lactose existe no leite nas duas formas (α e β-lactose), ocorrendo a mutarrotação das formas de lactose como consequência da conversão entre as formas isoméricas graças à transição da forma hemiacetal com a cadeia aberta do aldeído.

Quando é realizada a dissolução da lactose (formas α e β) em água a 20 °C, ocorre uma conversão gradual de uma forma para a outra, até que um equilíbrio seja estabelecido. Nessa faixa, a concentração da α-lactose é de 37,3% e da β-lactose 62,7%, o que pode ser verificado pelo perfil de rotação da luz. A α-lactose é a forma com maior propriedade de rotação da luz para a direita; já a β-lactose rotaciona a luz para a esquerda. A rotação específica de uma substância é definida como o ângulo de rotação da luz, em graus, de 1,0 dm de uma solução contendo 1,0 g de substância por 100 mL. A concentração de α-lactose aumenta gradativamente com o acréscimo da temperatura; a taxa de mutarrotação aumenta 2,5 vezes quando a temperatura é aumentada de 10 °C. Na temperatura de 75 °C, a mutarrotação é quase instantânea. Diversos fatores afetam a taxa de mutorrotação, tais como pH e presença de outros açúcares. Em valores baixos de pH (pH próximo a 1,0) e altos (pH próximo a 9,0), a velocidade da reação torna-se aumentada. Já a presença de sacarose em concentrações superiores a 40% reduz pela metade a velocidade das reações.

Em solução, a solubilidade inicial é dada pela forma α-lactose. Com o decorrer do tempo e devido à mutarrotação, ocorre um aumento da solubilidade, pois, com a conversão da α à β-lactose, a solução se torna não saturada em relação à forma α e uma maior quantidade de α-hidrato dissolve. Esse processo continua até que ocorra o equilíbrio entre as formas α e β, determinando a solubilidade final. Nesse momento, essa solução apresenta-se saturada em relação à α-lactose, mas uma grande quantidade de β-lactose pode ter se dissolvido em decorrência da elevada solubilidade inicial da β-lactose. A solução se torna saturada em α-lactose antes que o ponto de saturação da β-lactose seja alcançado.

Concomitantemente, β-lactose dissolvida na solução altera o equilíbrio, em virtude da mutarrotação. Como a solução já se encontra saturada com α-lactose, essa α-lactose formada irá cristalizar para restabelecer o equilíbrio. Uma vez que a forma β-lactose é muito mais solúvel do que a α-lactose e a mutarrotação ocorre de modo lento, é possível produzir uma solução com concentrações elevadas de lactose, dissolvendo inicialmente maior quantidade de β-lactose do que de α-lactose.

Entretanto, as soluções de lactose apresentam a capacidade de serem supersaturadas antes de iniciar-se a cristalização espontânea; mesmo assim a cristalização ocorre somente após determinado tempo. A cristalização da lactose é um processo que pode ser descrito em duas fases. Na primeira fase, denominada nucleação, ocorre a ativação de partículas pequenas e instáveis de lactose, apresentando excessiva força de superfície, sendo capazes de formar uma nova fase estável, com a formação de um núcleo de cristalização. Esse fenômeno pode ocorrer em soluções supersaturadas em virtude de choques mecânicos, pela introdução de pequenos cristais ou pela presença de impurezas que agem como um centro de crescimento dos cristais. Com o aumento da concentração pela continuidade da evaporação de água, a probabilidade de formação desses núcleos aumenta até o máximo e, então, rapidamente reduz-se a zero. Após a formação do núcleo de cristalização, ocorre a segunda fase, chamada de crescimento dos cristais, que é controlada pelo grau de supersaturação, pela área de superfície disponível para a deposição dos cristais e pela taxa de difusão da superfície dos cristais. A difusão na superfície dos cristais é dependente de viscosidade, temperatura e agitação da solução. A temperatura é um dos principais fatores, uma vez que influencia as etapas no processo de cristalização, a supersaturação e a taxa de cristalização, estendendo-se para as taxas de difusão, mutarrotação e orientação das moléculas de lactose nos cristais. Assim, em condições normais, ocorrem choques entre os núcleos já formados, culminando no crescimento dos cristais.

Quando detectável, a cristalização da lactose é considerada um defeito, principalmente em doce de leite e leite condensado. Para a elaboração desses produtos sem a presença de cristais de lactose perceptíveis, a indústria utiliza técnicas para evitar a formação de cristais de tamanho maiores, com destaque para o uso da enzima galactosidase, a semeadura de pequenos cristais de lactose, o resfriamento com agitação ou substituição de parte da sacarose adicionada por glicose.

A utilização de aditivos também é empregada pela indústria para inibir a cristalização, destacando-se estabilizantes, gelatina, gomas e carboidratos. Nos produtos lácteos, o processo de cristalização ocorre de modo semelhante a uma solução aquosa de lactose, porém, graças à presença de outros componentes solúveis e impurezas, a cristalização tende a ser irregular, podendo até ser inibida.

Quando a água de cristalização é removida dos cristais de α-hidratos são produzidos diferentes tipos de lactose anidra. Um tipo de α-lactose anidra higroscópica é produzido pelo aquecimento do α-hidrato a temperaturas acima de 100 °C, em vácuo. Por ser altamente higroscópica, apresenta instabilidade quando mantida em condições atmosféricas normais. Graças ao tratamento térmico prévio, a estrutura dos cristais apresenta-se alterada, com modificação na dissolução. Outro tipo de α-lactose anidra, porém não higroscópica, pode ser produzida pelo aquecimento em condições controladas de pressão de vapor de água. Também são empregados solventes como metanol, etanol ou outros álcoois na formação da α-lactose anidra não higroscópica. Quando a cristalização ocorre em temperaturas superiores a 93 °C, ocorre a formação de cristais anidros compostos por -lactose. Esta forma β-lactose apresenta grande importância para a indústria por ser considerada mais doce e mais solúvel que a forma α-lactose. Diversos métodos são utilizados para converter a αem β-lactose, utilizando principalmente solventes e hidróxido de potássio ou sódio e óxido de potássio.

O poder edulcorante da lactose não é muito forte, sendo menor que a glicose e a frutose. Apesar de a baixa capacidade de adocicar da lactose poder ser considerada um entrave à utilização como adoçante, isso capacita para ser utilizada como diluente ou transportador de outras substâncias em formulações alimentares tais como corantes, aromatizantes e enzimas. Uma das vantagens do baixo poder edulcorante é a possibilidade de a lactose ser utilizada em formulações sem fazer com que o alimento torne-se enjoativo. Assim, a lactose tem sido empregada na fabricação de suplementos para atletas e em dietas especiais de aporte calórico. Quanto aos tipos de lactose, a β-lactose é ligeiramente mais doce do que a α-lactose.

A lactose é empregada em diversas utilizações nas indústrias alimentícia e farmacêutica. Nesses casos, a obtenção de lactose implica a utilização de processos de concentração, cristalização e separação dos cristais por centrifugação, o que envolve os fenômenos de mutarrotação já descritos. Métodos de separação por membranas também são muito usados para a separação da lactose, utilizando-se principalmente o soro de queijo como matéria-prima. Um dos problemas da utilização do soro pela indústria de alimentos é a possibilidade de cristalização da lactose durante a concentração do soro, o que torna necessária a separação da lactose do restante dos constituintes do soro.

Outro fenômeno importante relativo à lactose é a hidrólise (que gera glicose e galactose), que ocorre geralmente pela ação da enzima β-D-galactosidade (lactase) ou por ação de soluções de ácidos fortes em temperaturas elevadas.

O principal metabólico formado da hidrólise da lactose é o ácido lático (4 CH_3-CHOH-COOH). Para cada molécula de lactose, até quatro de ácido lático podem ser formadas. Outros componentes também são produzidos, dependendo do tipo de micro-organismo presente e da via metabólica de degradação da lactose utilizada. A conversão da lactose em outros componentes está associada a aspectos sensoriais dos derivados lácteos fermentados, com destaque para o aceto-aldeído, o diacetil e o acetil-metil-carbinol. Principalmente em decorrência do metabolismo de bactérias específicas, que são adicionadas aos produtos com o intuito de originar sabores e aromas distintos, o ácido lático e os produtos formados podem ser convertidos em componentes com características sensoriais específicas, como o que ocorre na fermentação propriônica (ácido propiônico, ácido acético e gás carbônico) e na fermentação butírica (ácido butírico, gás carbônico, hidrogênio e água). Pode ocorrer também fermentação alcoólica, principalmente na presença de leveduras, como em casos de alguns leites fermentados como o *kefir* e o *kummis*.

Inicialmente, a hidrólise da lactose forma quantidades iguais de glicose e galactose, porém, com a continuação do processo, outras reações ocorrem com a formação de outros componentes, tais como oligossacarídeos, principalmente em virtude da polimerização das moléculas da galactose e também da união entre lactose e galactose. Aproximadamente 10 tipos diferentes de oligossacarídeos já foram detectados durante a hidrólise enzimática da lactose, sobretudo derivados da galactose. Os oligossacarídeos são polímeros de monossacarídeos unidos por ligações glicosídicas, sendo compostos por duas a 10 unidades de sacarídeos.

Com a hidrólise da lactose, a concentração da glicose vai se tornando progressivamente maior que a de galactose. A hidrólise por meio de ação enzimática é o processo mais utilizado pela indústria, devido à facilidade tecnológica e ao relativo baixo custo operacional. São utilizados três métodos para realizar o processo enzimático: (a) sistema de uso único; (b) sistema com membranas para recuperação da lactase; (c) sistemas imóveis, em que a enzima é quimicamente ligada a uma matriz sólida. A principal fonte de lactase é a extração a partir de crescimento de micro-organismos específicos, tais como *Kluyveromyces lactis* e *Aspergillus niger*. A velocidade que a hidrólise ocorre é dependente da temperatura, do pH e da concentração de minerais, de lactose e de galactose, sendo esses os fatores fundamentais a serem controlados pela indústria para a obtenção de produtos lácteos com baixo teor de lactose.

Valor nutricional e usos industriais da lactose

Como função biológica, a secreção de um dissacarídeo, como a lactose, em vez de um monossacarídeo, é vantajosa no aspecto de economia e rendimento, uma vez que a molécula de lactose fornece o dobro da energia sem alterar a pressão osmótica durante a secreção, o que demandaria maior gasto energético no que se refere ao transporte celular. A galactose tem importância fundamental por ser um componente de glicoproteínas, glicolipídeos que fazem parte de membranas celulares, sendo fundamental o aporte nutricional da galactose para crianças em fase de crescimento.

A lactose, além de importante fonte de energia, aumenta a absorção de cálcio pelo organismo por elevar a pressão osmótica intestinal e pela formação do lactato de cálcio, que é mais facilmente transportado pela membrana celular.

A disponibilização da lactose para o organismo humano se dá ao longo do trato intestinal, onde a lactose pode ser fermentada pelas bactérias presentes. Já no intestino delgado, ocorre absorção direta ou hidrólise pela enzima β-D-galactosidade, com posterior absorção da glicose e da galactose. Apenas uma pequena parte da lactose é absorvida sem modificação através das microvilosidades intestinais.

O ácido lático, principal substância produzida na utilização da lactose por micro-organismos, age facilitando a absorção intestinal de cálcio, uma vez que o pH ácido desenvolvido pelo ácido lático aumenta a solubilidade do cálcio. O lactato de cálcio que é formado posteriormente pela conversão do ácido lático à forma de sal, também aumenta a absorção de cálcio, pois o lactato é de melhor assimilação pela parede intestinal. A absorção de outros minerais também é facilitada pela presença de ácido lático, destacando-se o magnésio e o fósforo. No intestino, a lactose inibe a putrefação por promover o desenvolvimento de bactérias láticas, sendo fundamental para o equilíbrio da microbiota intestinal.

Um dos problemas que afeta grande parte da população mundial é a intolerância à lactose, que é causada pela insuficiência na produção da enzima galactosidase pelo tecido do trato gastrointestinal. Nesses casos, a lactose ingerida não é completamente hidrolisada, sendo transferida intacta para o intestino grosso, o que ocasiona um fluxo de água para o lúmen intestinal (pela alta característica osmótica da lactose), causando diarreia. Além disso, a lactose intacta presente no lúmen intestinal é fermentação pelos micro-organismos presentes na microbiota, com intensa formação de gases. Cerca de 70% da população mundial apresenta baixa ou nenhuma produção de lactase no intestino. A intensidade dos sintomas varia de acordo com a intensidade da deficiência de produção da lactase, variando de leves desconfortos a graves dores intestinais, com diarreia líquida e excesso de flatulência.

A principal forma de intolerância à lactose ocorre em indivíduos adultos, estando relacionada com a diminuição na produção da β-D-galactosidade associada à idade. Essa condição é geneticamente transmissível, o que explica que algumas populações apresentam grande incidência de intolerância à lactose. A deficiência secundária na produção da enzima é observada em casos de lesões na mucosa da parede intestinal (decorrente de enfermidades como gastroenterites e colites) e a fatores relacionados com a má nutrição. A deficiência congênita de β-D-galactosidade é extremamente rara, mas pode ser observada em recém-nascidos. Alguns indivíduos apresentam alterações no processo de absorção intestinal, com grande quantidade de lactose passando direto da parede intestinal para o sangue, o que acarreta efeitos tóxicos.

Outra ocorrência que provoca distúrbios intestinais é a galactosemia, uma deficiência em metabolizar a galactose pela ausência da enzima galactoquinase (galactose-1-fosfato uridil transferase). Após a hidrólise normal da lactose em glicose e galactose, ocorre um acúmulo de galactose, que em virtude da falta da enzima galactoquinase. O excesso de galactose é metabolizado por rotas metabólicas alternativas, podendo ocasionar a produção de metabólitos indesejáveis, tais como o galactitol. Esses metabólitos estão associados à interferência nos mecanismos de produção de glicoproteínas e glicolipídeos, podendo ainda estar relacionada com casos de má formação das membranas celulares e bainhas de mielina no cérebro, ocasionando retardamento metal se a galactose não for excluída da dieta nas primeiras semanas após o parto. Em indivíduos mais idosos, a redução da produção da enzima galactoquinase é relativamente comum está ligada à ocorrência de catarata.

A utilização da lactose como ingrediente para a indústria de alimentos é determinada pelo baixo poder edulcorante, o que possibilita o uso em diversos alimentos. É um dos carboidratos com menor poder edulcorante, sendo seis vezes menos doce que a sacarose. A lactose também é utilizada por apresentar capacidade de estabilizar as proteínas, para melhorar a tato bucal e para ocasionar o aparecimento de escurecimento desejável (reação de Maillard) em produtos de panificação, tais como biscoitos. As indústrias de alimentos infantis são um dos principais destinos da lactose após separação dos outros constituintes do leite. Nas formulações alimentares, a lactose é utilizada com diversos objetivos, com destaque para o aumento de pressão osmótica, viscosidade e textura. Também é utilizada por apresentar a capacidade de absorver sabor, aroma e cor, sendo usada para veicular ou perpetuar características sensoriais nos produtos alimentícios. A indústria farmacêutica também utiliza a lactose como ingrediente de diversos medicamentos, principalmente por facilitar a confecção de comprimidos ou tabletes, e por possibilitar a formação de uma camada protetora ao redor de comprimidos.

No entanto, a principal utilização da lactose pela indústria de alimentos é a fermentação, que envolve a utilização de micro-organismos específicos, com a formação de componentes de características desejáveis. Alterações de sabor, aroma, viscosidade e textura, além de aumento na preservação do alimento são alguns exemplos dos benefícios da utilização da lactose em alimentos. A produção de álcool, gás, ácidos, polissacarídeos e a ação como substrato para a produção de lactase são algumas das utilizações da lactose em processos fermentativos.

Na elaboração de leites fermentados, apenas aproximadamente 20% da lactose é fermentada, entretanto o leite fermentado pode ser destinado a indivíduos com intolerância graças à produção de galactosidase pelas bactérias láticas e pelo menor tempo de esvaziamento do estômago quando comparado com o leite fluido, diminuindo a liberação de lactose para o intestino delgado. No entanto, para consumidores com alto grau de intolerância os leites fermentados não são recomendados, sendo mais indicado o uso de leites hidrolisados ou queijos maturados. Na fabricação de queijos, aproximadamente 96% a 98% da lactose são perdidos no soro, o que é influenciado pelo teor de umidade do queijo e de lactose no leite. Ademais, se o queijo for submetido a um processo de maturação, o restante da lactose será utilizado pelos micro-organismos utilizados nesse processo.

Compostos nitrogenados

Os principais compostos nitrogenados do leite dividem-se em caseínas, proteínas do soro (β-lactoglobulina, α-lactoalbumina, albumina sérica e imunoglobulinas), enzimas, protease-peptonas, polipeptídeos, proteínas menores, proteínas de membrana do glóbulo de gordura, aminoácidos livres e nitrogênio não proteico (ureia, creatina, ácido úrico). Apesar de as frações de caseínas apresentarem grande importância para a indústria na transformação em derivados lácteos e para os consumidores como fator nutricional, as proteínas do soro também são muito valorizadas pela alta concentração de aminoácidos sulfurados, tais como cisteína e metionina, sendo consideradas de excelente valor nutricional, principalmente se avaliadas em relação à matéria seca ou concentradas como isolados ou concentrados proteicos.

As propriedades funcionais e a maioria das características sensoriais de diversos produtos lácteos dependem das propriedades das proteínas do leite, principalmente das caseínas, e da interligação destas com os outros componentes do leite, principalmente água, minerais e seus sais.

O leite só pode ser utilizado em tratamentos térmicos mais drásticos como o UHT (*Ultra High Temperature*) ou a desidratação em virtude da presença da caseína, que é uma fração proteica altamente resistente a temperaturas mais elevadas. Além da própria estabilidade térmica das caseínas, a concentração adequada de minerais ligados à micela de caseína também influencia a estabilidade térmica do leite.

A fabricação de queijos é baseada na coagulação da caseína por ação de enzimas proteolíticas ou devido à proximidade do ponto isoelétrico. Na fabricação de leites fermentados, a caseína e as proteínas do soro são responsáveis por parte da viscosidade adquirida pelo produto.

As frações de proteínas encontradas no leite apresentam características distintas e, por conseguinte, propriedades funcionais e aplicabilidades industriais diferentes.

Dentre as principais características gerais das frações proteicas do leite, destacam-se: (a) são proteínas que apresentam moléculas pequenas, frequentemente possuindo baixa massa molecular; (b) todas as caseínas são fosforiladas, porém em graus variáveis; (c) a κ-caseína é a única das frações principais que é glicolisada; (d) a presença de cistina ou cisteína com grupamentos sulfidrilas tem relação com as modificações sensoriais e físico-químicas durante o aquecimento; (e) a alta quantidade de resíduos de prolina nas caseínas indica pouca estruturação e maior suscetibilidade à proteólise; (f) as proteínas do soro apresentam estruturas terciárias organizadas; (g) são observadas diversas variantes genéticas.

As caseínas são encontradas principalmente formando grandes agregados coloidais; já as proteínas do soro são encontradas em solução e apresentam menor tamanho. No entanto, o aquecimento e o resfriamento são exemplos de tratamentos as quais o leite é frequentemente submetido que possuem a característica de modificar o equilíbrio entre as proteínas do leite, aumentando ou reduzindo a interligação e a dissociação entre as moléculas proteicas.

Ambos os grupos de proteínas possuem diferentes aminoácidos, dispostos em sequências peptídicas diferenciadas, o que define as propriedades de cada grupo e de cada região intermolecular. A tendência demonstrada pela proteína, seja em relação à ligação com a água seja em relação às principais propriedades funcionais, tem interligação com as características dessas regiões de aminoácidos.

As proteínas do leite têm grande importância na nutrição humana, apresentando valor nutricional proteico bem elevado, por apresentarem proteínas de boa digestibilidade e aminoácidos biodisponíveis. Além disso, a concentração de aminoácidos essenciais é apresentada nas proporções requeridas para o crescimento e manutenção do organismo por indivíduos de qualquer faixa etária. A caseína é ligeiramente mais pobre que as proteínas do soro em relação ao conteúdo de aminoácidos sulfurados (principalmente metionina, cistina e cisteína), porém, em conjunto, as proteínas do leite podem ser consideradas de alto conteúdo de aminoácidos essenciais, tornando-as fundamentais em uma dieta balanceada.

A grande capacidade da caseína em ligar-se ao cálcio aumenta o valor nutricional do leite, aumentando a disponibilidade desse componente, no entanto, pesar de apresentarem elevada digestibilidade, as proteínas do leite estão sujeitas a uma redução do valor nutricional devido aos tratamentos os quais o leite é submetido, principalmente aqueles associados a temperaturas elevadas, tais como o tratamento UHT e a esterilização.

A presença de proteínas no leite também é fundamental na definição de diversas propriedades dos produtos lácteos derivados, influenciando as características sensoriais tais como sabor, aroma, aspecto e textura. Além da importância para os derivados lácteos, as proteínas do leite são utilizadas em diversas formulações de alimentos, graças sobretudo às propriedades funcionais que originam nos alimentos, com destaque para capacidade de retenção de água, solubilidade, espumabilidade e emulsificação.

As caseínas constituem aproximadamente 80% do conteúdo total de nitrogênio do leite, entretanto a proporção entre caseína e as proteínas do soro é influenciada principalmente pelo estágio de lactação. No início e no final da lactação o teor de proteínas do soro encontra-se ligeiramente aumentado.

A caseína pode ser separada da proteína do soro por centrifugação; pela adição de agentes sequestrantes do cálcio, por acidificação, como na coagulação ácida (proximidade ao ponto isoelétrico da caseína, pH 4,6); ou por ação de enzimas, como na coagulação enzimática. Comumente na indústria, a caseína é separada a partir da adição de substâncias, tais como o hidróxido de sódio ou de potássio, para formar, respectivamente, caseinato de sódio e de potássio, utilizados como ingredientes por diversas indústrias, inclusive a alimentícia, com destaque para as indústrias lácteas. O caseinato é utilizado como fonte de proteína e por apresentar propriedades funcionais interessantes para a indústria de alimentos, tais como propriedades de membrana e maior retenção de água.

Os usos industriais da caseína incluem revestimentos de papel, colas, plásticos e fibras artificiais. A composição da caseína industrial pode apresentar variações dependendo do processo utilizado para a precipitação, em que podem ser utilizadas substâncias ácidas, alcalinas ou enzimas. Esse tipo de caseína pode ser obtido de leites com aproveitamento condicional ou condenados graças à ocorrência de não conformidades detectadas nas plataformas de recepção de estabelecimentos industriais, de acordo com os critérios estabelecidos nas legislações pertinentes.

Umas das principais características da caseína é a alta estabilidade térmica, principalmente na faixa de pH normal do leite, em torno de 6,7, podendo sofrer aquecimento a 100 °C, por 24 horas, ou 140 °C por 20 minutos, apresentar separação de fases ou coagulação. No entanto, a acidificação, com a consequente redução do pH, possui potencial de reduzir a estabilidade térmica da caseína em relação ao calor. Assim, o aquecimento de leite em processo de acidificação ou já ácido acarreta coagulação das caseínas durante o aquecimento, sendo o leite ácido impróprio para uso industrial.

Caseínas

As caseínas são identificadas como fosfoproteínas que precipitam em pH 4,6 a 20 °C, sendo divididas em diversas frações, de acordo com as características químicas e comportamento no leite. São proteínas sintetizadas na glândula mamária e constituem uma classe de proteínas com diversas frações e variantes genéticas conhecidas. As frações de caseína são definidas principalmente em conformidade com a variação no grau de fosforilação, pela presença de grupos e ligações dissulfetos, pela diferença no grau de glicolisação e do polimorfismo genético, pela sensibilidade ao cálcio e por diferenças eletroforéticas.

Consistem principalmente em quatro frações de polipeptídeos: α_{s1}, α_{s2}, β e κ-caseínas, com algumas variações genéticas. A letra S disposta ao lado de denominação da caseína significa sensibilidade ao cálcio. O polimorfismo genético é responsável basicamente pelas diferenças nas sequências peptídicas, por trocas entre as posições dos aminoácidos ou pelo tipo de aminoácido presente. Essas alterações, mesmo pequenas, acarretam modificações das cadeias de proteínas, refletindo em transformação nas estruturas secundárias e terciárias. Além dessas frações, outras estruturas proteicas são encontradas em decorrência das modificações após a translação na síntese proteica e graças à formação de componentes durante a proteólise.

A fração γ-caseína é resultante da proteólise da β-caseína em decorrência da ação residual de proteinases nativas do leite ou de enzimas de micro-organismos contaminantes. Entre as proteases naturais do leite que estão mais relacionadas com a formação da γ-caseína, destacam-se a plasmina e o plasminogênio. Em casos de elevada contaminação microbiana e na ocorrência de tempos longos de armazenamento, pode haver aumento significativo na proporção da γ-caseína no leite, resultado da ação das proteinases microbianas contaminantes. Outra fração da caseína que se origina da hidrólise enzimática das proteínas é a λ-caseína, resultante da quebra enzimática da α_{S1}-caseína.

A quantidade proporcional de cada fração de caseína é influenciada não somente pela individualidade dos animais, mas também pelo método analítico de determinação, o que muitas vezes dificulta a comparação entre resultados de experimentos e textos científicos. No leite, as frações apresentam a distribuição média: α_{S1}-caseína, 38%; α_{S2}-caseína, 10%; β-caseína, 36%; e κ-caseína, 13%.

O resíduo de aminoácido mais abundante nas frações de caseínas é o ácido glutâmico, enquanto os menos abundantes são a leucina e a prolina. O fósforo PO_4) está relacionado com a serina e a treonina, mas apresenta-se principalmente ligado à serina, formando o complexo fosfoseril.

A presença de resíduos de serina fosforilada nas diferentes frações de caseína é uma importante propriedade que influencia as diversas características das caseínas e está intimamente relacionada com a ligação com o cálcio. Os resíduos de fosfoseril estão concentrados em blocos, sendo responsáveis por regiões hidrofílicas com cargas negativas na estrutura da micela. Apesar de a fosforilação ocorrer principalmente nos resíduos de serina, nem todo resíduo de serina é fosforilado.

A treonina também pode sofrer fosforilação, no entanto resíduos de treonina fosforilados são raros (uma variante genética da α_{S1}-caseína apresenta um resíduo de treonina fosforilado). A fosforilação das caseínas permite a ligação com íons metálicos, o que influencia as características funcionais destas proteínas. Em virtude da presença do fósforo, as α_{S1}, α_{S2} e β-caseínas são capazes de ligarem-se fortemente ao cálcio, inclusive sofrendo precipitação em concentrações elevadas de cálcio. Essa reação é explicada pela neutralização das cargas negativas das proteínas quando se ligam ao cálcio. Quando a carga já decaiu o suficiente, não há força de repulsão intermolecular suficientemente forte para manter as caseínas afastadas e acontece a precipitação.

A κ-caseína, com apenas um resíduo fosforilado na molécula, é solúvel em altas concentrações de cálcio e reage hidrofobicamente com α_{S1}, α_{S2} e β-caseínas, na micela de caseína, sendo mais resistente à precipitação na presença de cálcio. Essa não reatividade ao cálcio presente na κ-caseína ocorre em razão de as cargas da κ-caseína não serem provenientes da presença de fosfato, e sim pela presença de resíduos de carboidratos, originando um perfil hidrofílico na molécula. A presença de fósforo nas caseínas é fundamental para a sensibilidade das proteínas do leite ao cálcio. Além disso, os resíduos fosforilados apresentam perfis hidrofílicos, formando regiões carregadas hidrofílicas separadas distintamente de regiões hidrofóbicas em uma única molécula. A κ-caseína apresenta pequenas cadeias de carboidratos ligadas aos resíduos de treonina, porém nem todas as κ-caseína são glicolisadas assim.

Frações de caseínas

α_{S1}-caseína

A α_{S1}-caseína é a fração de caseína que apresenta a maior concentração no leite. Possui 199 resíduos de aminoácidos e alta sensibilidade ao cálcio. Algumas variações da α_{S1}-caseína são conhecidas, podendo ser diferenciadas de acordo com a mobilidade em eletroforese, sendo específicas para as diferentes espécies animais. A α_{S1}-caseína contém oito fósforos, ligados ao aminoácido serina, dos quais sete estão localizados na porção ácida da molécula, entre os resíduos 43 até 80. Essa porção também contém 12 ácidos carboxílicos residuais, sendo a porção com o maior segmento negativamente carregado e com estrutura α-hélice. Entretanto, graças à presença de inúmeros resíduos de prolina, a molécula de α_{S1}-caseína apresenta 70% de regiões não ordenadas, com uma pequena quantidade de estruturas em α-hélice e β-preguada, uma vez que a prolina desarranja as estruturas secundárias das proteínas. Além de ser hidrofóbica, a baixa estruturação da região determinada pelos resíduos de aminoácidos 100 a 199, acarreta a associação da α_{S1}-caseína a monômeros em soluções aquosas.

α_{S2}-caseína

A α_{S2}-caseína possui 10 fosfatos e dois resíduos de cisteína. É a fração menos suscetível a ocorrência de dissociação e formação de monômeros.

β-caseína

Segunda proteína mais abundante no leite, é formada por 209 resíduos de aminoácidos e com massa molecular de 24.000 dáltons. É uma das principais frações da caseína, com aproximadamente sete variantes genéticas. A proteólise da β-caseína gera fragmentos proteicos tais como γ-caseína e proteases-peptonas. Apresenta características hidrofóbicas, porém possui uma região C-terminal, entre os aminoácidos 136-209, com características hidrofílicas. Possui cinco resíduos fosfoserina e resíduos de prolina relativamente bem distribuídos na molécula, o que impede a formação de estruturas terciárias bem definidas. Em virtude da hidrofobicidade e da presença da região C-terminal, a dissociação da β-caseína da micela depende da temperatura, uma vez que temperaturas mais baixas reduzem a força das ligações hidrofóbicas.

κ-caseína

A κ-caseína é a quarta principal fração proteica do leite, sendo definida estruturalmente como um complexo de polímeros associados por ligações dissulfeto. Formada por 169 resíduos de aminoácidos, possui massa molecular entre 19.000 e 23.000 dáltons. Pode apresentar até cinco moléculas de carboidratos, dependendo da variante, contudo é pobre em fósforo, sendo rica em serina, treonina e cisteína. É uma fração pouco reativa ao cálcio, por possuir apenas um resíduo de fosfoseril, o que é, em parte, responsável pela estabilidade da micela de caseína em condições normais. A molécula de κ-caseína apresenta regiões em α-hélice e β-preguadas, interligadas por pontes dissulfeto. No entanto, em virtude da presença de 8,5% de prolina distribuídos na cadeia de aminoácidos, ocorre uma restrição à formação de estrutura terciária em α-hélice.

A solubilidade da κ-caseína na presença de cálcio é elevada, o que se correlaciona com a estrutura da micela de caseína por estabilizar as frações insolúveis (α e β-caseínas) ao cálcio. No entanto, a κ-caseína é a fração mais suscetível à ação de enzimas (principalmente quimosina) no processo de elaboração de queijos, até por estar localizada na região mais superficial da micela. A região sensível à quimosina localiza-se entre os resíduos de aminoácidos fenilalanina (resíduo 105) e metionina (resíduo 106), em uma região que representa a localização mais externa na molécula de κ-caseína, possibilitando a melhor ação da enzima.

Aproximadamente um terço da molécula dessa fração possui uma região iônica C-terminal que contém três resíduos de oligassacarídeos. O restante da molécula apresenta características hidrofóbicas e corresponde a para-κ-caseína formada após a hidrólise da ligação fenilalanina e metionina), que futuramente será englobada na massa do queijo.

A alta suscetibilidade da κ-caseína ao ataque enzimático também ocorre pela presença de resíduos de prolina, o que força a formação de uma cadeia relativamente aberta, viabilizando a entrada da enzima para o interior da molécula. As frações formadas após a divisão da micela apresentam destinos diferentes. A para-κ-caseína insolúvel tende a coagular, formando um gel ou massa do queijo, uma vez que em decorrência da quebra da κ-caseína ocorre a perda das forças de repulsão que normalmente previnem a coagulação. A perda da fração mais hidrofílica da cadeia, a diminuição da hidratação, da solubilidade e da carga elétrica reduz as forcas de repulsão, acarretando na coagulação das micelas desestabilizadas de caseína, por meio da ligação com o fosfato de cálcio. A fração solúvel, altamente hidrofílica, denominada caseíno-macropeptídeo (CMP), é retirada junto com o soro formado. Em casos de fraude do leite fluido por adição de soro, a detecção é realizada por meio de técnicas laboratoriais que se baseiam na detecção e quantificação do CMP livre. A fração glicolisada do CMP é denominada galactosamina-galactosa-ácido N-acetilneuramínico ou ácido siálico e também existem técnicas laboratoriais para a sua detecção.

A κ-caseína possui resíduos de cistina e cisteína, o que acarreta na formação de agregados dissulfídricos. A κ-caseína é a única fração de caseína que se apresenta complexada com carboidratos, os quais estão, na maioria dos casos, ligados à fração macropeptídeo, determinando uma porção altamente solúvel após a quebra da κ-caseína pela renina. Essa fração também apresenta diversas porções com características hidrofóbicas, principalmente entre os resíduos 35 a 68 e 69 a 105. Entretanto, em conformidade com a sequência peptídica primária, a molécula vai se tornando cada vez mais hidrofílica e finalizando com o macropeptídeo negativamente carregado. Na κ-caseína, os resíduos de cistina estão localizados bem próximos à superfície da molécula, o que facilita as ligações dissulfídricas com outras moléculas, levando à formação de estruturas quaternárias estáveis.

Micela de caseína

Quase todas as caseínas presentes no leite estão associadas a cálcio e fosfato, formando um complexo denominado micela de caseína. A micela é estruturada principalmente graças à natureza anfifílica das moléculas de caseína e à presença de fósforo, facilitando as interações com o cálcio solúvel presente na fase aquosa do leite.

Uma pequena parte da caseína se encontra dissociada, cerca de 2% a 10%, principalmente em forma de monômeros ou dímeros, na fase aquosa do leite. Comparativamente à estrutura micelar, a caseína solúvel é formada principalmente por uma maior proporção de κ e β-caseínas. O equilíbrio entre as frações micelares e solúveis é dependente sobretudo da temperatura e do conteúdo de cálcio iônico do leite A diminuição da temperatura aumenta a quantidade de caseína solúvel. Já o aumento de cálcio iônico reflete diminuição no teor de caseína solúvel.

A utilização da técnica de microscopia eletrônica demonstra que as micelas de caseínas apresentam diâmetro médio de aproximadamente 140 nm, variando de 30 a 300 nm, ocupando um volume na ordem de $1,4 \times 10^6$ nm^3. A massa molecular está entre 10^8 e 10^9, relacionada com baixa densidade na organização da micela de caseína graças à alta hidratação, a estruturas aleatórias e à baixa densidade das frações de caseína. Uma micela típica contém cerca de 5.000 monômeros ou frações. Há cerca de 10^{15} micelas por mililitro de leite, e as micelas estão a aproximadamente 240 nm de distância umas das outras.

A micela de caseína possui aproximadamente 92% de proteína, distribuído na relação 3:1:3:1, respectivamente as α_{S1}, α_{S2}, β e κ-caseínas. Os 8% remanescentes são compostos por constituintes inorgânicos, sendo constituído principalmente por cálcio, fosfato, magnésio e citrato. Esses componentes, em conjunto com as caseínas, são os grandes responsáveis pela estabilidade da caseína ou pelo aquecimento. A proporção entre esses componentes pode variar, sobretudo em virtude de estado físico, pH do meio, temperatura e tratamentos térmicos aplicados.

Resumidamente, a micela consiste em um conjunto tridimensional de submicelas, unidas por ligações com o fosfato de cálcio coloidal, interações hidrofóbicas e pontes de hidrogênio. As α_S e β-caseínas, frações hidrofóbicas e que são mais sensíveis ao cálcio, interagem formando o centro hidrofóbico da submicela. A κ-caseína, com duas porções distintas, uma hidrofóbica (N-terminal) e uma hidrofílica (região glicolisada), reage hidrofobicamente com o centro da submicela, deixando a porção hidrofílica projetada no ambiente aquoso adjacente. As submicelas apresentam quantidades variáveis de κ-caseína e se agregam na micela de modo que as submicelas ricas em κ-caseína ficam na superfície da micela e as submicelas deficientes em κ-caseína localizam-se mais para o interior. A porção glicolisada hidrofílica da κ-caseína e a carga negativa da micela são responsáveis pela estabilidade da micela, prevenindo uma aproximação mais forte entre as micelas do leite.

As micelas possuem espaços internos, com uma estrutura relativamente aberta, que está associada à hidratação. Assim, para cada grama de proteína há cerca de 1,5 g de água. Essa água presente faz parte do chamado soro de leite, que, entretanto, é diferente do soro do queijo, formado após a coagulação das micelas de caseína, que contém polipeptídeos e outras frações derivadas da ação enzimática nas caseínas. Na dissolução coloidal, as micelas possuem estabilidade pela existência de repulsão eletrostática decorrente das cargas elétricas negativas na superfície das micelas e da afinidade das micelas ao líquido dispersante, relacionado com a camada de hidratação da micela.

Quanto maior o tamanho da micela, mais elevada é a concentração de sais minerais, demonstrando a importância destes constituintes na formação e manutenção da estrutura da micela. Em virtude da distribuição de grupos ionizáveis nas frações de caseína, pela elevada concentração de aminoácidos ácidos como o glutâmico e o aspártico, pela presença de fosfoseril e de ácido siálico na κ-caseína ocorre um excesso de regiões ácidas na micela de caseína. Desse modo, as caseínas são negativamente carregadas, principalmente em virtude desses grupos ácidos, apesar de possuírem grupos básicos carregados positivamente localizados em regiões específicas. Assim, quando submetidas a valores elevados ou reduzidos de pH, as caseínas estão sujeitas à dissociação. Quando ocorre o equilíbrio entre os grupos ionizáveis da molécula, o número de cargas negativas é igual ao número de cargas positivas (ponto isoelétrico), ocorrendo anulação da carga elétrica da micela que mantinha a repulsão intermolecular, ocorrendo agregação entre as moléculas e floculação das micelas. O ponto isoelétrico (pHi) médio das frações de caseína é pH 4,6; a partir de diferentes valores de pHi para cada fração: 4,4 para a α_{s1}-caseína; 4,9 para a β-caseína; 3,7 para a κ-caseína.

Em meio ácido, como o que ocorre na fermentação da lactose com liberação de ácidos, principalmente lático, ocasiona a diminuição do pH do leite. Os íons de H^+ originados da dissociação do ácido neutralizam as cargas negativas das micelas. A neutralização das cargas juntamente com a desidratação das micelas, por afinidade da água pelo eletrólito formado, aumenta a floculação da dissolução coloidal. A caseína é precipitada na forma desmineralizada, pois, com o avançar da acidificação, mais cálcio e fosfato de cálcio saem da micela. No ponto isoelétrico (pH 4,6), intensa desmineralização já ocorreu, com formação do coágulo por acidificação. No entanto, o coágulo formado é de consistência fraca graças à fraca força de união entre as micelas.

Além da coagulação ácida, mediada por ácidos adicionados ou produzidos por microorganismos, ocorre também à coagulação enzimática. Nesse caso, diversas enzimas podem ser utilizadas, principalmente de origem animal, microbiana ou vegetal. A ação de cada enzima é variável, com característica mais ou menos proteolítica ou com maior ou menor especificidade em relação à região da κ-caseína. Na coagulação enzimática, a ação da enzima na molécula da κ-caseína acarreta perda da estabilidade da micela, com elevação da sensibilidade ao cálcio solúvel e posterior agregação entre as diversas micelas, provocando a coagulação das proteínas.

No processo de coagulação enzimática, inicialmente ocorre uma proteólise limitada da caseína, caracterizada por acontecer até em temperaturas mais baixas. Quando uma grande quantidade de caseína já foi submetida à quebra enzimática, começa a coagulação do leite, com a formação de um gel homogêneo, formado por uma matriz proteica que aprisiona os outros componentes do leite. A fase de agregação das caseínas anteriormente desestabilizadas é dependente da temperatura, não ocorrendo de modo eficiente a temperaturas inferiores a 15 °C.

A ação das enzimas dos agentes coagulantes utilizados é rápida e eficiente, não sendo necessária uma elevada quantidade de enzimas. Industrialmente, o uso de enzimas coagulantes em excesso está associado ao aparecimento de sabores estranhos nos queijos, principalmente nos queijos maturados, graças ao excesso de proteólise.

A estruturação da micela de caseína é responsável por características funcionais de determinados alimentos, tais como estabilidade térmica do leite fluido, formação da massa do queijo e diversas propriedades de alimentos em que a caseína é utilizada com ingrediente.

A estabilidade da micela de caseína envolve diversos processos.

Resumidamente, as frações sensíveis ao cálcio (α_{s1}, α_{s2} e β-caseínas) encontram-se estabilizadas pelas frações solúveis, o que pode ser comprovado pela ação da quimosina, que age partindo a ligação entre as duas frações e ocasionando a coagulação da caseína. As interações hidrofóbicas internas na micela de caseína, definidas pelas próprias características das frações de caseína, também apresentam ação na estabilidade da micela. Entretanto, as interações hidrofóbicas são intimamente influenciadas pela temperatura na qual o leite se encontra. Na temperatura geralmente utilizada na refrigeração do leite, em torno de 4 °C, as forças hidrofóbicas são mínimas, com redução da energia de estabilização hidrofóbica. Assim, determinadas frações de α_{S1}, β e κ-caseínas dissociam-se das micelas em decorrência da redução da temperatura, o que ocorre principalmente com a β-caseína, sendo que pode até 40% de dissociação em temperaturas próximas a 0 °C. Entretanto, o processo de dissociação é reversível se o leite é mantido a temperaturas mais elevadas por determinado período de tempo.

A dissociação da β-caseína da micela de caseína apresenta comprometimento na indústria de laticínios, principalmente na fabricação de queijos, pois se relaciona com a textura final do produto. A estrutura da massa do queijo formada a partir de leite resfriado por longos períodos apresenta-se menos rígida, em grande parte pela saída da β-caseína e consequente maior hidratação da micela. Por formar uma massa menos rígida, esse fenômeno pode reduzir o rendimento industrial da fabricação de queijos, com aumento da perda de proteína e gordura junto com o soro.

Pela observação da sequência de aminoácidos das frações α_S, β e κ-caseínas são distinguidas quantidades relativamente numerosas de grupos apolares, que se relacionam mutuamente. As ligações inter e intramoleculares que ocorrem entre essas frações evidenciam porções com potencial para ligações de íons, e estão relacionadas com as interações entre as submicelas de caseína. A possibilidade de ligação das frações da caseína com os minerais é essencial para a definição da estrutura e da estabilidade da micela, principalmente as interligações com os sais de cálcio, representando um papel na organização interna das partículas. O fosfato de cálcio micelar é encontrado ligando as caseínas, sendo fundamental na agregação das moléculas (submicelas e frações de caseína), o que possibilita a formação de uma matriz proteica micelar relativamente organizado. Ademais são encontrados citratos e magnésio, que também atuam na estruturação e estabilidade da micela.

A estrutura da micela é porosa, permitindo o acesso da água, que se liga a determinados grupamentos carregados localizados nas frações de caseína. A quantidade de água associada à micela de caseína depende de diversos fatores, tais como concentração de ureia e relação cálcio e fósforo original do leite, o que é principalmente dependente de raça, espécie e alimentação animal. Além da existência de água na parte interna da micela, também é observada a presença de uma camada de hidratação ao redor da micela, com a interligação da água da fase solúvel do leite com a parte mais hidrofílica das frações de caseína, o que forma a hidratação periférica.

A adição de agentes desidratantes, como o álcool, pode retirar a camada hidratada ao redor da micela, levando a uma desestabilização da micela com possível agregação. Essa desestabilização reflete na estabilidade do próprio leite, sendo esse um dos princípios relacionados com determinadas análises de qualidade do leite, tais como as análises do etanol e do alizarol. Nesses métodos analíticos, uma solução alcoólica de concentração específica é adicionada ao leite, que poderá, dependendo da estabilidade diante da acidez, sofrer coagulação. Quanto maior a acidez, maior será retirada de cálcio do interior da micela para a fase aquosa do leite, o que aumenta os efeitos da diminuição da interação da água com as proteínas, ocasionando precipitação e coagulação.

Diversas proteínas globulares que são estabilizadas devido à presença de estruturas tais como α-hélice e β-pregueadas são encontradas nos meios biológicos, sendo que essas estruturas são estabilizadas principalmente por ligações de hidrogênio na cadeia central de polipeptídeos. As frações de caseína, entretanto, possuem pequenas quantidades de estruturas secundárias, principalmente as frações α_{s1} e β-caseínas. Isto ocorre sobretudo em decorrência da presença de resíduos de prolina distribuídos pela cadeia de aminoácidos, desviando a estrutura e não permitindo a organização da conformação em α-hélice ou β-pregueadas. Mesmo assim, apesar da dificuldade de formação de composições em α-hélice ou β-pregueadas longas, a micela se mantém espacialmente estruturada graças à existência de ligações dissulfídricas entre os resíduos de cisteína das moléculas, importantes na estabilização de ligações secundárias entre as cadeias de aminoácidos.

Entre as caseínas, quanto ao potencial de formação de ligações dissulfídricas, destacam-se as frações α_{s1} e κ-caseínas por possuírem resíduos de cisteína e capacidade de formar ligações transversais no interior da micela. As ligações dissulfídricas apresentam a característica de aumentar a estabilidade da micela, mas não têm relação com a formação inicial da micela. Outro mecanismo importante na manutenção da estabilidade da micela é a ligação dos grupamentos fosfatos, localizados principalmente nos resíduos fosfoseril das sequências polipeptídicas na caseína, com o cálcio solúvel na fase aquosa. A formação do fosfato de cálcio entre as frações de caseína acarreta maior força de ligação, sendo um dos maiores responsáveis pela estruturação da micela de caseína.

Diversos modelos têm sido expostos para explicar a estruturação da micela de caseína. O primeiro modelo, inicialmente proposto por Waugh e colaboradores em 1970, envolve a formação de um complexo entre a α_{s1} e a β-caseína, que na presença do cálcio se agregam, formando o caseinato interno. A precipitação do caseinato formado é inibida pela formação de uma monocamada adjacente de α_{s1} e κ-caseínas de baixo peso molecular. A quantidade de κ-caseína periférica controlaria o tamanho da micela, e na ausência de κ-caseína α_{s1} e β-caseínas sofreriam precipitação. O segundo modelo estruturado para a organização da micela de caseína baseia-se nas propriedades das frações de caseína isoladas, principalmente em relação à κ-caseína. Nesse modelo, proposto por Garnier e Ribadeau-Dumas em 1970, os núcleos de κ-caseína apresentam-se ligados a três cadeias de α_{s1} e β-caseínas, os quais se irradiam lateralmente. Essas cadeias conectam-se com outros núcleos de κ-caseína, formando a estrutura da micela, que, graças à estruturação antes mencionada, apresenta grande porosidade, o que permite a entrada de determinadas enzimas na molécula. Entretanto, nesse modelo, o papel do caseinato de cálcio e do fosfato de cálcio coloidal na estabilidade

Composição do Leite

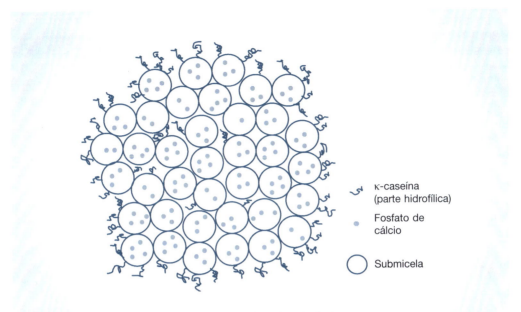

Figura 3.3 Modelo da caseína com base na estrutura de submicelas.

da micela não está bem definido. Um dos modelos mais aceitos envolve a estruturação da micela a partir da participação de fragmentos submicelares. No modelo de Morr, definido em 1967, as submicelas apresentam um diâmetro aproximado de 30 nm. As submicelas, formadas pelas frações de caseína, são estabilizadas por ligações hidrofóbicas e pontes de caseinato de cálcio, agregadas à estrutura micelar pelo fosfato de cálcio coloidal (Figura 3.3).

Outro modelo, estruturado a partir do modelo de Morr e proposto em 1973 por Slattery e Evard, foi baseado em estudos das interações que ocorrem entres as frações de caseínas e envolve diversas propriedades dos modelos previamente discutidos. Nesse modelo, os monômeros de caseína interagem formando as submicelas, que podem variar em quantidade graças à concentração de monômeros de caseína (α, β e κ). As submicelas com grande concentração de κ-caseína estão localizadas predominantemente na superfície da micela, em decorrência da presença de regiões hidrofílicas que interagem com a fase aquosa. Essa organização mais periférica das frações hidrofílicas da κ-caseína apresenta-se muito relacionada com a estabilização do complexo micelar. As submicelas pobres em κ-caseína e, consequentemente, mais hidrofóbicas organizam-se na parte mais central da micela e são menores que as submicelas ricas em κ-caseína. Cada micela contém aproximadamente 40 submicelas. Schmidt elaborou um modelo baseado em Slattery e Evard, com submicelas sem κ-caseína associadas pelas interações hidrofóbicas localizadas no interior da micela e submicelas com κ-caseína na parte mais externa. Nesse modelo, as ligações entre as submicelas também são decorrentes dos grupamentos fosfatos das submicelas localizados nos resíduos fosfoseril das α_s e β-caseínas, que se ligam entre si por meio do cálcio coloidal, formando uma estrutura mais resistente. Esse modelo é um dois mais aceitos pela comunidade científica.

Proteínas do soro

O grupo das proteínas do soro é composto por diversas proteínas com inúmeras propriedades funcionais e vários usos em potencial na indústria. Apresenta, principalmente, a

Tabela 3.6 Peso molecular médio das principais proteínas do soro

Fração	Peso molecular médio
β-lactoglobulina	18.300
α-lactoalbumina	14.000
Soro albumina bovina	63.000
Imunoglobulinas	> 1.000.000

Fonte: adaptada de Varnam e Sutherland, 1994.

β-lactoglobulina com 50% do total das proteínas do soro e α-lactoalbumina, com 19%. O restante das proteínas do soro englobam: soroalbumina, imunoglobulinas, lactoferrinas, transferina e protease-peptonas. As proteínas do soro contêm os menores teores de ácido glutâmico e prolina, porém são ricas em aminoácidos sulfurados como cisteína e metiolina, que apresentam importantes características nutricionais.

As proteínas do soro são globulares, com sequências uniformes de regiões apolares, polares e eletronicamente carregadas. Graças à existência de ligações dissulfídricas entre os resíduos de cisteína, que carreiam a maior parte dos resíduos hidrofóbicos no interior das moléculas, as proteínas do soro estão sujeitas a ligações intramoleculares. Assim, as proteínas do soro no estado natural não agregam de modo drástico nem interagem com outras proteínas, o que é comum ocorrer com as caseínas.

Enquanto as caseínas perfazem de 74% a 80% das proteínas do leite, fazendo parte da fase coloidal do leite, as proteínas do soro são aquelas que permanecem em solução quando as micelas são retiradas, ou seja, não precipitam no ponto isoelétrico da caseína (valor de pH médio de 4,6), podendo ser encontradas no soro do queijo.

As principais frações das proteínas do soro são a β-lactoglobulina, α-lactoalbumina, soro albumina bovina e imunoglobulinas (Tabela 3.6).

Além dessas, são encontradas proteases-peptonas e diversas proteínas menores, tais como lactotransferrina (metaloproteína que se liga ao ferro) e proteínas do glóbulo de gordura.

β-lactoglobulina

A β-lactoglobulina contabiliza cerca de 50% das proteínas do soro. Apresenta 162 resíduos de aminoácidos e possui a estrutura bem compacta. Tem origem nas células secretoras da glândula mamária. No valor do pH normal do leite, a β-lactoglobulina é encontrada como dímeros de massa molecular de 36.720 dáltons, que estão sujeitos a dissociação em temperaturas em torno de 60 °C, sendo mais suscetível à desnaturação térmica pelo desdobramento da estrutura terciária. Esse é um importante fator que influencia a tecnologia de elaboração de derivados lácteos e as propriedades sensoriais do leite aquecido.

Uma das características especiais da β-lactoglobulina é a presença de grupos sulfidrilas, o que aumenta o potencial de ligação com outras moléculas. Além disso, a β-lactoglobulina apresenta estruturas secundárias, terciárias e quaternárias bem definidas, sendo, assim, muito suscetível à desnaturação. Quando desnaturada, ocorre a exposição dos grupamentos sulfidrilas, ocasionando o aumento da interação com outras proteínas. A desnaturação da β-lactoglobulina pode ser reversível ou irreversível, dependendo das condições do meio onde se encontra e do nível de alteração proteica que ocorreu. No caso de tratamentos térmicos mais drásticos, tais como esterilização, tratamento UHT (ultra alta temperatura) ou durante os processos concentração, pode ocorrer geleificação do leite em virtude da intensa desnaturação da β-lactoglobulina, com exposição de grupamentos sulfidrilas e de regiões apolares, posterior agregação das frações proteicas e maior interação com a fase aquosa do leite. A β-lactoglobulina desnaturada tem a capacidade de formar complexos com a κ-caseína por meio de ligações entre os grupos sulfidrilas de ambas as moléculas. Essas interações ocorrem principalmente em temperaturas superiores a 100 °C e são responsáveis pelo aumento da estabilidade do leite em relação a aquecimentos subsequentes e dificuldade de coagulação na produção de queijos.

α-lactoalbumina

A α-lactoalbumina totaliza aproximadamente 25% das proteínas do soro e 4% das proteínas do leite. Possui um papel fundamental na síntese da lactose, por fazer parte do sistema lactose-sintetase, responsável pela ligação da glicose com a galactose. Também é produzida na glândula mamária.

Apresenta uma cadeia de aminoácidos com 123 resíduos, com quatro pontes dissulfeto, no entanto não contém grupamentos sulfidrilas livres. A α-lactoalbumina é caracterizada pela resistência térmica relativamente maior do que a β-lactoglobulina.

Soroalbuminas

As soroalbuminas encontradas no leite são de origem sanguínea. Com elevada solubilidade, apresentam 17 pontes dissulfeto intramoleculares. A função biológica da soroalbumina é atuar como carreador no transporte de moléculas apolares. Representa 1,0% a 2,0% das proteínas do leite e possuem cerca de 580 resíduos de aminoácidos. Entretanto, não apresentam função tecnológica marcante no leite, apesar de estarem relacionadas com a estabilidade do leite diante de tratamentos térmicos por serem sensíveis ao aquecimento.

Imunoglobulinas

As imunoglobulinas apresentam importantes funções imunológicas, agindo como anticorpos, com papel fundamental na passagem passiva de imunidade da mãe para a cria durante os primeiros momentos de vida. A imunoglobulina é uma molécula grande, de elevado peso molecular, derivada de glicoproteínas. Assim, apenas ocorre a passagem de imunoglobulina pelo tecido intestinal dos ruminantes nos primeiros dias de vida, época em que o tecido ainda é permeável a grandes moléculas. Após aproximadamente 5 dias, as imunoglobulinas de origem materna não são mais absorvidas, iniciando a produção das imunoglobulinas pelo recém-nascido. O colostro possui uma concentração elevada de imunoglobulina (10%), principalmente IgG1.

Proteases-peptonas

As proteases-peptonas representam cerca de 10% das proteínas do soro e advêm principalmente da proteólise da β-caseína. São divididas em diversas frações, com características distintas.

Proteínas menores

Outras frações proteicas também estão presentes no soro, com destaque para lactotransferrina, lactenina e as proteínas do glóbulo de gordura. A transferrina e a lactoferrina são metaloproteínas, com a capacidade de se ligarem aos íons de ferro, considerados inibidores naturais presentes no leite, uma vez que os micro-organismos contaminantes necessitam de ferro para o metabolismo. A lactoferrina apresenta grande resistência ao aquecimento. Outras proteínas como a microglobulina e a ceruloplasmina também são encontradas no leite, no entanto, sem função tecnológica destacável.

Enzimas

Aproximadamente 50 enzimas são encontradas no leite, geralmente em quantidades pequenas, contudo possuindo papéis específicos, inclusive relacionados com a estabilidade do leite durante o armazenamento. As enzimas perfazem 4% das proteínas totais do leite e são encontradas em estado natural. Estão sujeitas à desnaturação parcial ou total, dependendo da temperatura e do tempo de aquecimento e das condições do meio onde se encontram. Além das enzimas originadas do próprio animal, são encontradas no leite as enzimas produzidas por micro-organismos contaminantes. Algumas enzimas estão associadas à micela de caseína, ao glóbulo de gordura ou aos leucócitos; outras se encontram dispersas no soro.

Enzimas como proteases e lipases apresentam significativa influência nas características sensoriais, principalmente sabor e aroma. As proteases têm a capacidade de afetar a estabilidade das proteínas do leite, podendo acarretar problemas como aumento de viscosidade e coagulação no leite fluido e as lípases são responsáveis por mudanças sensoriais, como a rancificação, pela interação com as frações lipídicas.

A plasmina é a principal proteinase do leite e sua concentração está relacionada com a passagem de componentes do sangue para o leite, sendo alta no início da lactação e em casos de mastite. Apresenta características de termorresistência e retém grande parte da atividade mesmo após a pasteurização. A ação da plasmina é similar à tripsina, ocasionando proteólises inespecíficas e podendo relacionar-se com modificações nos produtos lácteos durante a estocagem.

A fração da caseína mais suscetível à plasmina é a β-caseína, com liberação da γ-caseína e protease-peptonas. Entre as frações de α-caseínas, a mais suscetível à plasmina é a fração α_{S2}-caseína.

A lipase, uma lipoproteína, é a principal enzima lipolítica presente no leite e responsável por modificações marcantes nas características sensoriais dos produtos, principalmente submetidos a longos períodos de estocagem, com alto teor de gordura e produzidos a partir de leite cru.

Apesar de a membrana do glóbulo de gordura apresentar certa proteção à ação da lipase, a oxidação lipolítica pelas lipases nativas do leite pode ocorrer, com a formação de aromas e sabores indesejáveis. A lipase é termossensível, sendo desnaturada durante os tratamentos térmicos tais como pasteurização.

A ação da lipase relaciona-se com a hidrólise dos glicerídeos, com a liberação de ácidos graxos, principalmente os de cadeia curta, que conferem sabor conhecido como ranço. No leite, os triglicerídeos são os mais afetados, com a liberação de três moléculas de ácidos graxos livres, grandes responsáveis pela alteração das características sensoriais.

A lipase é encontrada distribuída entre a fração plasmática, associada à fração do caseinato, e a fração ligada à membrana do glóbulo de gordura. A lipase ligada à membrana é uma enzima ativa, atuando intensamente no desenvolvimento da lipólise. Já a lipase plasmática é ativada em decorrência de determinados tratamentos, tais como agitação, homogeneização e aquecimento, que atuam melhorando a interface entre a matéria lipídica e a fração de caseína que transporta a enzima.

A quantidade de lipase no leite é influenciada pelo período de lactação, sendo maior no início da produção de leite. Também a alimentação a pasto propicia maior concentração de lipase. A lipase apresenta fotossensibilidade, com intensa redução da atividade quando exposta à luz. Do mesmo modo, a presença de metais pesados como o cobre e determinados sais como o cloreto de sódio diminuem a atividade da enzima.

Além da lipase natural do leite, as lipases de origem microbiana agem na fração lipídica do leite e apresentam alta resistência térmica, sendo um fator de preocupação em produtos lácteos, mesmo os submetidos ao aquecimento. Essas lipases de origem microbiana são mais comuns em leite com alta contagem de micro-organismos, estando principalmente

Composição do Leite

Tabela 3.7 Estabilidade térmica das enzimas presentes no leite

Enzima	Tratamento térmico de inativação
Lipase	63 °C – 8 min 72 °C – 10 s
Fosfatase alcalina	62 °C – 20 min 72 °C – 15 s
Protease	70 °C – 15 min 80 °C – 1 min
Xantino-oxidase	75 °C – 3 min 80 °C – 10 s
Lactoperoxidase	75 °C – 19 min 82 °C – 20 s

Fonte: adaptada de Veisseyre, 1988.

associado a deficiências na higiene de ordenha, falta de refrigeração adequada do leite ou mesmo manutenção do leite em refrigeração por longos períodos.

Cada enzima presente no leite apresenta uma característica específica com relação à resistência térmica (Tabela 3.7), entretanto as enzimas de origem microbiana geralmente são geralmente mais termorresistentes que as naturais.

Fosfatase alcalina (fosfomonoesterase alcalina)

A fosfatase alcalina é uma enzima com a capacidade de quebrar a ligação éster entre o ácido fosfórico e o radical hidroxila de inúmeros compostos tais como glicerol-fosfatos e fenil-fosfatos.

Caracteriza-se por sofrer desnaturação em tratamentos térmicos levemente mais drásticos do que o necessário à destruição do *Mycobacterium tuberculosis*, próximos à faixa de tratamento térmico utilizado para pasteurizar o leite. Graças a essa característica, a fosfatase é utilizada como índice de verificação da eficiência da pasteurização. Entretanto, é fundamental considerar a possibilidade de reativação da enzima, processo em que pequena fração da enzima retorna à conformação espacial inicial, principalmente após um período de resfriamento do leite. Determinados micro-organismos produzem fostatase alcalina, que, no entanto, apresenta alta resistência térmica e é produzida em pequena quantidade.

Proteases

As diversas enzimas proteases agem nas ligações peptídicas das proteínas, acarretando na liberação de peptídeos e aminoácidos. No leite, a fração β-caseína é a mais sensível às proteases, enquanto as outras frações são mais resistentes, sobretudo -caseína e β-lactoglobulina. As proteases de origem microbiana apresentam alta atividade no leite, sendo uma preocupação significativa em casos de elevada contaminação bacteriana. Durante a mastite a concentração de proteases no leite encontra-se aumentada, principalmente graças àquelas originadas das células somáticas e da circulação sanguínea, o que está associado a alteração das características sensoriais do leite e de produtos lácteos derivados produzidos a partir de leite de animais com mastite.

Lisozima

Apresenta ação antimicrobiana, agindo como agente catalisador da ruptura da ligação entre componentes dos mucopolissacarídeos da parede bacteriana. Assim, apresenta atividade contra bactérias Gram-negativas. A lisozima é sensível ao tratamento térmico, principalmente em relação ao tempo de aquecimento, que otimiza o efeito da temperatura. Durante a pasteurização lenta, ocorre perda aproximada de 50% da lisozima e 30% na pasteurização rápida.

Lactoperoxidase

A lactoperoxidase está presente em concentrações elevadas (até 1,5% das proteínas do soro) e é capaz de catalisar a oxidação de ácidos graxos com a produção de sabor oxidativo. Além disso, é um componente do sistema lactoperoxidase/tiocianato/peróxido de hidrogênio (LPS), um sistema antimicrobiano natural. A lactoperoxidase é capaz de catalisar a decomposição do peróxido de hidrogênio (água oxigenada), liberando oxigênio ativo. A inativação dessa enzima é completa em tratamentos térmicos superiores a 82 °C durante 20 segundos. Em virtude dessa característica, essa enzima é utilizada como índice para a verificação da ocorrência de superaquecimento em tratamentos térmicos do leite. No leite UHT e no leite esterilizado, o tratamento térmico utilizado desnatura a peroxidase.

Catalase

A catalase decompõe o peróxido de hidrogênio (água oxigenada), liberando oxigênio molecular. Apresenta-se associada aos leucócitos e às células epiteliais presentes no leite, com alta concentração em casos de mastite. Pode ser utilizada como índice da ocorrência de mastite. É sensível a tratamentos térmicos e alterações no pH, com redução da sua atividade.

Xantino-oxidase

A xantino-oxidase é uma das enzimas relacionadas com as reações de oxidorredução, assim como a catalase e a lactoperoxidase. A ação da xantino-oxidase provoca formação de produtos diversos da oxidação que podem afetar as características sensoriais dos produtos. Tecnologicamente, a xantino-oxidase é aproveitada como parte de um sistema de prevenção da ocorrência do defeito denominado estufamento tardio em queijos, causado por bactérias do gênero *Clostridium*. Para tal, o nitrato adicionado deve ser reduzido a nitrito, a forma ativa contra os micro-organismos, e a enzima xantino-oxidase é responsável por essa redução enzimática do nitrato a nitrito. No entanto, essa enzima é termolábil, sendo necessário evitar temperaturas elevadas de pasteurização a fim de manter a atividade enzimática em níveis desejados.

Lipídeos

Os lipídeos do leite apresentam significativo valor nutricional, relacionadando-se com fornecimento de energia, vitaminas A e D e ácidos graxos essenciais, com destaque para o ácido linoleico, quem vem sendo muito estudado por apresentar características benéficas ao organismo humano. Os lipídeos fornecem aproximadamente duas vezes mais energia que os carboidratos.

Industrialmente, a importância da gordura envolve a elaboração de diversos derivados lácteos, tais como creme de leite, manteiga, queijos, sobremesas e gelados de base láctea.

Outro fator fundamental quanto à presença de lipídeos no leite é a influência nas características sensoriais dos derivados lácteos, sendo que a palatabilidade e a aceitação de diversos alimentos estão diretamente relacionadas com o conteúdo de gordura. Nos produtos lácteos, a grande influência da gordura percebida nas características sensoriais se deve à existência de lipídeos de baixo peso molecular e de ácidos graxos de cadeia curta. Derivados da fração lipídica que surgem em decorrência de reações metabólicas também influenciam positiva ou negativamente o sabor e aroma dos produtos lácteos. Quanto aos aspectos negativos oriundos da presença de gordura no leite destacam-se aqueles relacionados com o alto conteúdo de colesterol e ácidos graxos saturados em alguns produtos lácteos, acarretando associações do consumo de leite com obesidade e altos níveis de lipídeos no sangue.

No leite existem diversos ácidos graxos diferenciados, em concentrações variáveis, o que provoca formação de diferentes perfis de sabor e aroma no leite de animais de diferentes espécies ou raças, sendo até mesmo influenciado pelo clima e pelo tipo de alimentação fornecida.

O leite é uma emulsão de gordura em água, e essa característica de interligação entre esses dois componentes tem origem na estrutura em forma de glóbulo, com núcleo e membrana. É justamente a membrana que apresenta a capacidade de interligar as duas fases, sendo responsável pela emulsão.

Quanto à origem do glóbulo de gordura no leite, o mecanismo de secreção, ainda na célula secretora, envolve a formação inicial de gotas de gordura de pequenos tamanhos, conhecidas como lipovesículas, que, enquanto são direcionadas para a parte mais apical da célula secretora, agregam-se e aumentam de volume. Na chegada à parte apical, as grandes lipovesículas se fundem com a membrana celular, forçando-a para o lúmen do alvéolo e sendo cobertas por essa membrana. De modo progressivo, a membrana envolve totalmente a gordura, a ligação entre a membrana celular e a gota de gordura se rompe e o glóbulo de gordura se forma, sendo liberado para o interior do alvéolo.

A gordura do leite pode ser classificada em lipídeos (99%) e fração insaponificável (1%). A fração insaponificável é aquela que não está sujeita ao processo de saponificação quando adicionada de hidróxido de sódio, com destaque para carotenoides, tocoferóis, esteróis e vitaminas lipossolúveis. Os tocoferóis são antioxidantes naturais, pela sensibilidade ao oxigênio e a agentes oxidantes, contribuindo para proteger outras frações de lipídeos contra a oxidação. O α-tocoferol é denominado vitamina E. Os esteróis são álcoois policíclicos complexos, podendo estar ligados a ácidos graxos ou livres. O colesterol, a fração mais numerosa dos esteróis, é encontrado formando a membrana do glóbulo de gordura e na forma livre, originando complexos com as proteínas. A função do colesterol é manter a estabilidade da emulsão de gordura na fase aquosa do leite. Outros esteróis de importância biológica são o ergosterol e o 7-di-hidrocolesterol, que, quando submetidos à luz ultravioleta, originam as vitaminas do grupo D. Os lipídeos encontrados no leite são os lipídeos simples (99%-99,5%), tais como gliceróis e esteróis e os lipídeos complexos (0,5%-1,0%), como lecitinas e cefalinas. Os lipídeos simples são ésteres de ácidos graxos e álcool que possuem carbono, hidrogênio e oxigênio na composição. Os mais numerosos, os gliceróis (diglicerídeos e triglicerídeos), são formados a partir da ligação de ácidos graxos com o glicerol; os esterídeos são formados pela ligação de ácidos graxos com o esterol.

Entre os lipídeos simples, destacam-se: triglicerídeos, que perfazem 98% de todas as frações lipídicas; ácidos graxos livres, mono e diglicerídeos, fosfolipídeos, esteróis (principalmente o colesterol), todos em pequenas quantidades; e vitaminas lipossolúveis. Diglicerídeos e outras frações lipídicas livres no leite são decorrentes da síntese incompleta ou da hidrólise de triglicerídeos, que é observada principalmente após a ordenha e durante o armazenamento refrigerado, por ação enzimática.

Já os lipídeos complexos são formados por fósforo e nitrogênio, além de carbono, hidrogênio e oxigênio. Destacam-se os fosfolipídeos e os fosfoaminolipídeos, tais como a lecitina (35%), cefalinas (40%) e os fosfoesfingolipídeos (25%). A lecitina apresenta importante característica anfifílica por apresentar regiões com características hidrofílicas e hidrofóbicas, o que auxilia na estabilidade dos triglicerídeos na fase aquosa.

Mais de 150 ácidos graxos já foram identificados no leite, dos quais 15 são os mais encontrados na formação dos triglicerídeos (95%); os demais estão presentes apenas em pequenas quantidades. Grande parte das propriedades funcionais da gordura do leite é

Tabela 3.8 Perfil de ácidos graxos presentes na gordura do leite

Ácidos graxos	Nome comum	Concentração da gordura (%)
C4:0	Butírico	3,8
C6:0	Caproico	2,4
C8:0	Caprílico	1,4
C10:0	Cáprico	3,5
C12:0	Láurico	4,6
C14:0	Mirístico	12,8
C14:1	Miristoleico	1,6
C15:0	–	1,1
C16:0 (fracionado)	–	0,30
C16:0	Palmítico	43,7
C16:1	Palmitoleico	2,6
C17:0	–	0,34
C18:0 (fracionado)	–	0,35
C18:0	Esteárico	11,3
C18:1	Oleico	27,42
C18:2	Linoleico	1,5
C18:3	Linolênico	0,59

Fonte: adaptada de Chandan, Patel, Almeida e Oliver, 2008.

influenciada pelo perfil de ácidos graxos presentes. Mais de 400 tipos diferentes de ácidos graxos já foram identificados no leite, divididos em: 62% de saturados; 29% monoinsaturados; e, 4% de poli-insaturados. Na Tabela 3.8 estão listados os principais ácidos graxos presentes na gordura, com as respectivas concentrações quanto ao total de gordura do leite.

Os triglicerídeos simples são compostos por três ácidos graxos iguais, enquanto os mistos apresentam diferentes ácidos graxos ligados, podendo ser saturados ou insaturados. Esses componentes estão intimamente relacionados com o desenvolvimento de aroma e sabor em queijos maturados, pois durante o processo de maturação sofrem hidrólise enzimática e liberam os ácidos graxos, responsáveis pelas características sensoriais de muitos queijos.

A fração lipídica do leite contém 10 tipos de ácidos graxos saturados, com 4, 6, 8, 10, 12, 14, 15, 16, 17 e 18 carbonos; dois tipos de ácidos graxos poli-insaturados (dienos e trienos), com 18 carbonos e duas ou três ligações insaturadas e três ácidos graxos monoinsaturados, com 14, 16 e 18 carbonos. Outros ácidos graxos saturados com número ímpar de carbonos (7 a 23 carbonos) e ácidos graxos saturados de cadeia ramificada também são encontrados no leite, porém em menores concentrações. Um dos ácidos graxos poli-insaturados mais importante e abundante é o ácido linoleico, um dieno não conjugado com 18 carbonos. Este ácido é considerado um ácido graxo essencial e apresenta ações positivas no metabolismo humano.

As variações encontradas nas frações lipídicas, quando comparadas às variadas espécies animais, ocorrem em virtude das diferenças na quantidade e na composição de ácidos graxos presentes. Dentro da mesma espécie, a proporção na concentração de cada ácido graxo varia principalmente de acordo com o estágio de lactação e com a dieta à qual o animal é submetido. Em condições normais, em leite de origem bovina, os saturados são 70% do conteúdo total de ácidos graxos, os monoinsaturados, 27% e os poli-insaturados, 3%.

Os ácidos graxos saturados mais abundantes são o ácido mirístico (14 carbonos), o palmítico (16 carbonos), o esteárico (18 carbonos), que, juntos, somam 50% do total de ácidos graxos. Outros ácidos graxos saturados, como os de cadeia curta, tais como o butírico (4 carbonos), o caproico (6 carbonos), o caprílico (8 carbonos) e o cáprico (10 carbonos) constituem 8% a 9% dos ácidos graxos. O ácido oleico, um ácido graxo insaturado, representa 30% a 35% dos ácidos graxos do leite.

A síntese de ácidos graxos do leite envolve duas reações básicas: a conversão de acetil coenzima-A (CoA) a malonil-CoA, seguida pela incorporação da malonil-Coa cadeia acil via atividade do complexo ácido graxo sintetase. Nessas reações, os principais componentes lipídicos formados são ácidos graxos de cadeias curta e média. As principais fontes de carboidratos para ocorrer a síntese de ácidos graxos são os acetatos e os β-hidroxibutiratos produzidos no metabolismo ruminal. O acetato também pode ser derivado do catabolismo da glicose. A partir do acetato é formada a acetil-CoA pela ação da acetil-Coa sintetase, seguida por conversão a malonil-CoA pela ação da acetil-Coa carboxilase. O complexo ácido graxo sintetase está localizado no citosol da célula secretora, relacionando-se com a complexação da malonil-CoA previamente produzida, com aumento da cadeia e formação final do ácido graxo. Nos mamíferos, o tamanho da cadeia dos ácidos graxos é espécie-dependente, sendo influenciado também pela fermentação ruminal. O glicerol é obtido do glicerol sanguíneo, de monoglicerídeos e da glicose. A síntese dos triglicerídeos é catalisada por enzimas presentes no retículo endoplasmático.

Os diglicerídeos, os monoglicerídeos e os ácidos graxos livres são, na grande maioria, produtos da lipólise. O colesterol e os fosfolipídeos são oriundos da célula secretora, que extravasa material durante a liberação do glóbulo de gordura no lúmen do alvéolo. Já a principal fração lipídica do leite, os triglicerídeos, é caracterizada por apresentar três moléculas de ácidos graxos esterificados a uma molécula de glicerol. Os triglicerídeos são sintetizados na célula secretora.

Em virtude da diversidade na composição dos ácidos graxos, mais de 64×10^6 ácidos graxos poderiam ser observados no leite, porém, como alguns são encontrados em quantidades traços, o número real de triglicerídeos é relativamente menor. A principal via de produção de triglicerídeos é a via fosfato α-glicerol. A esterificação dos ácidos graxos nas células ocorre nos microssomas e nas mitocôndrias, pela ação da acil-transferase, sendo influenciada por diversos fatores, destacando-se a presença de glicose.

Os lipídeos do leite são encontrados principalmente formando glóbulos de gordura, as maiores estruturas do leite. Formados por membrana e núcleo, o tamanho dos glóbulos de gordura varia entre 0,2 e 20 µm de diâmetro dependendo da espécie e da raça animal. Os glóbulos pequenos, abaixo de 1 µm, são os mais numerosos, perfazendo um total de 80% do total. Glóbulos de tamanho intermediário, com o diâmetro variando de 1,0 até 8,0 µm são os mais significativos em relação ao volume total no leite, pois, apesar de serem encontrados em menores quantidades do que os glóbulos pequenos, ocupam mais espaço pelo tamanho da molécula. Os glóbulos grandes, maiores que 8 µm, são mais raros, entretanto, em virtude do grande tamanho, perfazem 1% do total de lipídeos. Em virtude das variações entre as raças dos animais, são encontradas diferenciações no tamanho e na proporção entre os tamanho dos glóbulos, entretanto o estágio de lactação, a alimentação e as condições climáticas também podem influenciar. O tamanho final do glóbulo de gordura é definido ainda na célula secretora. Apenas aproximadamente 1,5% a 4% de lipídeos são encontrados na fase aquosa do leite, composto principalmente por fosfolipídeos e triglicerídeos e por quantidade menores de diglicerídeos, ácidos graxos livres e colesterol.

Em leites produzidos por animais que apresentam elevada concentração de gordura no leite, o tamanho do glóbulo é maior. A membrana é composta pela parte apical membrana plasmática das células secretoras, que envolve os lipídeos durante a secreção, e por parte do retículo endoplasmático. O principal papel da membrana é dar estabilidade ao glóbulo, atuando como agente emulsificante, viabilizando a estabilidade da gordura no leite.

Na formação dos lipídeos do leite, principalmente dos glóbulos de gordura, os componentes precursores vêm diretamente do sangue, sendo reagrupados em novas estruturas, sendo que esse mecanismo é comumente denominado de ressíntese. Alguns componentes lipídicos do leite passam direto do sangue e outros são sintetizados pelas próprias células secretoras.

No glóbulo de gordura, a membrana age como uma película protetora da gordura interna. Possui em torno de 0,005 µ de espessura. É formada por uma série de constituintes como glicoproteínas, fosfolipídeos, triglicerídeos de alto ponto de fusão (alta concentração de ácidos graxos de 16 a 18 carbonos), lecitinas, cefalinas, mono e diglicerídeos, carotenoides, colesterol, metais (ferro e cobre), proteínas e enzimas (fosfatse alcalina e xantino-oxidase) (Tabela 3.9). Esses componentes são organizados basicamente segundo a capacidade de interação com a água. Desse modo, na parte interna, permanecem as frações que se relacionam com a fração lipídica (parte hidrofóbica) e na parte mais externa da membrana, que fica em contato com a fase aquosa, tem-se a fase hidrofílica. Na ligação entre as duas camadas são encontradas lipoproteínas e fosfolipídeos, com capacidade de interagirem com ambas as fases. No núcleo são encontradas diferentes frações lipídicas, principalmente os triglicerídeos saturados e insaturados.

Quanto aos minerais presentes na membrana do glóbulo de gordura, destacam-se como os mais numerosos: cálcio, cobre, ferro, magnésio, manganês, molibdênio, fósforo, potássio, sódio, enxofre e zinco.

A membrana possui aproximadamente 60% dos fosfolipídeos presentes no leite. Entre as proteínas destacam-se a butirofilina e a xantino-oxidase, além das diversas variações

Tabela 3.9 Quantidade média dos principais constituintes da membrana do glóbulo de gordura

Constituinte	Quantidade em 1 kg de leite
Água	80 mg
Proteína	350 mg
Fosfolipídeos	210 mg
Cerebrosídeos	30 mg
Gangliosídeos	5 mg
Glicídeos neutros	Traços
Esteróis	15 mg
Cobre	4 µg
Ferro	100 µg
Enzimas	Traços

Fonte: adaptada de Walstra e Jenness, 1987.

desses componentes. Também são encontradas glicoproteínas, entre outros polipeptídeos. Assim como a xantino-oxidase, outras enzimas são encontradas na membrana do glóbulo de gordura, tais como fosfatases alcalina e ácida, colinesterase, plasmina, β-galactosidase e galactosil transferase.

Os fosfolipídeos representam apenas 1% do total de lipídeos totais do leite, entretanto, por apresentarem capacidade de formar uma emulsão coloidal estável, são fundamentais no comportamento dos lipídeos no leite. No organismo, os fosfolipídeos participam da estrutura de membranas celulares, sendo os principais: fosfatidilcolina, fosfatidiletanolamina e esfingomielina.

Uma vez que o alto conteúdo de ácidos graxos poli-insaturados os torna relativamente suscetíveis à oxidação, devem ser tomados cuidados durante o processamento e estocagem, principalmente para evitar a presença de oxigênio durante aquecimento e armazenamento e a incidência de luz. A quantidade total de fosfolipídeos no leite varia significativamente entre rebanhos, animais e condições de produção, não sendo prático determinar um padrão. Cerebrosídeos, glicosil e lactosil-ceramidas são lipídeos complexos encontrados preferencialmente ligados à membrana do glóbulo de gordura, sendo encontrados em um total de 1,7 mg/100 mL.

Os esteróis fazem parte da fração insaponificável dos lipídeos do leite, composta principalmente por colesterol e estéreis do colesterol. O colesterol é o principal esterol do leite, constituindo mais de 95% dos esteróis presentes, e a sua quantidade total no leite pode ser considerada pequena quando comparada com a de outros alimentos, sendo menor que 0,3% dos lipídeos totais. A maioria do colesterol está na forma livre e menos de 10% são encontrados na forma de ésteres de colesterol. Diversos outros esteróis, incluindo hormônios, são encontrados em quantidades traços. A quantidade média de colesterol no leite é de cerca de 15,2 mg/mL de leite. As lipoproteínas são encontradas sobretudo como parte da membrana dos glóbulos de gordura. Também em quantidades traços são encontrados os hidrocarbonetos, com destaque para os carotenoides, que contribuem 10% a 50% para a atividade da vitamina A no leite e são responsáveis pela coloração amarelada do leite. A alimentação animal é a principal fonte de carotenoides, sendo que uma alimentação rica em forrageiras contém muito mais carotenoides do que rações comerciais. O carotenoide mais abundante é o betacaroteno, que, por meio de divisões e fixação da água, origina a vitamina A. No entanto, os carotenoides são substâncias insaturadas e, por isso, sujeitas à oxidação.

Ainda quanto à composição do leite, são encontradas diversas vitaminas em quantidades significativas para o fornecimento diário. A concentração dessas vitaminas sofre influência de raça, alimentação e estágio de lactação. A deterioração dos lipídeos do leite ocorre principalmente por lipólise e oxidação, com desenvolvimento de sabor de ranço, na maioria das vezes indesejável, com diminuição do valor de mercado. Alguns produtos lácteos como certos queijos e um tipo de manteiga regional do norte do Brasil (manteiga de garrafa) são caracterizados por sabor e aroma de ranço, sendo esse um aspecto de qualidade por representar a tradição do produto.

A rancidez hidrolítica é causada pela ação de enzimas lipolíticas, que agem hidrolisando os ésteres dos glicerídeos emulsificados em uma interfase de gordura e água. A lipase nativa do leite é originada do sangue, sendo produzidas pelas células do organismo do animal. Entretanto, diversos micro-organismos são capazes de produzir lipases, destacando-se os psicrotróficos que provocam problemas sensoriais em leites armazenados por longos períodos sob refrigeração.

O leite possui grande quantidade de enzimas lipolíticas que não acarretam problemas de qualidade em virtude da existência de fatores que inibem a ação dessas lipases, tais como distribuição do substrato; permeabilidade da emulsão; tipo de glicerídeo envolvido; estado físico do substrato (completamente sólido, completamente líquido ou líquido-sólido); intensidade de agitação do meio; pH, temperatura; presença de agentes inibidores ou ativadores; concentração da enzima e do substrato; e incidência de luz e duração do contato. As lipases produzidas por micro-organismos são enzimas exógenas extremamente termorresistentes, permanecendo inalteradas quando submetidas aos tratamentos térmicos usuais. Os problemas associados à rancidez começam a aparecer quando as contagens de micro-organismos se tornam maiores que 10^6 ou 10^7/mL, com grande produção de enzimas. O tratamento térmico é o modo mais utilizado para inibir as lipases do leite, atuando por meio de desnaturação proteica das enzimas. A intensidade e a duração do tratamento térmico são fatores fundamentais para determinar o nível de inativação enzimática. Além do tratamento térmico adequado, algumas substâncias químicas podem ser utilizadas para inibir a ação das lipases, devendo ser avaliados, além da ação da substância adicionada, fatores como pH, temperatura e tempo de contato. Determinados metais agem como inibidores, com destaque para chumbo, cobalto, níquel, ferro, cromo, magnésio e prata. Os sais, como o cloreto de sódio, também apresentam ação inibitória à lipólise.

A lipólise no leite recém-ordenhado ocorre de maneira lenta, porém alguns tipos de leite apresentam-se mais suscetíveis à rancidez do que outros, com maior velocidade de aparecimento de ranço. Avaliando animais de um mesmo rebanho, é normal observar um animal produzindo leite com maior suscetibilidade à rancidez espontânea, entretanto não ocorre modificação do leite de conjunto graças à mistura do leite de todos os animais da propriedade. O tipo de alimentação fornecido aos animais exerce significativa influência na suscetibilidade do leite à rancidez. Animais alimentados com maior quantidade de forragens apresentam menores problemas com a rancidez; já o fornecimento de grandes quantidades de ração seca aumenta a ocorrência desse processo, assim como o fornecimento de rações de baixa qualidade, com baixo fornecimento de energia e alta quantidade de carboidratos. Além disso, a ocorrência desse defeito é influenciada pelo perfil de ácidos graxos na ração fornecida aos animais. O período de lactação também influencia o aparecimento de rancificação espontânea, sendo que o leite de animais no fim do período de lactação apresenta grande incidência de rancidez. Algumas etapas do beneficiamento do leite, como a agitação do leite em linhas de leite, tubulações ou equipamentos aumenta muito a incidência de rancidez. No entanto, a manutenção do leite em temperaturas de refrigeração (4 °C) reduz a velocidade das reações lipolíticas, maior a temperaturas em torno de 37 °C, o que reduz a ocorrência desse defeito.

O principal efeito da lipólise diz respeito à alteração das características sensoriais do leite e dos derivados, com a formação de sabor e aroma de ranço. Outros efeitos tais como diminuição da tensão superficial, inibição da ação das enzimas na coagulação das proteínas e diminuição no crescimento de determinados micro-organismos também estão relacionados com a ação das enzimas lipolíticas.

Apesar da suscetibilidade do leite fluido ao aparecimento de rancidez, os efeitos das lipases são mais observados em produtos derivados com elevado teor de gordura, tais como leites desidratados, queijos, manteiga e creme de leite, principalmente em produtos com prazo de validade estendido. Em produtos como o leite em pó, a rancificação pode retardar o processo de solubilização do leite em contato com a água, reduzindo a qualidade, sobretudo nos casos de leite em pó integral, com teores de gordura iguais ou maiores que 26% (m/m), ou leite parcialmente desnatado, com teores de gordura entre 25,9% e 1,5%.

Além da lipólise espontânea, a oxidação dos lipídeos do leite está relacionada com alterações da qualidade de diversos produtos, destacando-se manteiga, creme de leite, leite em pó e leite condensado. Diversos fatores influenciam a taxa de oxidação, tais como a composição do produto, o estado físico (líquido, sólido, emulsão), a presença de antioxidantes naturais, o processamento e as condições de estocagem. A oxidação é caracterizada pela formação de radicais livres a partir dos ácidos graxos insaturados e dos ésteres. Esses radicais livres formados, a partir de reações em cadeia, induzem a formação de radicais de peróxido, que reagem com outros componentes insaturados, produzindo hidroperóxidos isoméricos, que continuam as reações de oxidação. Os hidroperóxidos formados são instáveis e rapidamente sofrem decomposição, formando aldeídos saturados e insaturados, cetonas, álcoois e hidrocarbonetos. Os aldeídos são componentes altamente envolvidos com a formação de aromas e sabores indesejáveis, mesmo em concentrações mínimas. O mesmo fenômeno ocorre em relação às cetonas e aos álcoois. As descrições sensoriais mais atribuídas a aromas e sabores formados em decorrência da oxidação envolvem termos como: papel, papelão, metálico, oleoso e sabor de peixe.

Vitaminas

As vitaminas são substâncias orgânicas essenciais para o metabolismo humano, estando associadas ao crescimento, à manutenção e ao funcionamento do organismo. Geralmente são encontradas nos alimentos em baixas concentrações e são profundamente afetadas pelos tratamentos térmicos. O leite possui diversas vitaminas, porém em quantidades bem reduzidas.

As vitaminas do leite têm origem da absorção de vitaminas oriundas da alimentação animal ou do metabolismo ruminal, sendo produzidas por diversos micro-organismos presentes no rúmen. Por circulação sanguínea, as vitaminas chegam até as células secretoras da glândula mamária, onde são passadas por transporte passivo ou ativo até o lúmen dos alvéolos.

O leite é considerado uma fonte de vitaminas lipossolúveis (A, D, E e K) e hidrossolúveis (vitaminas do complexo B), no entanto, graças às modificações durante o processamento e à baixa quantidade original, para uma dieta balanceada, há a necessidade de ingestão diária de outras fontes de vitaminas, como os vegetais, em especial furtas e hortaliças.

Entre as vitaminas lipossolúveis, destacam-se:
- *Vitamina A ou retinol:* na quantidade de 1.500 Unidades Internacionais (UI) por litro (0,3 µg), é importante para o crescimento e na prevenção de problemas de visão. É bastante resistente ao calor, porém é sensível à oxidação.
- *Vitamina D ou calciferol:* na quantidade de 20 UI/L (0,025 µg), é importante no combate ao raquitismo.
- *Vitamina E ou tocoferol:* encontrada na quantidade de 1 a 2 mg/L, apresenta função antioxidante.
- *Vitamina K:* na quantidade de 0,02 a 0,2 mg/L, está associada à prevenção de hemorragia.

Já entre as vitaminas hidrossolúveis, destacam-se:
- *Vitamina B_1 ou tiamina:* encontrada na quantidade de 300 a 1.000 µg/L, tem papel como coenzima no metabolismo de açúcares pelo organismo.
- *Vitamina B_2 ou riboflavina:* na quantidade de 800 a 3.000 µg/L, tem relação com o processo de respiração celular e a hematopoese. A riboflavina é muito sensível à luz, sendo resistente ao calor.
- *Vitamina B_3, PP ou niacina:* na quantidade de 1 a 2 mg/L, atua como coenzima no processo de oxidação celular. Apresenta alta estabilidade a luz e aquecimento.
- *Vitamina B_5 ou ácido pantotênico:* encontrado na quantidade de 2 a 5 mg/L, é constituinte da coenzima A, que atua na síntese de diversos aminoácidos. Do mesmo modo, é importante na síntese de ácidos graxos e no metabolismo de glicose; apresenta alta estabilidade.
- *Vitamina B_6 ou piridoxina:* na quantidade de 0,3 a 1,5 mg/L, faz parte do metabolismo das proteínas e dos lipídeos, influenciando a hematopoese.
- *Vitamina B_{12} ou cobalina:* encontrada na quantidade de 1 a 8 µg/L, está relacionada com a síntese de proteínas. Sensível ao calor, principalmente na presença de oxigênio.

- *Vitamina B₉ ou ácido fólico:* na quantidade de 0,25 a 6 µg/L, intervém na formação dos ácidos nucleicos e na hematopoese.
- *Vitamina B₇ ou biotina:* na quantidade de 0,25 a 6 µg/L, apresenta estabilidade térmica e está relacionada com o metabolismo de carboidratos e proteínas.
- *Vitamina C ou ácido ascórbico:* na quantidade de 10 a 20 mg/L, tem relação com as reações de oxidação. O leite é muito pobre em vitamina C e grande parte é destruída durante os tratamentos térmicos.

O teor de vitaminas do leite termicamente processado é muito influenciado pelo tipo de tratamento térmico, uma vez que esses compostos são sensíveis a temperaturas mais elevadas. As perdas variam de 0% a 20%, dependendo do tratamento térmico aplicado.

Minerais

No leite, os minerais se encontram distribuídos em equilíbrio entre as fases aquosa (dissolvidos) e coloidal (ligados às proteínas) (Tabela 3.10).

Os sais minerais são fundamentais para o metabolismo humano, atuando na formação do esqueleto e no equilíbrio de funções orgânicas, e o leite é considerado uma importante fonte de minerais, sobretudo em relação ao cálcio e ao fósforo. O cálcio fornecido pelo leite é importante para crianças em fase de crescimento, na prevenção e no tratamento de osteoporose de idosos e mulheres na fase da menopausa e no crescimento adequado e manutenção dos dentes e dos tecidos ósseos. O conteúdo de minerais no leite varia principalmente de acordo com a raça, o estágio de lactação, a alimentação e a presença de mastite.

Os minerais do leite relacionam-se com componentes orgânicos e inorgânicos, sendo os principais minerais do leite encontrados na forma inorgânica, ionizados ou em forma de sais completos. Na forma inorgânica são encontrados usualmente ligados a proteínas por ligações covalentes.

Os principais cátions são sódio, potássio, cálcio e magnésio; os constituintes aniônicos são fosfatos, citratos, cloretos, carbonatos e sulfatos. Diversos minerais são encontrados na fase aquosa do leite, dissolvidos e em dispersão; entretanto, cálcio, magnésio, citrato e

Tabela 3.10 Distribuição dos minerais nas fases solúvel e coloidal

Elemento	Fase solúvel (%)	Fase coloidal (%)
Cálcio total	33	67
Cálcio ionizável	100	0
Cloreto	100	0
Citrato	94	6
Magnésio	64	36
Fósforo total	45	55
Fósforo inorgânico	54	46
Potássio	94	6
Sódio	94	6
Sulfato	100	0

Fonte: adaptada de Varnam e Sutherland, 1994; Chandan, Patel, Almeida e Oliver, 2008.

fosfato também são encontrados na fase coloidal, ligados à micela de caseína, apresentando atividade na estruturação e na estabilidade da micela.

Além desses minerais, são encontrados também os elementos traços, com muitos tipos diferentes, porém encontrados em menores concentrações. Mesmo em pequenas concentrações apresentam grande importância, com papeis específicos no metabolismo humano. A quantidade desses elementos é muito variável, dependendo de fatores como raça e espécie, dieta, ocorrência de contaminações de utensílios e equipamentos. Destacam-se entre os elementos traços: alumínio, bromo, flúor, colbato, cobre, ferro, manganês, mercúrio, molibdênio, selênio, zinco, iodo, estrôncio, magnésio, entre outros. Além das funções para a nutrição humana, os elementos traços apresentam ações relacionadas com a atividade enzimática e o metabolismo de micro-organismos.

A estabilidade do leite é diretamente influenciada para distribuição de cálcio, citrato, magnésio e fosfato entre as fases solúvel e coloidal e pela interação desses minerais com as proteínas. Aproximadamente 66% do cálcio e 55% do fósforo são encontrados na fase coloidal. O fosfato de cálcio coloidal está relacionado com a manutenção da integridade da micela de caseína. Cerca da metade do fosfato inorgânico existe como fosfato de cálcio coloidal, e apenas uma pequena quantidade de cálcio, aproximadamente 6,6%, é encontrado como cálcio solúvel.

Em um total de 1 g/L, o fósforo do leite está distribuído nas formas orgânica (36%) e inorgânica (64%). Cerca de 10% do fosfato orgânico encontram-se em estado solúvel (fosfolipídeos e ésteres fosfóricos) e 25% em estado coloidal (ligado à caseína). Na forma inorgânica, 34% se encontram em estado solúvel (fosfatos) e 30% na fase coloidal (fosfato tricálcio). Quanto ao cálcio, com um total de 1,3 g/L, 20% são encontrados na forma orgânica coloidal e 33% na forma inorgânica, distribuídos em dissolução (cálcio iônico, sais de cálcio) e na fase coloidal (fosfato tricálcio associado ao caseinato de cálcio). As formas solúveis e coloidais estão em equilíbrio frágil, podendo ocorrer alterações devido a tratamentos industriais.

Os íons de cálcio podem ligar-se a frações de caseínas e sofrer uma forte complexação com citratos. Da mesma maneira, os citratos são encontrados ligados ao cálcio na fase solúvel. O citrato também se liga ao magnésio. Assim, o citrato age como um estabilizante do sistema proteico, evitando precipitação quando o leite é submetido a temperaturas mais elevadas. A concentração de citrato no leite varia de acordo com a estação do ano e a alimentação do animal, e, por reflexo, a concentração de citrato influencia o conteúdo de cálcio solúvel.

Componentes diversos

O leite possui ainda diversos constituintes em baixas concentrações (geralmente inferiores a 100 mg/L). São frações lipídicas, enzimas, vitaminas, carboidratos menores, gases, álcoois, carbonilas, ácidos carboxílicos, nitrogênio não proteicos, nucleotídeos, ácidos nucleicos, hormônios e diversos outros. Muitos são naturalmente secretados pelo animal; outros são substâncias que contaminam o leite em algum momento pelo metabolismo de micro-organismos e por substâncias diversas.

BIBLIOGRAFIA

Bassette R, Acosta JS. Composition of milk products. In: Wong NP. Fundamentals of dairy chemistry. 3 ed. New York: Van Nostrand Reinhold Company. 1999; 39-80.

Cayot P, Lorient D. Structure-function relationships of whey proteins. In: Damodaran S, Paraf A. Food proteins and their application. New York: Marcel Dekker. 1997; 199-223.

Chandan RC, Patel DA, Almeida RA, Oliver SP. Mammary gland and milk biosynthesis: nature's virtual bioprocessing factory. In: Chandan RC, Kilara A, Shah NP. Dairy processing and quality assurance. Iowa: Wiley-Blackwell. 2008; 59-78.

Cortez MAS, Cortez NMS. Qualidade do leite: boas práticas agropecuárias e ordenha higiênica. Rio de Janeiro: EDUFF; 2008.

Cortez MAS, Ristow AM, Sousa MRP, Nogueira EB. Cartilha de ordenha higiênica. EDUFF: Rio de Janeiro; 2012.

Dalgleish DG. Structure-function relationships of casein. In: Damodaran S, Paraf A. Food proteins and their application. New York: Marcel Dekker. 1997; 199-223.

Farrell HM. Physical equilibria: proteins. In: Wong NP. Fundamentals of dairy chemistry. 3 ed. New York: Van Nostrand Reinhold Company. 1999; 583-608.

Fox PF, McSweeney PLH. Dairy chemistry and biochemistry. London: Chapman & Hall. 1998; 478p.

Fox PF. The major constituents of milk. In: Smit G. Dairy processing: improving quality. Cambridge: Woodhead Publishing Limited. 2003; 6-40.

Furtado MM. Principais problemas em queijos: causas e prevenção. São Paulo: Editora Metha; 2005.

Giese J. Proteins as ingredients: types, functions, applications. Food Technology. 1994; 48(10):50-60.

Holsinger VH. Lactose. In: Wong NP. Fundamentals of dairy chemistry. 3 ed. New York: Van Nostrand Reinhold Company. 1999; 279-342.

Jacobson NL, McGilliard AD. Glândula mamária e lactação. In: Swenson MJ, Reece WO. Dukes. Fisiologia dos animais domésticos. 11 ed. Rio de Janeiro: Guanabara Koogan. 1996; 745-59.

Jenness R. Composition of milk. In: Wong NP. Fundamentals of dairy chemistry. 3 ed. New York: Van Nostrand Reinhold Company. 1988; 1-38.

Jensen RG, Clark RM. Lipids composition and properties. In: Wong NP. Fundamentals of dairy chemistry. 3 ed. New York: Van Nostrand Reinhold Company. 1999; 171-214.

Keenan TW, Mather IH. Physical equilibria: lipid phase. In: Wong NP. Fundamentals of dairy chemistry. 3 ed. New York: Van Nostrand Reinhold Company. 1999; 511-82.

Muir DD. Milk chemistry and nutritive value. In: Early R. The technology of dairy products. 2 ed. London: Blackie Academic & Professional. 1998; 353-67.

Potter N, Hotchkiss JH. Food science. 5 ed. New York: Chapman and Hall. 1998; 608p.

Sá FV. O leite e os seus produtos. 5 ed. Lisboa: Clássica Editora; 1990.

Southward RC. Utilization of milk components: casein. In: Robinson RK (Ed.). Modern dairy technology – advances in milk processing. Vol. 1. London: Elsevier Applied Science Publishers. 1986; 317-68.

Tamine AY, Robinson RK. Yoghurt: science and technology. 3 ed. New York: CRC Press; 2007.

Varnam AH, Sutherland JP. Milk and milk products: technology, chemistry, and microbiology. London: Chapman and Hall; 1994.

Veisseyre R. Lactologia técnica – composición, recogida, tratamiento y transformation de la leche. Zaragoza: Acribia; 1988.

Walstra P, Jennesss R. Química y física lactológica. Zaragoza: Acribia; 1987.

Walstra P. On the stability of casein micelles. J Dairy Sci. 1990; 73:1965-79.

Weihrauch JL. Lipids in milk: deterioration. In: Wong NP. Fundamentals of dairy chemistry. 3 ed. New York: Van Nostrand Reinhold Company. 1999; 215-278.

Weimer PJ. Microbiology of the dairy animal. In: Marth EH, Steele JL. Applied dairy microbiology. 2 ed. New York: Marcel Dekker. 2001; 1-59.

Whitney RM. Proteins in milk. In: Wong NP. Fundamentals of dairy chemistry. 3 ed. New York: Van Nostrand Reinhold Company. 1999; 81-170.

CAPÍTULO 4

Microbiologia do Leite

Luís Augusto Nero
Adriano Gomes da Cruz

Resumo

A contaminação do leite e seus derivados por micro-organismos pode ocorrer nas diversas etapas de produção, beneficiamento, produção de derivados, estocagem, e até mesmo no momento do consumo. Uma vez presentes no leite e em seus derivados, os micro-organismos encontram um ambiente rico em diversos nutrientes e substratos que permite a sua multiplicação e, consequentemente, a deterioração do leite. Além desses micro-organismos com potencial deteriorante, vários patógenos podem contaminar o leite e representar riscos aos consumidores. Por outro lado, vários micro-organismos podem ser utilizados pela indústria de laticínios, garantindo a produção de vários tipos de derivados fermentados do leite, como queijos, iogurtes e leites fermentados. Esses micro-organismos com potencial transformador foram inicialmente isolados de leite e são utilizados atualmente de maneira controlada para a produção adequada de seus derivados. Além desse potencial, a microbiota autóctone do leite também deve ser estudada visando ao isolamento de novas culturas com essas características, além de exploração de seu potencial bioconservador. Vários micro-organismos naturalmente presentes no leite são capazes de produzir diferentes substâncias com atividade antimicrobiana, sendo importantes ferramentas no controle de patógenos e micro-organismos deteriorantes pela indústria de alimentos. Assim, a microbiota de leite merece especial atenção para estudos científicos, e suas principais características e componentes serão apresentados neste capítulo.

Microbiota do leite cru

Micro-organismos indicadores de higiene e deteriorantes

A microbiota inicialmente presente no leite cru, logo após a sua obtenção, é diretamente influenciada pela contaminação que ocorre durante a ordenha e a manipulação nas propriedades rurais. As condições sanitárias do úbere dos animais produtores também exercem fundamental interferência nessa qualidade microbiológica, assim como as condições sanitárias de equipamentos e utensílios utilizados e as metodologias de estocagem do leite. Nessa etapa, o melhor indicativo da qualidade microbiológica do leite é a contagem de micro-organismos aeróbios mesófilos, que irão representar a maior parte dos micro-organismos constituintes de sua microbiota. Além da enumeração dos aeróbios mesófilos, outros grupos de indicadores de higiene podem ser pesquisados, visando à identificação de problemas específicos ou condições inadequadas na obtenção do leite, como deficiências sanitárias (pela pesquisa de coliformes), refrigeração deficiente (psicrotróficos), ou manipulação (estafilococos).

As contagens de aeróbios mesófilos em leite podem ser bastante variáveis. Contaminações superiores a 10^5 UFC/mL são indicativas de condições inadequadas de produção, enquanto contagens inferiores a 20.000 UFC/mL podem ser consideradas reflexo de boas práticas sanitárias. Em vários países, esses valores são utilizados como critério para verificar a qualidade do leite cru e são considerados por laticínios para estabelecer políticas de pagamento por qualidade aos produtores rurais. Essa tendência tem sido observada inclusive no Brasil, pela publicação da Instrução Normativa nº 51 do Ministério da Agricultura, Pecuária e Abastecimento em 2002, na qual foi estabelecido um plano de melhoria da qualidade do leite e previsão de adequação de sua qualidade microbiológica ao limite de 10^5 UFC/mL em todo o território nacional até o fim de 2012. Entretanto, o limite referencial e o prazo para adequação foram atualizados posteriormente pela Instrução Normativa nº 62, publicada pelo mesmo órgão em 2011: até 2015, o leite cru refrigerado produzido em todo o território nacional deve apresentar como contagem máxima de aeróbios mesófilos o valor de 3×10^5 UFC/mL. Adicionalmente, pelo menos uma vez por mês, essa análise deve ser realizada em uma Unidade Operacional da Rede Brasileira de Laboratórios para Controle da Qualidade do Leite, independentemente das análises realizadas na frequência estipulada pelo Programa de Controle de Qualidade interno do laticínio, e a média geométrica sobre um período de 3 meses deve ser calculada e considerada na avaliação.

Considerando-se o grupo dos aeróbios mesófilos, distintos gêneros podem ser identificados como componentes da microbiota autóctone do leite: *Micrococcus*, *Staphylococcus*, *Enterococcus*, *Micobacterium*, *Corynebacterium*, *Bacillus*, *Lactococcus*, *Lactobacillus*, *Pseudomonas*, *Enterobacter*, *Escherichia*, *Serratia*, *Acinetobacter*, *Flavobacterium*, *Klebsiella*, *Aerobacter*, além de leveduras e bolores. Em leite obtido sob condições adequadas de higiene, com contagens inferiores a 5.000 UFC/mL, é esperada a participação mais significativa de micrococos e estreptococos, micro-organismos mais associados ao úbere sadio e à sua superfície. À medida que a contaminação por aeróbios mesófilos aumenta, as proporções entre as populações de diferentes gêneros da microbiota do leite cru são alteradas como reflexo dos problemas de produção. Condições sanitárias inadequadas usualmente geram aumento nas populações de micro-organismos Gram-negativos, especificamente os coliformes. Variações nas proporções dos constituintes da microbiota do leite podem ser decorrentes de outras situações, como variações ambientais, condições de conservação e transporte, além de utilização de diferentes agentes sanitizantes na higienização de utensílios e equipamentos de ordenha.

A metodologia considerada mais adequada para conservação do leite cru é a refrigeração. Quando aplicada de modo ideal pelo resfriamento do leite imediatamente após a ordenha até 4º C, a multiplicação da microbiota contaminante é inibida e, consequentemente, o produto é mantido estável e sem deterioração. Entretanto, quando essa temperatura não é alcançada rapidamente, ou não é mantida constante até a coleta e o beneficiamento, alguns micro-organismos conseguem desenvolver-se e promover alterações significativas nos componentes do leite. Esse grupo é o dos psicrotróficos, capazes de se desenvolver bem em temperaturas entre 7º e 10º C quando utilizam componentes do leite como fontes nutritivas. Os principais psicrotróficos presentes no leite cru são pertencentes ao grupo do Gram-negativos, representados principalmente pelo gênero *Pseudomonas*.

Nessas condições, vários membros desse grupo são capazes de produzir enzimas lipolíticas e proteolíticas, que irão degradar lipídeos e proteínas do leite, respectivamente. Essa degradação compromete a integridade desses componentes e gera resultados desastrosos na indústria, uma vez que determina problemas em diversos derivados mesmo após tratamentos térmicos (Tabela 4.1) por causa de características como a termoestabilidade.

As principais fontes de contaminação por psicrotróficos no leite cru são equipamentos e utensílios de ordenha mal-higienizados. Além disso, sua participação na microbiota autóctone do leite pode ser significativamente alta, dependendo das condições higiênicas de produção. Uma maior proporção desse grupo é observada em leite com altas contagens de aeróbios mesófilos. A importância dos psicrotróficos como constituintes da microbiota do leite e potenciais agentes deteriorantes deve ser cuidadosamente estudada em países que adotam diferentes metodologias de conservação desse produto nas propriedades rurais. Quando equipamentos alternativos ou variações muito amplas de temperaturas são permitidos, não há garantia de que a inibição adequada da multiplicação dos micro-organismos, inclusive os psicrotróficos, ocorrerá. Aliado às formas de conservação do leite cru, a contaminação inicial desse produto é diretamente associada ao comportamento dos diferentes grupos constituintes de sua microbiota durante o período de estocagem. Mesmo em amostras de leite cru com contaminação de aeróbios mesófilos inicialmente baixa, inferior a 10^5 UFC/mL, a temperatura de 7° C permite o desenvolvimento significativo de psicrotróficos já em 24 horas. Em amostras de leite cru com contagens iniciais de aeróbios mesófilos superior a 10^5 UFC/mL, mesmo a 4° C pode ser observado desenvolvimento significativo de psicrotróficos após 24 horas de estocagem. Esses dados mostram a importância da qualidade microbiológica inicial do leite cru e a sua interferência na dinâmica de populações dos diferentes grupos que compõem a microbiota desse produto durante a sua estocagem em diferentes condições.

O grupo dos coliformes também merece atenção especial quando se verificam a qualidade do leite cru e suas condições de produção. Os micro-organismos que compõem esse grupo podem fornecer importantes informações sobre condições específicas de produção,

Tabela 4.1 Efeitos na qualidade de derivados de leite por desenvolvimento de micro-organismos psicrotróficos no leite cru antes do tratamento térmico

Produto lácteo	Psicrotróficos no leite cru*	Efeitos na qualidade
Leite UHT	5,9	Gelatinização em até 20 semanas
	6,9-7,2	Gelatinização entre 2 e 10 semanas, sabor amargo
Leite em pó	6,3-7,0	Redução da estabilidade térmica
Leite pasteurizado	5,5	Sabor alterado
	7,0-8,0	Redução do tempo de validade (shelf-life), sedimentação no pasteurizador
Queijos duros	6,5-7,5	Rancidez
	7,5-8,3	Alterações de sabor, rancidez, menor maturação
Queijo cottage	5,0-7,8	Sabor amargo
Manteiga	ND	Rancidez
Iogurte	7,6-7,8	Sabor amargo

ND: não determinado.
Fonte: adaptada de Sørhaug & Stepaniak, 1997.

como possível contaminação por fezes e consequente indicação da presença de patógenos de origem entérica, além da deterioração que podem determinar no leite. Apesar da presença de coliformes no leite não indicar necessariamente contaminação fecal, esses micro-organismos são importantes indicativos das condições higiênicas das instalações e dos equipamentos utilizados na ordenha. Os coliformes conseguem multiplicar-se rapidamente em ambientes úmidos com resíduos de leite em utensílios, formando biofilmes, e representando fontes estáveis de contaminação no ambiente de ordenha. Contagens de coliformes superiores a 100 UFC/mL em leite cru são consideradas evidências de práticas de produção inadequadas, determinando a contaminação ambiental do leite. Adicionalmente, contagens de coliformes elevadas identificadas esporadicamente podem ser associadas a casos específicos de mastite em alguns animais do rebanho. Algumas espécies de coliformes usualmente associadas a leite cru são psicrotróficos e podem determinar os processos de deterioração em leite cru já especificados para esse grupo. Apesar de serem naturalmente encontrados em diversos ambientes de ordenha, os coliformes são utilizados como indicativos da qualidade da água utilizada para higienização de equipamentos e utensílios de ordenha.

Micro-organismos patogênicos

Além dos indicadores de higiene, o ambiente de ordenha abriga uma série de micro-organismos que podem contaminar o leite e determinar no consumidor diversas enfermidades. Esses agentes são bastante associados a casos e surtos de toxinfecção alimentar, enfermidades frequentemente relacionadas com o consumo de alimentos sem processamento industrial, como leite cru e seus derivados. Em vários países, é relatada a presença de patógenos nesses produtos e, em alguns casos, há relações bem descritas e evidentes de consumo desses alimentos causando essas enfermidades. No Brasil, em razão da carência de dados epidemiológicos sobre essas enfermidades, não é possível relacionar diretamente o consumo desses produtos com essas ocorrências. Apesar de ser de comunicação obrigatória, as toxinfecções alimentares são raramente investigadas no País, o que dificulta a realização de uma correlação adequada e que revele a real situação desse problema. Entretanto, algumas pesquisas revelam a presença de alguns desses patógenos em leite cru, o que indica participação desse produto como veiculador dos agentes dessas enfermidades.

O principal patógeno que o leite cru pode veicular é *Staphylococcus aureus*. Esse micro-organismo está naturalmente presente na pele dos animais e é o principal agente causador de mastites em rebanhos leiteiros. Quando presente no leite, representa um problema, pois em situações específicas determinadas cepas podem produzir enterotoxinas que, quando ingeridas, determinam no consumidor quadro de intoxicação. Essas enterotoxinas são termoestáveis, o que demanda controle da contaminação e multiplicação do micro-organismo já no leite cru, desde as etapas iniciais de obtenção.

Listeria monocytogenes é outro patógeno frequentemente associado a leite e derivados, especialmente aqueles prontos para o consumo (*ready-to-eat*) como queijos. Considerando-se a quantidade presente e a suscetibilidade do consumidor, esse patógeno pode causar septicemia e problemas mais graves como encefalite, meningite, aborto em gestantes. Também é considerado um micro-organismo oportunista, pois aproveita o baixo *status* imunológico de pacientes com enfermidades imunodepressoras (como AIDS) e idosos, levando à morte na maioria dos casos. Em leite, *L. monocytogenes* possui especial interesse pela sua habilidade de se multiplicar a baixas temperaturas, como as utilizadas para estocagem desse produto, e formar biofilmes em condições similares às descritas para coliformes.

Como mencionado anteriormente, *Bacillus* spp. são comuns em leite cru como constituintes de sua microbiota autóctone, e também podem ser classificados como psicrotróficos. Especificamente desse gênero, *Bacillus cereus* pode estar presente no leite cru e produzir toxinas em temperaturas de refrigeração, mesmo que isso seja possível somente em concentrações extremamente elevadas (superiores a 400.000 UFC/mL), situação em que já teria ocorrido a deterioração do produto.

Outros patógenos usualmente relacionados com leite e derivados são *Salmonella* spp., cepas patogênicas de *Escherichia coli*, *Yersinia enterocolitica*, *Campylobacter* spp. e *Vibrio cholerae* (por contaminação de água e subsequente contaminação do leite), os quais já foram isolados desses produtos e mesmo identificados como causadores de surtos e casos de toxinfecções alimentares por consumo desses produtos contaminados. Além desses patógenos, o leite também pode servir de veículo de toxinas fúngicas ingeridas pelos animais de produção. Alimentos fornecidos aos animais contaminados com aflatoxina B1, derivados da multiplicação de *Aspergillus flavus*, determinam a presença da aflatoxina M1 no leite produzido. Essas aflatoxinas não são afetadas pela pasteurização e podem permanecer viáveis nos produtos beneficiados.

Como já foi apresentado, o ambiente de ordenha tem papel fundamental na determinação da microbiota do leite cru. Entretanto, a contaminação proveniente dos animais produtores também apresenta papel significativo na determinação da microbiota desse produto. Nesse contexto, atenção especial deve ser dada aos micro-organismos que estejam causando alguma enfermidade no animal e que podem ser eliminados pelo leite. Esses agentes patogênicos podem simplesmente se tornar membros da microbiota do leite, gerando as consequências já descritas previamente de acordo com suas características metabólicas e exigências para multiplicação, ou representar riscos à saúde dos consumidores. Nesse último caso, esses micro-organismos são classificados como agentes zoonóticos.

Entre os vírus que podem ser veiculados pelo leite, a transmissão do vírus da febre aftosa é possível mediante consumo desse produto e manipulação do leite contaminado. Essa enfermidade nos animais pode atingir o úbere e, assim, contaminar o leite. É um vírus bastante sensível à acidez e causa no homem sintomas semelhantes aos dos animais (formação de aftas na cavidade oral). O vírus da raiva é outro que pode ser transmitido pelo leite. Embora esse vírus não faça viremia, pode atingir o úbere através de terminações nervosas e contaminar o leite.

Algumas ricketsioses também podem ser associadas ao consumo de leite contaminado. Agente causador da febre Q, *Coxiella burnetii*, pode ser eliminada pelo leite de animais infectados. É um agente com grande resistência ao calor, e por essa razão a combinação temperatura-tempo da pasteurização foi determinada para sua eliminação. Não ocorre no Brasil.

Os agentes zoonóticos que podem ser considerados mais importantes associados ao leite são os causadores de brucelose e a tuberculose. A brucelose é causada pela *Brucella abortus*, caracterizada por sua natureza crônica, sendo comum ao homem e a animais. Sua transmissão mais comum ao homem (exceto o veterinário) é o leite cru, inclusive seus derivados, como o queijo. É um micro-organismo bastante sensível à acidez, porém se associa com facilidade à gordura. No leite, o controle é feito pelo *ring test*, uma prova de triagem extremamente sensível, ou seja, qualquer contato que o animal tenha tido com o micro-organismo vai gerar uma reação positiva nesse teste. É um teste feito com toda a produção de uma propriedade (por isso de triagem), e, caso apresente resultado positivo, todos os animais devem ser testados individualmente por provas sorológicas.

A tuberculose é causada pelo *Mycobacterium bovis*, que pode ser eliminado pelo leite por contaminação do animal, inclusive no úbere. O consumo de leite cru ainda é considerado uma das principais formas de transmissão do patógeno, situação que foi significantemente reduzida com o advento da pasteurização. Outra micobactéria que pode ser eliminada pelo leite é o *Mycobacterium avium* subsp. *paratuberculosis* (MAP), micro-organismo causador da *Johne's disease* em bovinos. MAP vem sendo frequentemente associado como possível agente causador de uma doença similar em humanos, a doença de Crohn, e devido a sua resistência ao processo de pasteurização, tem despertado interesse e preocupação de órgãos oficiais de saúde em diversos países. Entretanto, seu impacto real em saúde pública ainda é incerto, ao menos até que a relação entre as duas enfermidades e o agente causador seja totalmente esclarecida.

Micro-organismos de importância tecnológica

Muitos micro-organismos presentes no leite cru podem contribuir de maneira eficiente para a produção de ácidos, o que os capacita para atuarem como culturas iniciadoras ou adjuntas em processos fermentativos, uma vez que podem produzir compostos que podem conferir aspectos positivos em produtos lácteos fermentados. Nesse contexto, é bem estabelecido o isolamento e a produção em âmbito industrial de determinadas linhagens microbianas isoladas do leite, que são particularmente importantes porque o uso de leite pasteurizado elimina populações microbianas comensais, deixando o ambiente propício e adequado para o desenvolvimento dessas linhagens. Dentre esses grupos microbianos, destacam-se bactérias do gênero *Lactococcus, Lactobacillus, Streptococcus, Propionibacterium* e *Leuconostoc*.

Dentre as espécies de *Lactococcus*, *L. lactis* ssp. *lactis* e *L. lactis* ssp. *cremoris* podem predominar em leite cru, queijos e outros produtos lácteos que utilizam como matéria-prima o leite não pasteurizado. *L. lactis*, *L. lactis ssp. lactis* e *L. lactis ssp. cremoris* em particular são amplamente conhecidos por seu uso como culturas iniciadoras na indústria de queijos. A principal função desses micro-organismos é proporcionar a acidificação, produzindo ácido lático, embora seja também evidenciada contribuição para proteólise e conversão de aminoácidos em compostos aromáticos (álcoois, cetonas e aldeídos), utilizando de citrato e metabolismo de gorduras.

O gênero *Lactobacillus* é diverso, constituído por mais de 140 espécies e mais de 20 subespécies. Esses micro-organismos possuem como hábitat natural plantas, animais, silagem e leite cru. Sua contribuição para o valor nutricional e para a qualidade de produtos lácteos está relacionada com a sua capacidade proteolítica e a capacidade para produzir compostos de aroma e exopolissacarídeos. *L. helveticus*, *L. delbrueckii* ssp. *bulgaricus* e *L. delbrueckii ssp. lactis* são as espécies com maior importância para a indústria láctea. Não menos importante é a existência de outras espécies do gênero *Lactobacillus*, que apresentam aumento populacional durante a fabricação de produtos lácteos. Essa população microbiana é comumente denominada NSLAB (*non starter lactic acid bacteria*) e apresenta habilidade de adaptação a ambientes que se instalam durante a maturação de queijos, que se caracterizam por limitada presença de nutrientes, pH reduzido e umidade baixa. Entretanto, mesmo com todas essas condições adversas, NSLAB são capazes de atuar como agentes proteolíticos e lipolíticos, cujo resultado final é a geração de substâncias importantes para um desenvolvimento adequado de aroma, sabor e textura. Entre as diversas linhagens microbianas que integram o grupo de NSLAB, as seguintes espécies de *Lactobacillus* merecem destaque: *L. casei*, *L. paracasei*, *L. plantarum paraplantarum*, *L. rhamnosus*, *L. brevis*, *L. sake*, *L. pentosus*, entre outros.

O gênero *Streptococcus* abrange mais de 90 espécies e mais de 10 subespécies. *S. thermophilus* é frequentemente isolado de ambientes lácteos, incluindo leite cru e coágulo resultante no processamento de queijos e culturas lácteas artesanais. Esse micro-organismo é usado de maneira irrestrita em laticínios, sendo a segunda mais importante linhagem em termos industriais. As principais características de seu metabolismo, particularmente interessantes para a indústria de lácteos, são a rápida habilidade de converter lactose em ácido lático e a produção de metabólitos relevantes, entre eles ácido fórmico, acetoína, diacetil e acetaldeído. Além disso, *S. thermophilus* produz exopolisssacarídeos que contribuem para um impacto positivo da textura e reológicas propriedades de queijos e iogurtes; no primeiro ele pode ser utilizado isoladamente ou em combinação com outras linhagens de *Lactobacillus* e culturas lácteas mesófilos; já no segundo, é sempre usado em conjunto com *L. bulgaricus*.

O gênero *Propionibacterium* compreende dois distintos grupos de diferentes locais, ou seja, linhagens que estão normalmente presentes na pele humana – denominadas grupo acne (*acnes group*) – e linhagens isoladas de leite cru e produtos lácteos – referidas como " lácteas ou clássicas *Propionibacteria*". Quatro espécies compreendem o grupo da *Propionibacterium*: *P. freudenreichii*, *P. acidipropionici*, *P. jensenii* e *P. thoenii*. *P. freudenreichii* atua como cultura iniciadora em queijos suíços, contribuindo para a "formação de olhos" e produção de compostos de aroma nesses queijos. Sua principal característica metabólica é a fermentação do lactato em ácido propiônico, ácido acético e gás carbônico, enquanto a atividade lipolítica, que envolve a decomposição de ácidos graxos e a atividade proteolítica, com geração de aminoácidos de cadeia ramificada, mediante catabolismo de aminoácidos, merece consideração.

Fontes de contaminação do leite

Os diferentes grupos e micro-organismos constituintes da microbiota autóctone do leite são inicialmente derivados das condições de produção e *status* sanitário dos animais de produção. Além disso, as condições de obtenção e conservação desse produto são fundamentais para a estabilização ou o desenvolvimento dessa microbiota, determinando características fundamentais para a qualidade e a segurança microbiológica dos produtos beneficiados. Além dessas condições, outros fatores inerentes à produção são também importantes na determinação da microbiota do leite.

Em virtude de condições específicas de ordenha, os micro-organismos naturalmente presentes no úbere e na pele dos tetos dos animais podem contribuir de maneira significativa na microbiota do leite recém-ordenhado. Esses locais usualmente agregam poeira, terra, fezes e resíduos, que podem ser utilizados como substratos para multiplicação e manutenção de micro-organismos. A forma de higienização do úbere antes da ordenha também apresenta papel fundamental no nível de contaminação do leite: quando ocorre a lavagem de todo o úbere, isso aumenta a possibilidade de transporte por água de micro-organismos provenientes das porções superiores até os tetos, aumentando os níveis de contaminação. Por essa razão, o ideal para higienização adequada do úbere antes da ordenha é que a limpeza se limite aos tetos, com água limpa sob baixa pressão para reduzir a formação de aerossóis e, consequentemente, minimizar a contaminação microbiana. Essas recomendações também são válidas para o controle de transmissão de agentes causadores de mastites.

Associado à contaminação da superfície do úbere e dos tetos, a contaminação proveniente dos ordenhadores também é importante. Quando o leite é obtido por ordenha manual, o ordenhador pode contribuir no aumento do nível de contaminação do leite por ação mecânica, ao deslocar partículas de sujeira aderidas no teto ao leite recém-ordenhado, ou mesmo por contato direto de suas mãos com o produto.

A água utilizada para a higienização de utensílios e equipamentos de ordenha também é fator fundamental na contaminação microbiana. Essa água deve ser potável, livre de patógenos e contaminação fecal e constantemente monitorada quanto à sua qualidade microbiológica. É comum a contaminação de fontes de água por coliformes de origem fecal, além de diversos outros micro-organismos de origem diversa (solo, vegetais, animais silvestres etc.).

Equipamentos e utensílios de ordenha como fontes de contaminação

Quando higienizados de maneira inadequada, equipamentos e utensílios de ordenha, como latões, mangueiras de ordenhadeiras mecânicas e tanques de refrigeração, podem ser considerados as principais fontes de contaminação do leite após a sua saída do úbere. Assim, a ausência de reparos e manutenção preventiva desses equipamentos também pode representar o estabelecimento de fontes de contaminação microbiológica.

As vacas leiteiras usualmente são ordenhadas duas vezes ao dia, e, após cada procedimento de ordenha, todos os equipamentos e utensílios devem ser totalmente higienizados. Sem essa limpeza, os micro-organismos presentes nesses locais encontram condições adequadas para desenvolver-se, alcançando níveis extremamente elevados entre as duas ordenhas, o que pode comprometer a qualidade microbiológica do produto a ser obtido. Apesar de serem importantes fontes de contaminação, os níveis de contaminação microbiológica nas superfícies de contato de equipamentos e utensílios de ordenha são dificilmente relacionados com as contagens obtidas no leite ordenhado. Essa relação é mais bem estabelecida por análises qualitativas, em virtude da detecção dos mesmos micro-organismos, ou grupos em ambos os locais. A participação desses micro-organismos no leite ordenhado, entretanto, será mais significativa caso estejam presentes em equipamentos e utensílios de ordenha abrigados em biofilmes ou em resíduos de água inadequadamente drenados. Nessas situações, os micro-organismos presentes conseguem desenvolver-se bem e são diretamente transferidos ao leite ordenhado após simples contato.

As tubulações de ordenhadeiras mecânicas, especificamente, representam uma fonte de contaminação importante caso não sejam higienizadas de maneira adequada. O acesso à superfície interna dessas tubulações é difícil, o que pode comprometer a eliminação de pontos de contaminação. Atualmente, o sistema CIP (*clean in place*) de higienização tem apresentado os melhores resultados para eliminação de resíduos e contaminação microbiológica desse equipamento, com base na aplicação de uma combinação de soluções sanitizantes ácidas e alcalinas por todo o equipamento, empregadas com variações de temperatura, tempo, concentrações e pressão. CIP também é o sistema de higienização utilizado em equipamentos de pasteurização e processamento de leite em laticínios. As conexões de peças de borracha de ordenhadeiras mecânicas também são pontos importantes de adesão de micro-organismos e, consequentemente, possíveis fontes de contaminação. Especificamente, as teteiras de borracha, que entram em contato direto com os tetos dos animais durante a ordenha, devem ser periodicamente substituídos por causa da inevitável formação de ranhuras na superfície interna e do acúmulo de matéria orgânica (o próprio leite). Esse material favorece a consolidação e o desenvolvimento de micro-organismos, sendo considerado um dos principais focos de permanência e transmissão de agentes causadores de mastites.

As formas de conservação do leite nas propriedades rurais e durante o transporte até laticínios também podem favorecer a contaminação e o desenvolvimento de micro-organismos. Latões de metal e tanques de expansão podem representar fontes de contaminação caso não sejam higienizados de modo adequado antes da transferência do leite ordenhado. Além da higienização adequada, a temperatura de conservação do leite deve ser mantida em 4° C, para evitar o desenvolvimento significativo de psicrotróficos e a ativação de proteases e lipases. Independentemente do grupo microbiano que se multiplica, a qualidade do leite após a estocagem é diretamente influenciada pela sua contaminação inicial após a ordenha. Em condições de refrigeração inadequada, ocorre predomínio de micro-organismos com características psicrotróficas já após 24 h, o que é considerado a contaminação inicial do produto.

BIBLIOGRAFIA

Barbano DM, Ma Y, Santos MV. Influence of raw milk quality on fluid milk shelf life. J Dairy Sci. 2006; 89:E15-19.

Brasil. Ministério da Agricultura, Pecuária e Abastecimento (MAPA). Instrução Normativa nº 51, de 18/09/2002. Brasília: Diário Oficial da União, seção 1; 2002.

Brasil. Ministério da Agricultura, Pecuária e Abastecimento 2011. Instrução Normativa nº 62, de 29/12/2011. Brasília: Diário Oficial da União, seção 1; 2011.

Doyle MP, Beuchat LR. Food microbiology: fundamentals and frontiers. Washington: ASM Press; 2007.

Ercolini D, Russo F, Ferrocino I, Villani F. Molecular identification of mesophilic and psychrotrophic bacteria from raw cow's milk. Food Microbiol. 2009; 26:228-31.

Fernandes R. The microbiology handbook – dairy products. Cambridge: Leatherhead Food International Ltd.; 2009.

Griffiths MW, Phillips JD, Muir DD.. Effect of low-temperature storage on the bacteriological quality of raw milk. Food Microbiol. 1987; 4:285-91.

Hood SK, Zottola EA. Biofilms in food processing. Food Control. 1995; 6:9-18.

International Commission on Microbiological Specifications for Foods (ICMSF). Microorganisms in foods 6 microbial ecology of food commodities. New York: Kluwer Academic; 2005.

Kohlmann KL, Nielsen SS, Steenson LR, Ladisch MR.. Production of proteases by psychrotrophic microorganisms. J Dairy Sci. 1991; 74:3275-83.

Marchand S, Coudijzer K, Heyndrickx M, Dewettinck K, De Block J. Selective determination of the heat-resistant proteolytic activity of bacterial origin in raw milk. Intern Dairy J. 2008; 18:514-9.

Martins ML, Pinto CLO, Rocha RB, Araújo EF, Vanetti MCD. Genetic diversity of Gram-negative, proteolytic, psychrotrophic bacteria isolated from refrigerated raw milk. Intern J Food Microbiol. 2006; 111:144-8.

Quigley L, O'Sullivan O, Stanton C, Beresford TP, Ross RP, Fitzgerald GFet al. The complex microbiota of raw milk. FEMS Microbiol Rev. 2013; 37(5):664-98.

Robinson RK. Dairy microbiology handbook: the microbiology of milk and milk products. New York: Wiley-Interscience; 2002.

Sørhaug T, Stepaniak L. Psychrotrophs and their enzymes in milk and dairy products: Quality aspects. Trends in Food Sci & Technol. 1997; 8:35-41.

Walstra P, Geurts TJ, Noomen A, Jellema A, van Boekel MAJS. Dairy technology: principles of milk properties and processes. New York: Marcel Dekker; 1999.

Wessels D, Jooste PJ, Mostert JF. Psychrotrophic, proteolytic and lipolytic properties of Enterobacteriaceae isolated from milk and dairy products. Intern J Food Microbiol. 1989; 9:79-83.

CAPÍTULO 5

Produção Mundial e Brasileira de Leite

Rosangela Zoccal

Resumo

A atividade leiteira tem papel relevante no desempenho econômico do País por gerar empregos permanentes no meio rural e promover a distribuição de renda. A produção de leite acontece em todas as regiões e vem crescendo ao longo dos anos. Em 2014 o volume brasileiro foi de 35,2 mil toneladas, mas deveria ter sido de 42,5 mil toneladas para atender o consumo recomendado pelo Ministério da Saúde, que é de 210 litros/ano/pessoa. As regiões mais produtoras estão no Sul do Brasil, em Minas Gerais e Goiás e no Agreste nordestino. Nos últimos anos, o setor leiteiro teve grandes avanços com a implementação da Instrução Normativa nº 62 e com o pagamento por qualidade, mas ainda há vários desafios para uma atividade sustentável e economicamente rentável. Promover o consumo doméstico e direcionar o excedente para o mercado internacional é certamente o melhor caminho para a expansão sustentável do agronegócio do leite no Brasil.

Histórico da produção de leite

Na Idade Média, o consumo de leite tinha de ser imediato, por isso os animais eram ordenhados nas cidades, próximo dos consumidores. A pasteurização surgiu em meados do século XIX, porém o crescimento do consumo e, consequentemente, da demanda ocorreu com a refrigeração industrial e doméstica. A partir da possibilidade de resfriamento do leite e seus derivados se observam constantes inovações, e hoje tomar um copo de leite ou consumir um produto lácteo se tornou tão comum que normalmente o fazemos em qualquer lugar ou hora.

A história do leite pode ser ilustrada com suas embalagens, quando a venda do produto era feita a granel, nos domicílios, e qualquer vasilha doméstica servia para acondicioná-lo. Com a pasteurização, foram estabelecidas normas para regulamentar o comércio, o leite ganhou embalagens individuais de 1 litro e as garrafas de vidro reinaram por mais de meio século em vários países, inclusive no Brasil, onde, a partir de 1968, foram substituídas pelos saquinhos plásticos, que resistem até hoje paralelamente a caixinhas cartonadas e garrafas plásticas.

O leite sempre foi um produto importante para o País; em julho de 1939, foi realizada a Exposição Nacional de Animais e Produtos Derivados, organizada pelo Ministério da Agricultura no Rio de Janeiro, na qual foram expostos 800 animais, sendo 208 cabeças da raça Holandesa. No evento, houve também a "Festa do Copo de Leite", que distribuiu para as crianças 1.000 litros de leite pasteurizado, 1.000 porções de doces de leite, 1.000 balas de leite condensado e 1.000 porções de queijo.

Um exemplo da importância da atividade foi a instalação, em 1951, da colônia Castrolanda, em Castro, no Paraná, por imigrantes holandeses, com a criação da cooperativa, do laticínio e as atividades que impulsionaram a economia local. A região é até hoje uma renomada "fábrica" de matrizes de alta genética que abastece criadores de todo o País, e Castro é o principal município brasileiro produtor leite.

A atividade leiteira tem papel relevante no desempenho econômico do País, principalmente de pequenas cidades, por gerar empregos permanentes, principalmente no meio rural, e promover a distribuição de renda. O setor primário envolve cerca de 5 milhões de pessoas e tem um valor bruto da produção de aproximadamente R$ 35 bilhões.

Duas características são marcantes na atividade, a primeira é que ocorre em todo o território nacional, onde a produção de leite está presente em mais de 95% dos municípios, segundo o Instituto Brasileiro de geografia e estatística (IBGE). A segunda característica é que não existe um padrão de produção de leite e a heterogeneidade dos sistemas utilizados é muito grande. Existem propriedades de subsistência, sem técnica e produção diária inferior a 10 litros, até produtores comparáveis aos mais competitivos do mundo, usando tecnologias avançadas e com produção diária superior a 50 mil litros.

Evolução da produção mundial de leite

A produção mundial de leite tem apresentado taxas de crescimento positivas ao longo dos anos. O volume mundial foi estimado pela FAO (Food and Agriculture Organization), em 2013, em 635 milhões de toneladas, provenientes de um rebanho de vacas ordenhadas de 270 milhões de cabeças. Nos últimos 10 anos, isto é, de 2003 a 2013, o crescimento do volume de leite foi de 22% e de vacas ordenhadas 16% (Tabela 5.1). A evolução da

Tabela 5.1 Evolução da produção mundial de leite e da produtividade animal, 1960/2013

Ano	Produção leite (milhões de litros)	Vacas ordenhadas (mil cabeças)	Produtividade animal (litros/vaca/ano)
1960	313.627	177.335	1.769
1970	359.281	184.796	1.944
1980	422.351	210.262	2.009
1990	479.063	223.153	2.147
2000	492.872	220.039	2.239
2010	602.444	262.773	2.292
2013	635.576	270.848	2.347

Fonte: Food and Agriculture Organization (FAO). Statistics Division, 2016.

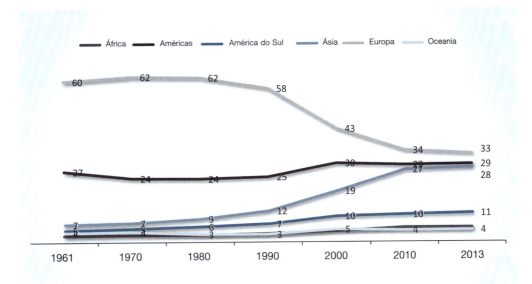

Figura 5.1 Contribuição percentual da produção de leite por continentes, 1961/2013. (*Fonte:* Food and Agriculture Organization – FAO. Statistics Division, 2016.)

produtividade animal, medida em litros de leite por vaca por ano, passou de 1.769 litros em 1960 para 2.347 litros de leite em 2013, porém a variação entre os países é muito grande, por exemplo, nos EUA e em Israel o índice foi de aproximadamente 10.000 L/vaca/ano, enquanto nos países da África a média foi de 500 L/vaca/ano.

O maior volume de leite sempre foi originado no continente europeu, que tem reduzido sua participação percentual ao longo dos anos. Em 1961, a produção representava 60% do volume mundial e em 40 anos reduziu para 33%. O maior crescimento se observa no continente asiático, que em 2013 produziu 28% do total. Nos países do continente americano são produzidos aproximadamente 29% e na Oceania e na África, 4% do leite mundial, segundo dados da FAO, representados na Figura 5.1. Observa-se que a contribuição percentual da produção de leite, até meados da década de 1980, permaneceu estável, quando iniciou-se um crescimento maior na Ásia e América, reduzindo a contribuição da Europa.

A estabilidade do volume produzido na Europa nas duas últimas décadas e a consequente redução da contribuição percentual pode ser atribuída, parcialmente, às reformas políticas, que culminaram em redução gradativa dos subsídios e os sistemas de produção apresentam alto grau de especialização, com incorporação de tecnologias e dificuldade de expansão da produção.

A produtividade animal cresceu no mundo todo, como se observa na Figura 5.2, exceto na África, onde o aumento foi quase nulo. A Europa, que tem os sistemas de produção mais homogêneos, apresentou saltos importantes de produtividade. No período de 2000 a 2010, a Oceania manteve a média de produção por animal. Esse fato decorreu principalmente da opção que o produtor neozelandês fez para não perder a rusticidade dos animais e, assim, possibilitar o manejo do rebanho em pastagens.

Principais produtores mundiais

A FAO mantém em sua base de dados informações de 196 países com produção de leite. Apesar de a atividade ocorrer em todas as partes do mundo, existe uma grande

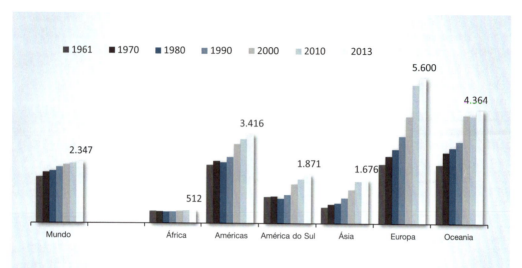

Figura 5.2 Produtividade animal (litros de leite/vaca ordenhada/ano) nos continentes, 1961/2013. (*Fonte:* Food and Agriculture Organization – FAO. Statistics Division, 2016.)

heterogeneidade do processo produtivo e do volume produzido entre os países. Na Figura 5.3 observam-se os 12 países com o maior volume de produção de leite de vaca que, juntos, somam 60% do volume mundial. O Brasil ocupa a quarta posição e a quantidade produzida representa 5% da produção mundial.

Considerando-se apenas a produção de leite de vaca, os EUA são o maior produtor mundial, com volume de 91 mil toneladas, seguidos pela Índia com 60 mil toneladas. Na

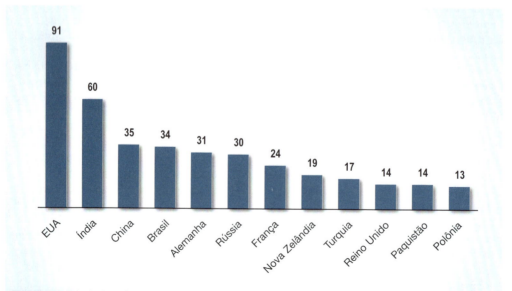

Figura 5.3 Principais países produtores de leite no mundo em 2013 – valores expressos em 1.000 toneladas/ano. (*Fonte:* Food and Agriculture Organization – FAO. Statistics Division, 2016.)

Índia, a produção de leite de búfala é mais significativa, de 70 mil toneladas; somando-se o leite das duas espécies, bovinos e bubalinos, a Índia é o maior produtor mundial, com 130 mil toneladas. A China ocupa a terceira posição, com 35 mil toneladas.

A Rússia ocupa a sexta posição no *ranking* mundial e o setor lácteo passa por um processo de reorganização e competição em decorrência de mudanças políticas. As ineficiências da produção de leite, anteriormente mascaradas pelo regime socialista, agora estão evidentes, exigindo do setor especialização e incorporação de tecnologias.

A Nova Zelândia ocupa a oitava posição, com 2% do leite mundial, mas detém quase um terço do comércio internacional de lácteos, exportando aproximadamente 95% do volume produzido no país.

Características de produção em diferentes países

Os sistemas de produção de leite no mundo são bastante diferentes não apenas entre os países, como também dentro de um mesmo país, como acontece no Brasil. Na Figura 5.4 se observa a produção de leite por animal por dia, considerando-se um período de lactação de 300 dias. Existem países especializados na atividade, como Israel, com rebanhos que produzem, em média, 37 litros de leite por dia, e países com produção diária que não chega a 2 litros. A média brasileira é de aproximadamente 5 litros por dia.

Hemme e cols. (2011), trabalhando com informações de 157 sistemas de produção de 49 países, criaram uma classificação da atividade leiteira mundial mesclando informações sobre regiões, produtividade e tamanho de rebanho. O resultado reflete a grande variabilidade na forma de exploração para a obtenção do leite, conforme detalhado a seguir:

- *Sistemas com alta produção.* São propriedades com animais especializados, geralmente da raça Holandesa, com manejo e alimentação intensivos e produtividade animal de 7.000 até 11.000 litros de leite por lactação. Esses sistemas ocorrem com mais frequência no oeste da Europa, nos EUA e em Israel.

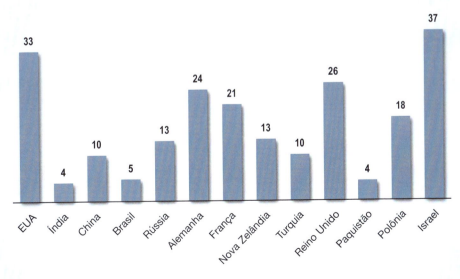

Figura 5.4 Produtividade animal (litros de leite/vaca/dia) em alguns países em 2013. (*Fonte:* Food and Agriculture Organization – FAO. Statistics Division, 2016.)

- *Sistemas com produção moderada.* Utilizam principalmente as pastagens como base principal da alimentação do rebanho. O rebanho é composto por animais de raças não especializadas e, em alguns casos, de duplo propósito, com produtividade variando de 4.000 a 7.000 litros de leite. São característicos do leste Europeu (Europa Comunista), da América Latina, da China e da Oceania.
- *Sistemas com baixa produção.* São caracterizados por rebanhos com produtividade inferior a 4.000 litros e encontrados na África, no sul e sudoeste da Ásia e em países com rebanhos de búfalos; normalmente os animais são de raça nativa ou de cruzamentos com grande proporção de sangue da raça local.
- *Países com sistema de cota.* Predominam as propriedades familiares que possuem rebanho de 35 a 50 vacas e os grandes sistemas com até 200 vacas em produção. Esses sistemas ocorrem no oeste da Europa, no Canadá e em Israel.
- *Países do Leste Europeu.* Possuem propriedades grandes e também muito pequenas, porque antes de 1990 a política agrícola desses países visava ao desenvolvimento das grandes fazendas e depois de 1990 ocorreram três fatos: (a) manutenção das grandes fazendas, como na Bielorrússia e na República Checa; (b) reorganização dos grandes sistemas com a distribuição das vacas para pequenos produtores familiares, como na Ucrânia e na Rússia; e (c) surgimento da agricultura familiar que atualmente são as fazendas típicas, com menos de 20 vacas, como na Polônia.
- *Países em desenvolvimento ou em transição.* Geralmente as propriedades são pequenas, com menos de 15 vacas. Essa característica ocorre na maioria dos sistemas na África, na Ásia e na América Latina e podem ser subdivididos em: propriedades de subsistência, com até cinco vacas (Bangladesh, Índia e Paquistão); propriedades pequenas, porém orientadas para o mercado, que contam com rebanho de cinco a 10 vacas e ocorrem na Argélia, em Bangladesh, no Egito, na Índia, na Indonésia, em Marrocos e no Paquistão; e propriedades mais especializadas, com 10 animais ou mais em produção e são encontrados na Nigéria e na África do Sul.
- *Países das Américas do Norte e do Sul e Oceania sem sistema de cota.* Nessas regiões as pequenas propriedades estão crescendo e se tornando mais especializadas na produção de leite, como é o caso dos EUA, da Argentina, do Uruguai, da Austrália e da Nova Zelândia.
- *Oceania (Austrália e Nova Zelândia).* Têm os maiores rebanhos por fazenda, em média são compostos por mais de 200 vacas por propriedade. Uma das razões para os grandes rebanhos é porque os sistemas são manejados principalmente em base de pastagens e a prioridade é por maior produtividade por área e não por animal.
- *Sistemas com alto conteúdo de sólidos.* São os sistemas de produção com búfalos no Egito e no Paquistão e em fazendas da Finlândia, da Irlanda, de Luxemburgo e da Nova Zelândia, em que os conteúdos de proteína são, em média, de 3,3% e de gordura, superiores a 4%.

Evolução da produção brasileira de leite

No Brasil, a produção de leite vem crescendo a taxas de cerca de 4% ao ano nos últimos anos e, em 2014, produziu 35,2 bilhões de litros (Figura 5.5). Esse volume foi suficiente para que cada brasileiro tivesse disponível diariamente 0,475 litro. Para atender ao consumo recomendado pelo Ministério da Saúde, que é de 210 litros/ano ou 0,575 litro/dia, a produção de leite deveria ser de 42,5 bilhões de litros, considerando-se a população brasileira composta de 202,8 milhões de habitantes.

A produção de leite aumenta em todas as regiões do País, quando em comparação com anos anteriores, exceto na Região Norte, que praticamente manteve o volume, de cerca de 1,9 bilhão de litros, e no Nordeste, que recuou no período de 2010 a 2014. O Sudeste sempre foi o maior produtor, porém em 2014 o Sul superou o volume produzido, tornando-se a maior região produtora de leite, com 12,2 bilhões de litros. A Região Sudeste produziu 12,1 bilhões e o Centro-Oeste responde por 14,1% do leite brasileiro (5,0 bilhões de litros); o Nordeste com 3,9 bilhões de litros representa 11,0% do total, como se observa na Figura 5.6. Nos últimos 10 anos, o maior crescimento da produção ocorreu na Região Sul, que praticamente dobrou a quantidade produzida.

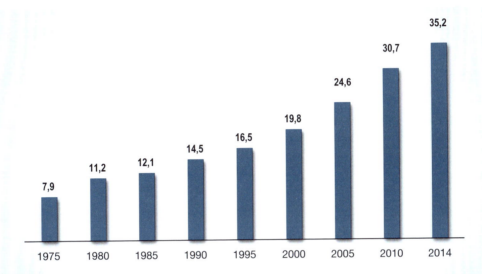

Figura 5.5 Produção de leite no Brasil, 1975/2014 – valores expressos em bilhões de litros. (*Fonte:* IBGE. Pesquisa da Pecuária Municipal, 2016.)

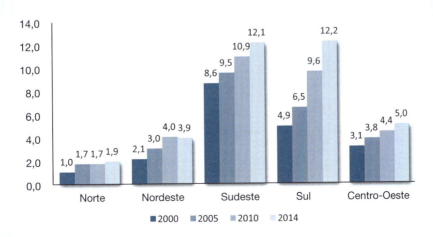

Figura 5.6 Produção de leite nas regiões brasileiras de 2000 a 2014. (*Fonte:* IBGE. Pesquisa da Pecuária Municipal, 2016.)

A atividade leiteira ocorre em todo o território, porém existem três grandes regiões nas quais a atividade está mais concentrada (Figura 5.7). Verifica-se que na Região Sul concentra-se o maior número de microrregiões mais produtivas, com as mais altas densidades de produção, localizadas principalmente no norte do Rio Grande do Sul, no oeste de Santa Catarina e no sudoeste do Paraná.

Existe um forte atrativo para a atividade no Sul: o aumento da renda por área quando comparada com a cultura de grãos. As áreas de pastagens perenes com melhoria no manejo e na utilização de adubação, aumento da conservação de forragens, especialmente silos de forragens de inverno como aveia branca, cevada e trigo para a alimentação do rebanho, impulsionaram a produção de leite. As propriedades geralmente são menores quando comparadas com outras regiões do País e os produtores contam com grandes indústrias de processamento para a comercialização do produto. Outro fator característico é a colonização que ocorreu principalmente de origem europeia, em que a mão de obra feminina nos trabalhos de ordenha e cuidados com os bezerros são comuns.

O Estado de Minas Gerais se destaca no leite nas seguintes regiões: Sul/Sudoeste, Oeste, Central, Zona da Mata, Campo das Vertentes, Vale do Rio Doce e Triângulo Mineiro/Alto Paranaíba. Além dessas, as regiões limítrofes de São Paulo, Rio de Janeiro e Espírito Santo também são produtoras de leite. A Região Sul de Goiás faz parte dessa grande região leiteira, que também é importante produtora de grãos.

A terceira região que se destaca no leite é a do Agreste dos estados de Sergipe, Alagoas e Pernambuco.

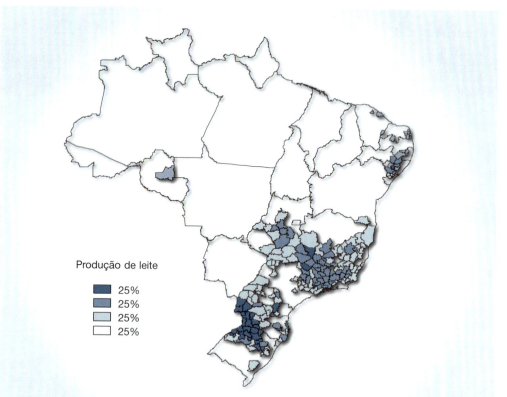

Figura 5.7 Áreas de concentração da produção de leite no Brasil em 2010. (*Fonte:* IBGE. Pesquisa Pecuária Municipal – PPM, 2010.)

Produtores nacionais

O Censo Agropecuário do IBGE indicou que no Brasil existem aproximadamente 5,2 milhões de estabelecimentos rurais e em 25% deles ocorre a produção de leite. O maior percentual de propriedades com produção de leite em relação ao número total de estabelecimentos rurais ocorre nas Regiões Sul (41%) e no Centro-Oeste (39%). No Sudeste 33% do total de estabelecimentos trabalham com leite, no Norte 18% e no Nordeste apenas 16% deles se dedicam à atividade.

O número de estabelecimentos agropecuários com dedicação à atividade leiteira está expresso na Tabela 5.2. Nota-se que Amapá, Roraima, Distrito Federal, Amazonas e Acre contam com o menor número de unidades produtivas, entretanto Bahia, Paraná, Rio Grande do Sul e Minas Gerais somam aproximadamente metade de todas as propriedades leiteiras brasileiras.

Segundo o IBGE, 1.349.326 unidades rurais produziram leite, porém, em aproximadamente 30% delas, que declararam a produção de leite não comercializaram o produto. A Tabela 5.3 lista o número de propriedades leiteiras de acordo com o volume diário produzido.

Os estabelecimentos com produção diária inferior a 10 litros representam o maior número das propriedades, apesar da pequena participação, de apenas 4,6%, em relação ao volume nacional. Se forem considerados os estabelecimentos com produção diária de até 20 litros, esse percentual foi de aproximadamente 60% do total das unidades produtoras e 8% da quantidade total do leite produzido.

Verifica-se a existência de um grande contingente de propriedades que desenvolvem a atividade, mas em condição não voltada para abastecimento do mercado. Os produtores com volume muito pequeno, inferior a 10 litros/dia, fazem parte de um tipo de exploração muito aquém do que é a expectativa de um sistema de produção desejável, mesmo existindo no País tecnologias desenvolvidas e adaptadas às condições climáticas capazes de mudar a situação desse tipo de produtor.

A maior quantidade do leite brasileiro provém de sistemas com produção entre 50 e 200 litros por dia e as propriedades com volumes maiores, acima de 200 litros/dia, representam 3,3% do total de produtores de leite do País e 35% do volume nacional.

Tabela 5.2 Número de estabelecimentos agropecuários com produção de leite nos estados brasileiros, 2006

Nº de unidades	Unidades da Federação
Menos de 5 mil*	Amapá (0,05), Roraima (0,8), Distrito Federal (1,1), Amazonas (2,5)
5 a 10 mil	Acre (6,5)
10 a 20 mil	Rio de Janeiro (15), Tocantins (15,2), Maranhão (16,5), Sergipe (16,6), Espírito Santo (17,8), Alagoas (18,4)
20 a 50 mil	Mato Grosso do Sul (24), Rio Grande do Norte (24,4), Pará (27,3), Piauí (30,7), Mato Grosso (33,2), Rondônia (35,4), Paraíba (47,4)
50 a 100 mil	Pernambuco (54), São Paulo (54,3), Goiás (69,1), Ceará (83,2), Santa Catarina (89)
Mais de 100 mil	Bahia (118,8), Paraná (119,6), Rio Grande do Sul (205,1), Minas Gerais (223,1)

* mil unidades
Fonte: IBGE. Censo Agropecuário, 2006.

Tabela 5.3 Estabelecimentos e volume de leite de acordo com a produção diária no Brasil, 2006

Estrato de produção diária (L/dia)	Estabelecimentos N°	%	Produção de leite %
< 10 L	610.255	45,2	4,6
10-20 L	198.171	14,7	5,2
20-50 L	267.743	19,8	16,1
50-200 L	230.639	17,1	39,3
200-500 L	35.209	2,6	18,8
> 500 L	8.792	0,7	16
Total	1.350.809	100	100

Fonte: IBGE. Tabulações especiais do Censo Agropecuário de 2006, 2011.

Essas informações caracterizam a atividade leiteira no País, que conta com propriedades de subsistência, sem técnica e sem escala de produção diária, até produtores eficientes, competitivos, com uso de tecnologias avançadas. Do ponto de vista da intensificação e de uma maneira bastante simplista, é possível classificar os sistemas produtivos em cinco tipos:

- *Produção de subsistência.* São os estabelecimentos com rebanhos com menos de 30 vacas; produtividade abaixo de 4 litros/animal/dia; produção diária inferior a 100 litros/produtor; nos quais o pasto é a base da alimentação do rebanho. As pastagens normalmente possuem baixa capacidade de suporte e não usam a suplementação volumosa e concentrada no cocho; apenas o sal comum é fornecido aos animais.
- *Produção em base familiar.* Esses estabelecimentos contam com rebanhos entre 30 e 70 vacas, com produtividade animal de 4 a 8 litros por vaca/dia e produção total variando entre 100 e 560 litros/dia. O sistema de alimentação é misto, com uso de pastagens e suplementação volumosa e concentrada no inverno ou estação seca; em muitos casos o concentrado é fornecido durante o ano todo. O pasto possui capacidade mediana de suporte.
- *Produção semiextensiva.* Produtores com rebanho entre 20 e 100 vacas e produtividade variando entre 8 e 12 litros por vaca/dia. Produção total de 160 a 1.200 litros/dia. A alimentação do rebanho é principalmente a pastagem e usam, para as vacas em lactação, suplementação volumosa na seca e concentrada durante o ano todo. O pasto possui capacidade de mediana a boa de suporte.
- *Produção especializada.* Usualmente são rebanhos de 50 a 200 vacas, produzindo, em média, de 12 a 17 litros por vaca/dia e volume total variando de 600 a 3.400 litros/dia. A alimentação e o manejo são especializados, geralmente com pastagens adubadas, com utilização de cana-de-açúcar e silagens como suplementação volumosa e concentrada que é fornecida durante o ano todo.
- *Produção intensiva.* Grandes estabelecimentos, com rebanho produtivo com mais de 200 cabeças e produtividade acima de 17 litros por vaca por dia. O volume diário é superior a 3.400 litros por unidade e a alimentação do rebanho é balanceada e fornecida integralmente no cocho durante o ano todo.

A evolução e a tendência futura dos sistemas de produção de leite no País são refletidas no estudo realizado pelo *site* Agripoint, Top 100 Milkpoint, em que foram levantadas informações dos cem maiores produtores de leite do Brasil. Esse estudo mostra, em parte,

Produção Mundial e Brasileira de Leite

uma caracterização dos sistemas utilizados e indica, sobretudo, um cenário do futuro da atividade leiteira no País. As conclusões do estudo, considerando os 100 maiores produtores de leite, foram:

- Predominância de sistemas de semiconfinamento e confinamento total dos animais, porém nota-se tendência em aumentar a utilização das pastagens.
- A produtividade animal dos rebanhos é de 30,5 litros/dia nos sistemas de confinamento; 22,8 litros/dia no semiconfinamento e de 17,2 litros/dia em sistemas de pastagens.
- A raça Holandesa é predominante, seguida pelas raças Girolando, Jersey, Gir, Pardo-Suíço e Sueco Vermelho.
- A produtividade por área, considerando-se toda a área dedicada à atividade, foi, em média, de 19.180 litros/ha/ano, variando de 869 a 56.900 litros/ha/ano.
- Pensando no futuro, aproximadamente 70% dos produtores pretendem aumentar o volume de leite produzido. No ano de 2009, o maior produtor alcançou a marca de 62 mil litros/dia e o centésimo de 6.220 litros/dia.
- Minas Gerais reúne o maior número de propriedades entre os cem maiores produtores e, em seguida, o Estado do Paraná. São Paulo, a cada ano, reduz sua participação entre os maiores, refletindo a troca de atividade agropecuária que ocorre no Estado.

Aspectos econômicos

Relevância para a economia brasileira

A importância que a atividade adquiriu no País é incontestável, tanto no desempenho econômico como na geração de empregos permanentes e na redução da migração de pessoas do meio rural para os centros urbanos. O setor primário envolve cerca de 5 milhões de pessoas, considerando-se, também, o 1,3 milhão de produtores de leite e que a atividade ajuda a movimentar a economia de pequenas e médias cidades.

A demanda por produtos lácteos deve continuar crescendo no País, como também em âmbito mundial, impulsionada principalmente pela China e por países em desenvolvimento que estão incorporando novos hábitos alimentares. Portanto, a produção de leite continuará sendo um bom negócio por muitos anos.

Mercado: importações × exportações

Tradicionalmente, o Brasil sempre foi um grande importador de produtos lácteos, chegando a registrar um déficit anual de quase 500 milhões de dólares na década de 1990. A partir de 2004, com o cenário mundial favorável, a incorporação de tecnologias no campo e a melhoria da eficiência produtiva, o País passou a fazer parte do mercado internacional como exportador de produtos lácteos.

Os países que receberam os produtos brasileiros concentraram-se principalmente na América do Sul e na África, que representou 93% do total exportado. A proximidade geográfica e as pequenas barreiras à importação favoreceram a comercialização do Brasil com esses países, que foram: Venezuela, Angola, Filipinas, Argélia, Argentina, Colômbia e Equador. As maiores vendas foram de leite condensado, leite em pó integral e queijos.

O Brasil precisa vencer grandes desafios para tornar-se competitivo no mercado internacional, e entre eles estão a qualidade da matéria-prima, a eficiência no processamento de produtos e o acesso a mercados, desafios para toda a cadeia produtiva do leite.

Nos últimos anos grandes avanços foram verificados no setor leiteiro nacional, como, por exemplo, a implantação da Instrução Normativa nº 62, a granelização, que é um requisito da instrução normativa, o preço diferenciado pago ao produto de acordo a qualidade, os quais representam mudanças e evolução no setor. Esses avanços ocorreram principalmente pela atuação do setor industrial que ainda tem outros desafios para transformar o Brasil em um grande *player* do comércio internacional.

A criação do MERCOSUL impactou profundamente o agronegócio do leite brasileiro, e os agentes do setor buscam alternativas para enfrentar a nova realidade. Os produtos importados são provenientes principalmente da Argentina e do Uruguai.

Além da baixa eficiência produtiva comparada com a de seus principais competidores, outro entrave da competitividade dos produtos lácteos brasileiros está na qualidade do produto.

Expectativas da produção

A produção nacional de leite deverá continuar em crescimento, principalmente pelos inúmeros programas governamentais que estão em andamento, mas os desafios a serem vencidos também são inúmeros, incluindo sanidade do rebanho, qualidade do leite produzido, produtividade por área e por animal, alimentação do rebanho, principalmente nos períodos de escassez, gestão da atividade, enfim, a sustentabilidade produtiva e econômica.

No Brasil existem tecnologias disponíveis para que o País se torne competitivo e com sistemas produtivos comparáveis aos padrões internacionais.

Com o crescimento da renda da população, espera-se um crescimento da demanda interna de produtos lácteos, mesmo que de maneira lenta, o que pode ser acelerado se acompanhado por campanhas de *marketing*, em que se ressaltam os aspectos nutricionais e funcionais do leite.

Promover o consumo doméstico do leite e direcionar o excedente para o mercado internacional é certamente o melhor caminho para a expansão sustentável do agronegócio do leite no Brasil, com melhor remuneração ao produtor e maiores investimentos no setor industrial.

BIBLIOGRAFIA

Confederação Nacional da Agricultura (CNA). Indicadores econômicos. 2011. Disponível em: www.cna.org.br. Acesso em: out. 2015.

Dias JC. 500 anos de leite no Brasil. São Paulo: Calandra editorial, 2006. 147p.

Empresa Brasileira de pesquisa Agropecuária (Embrapa). Base de dados. Embrapa Gado de Leite. Disponível em: www.cilete.com.br. Acesso em: jan. 2016.

Food and Agriculture Organization of the United Natons (FAO). FAOSTAT database. Rome: FAO, 2016. Disponível em: http://faostat.fao.org/. Acesso em: mar. 2016.

Hemme T et al. IFCN Dairy Report 2010. International Farm Comparison Network. Kiel, Germany: IFCN Dairy Report Center, 2010.

Instituto Brasileiro de Geografia e Estatística (IBGE). Base de Dados Agregado – SIDRA. Pesquisa da Pecuária Municipal e Censo Agropecuário. Disponível em: www.sidra.ibge.gov.br. Acesso em: fev. 2016.

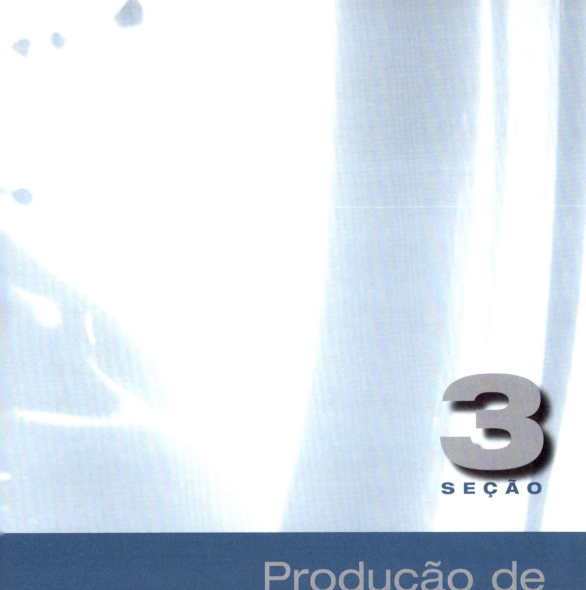

SEÇÃO 3

Produção de Leite Fluido

CAPÍTULO 6

Leite Cru

José Paes de Almeida Nogueira Pinto
Luciano dos Santos Bersot

Resumo

Entre os alimentos consumidos pelo homem, o leite talvez seja aquele que necessita dos maiores cuidados para que não se deteriore rapidamente. Mesmo quando obtido em condições higiênicas, o tratamento térmico é essencial para a sua conservação até que ocorra o seu consumo pela população. Do ponto de vista sanitário, também é essencial que cuidados sejam tomados desde a produção primária até o produto final, evitando-se assim a sua contaminação por agentes patogênicos. Fraudes e adulterações também têm sido motivo de preocupação para os órgãos responsáveis pela inspeção e fiscalização do produto. No Brasil, a União, por intermédio do Ministério da Agricultura, Pecuária e Abastecimento (MAPA) tem sido historicamente responsável pelas normas de produção e industrialização do produto, embora estados e municípios também possam legislar sobre o tema, desde que não infrinjam a lei maior. Este capítulo discorre sobre as normas preconizadas pelo MAPA para a produção de leite no Brasil, abordando seus aspectos históricos, bem como as mais recentes disposições implantadas pelo Ministério.

Aspectos históricos

De acordo com dados históricos, as primeiras reses chegaram ao Brasil em 1934 na capitania de São Vicente e em 1950 na Bahia vindas diretamente da ilha de Cabo Verde. Destinavam-se quase exclusivamente ao trabalho e, secundariamente, à alimentação.

Com o avanço da cultura da cana, os animais eram considerados verdadeiras "pragas", pois poderiam destruir os canaviais. Assim, eram poucas as vacas leiteiras e raramente se fabricava queijo ou manteiga.

Diferentemente da pecuária de corte, que começou a desenvolver-se a partir do século XVII, com o estabelecimento de fazendas de criação de gado em várias regiões brasileiras, o aproveitamento do leite e a produção de seus derivados permaneceram como atividade artesanal e doméstica durante mais de três séculos, tomando-se como data-base o descobrimento de nosso país.

O setor de laticínios somente ganhou importância do ponto de vista econômico e industrial na passagem para o século XX, ocupando o espaço deixado pela decadência da cafeicultura no vale do Paraíba, SP.

No início do século XX a distribuição de leite fresco à população era feita basicamente por sitiantes, chamados de "vaqueiros", cujas propriedades situavam-se na periferia das cidades. Tais sítios, no entanto, foram sendo gradativamente invadidos por novos bairros que se formavam com o crescimento das cidades. Muitos desses vaqueiros conseguiram resistir a esse processo de urbanização, mas foram derrotados pelo mercado, que a cada dia se tornava mais dinâmico, impossível de ser atendido apenas a partir de uma produção artesanal. Some-se a essa questão a forte pressão que as autoridades sanitárias passaram a exercer sobre os vaqueiros, procurando restringir as suas atividades. Embora desde o Império existissem legislações específicas para o comércio de leite e derivados, o mercado já começava a exigir produtos obtidos a partir de processos mais rígidos de higiene. A tuberculose era uma grande preocupação, já que os surtos da enfermidade eram constantes, sendo o leite vendido sem tratamento térmico um dos principais veículos do agente patogênico.

Assim, no final da década de 1910 e início da de 1920 começaram a surgir os primeiros estabelecimentos destinados ao beneficiamento e à produção de leite. Sua produção tinha como objetivo fornecer matéria-prima de melhor qualidade para as indústrias alimentícias da capital paulista que estavam em franco processo de expansão.

Posteriormente, em agosto de 1934, o governo do estado de São Paulo, por intermédio de seu interventor federal, Armando de Salles Oliveira, instituiu, com o Decreto nº 6.603, o Regulamento da Fiscalização Sanitária do Leite. Além de tornar obrigatório o processo de pasteurização do produto, também estabeleceu em seus 180 artigos os diferentes tipos de leite que poderiam ser comercializados, de acordo com o processo de produção e o teor de gordura. Surgiam então os leites tipos A, B e C.

A obrigatoriedade da pasteurização gerou muitas polêmicas. Aqueles que defendiam o comércio informal do leite alegavam que o processo encarecia o produto. Além disso, afirmavam que a pasteurização eliminava toda a vitamina C e que o processo de desnate também o enfraquecia. A regulamentação foi um duro golpe para os vaqueiros, e o número de estábulos pertencentes a eles caiu drasticamente, de 1.000 para apenas 200, mas mesmo assim eles resistiram por muito tempo ainda.

Em 1939, um novo decreto (nº 10.547) foi assinado pelo interventor federal Ademar de Barros, regularizando os serviços da Seção de Inspeção da Produção e Industrialização do Leite, do Departamento de Indústria Animal da Secretaria da Agricultura, Indústria e Comércio.

A partir do estado de São Paulo, a pasteurização se difundiu para outros estados do país, mas uma legislação nacional viria efetivamente a ser criada apenas em 1952, por intermédio do Decreto nº 30.691, que aprovou o Regulamento da Inspeção Industrial e Sanitária de Produtos de Origem Animal (RIISPOA), referente não somente ao leite e derivados, mas a todos os produtos de origem animal.

O RIISPOA ao longo dos anos foi sendo modificado por portarias e instruções normativas. Regulamentos técnicos de identidade e qualidade dos vários produtos também foram criados a partir da década de 1990, mas em relação à produção de leite, incluindo-se os tipos já descritos (A, B e C), poucas modificações foram introduzidas.

Alterações substanciais vieram a acontecer somente a partir da Instrução Normativa (IN) nº 51, publicada em 18 de setembro de 2002. Neste caso, merece destaque a abordagem inovadora no histórico das legislações brasileiras em virtude da criação de padrões de identidade e qualidade de implementação gradativa, de modo que a cadeia produtiva pudesse adotá-los em datas preestabelecidas. Medidas significativas quanto à inspeção sanitária e ao controle de qualidade do leite foram estabelecidas, especialmente as referentes ao resfriamento do produto ainda nas propriedades rurais (com ênfase no controle do binômio tempo e temperatura), ao sistema de coleta e transporte a granel, à obrigatoriedade da contagem de células somáticas como critério de qualidade, e à introdução de um novo tipo de leite (leite pasteurizado) e a eliminação de outro já preexistente (leite tipo C). Permitiu-se ainda a produção de leites tipos A e B com teores variados de gordura e atribuiu-se a responsabilidade quanto ao prazo de validade do produto final à indústria. Essas modificações, bem como outras disposições textuais foram disponibilizadas por meio dos seis anexos que compõem a IN 51.

Parte dos produtores teve imensas dificuldades em se ajustar à IN 51, especialmente no que se refere aos prazos estabelecidos para se alcançarem determinados parâmetros de qualidade, sobretudo a contagem bacteriana total.

Assim, tais prazos foram ampliados com a publicação da IN 32 em 30/06/11. Posteriormente, em 29 de dezembro de 2011, o DIPOA publicou uma nova Instrução Normativa (IN 62), alterando dispositivos legais previstos na IN 51, extinguindo-se, dessa vez, o leite tipo B, e estabelecendo novos prazos e padrões para leite tipo A, leite cru refrigerado, leite pasteurizado e para a coleta e o transporte do leite refrigerado, por meio de quatro anexos que, literalmente, modificaram os anexos I, IV, V e IV da antiga IN 51. Foram ainda revogados os anexos II e III da IN 51, os quais tratavam dos leites B e C, que, assim, deixaram de existir. Com isso, o panorama para a produção dos leites pasteurizados no Brasil ficou restrito à comercialização de apenas dois tipos: leites "tipo A" e "pasteurizado". O primeiro, com o objetivo claro de atender a uma parcela mais exigente do mercado consumidor que busca um produto de maior qualidade nutricional, microbiológica, físico-química e sensorial. O segundo, voltado à maior fatia da população, importante do ponto de vista mercadológico, embora produzido sob critérios menos rígidos, como poderá ser observado nas normas, também deve observar critérios de qualidade dos pontos de vista de inocuidade, físico-químico e sensorial. Mais recentemente, em 03/05/16 foi publicada a Instrução Normativa 07 (IN 07) estipulando novos prazos para que os padrões de qualidade do leite cru refrigerado possam ser atingidos. Em 2017, após longos anos de discussões internas e consulta pública, foi publicado o novo RIISPOA, cujas informações referentes ao leite fluido foram atualizadas em complementação às instruções normativas citadas e em substituição ao regulamento anterior que foi revogado (BRASIL, 2017).

A seguir estão descritos os principais pontos dessas legislações.

Classificação de leites crus

Os leites crus são classificados pelos diferentes sistemas de produção que, de acordo com a exigência, remetem a parâmetros microbiológicos conforme será descrito no item Padrões microbiológicos, físico-químicos, contagem de células somáticas e resíduos químicos. Com isso, há uma caracterização da chamada "identidade" e "qualidade" do produto, própria para cada um deles.

Tipos de leites crus

Após a publicação da IN 62 são dois os tipos de leites crus, e estes possuem parâmetros de identidade e qualidade distintos.

Leite cru "tipo A"

É o leite obtido em estabelecimento denominado "granja leiteira". Após a obtenção, o produto deve ser imediatamente beneficiado e envasado. O leite tipo A, após o beneficiamento, poderá ser classificado quanto ao teor de gordura em integral ($\geq$ 3,0%), semidesnatado (entre 2,9% e 0,6%) ou desnatado ($\leq$ 0,5%). O Anexo I da IN 62 não fez referência quanto ao leite padronizado (3%) como previa a IN 51, ou seja, sendo vedado o processo de padronização.

Ao se consultar o Regulamento Técnico de Produção, Identidade e Qualidade (RTIQ) do leite "Tipo A" (Anexo I da IN 62), não haverá a definição de leite cru do "tipo A". Isso acontece porque, como o leite deverá ser obtido e processado imediatamente sem contato com o ambiente, não é uma matéria-prima passível de comercialização e, por isso, define-se apenas o leite pasteurizado "tipo A".

Leite cru refrigerado para produção do leite "pasteurizado"

Segundo o Anexo II da IN 62, que define o Regulamento Técnico de Identidade e Qualidade (RTIQ) do leite cru refrigerado, o produto deve ser obtido em propriedades rurais conforme definição feita no item Outras propriedades, deste capítulo, refrigerado em tanques de expansão ou tanques de imersão e transportado em carro-tanque isotérmico da propriedade rural para um posto de refrigeração de leite ou estabelecimento industrial adequado a fim de ser processado. O leite cru refrigerado poderá ser estocado por um período máximo de 48 horas na propriedade rural e permitir-se-á que chegue até o estabelecimento de destino em temperatura $\leq 10\ °C$.

Há, no entanto, particularidades quanto ao dimensionamento e à capacidade dos equipamentos de refrigeração a serem utilizados, sejam tanques de expansão ou tanques de imersão. Caso a propriedade adote a utilização da refrigeração por expansão direta, o que é recomendável, o equipamento deverá ser dimensionado de modo tal que possibilite refrigerar o leite até temperatura $\leq 4\ °C$ no máximo em 3 horas após o término da ordenha, independentemente de sua capacidade. Se for adotado o tanque de refrigeração por imersão, a temperatura a ser alcançada no mesmo período de 3 horas passa a ser de $\leq 7\ °C$. Assim, é fundamental que a propriedade adéque sua produção à capacidade de refrigeração do tanque.

O leite cru refrigerado será destinado à obtenção de "leite pasteurizado" para consumo humano direto ou para transformação em derivados lácteos em todos os estabelecimentos de laticínios submetidos à inspeção sanitária oficial. Após o beneficiamento, poderá ser classificado quanto ao teor de gordura em integral ($\geq 3,0\%$), semidesnatado (entre 2,9% e 0,6%) ou desnatado ($\leq 0,5\%$), quando destinado ao consumo humano direto na forma fluida. O processo de pasteurização far-se-á pelo sistema *High Temperature Short Time* (HTST), a 72-75 °C/15-20 s, em equipamento dotado de painel de controle com termorregistrador computadorizado ou de disco e termorregulador automático, válvula automática de desvio de fluxo, termômetros e torneiras de prova, seguindo-se resfriamento imediato em equipamento a placas até temperatura $\leq 4\ °C$ e envase no menor prazo possível, sob condições que minimizem contaminações.

Observações

Independentemente do tipo de leite a ser produzido, é proibido qualquer tipo de manipulação da matéria-prima na propriedade rural, o que remete basicamente a retirada parcial ou total da gordura, bem como qualquer outra interferência que possa mascarar a realidade microbiológica e/ou físico-química da matéria-prima.

Convém destacar também que a definição estabelecida do leite cru para a produção do leite "pasteurizado" (item Leite cru refrigerado para produção do leite "pasteurizado") veio acompanhada do termo "refrigerado", sendo que para o leite "tipo A" isso não acontece. Tal exclusão é proposital, pois a matéria-prima para obtenção do leite pasteurizado "tipo A" não sofre transporte e deve ser imediatamente processada após a ordenha, dispensando-se considerações sobre as condições de estocagem da matéria-prima, o que efetivamente não há.

Para os tipos de leite aqui definidos, há uma recomendação analítica do produto imediatamente após a pasteurização. Ela é idêntica para os dois tipos de leite fluidos, já que se refere a um parâmetro de indicação do sucesso do tratamento térmico empregado e não da matéria-prima propriamente dita. Assim, imediatamente após a pasteurização, o produto deverá apresentar teste qualitativo negativo para fosfatase alcalina e positivo para peroxidase (perfil enzimático característico), além de enumeração de coliformes a 30/35 °C inferior a 0,3 NMP/mL da amostra, parâmetros indicativos de que o processo foi eficiente.

Com a publicação das IN 51 e IN 62, permitiu-se que os leites "tipo A" e "tipo B" pudessem ser comercializados com variados teores de gordura. Anteriormente, o RIISPOA de 1952, atualmente revogado, por meio do seu artigo 510, não autorizava que tais produtos tivessem manipulação industrial do teor de gordura e, portanto, deveriam ser comercializados somente como "integrais". Atualmente e, de acordo com a IN 62, ambos os tipos de leite podem chegar ao mercado nas formas integral, semidesnatado e desnatado. Contudo, o novo RIISPOA indicou também o leite padronizado (Art. 262), entendendo-se ser um leite cujo teor de gordura é fixado em 3%.

Por fim, é importante destacar que o leite cru refrigerado e o leite pasteurizado (Anexos II e III da IN 62, respectivamente) não vêm acompanhados de uma caracterização por letras, recebendo apenas as denominações decorrentes de seu estado ainda *in natura* ("cru") ou já beneficiado ("pasteurizado").

Com relação aos leites pasteurizados, os seus parâmetros encontram-se dispostos na Tabela 6.5. Pode-se observar que eles são mais rígidos para o tipo A em relação ao "pasteurizado". Tais valores somente são válidos para os produtos até a saída da indústria. No varejo, deve ser considerada a legislação da Agência Nacional de Vigilância Sanitária (ANVISA), por intermédio da RDC nº 12, de 02/01/2001. Nesse caso, não há diferenciação entre os dois tipos de leite pasteurizado (Tabela 6.5).

Propriedades rurais

O RIISPOA antigo, já regovado, definia, em seu artigo 25, as propriedades rurais para produção de leite da seguinte maneira: granja leiteira, estábulo leiteiro e fazenda leiteira. Essas definições tinham o objetivo de caracterizar propriedades distintas para a obtenção de matérias-primas e, consequentemente, produtos diferentes. Estabelecia um sentido didático, diferenciando-as, o que facilitava o entendimento dos padrões de produção, da identidade e da qualidade de cada um dos tipos de leite pasteurizados existentes.

Contudo, a partir da publicação da IN 62 somente a granja leiteira foi, de fato, caracterizada como propriedade rural, o que foi confirmado no artigo 21 do novo RIISPOA, publicado em 2017 por meio do Decreto 9.013. Quaisquer outros tipos de propriedade que sejam utilizadas para a obtenção do leite (ver item Outras propriedades), independentemente de suas condições técnicas, deverão ser capazes de garantir que sejam atendidas as condições mínimas de higiene e de padrões físico-químicos, microbiológicos, de células somáticas da matéria-prima como veremos a seguir. Por fim, essas propriedades, excetuando-se a granja leiteira, serão responsáveis pela produção do leite cru refrigerado, atendendo aos dispositivos legais contidos no Anexo II da IN 62.

"Granja leiteira"

É o estabelecimento destinado a produção, pasteurização e envase do leite pasteurizado tipo A para o consumo humano, podendo, ainda, elaborar derivados lácteos a partir de leite de sua própria produção. Observa-se que a "granja leiteira" apresenta características simultâneas de propriedade rural e indústria. Assim, pode-se controlar totalmente a produção e o processamento do leite e, com isso, garantir a obtenção de uma matéria-prima e um produto de qualidade superior em termos de características sensoriais, físico-químicas e microbiológicas (ver item Padrões Microbiológicos, físico-químicos, contagem de células somáticas e resíduos químicos).

A "granja leiteira" deverá ser uma propriedade localizada fora da área urbana, atendendo às necessidades de manejos sanitário e zootécnico adequados, às determinações de pavimentações internas e acesso às vias públicas, bem como às questões de ordem ambiental próprias de cada estado da Federação e suas legislações vigentes. O controle de abastecimento de água e o destino das águas residuais deverá ser uma preocupação constante da "granja leiteira".

Caso a propriedade possua casa para residência de funcionários, por uma questão sanitária, não se permitirá a criação de outros animais (aves ou suínos, por exemplo) na proximidade das instalações.

Algumas instalações são imprescindíveis e obrigatórias em uma "granja leiteira". Diferentemente das outras propriedades rurais destinadas à obtenção do leite, fica patente a maior complexidade de suas instalações, uma vez que se trata de uma propriedade que também desenvolve atividades industriais, conforme observado. São obrigatórios os seguintes equipamentos e instalações:

- *Currais de espera e manejo.* Deverão possuir área mínima de 2,50 m² por animal a ser ordenhado e estar localizados estrategicamente à dependência de ordenha. Sua pavimentação deve ser adequada, viabilizando o emprego de boas práticas de higiene.
- *Dependência de abrigo e arraçoamento.* Destinada somente para os fins mencionados, deverá ser construída atendendo às boas práticas de higiene. Convém registrar que tais instalações têm grande importância na manutenção da integridade física da glândula mamária. Após a ordenha, os animais ficarão alojados nessas dependências, sendo fundamental evitar que eles se deitem e, consequentemente, exponham seus quartos mamários aos micro-organismos causadores de mastite.
- *Dependência de ordenha.* Local destinado exclusivamente à ordenha dos animais. Deverá atender às características técnicas quanto a teto, piso, paredes, iluminação e ventilação, sempre levando-se em consideração os requisitos das boas práticas de higiene. Um detalhe muito importante sobre a dependência de ordenha é que deverá possuir obrigatoriamente equipamento para ordenha mecânica, pré-filtragem e bombeamento até o tanque de depósito, totalmente em circuito fechado, não sendo permitida a ordenha manual ou ordenha mecânica em sistema semifechado, do tipo "balde-ao-pé" ou similar. Esse requisito é fundamental para que o leite possa atender aos requisitos microbiológicos mínimos exigidos.
- *Dependência de sanitização e guarda do material de ordenha.* Localizada anexa à dependência de ordenha, acomoda os tanques para sanitização de ordenhadeiras e outros utensílios, tanques e bombas para a circulação de solução para sanitização do circuito de ordenha e quaisquer outros utensílios necessários ao objetivo fim dessa dependência.
- *Dependências de beneficiamento, industrialização e envase.* Localizadas no mesmo prédio da dependência de ordenha, devem estar completamente isoladas desta última, sendo que o fluxo de leite deve se dar em circuito fechado, por meio de tubulações. As características de construção civil devem atender às condições exigidas pelo Serviço de Inspeção Federal (SIF) para uma usina de beneficiamento.
- *Pasteurizador.* Em sistema de placas para a pasteurização rápida HTST, com painel de controle, termorregistrador automático, termômetros e válvula automática de desvio de fluxo. Imediatamente após a pasteurização, o leite deverá ser resfriado em sistema de placas para que a temperatura do leite fique, no máximo, a 4 °C. Caso o produto seja utilizado para a fabricação de queijos, o resfriamento poderá ser dispensado, sendo que nesse caso o processamento do derivado deve ser iniciado imediatamente após a pasteurização.
- *Câmara frigorífica.* Deverá ter capacidade tal que assegure que o leite envasado se mantenha em temperatura máxima de 4° C.
- *Outros setores.* A "granja leiteira" deverá possuir dependências de recepção e sanitização de caixas plásticas (destinadas à lavagem das caixas de transporte do leite envasado), expedição (contiguas à câmara fria e ao embarque nos veículos), laboratórios (para o controle físico-químico e microbiológico da matéria-prima e dos produtos lácteos) e dependência para guarda de embalagens.
- *Equipamentos.* Todos os equipamentos deverão ser de material devidamente aprovado e apropriado para o fim, ou seja, de aço inoxidável ou vidro (dependendo da etapa em questão), refrigerador a placas (trocador de calor), tanque regulador de nível constante com tampa, bombas sanitárias, filtro-padronizadora centrífuga, pasteurizador, tanque isotérmico para leite pasteurizado e máquinas de envase. Na "granja leiteira" não é permitido o resfriamento do leite pasteurizado pelo sistema de tanque de expansão.

O prazo de validade do leite é determinado pela indústria, sendo que, para o leite tipo A, usualmente varia de 5 a 10 dias, sendo obrigatório o emprego de homogeneizador para que não haja a separação da gordura durante a estocagem do produto durante a comercialização.

Outras propriedades

São propriedades rurais destinadas à produção do leite cru refrigerado, sendo que as mesmas não têm o mesmo rigor quanto às características das propriedades destinadas para a produção do leite "tipo A" (Anexo I da IN 62). Não há uma especificidade técnica sobre a caracterização do local de ordenha. O Anexo II da IN 62 apenas estabelece que a propriedade deve atender às condições higiênico-sanitárias gerais para a obtenção da matéria-prima, remetendo-se à Portaria nº 368/97, de 04 de setembro de 1997, do Ministério da Agricultura, que fixa o "Regulamento Técnico sobre as Condições Higiênico-Sanitárias e de Boas Práticas de Fabricação para Estabelecimentos Elaboradores/Industrializadores de Alimentos". Nessa portaria, o item 3 determina os princípios gerais higiênico-sanitários das matérias-primas para alimentos elaborados/industrializados.

Vale destacar que o texto trata apenas de generalidades e princípios gerais sobre a recepção de matérias-primas destinadas à produção de alimentos elaborados/industrializados, que assegurem que elas tenham qualidade suficiente para não oferecer riscos à saúde humana. Destaca-se, neste caso, a proteção contra a contaminação por perigos biológicos, químicos e físicos oriundos do ambiente, da água, das pragas e o processo higiênico na obtenção. Adicionalmente, são descritas algumas considerações referentes a qualidade dos equipamentos e dos utensílios, segregação das matérias-primas de qualidade inadequada, armazenamento, transporte e manipulação adequados.

Informações complementares

De maneira geral e independentemente do tipo de propriedade rural destinada à obtenção do leite, devem ser atendidos alguns quesitos mínimos relativos às edificações, para que o produto seja obtido de modo higiênico:

- *Piso.* Impermeável, com desenho higiênico, revestido de cimento áspero ou outro material aprovado, com declive não inferior a 2% e provido de canaletas sem cantos vivos, de largura, profundidade e inclinação suficientes, de modo a permitirem fácil escoamento das águas e de resíduos orgânicos.
- *Paredes.* Quando existentes, com altura mínima necessária ao local e ao procedimento de ordenha, devidamente impermeabilizadas, facilitando a higienização.
- *Água.* O abastecimento de água é imprescindível, devendo-se ter em conta a quantidade e a qualidade; assim, a fonte de abastecimento deve assegurar um volume total disponível correspondente à soma de 100 litros por animal a ordenhar e 6 litros para cada litro de leite produzido. A qualidade deverá atender à critérios de potabilidade. Deve haver mangueiras com água sob pressão para sanitização de equipamentos e superfícies.
- *Outras condições mínimas necessárias.* São fundamentais as instalações para atender à coleta de águas residuais e outras fontes orgânicas (dejetos dos animais, por exemplo), para a produção de vapor (caldeira), pressão e energia elétrica (sala de máquinas), sanitários e vestuários adequadamente dimensionados para os funcionários.

Sanidade do rebanho

A sanidade do rebanho leiteiro é um compromisso da propriedade rural, sendo responsabilidade de um médico veterinário atestar a sua execução, sempre atendendo às exigências dos programas oficiais. Devem ser realizados o controle de mastites, de enfermidades infecciosas e de endo e ectoparasitos. Tais controles são indicados pela IN 62 nos Anexos I e II.

A sanidade do rebanho também está prevista no novo RIISPOA por meio do artigo 233 (Brasil, 2017).

Controle de mastites

O controle das mastites é um tema de suma importância e, obrigatoriamente, deve ser estabelecido pela propriedade rural. O sucesso do programa, com efetiva redução dos índices da enfermidade, passa necessariamente por um conhecimento profundo dos valores médios das contagens de células somáticas do rebanho e dos animais individualmente, bem como da utilização dos dados históricos da propriedade. O controle diário da ocorrência de mastite deve ser executado por meio do California Mastit Test (CMT) feito no mínimo em 10% dos animais.

Com relação às normas vigentes para o controle de células somáticas do rebanho, a IN 62 estabelece periodicidade mínima de uma amostra por mês, que deverá ser enviada para um laboratório oficial integrante da Rede Brasileira de Laboratórios para Controle da Qualidade do Leite independentemente das análises realizadas na frequência estipulada pelo Programa de Controle de Qualidade interno do estabelecimento processador. Os padrões mínimos de qualidade para a contagem de células somáticas estão indicados no item Padrões Microbiológicos, físico-químicos, contagem de células somáticas e resíduos químicos deste capítulo.

Controle de enfermidades

As enfermidades tidas como prioritárias e de grande importância para a sanidade animal e a saúde pública são brucelose e tuberculose. Desse modo, foi estabelecido o Programa Nacional de Controle e Erradicação da Brucelose e Tuberculose Animal (PNCEBT) com os objetivos específicos de baixar a prevalência e a incidência dessas enfermidades no rebanho nacional, bem como certificar um número elevado de propriedades, nos quais o controle e a erradicação dessas doenças sejam executados com eficácia, aumentando a oferta de produtos de baixo risco para a saúde pública.

Para isso, a propriedade rural, por meio do médico veterinário, deve cumprir normas e procedimentos de profilaxia e saneamento, de modo a certificá-la como livre de brucelose e de tuberculose, em conformidade com o que determina a IN 02, de 10/01/2001 do PNCEBT.

Outras doenças que forem constatadas na propriedade cujo diagnóstico clínico ou resultado positivo a provas diagnósticas indiquem presença de doenças infectocontagiosas que possam ser transmitidas aos humanos pelo leite deverão ser tratadas, não sendo permitido o aproveitamento do produto dos animais acometidos ou, até mesmo, de toda a propriedade na ocorrência de surtos.

Controle de parasitos

Os endo e ectoparasitos deverão ser sistematicamente controlados na propriedade rural com a observância de que, se os princípios ativos dos fármacos a serem utilizados em seu controle forem eliminados pelo leite, observar-se-á o período de carência determinado pelo fabricante, dentro do qual fica proibido o aproveitamento do produto para a alimentação humana.

Sistemas de obtenção de leite

Sob o ponto de vista regulamentar, a obtenção do leite deverá atender às particularidades estabelecidas em regulamentações próprias a fim de atender aos padrões de produção, identidade e qualidade. Nesse aspecto, a forma de obtenção do produto (ordenha manual ou ordenha mecânica) exerce papel importante em sua caracterização e identidade. Não serão discutidos neste item os aspectos positivos e/ou negativos da utilização de um ou outro tipo de ordenha; somente serão abordadas questão pertinentes ao aspecto regulamentar.

Contudo, as condições higiênico-sanitárias gerais para a obtenção da matéria-prima determinadas pela Portaria nº 368/97 do Ministério da Agricultura, que determina o "Regulamento Técnico sobre as Condições Higiênico-Sanitárias e de Boas Práticas de Fabricação para Estabelecimentos Elaboradores/Industrializadores de Alimentos", devem ser consideradas como premissas básicas, independentemente do sistema de ordenha a ser adotado pela propriedade rural

Para a realização da ordenha manual devem-se levar em consideração a higiene pessoal, do ambiente, dos utensílios, dos equipamentos, da qualidade e quantidade de água disponível e os procedimentos higiênicos a serem adotados nos animais a serem ordenhados. A ordenha manual é um procedimento aceitável, salvo situações específicas.

Já o sistema de ordenha mecânica foi desenvolvido no intuito de maximizar este processo, facilitando o manejo e melhorando a qualidade microbiológica, principalmente por diminuir o contato direto do leite com o ambiente externo. Além das questões enumeradas para o bom funcionamento da ordenha manual, o processo de automação deve levar em consideração a manutenção periódica e adequada de todos os equipamentos empregados, a renovação e a reposição de peças, os ajustes finos que podem ser necessários de acordo com a conformação da glândula mamária ou da raça dos animais da propriedade e a sistematização de procedimentos padronizados de higiene operacional, seu monitoramento, suas ações corretivas e os procedimentos de verificação do processo.

Obtenção do leite cru "tipo A"

Não é permitida, sob hipótese alguma, a ordenha manual para esse tipo de leite. Há obrigatoriedade da utilização de equipamentos de ordenha mecânica em circuito fechado, não sendo permitida a ordenha mecânica em sistema semifechado do tipo "balde-ao-pé".

Leite cru refrigerado para produção do leite "pasteurizado" e outros fins

Fica patente pelo texto da IN 62 a preocupação com as questões genéricas de boas práticas conforme a Portaria nº 368/97, não havendo restrições quanto ao sistema de ordenha, desde que sejam atendidos os quesitos microbiológicos, físicos, químicos, sensoriais, de contagem de células somáticas e da pesquisa de resíduos de antimicrobianos.

A Tabela 6.1 resume as questões relacionadas com os sistemas de ordenha e o tipo de leite produzido.

Tabela 6.1 Sistemas de ordenhas a serem utilizados para cada tipo de leite*

Tipo de leite cru	Referência legal	Sistema de ordenha
Tipo A	Anexo I da IN 62 (Brasil, 2011)	Mecânica em circuito fechado – obrigatório
Refrigerado	Anexo IV da IN62 (Brasil, 2011)	Mecânica ou manual

*Regulamento Técnico de Produção, Identidade e Qualidade do Leite – IN 62, de 29 de dezembro de 2011 da Secretaria de Defesa Agropecuária/Ministério da Agricultura, Pecuária e Abastecimento (SDA/MAPA).

Armazenamento

Durante o armazenamento do produto, o leite deve manter as suas características microbiológicas, físico-químicas e sensoriais. Em baixas temperaturas diminui-se grandemente o metabolismo microbiano, mas esse fenômeno está intimamente ligado à temperatura correta de armazenagem, à duração do processo e à carga microbiana preexistente. Dessa maneira, o controle efetivo de apenas um desses fatores não é suficiente, e tampouco apresentará resultados satisfatórios. Somente uma ação que contemple esses três aspectos possibilitará a produção e a manutenção da boa qualidade da matéria-prima.

A refrigeração do leite cru na propriedade rural deve sempre levar em consideração um tempo máximo de 48 horas, sendo o ideal 24 horas. Contudo, fato que ocorre frequentemente é não se considerar nesse cômputo o período em que o produto ainda cru já foi coletado na propriedade, mas ainda não foi processado. Por exemplo, o tempo do transporte, o tempo de permanência no laticínio antes do descarregamento, o tempo de permanência na plataforma do laticínio antes do beneficiamento. Esses tempos adicionais não computados associados às condições climáticas podem ser prejudiciais à qualidade da matéria-prima. Nesse caso, a carga microbiana inicial mais uma vez passa a ser um fator fundamental para a qualidade da matéria-prima.

É importante lembrar que os tanques de refrigeração deverão ser dimensionados para atender à demanda de produção da propriedade rural, de modo a garantir o atendimento dos requisitos mínimos de qualidade estabelecidos pela IN 62.

A seguir serão abordadas questões específicas do binômio tempo × temperatura do leite nas propriedades rurais, de acordo com os requisitos da IN 62.

Refrigeração em tanques de imersão

A refrigeração em tanques de imersão deve ser compreendida em dias atuais como uma exceção à regra, ou seja, deve ser utilizada somente na impossibilidade de implementação do sistema de tanques de expansão. De qualquer modo, entende-se que a refrigeração adequada sempre será favorável independentemente do tipo.

O tanque de refrigeração por imersão deve ser dimensionado de modo tal que permita refrigerar o leite até temperatura ≤ 7 °C no tempo máximo de 3 horas após o término da ordenha, independentemente de sua capacidade. Se comparado com o tempo de queda de temperatura estipulado para a refrigeração em tanque de expansão (item Refrigeração em tanques de expansão), verifica-se que os processos não são equivalentes e, consequentemente, podem influenciar a qualidade microbiológica do leite. Saliente-se, no entanto, que a estocagem por qualquer um dos sistemas, por si, não substitui a implementação das boas práticas de higiene para a manutenção da qualidade do produto.

Refrigeração em tanques de expansão

A fim de se regulamentar a refrigeração do leite em tanques de expansão, o MAPA aprovou em agosto de 2002, mesmo ano da implementação da IN 51, o Regulamento Técnico para Fabricação, Funcionamento e Ensaios de Eficiência de Tanques Refrigeradores de Leite a Granel. Nesse regulamento são apresentadas as especificações dos materiais empregados na fabricação dos tanques, os processos de construção, os controles de temperatura, os equipamentos de medição da temperatura do leite, as informações sobre a unidade de produção da refrigeração, o desempenho do tanque e como determinar a sua capacidade de funcionamento. Estabelece também procedimentos de limpeza com respectivos padrões microbiológicos mínimos aceitáveis que deverão ser avaliados mediante tomada de amostras em áreas predeterminadas na parede interna do equipamento.

Os tanques de expansão deverão ser capazes de operar de modo satisfatório com volume nominal entre 10% e 100% de sua capacidade máxima de preenchimento, recebendo leites com temperaturas de até 35 °C. Essa capacidade operacional deverá proporcionar a refrigeração adequada na velocidade requerida e na manutenção do produto em seu interior por até 48 horas, conforme estabelecido pela IN 62.

Para o leite cru do "tipo A" não será aceita a estocagem do leite em tanques de expansão. Nesse caso particular, o leite deverá ser resfriado em sistema de placas e imediatamente submetido ao beneficiamento em circuito fechado (ver itens Leite cru "tipo A" e Granja leiteira).

Para o leite cru refrigerado, preconiza-se a estocagem por sistema de expansão, desde que o tanque permaneça em local próprio e específico, conforme descrito no item Coleta e transporte. Os tanques de expansão devem possuir a capacidade de refrigerar o leite a 4 °C em até 3 horas após o final da ordenha, indicando que essa é a temperatura para conservação do leite cru nesse equipamento. Entretanto, a IN 07, assim como a IN 51 e IN 62, apresentam em suas tabelas resumidas de padrões e especificações para leite cru refrigerado uma informação que permite múltiplas interpretações: "Temperatura máxima de conservação do leite: 7 °C na propriedade rural/tanque comunitário, e 10 °C no estabelecimento processador". Considerando esse aspecto, deve ser ressaltada a importância da refrigeração adequada, em temperaturas próximas a 4 °C, para manutenção da qualidade microbiológica do leite cru.

Tanques comunitários

A utilização dos chamados tanques comunitários teve como objetivo atender à demanda da estocagem do leite a granel em tanques de expansão por grupo de pequenos produtores que, individualmente, não conseguiriam adquirir seu próprio equipamento.

Os tanques de expansão comunitários foram regulamentados pelas IN 51, IN 62 e pelo novo RIISPOA e seu uso, sistematizado pelas normas técnicas constantes da IN 22 do MAPA em 08/07/2009.

Os princípios de eficiência do processo de refrigeração e requisitos do binômios tempo × temperatura nesses tanques seguem estritamente os mesmos preconizados e já descritas para os tanques de expansão não comunitários, sendo importante destacar alguns pontos:

- A localização do equipamento deve ser estratégica, facilitando a entrega do leite de cada ordenha no local onde estiver instalado.
- Não é permitido acumular, em determinada propriedade rural, a produção de mais de uma ordenha para enviá-la uma única vez por dia ao tanque comunitário.
- Não são admitidos tanques de refrigeração comunitários que operem pelo sistema de imersão de latões.
- A produção individual do produtor que entregar o leite para ser depositado no tanque de expansão poderá ser feita em latões, sendo que estes deverão ser higienizados logo após a entrega do leite mediante enxágue com água corrente e utilização de detergentes biodegradáveis e escovas apropriadas.
- A capacidade do tanque de refrigeração para uso coletivo deve ser dimensionada de modo a propiciar condições adequadas de operacionalização do sistema, particularmente no que diz respeito à velocidade de refrigeração da matéria-prima.
- Caberá aos produtores que utilizarem o tanque comunitário estabelecer horário de recepção do leite, de maneira a não permitir oscilações constantes da temperatura da matéria-prima já entregue e submetida ao processo de refrigeração.

Convém mencionar que estudos têm demonstrado contagens maiores de bactérias psicrotróficas em leite estocado em tanques comunitários quando comparadas com as obtidas a partir de tanques individuais. Um dos fatores que pode estar relacionado com esse fato é a diferença na qualidade da matéria-prima obtida a partir de produtores distintos.

Ausência de refrigeração

Sempre existem benefícios em se refrigerar o leite. Portanto, a estocagem e o transporte sem refrigeração sempre devem ser considerados fatores de risco para a qualidade do produto. Assim, o Regulamento Técnico de Produção, Identidade e Qualidade do Leite estabelecido pela IN 62 visou sistematizar a refrigeração do leite na propriedade rural, sua coleta e seu transporte a granel. No entanto, também possibilitou exceções. Há o entendimento de que, na impossibilidade de se estocar o leite na propriedade rural e/ou transportá-lo a granel, a propriedade rural poderá transportar o leite em latões ou tarros e em temperatura ambiente, desde que sejam atendidas algumas premissas básicas:

- O estabelecimento processador tem que concordar em aceitar trabalhar com esse tipo de matéria-prima.
- O leite *in natura* deverá atingir os padrões de qualidade fixados pela IN 62 (ver item Padrões Microbiológicos, físico-químicos, contagem de células somáticas e resíduos químicos).
- O leite deverá ser entregue ao estabelecimento processador no máximo até 2 horas após a conclusão da ordenha.

Coleta e transporte

Segundo a IN 62, o processo de coleta de leite cru refrigerado a granel consiste em recolher o produto em caminhões com tanques isotérmicos construídos internamente de aço inoxidável, por meio de mangote flexível e bomba sanitária, acionada pela energia elétrica da propriedade rural ou do próprio caminhão, diretamente do tanque de refrigeração por expansão direta ou dos latões contidos nos refrigeradores de imersão.

Para que se mantenham as características do produto, principalmente as microbiológicas, é fundamental que algumas condições mínimas sejam atendidas. Elas dizem respeito ao tanque, ao local em que este se localiza e às condições operacionais:

- *Com relação ao tanque e às condições operacionais.* A fim de garantir a padronização do processo de coleta e transporte a granel do leite cru, independentemente do tipo, foi estabelecido o "Regulamento Técnico para Seleção, Projeto, Fabricação e Manutenção de Tanques Isotérmicos Destinados à Coleta e ao Transporte de Leite e Derivados Fluidos" publicado pela IN 75, de 28/10/2003. Nessa resolução há detalhamento sobre as características técnicas mínimas que os tanques de expansão deverão atender.

    A higienização dos tanques é um ponto crítico no processo de obtenção higiênica do leite na propriedade rural e, para o sucesso desse procedimento, é fundamental o atendimento aos padrões de qualidade microbiológica da água que deverá ser clorada, sendo sua qualidade monitorada pelo produtor rural. No item 6.5.2 foram abordadas algumas questões relativas à higienização dos tanques de expansão conforme a legislação pertinente.

- *Com relação à localização do tanque.* Deverão ser fixados em instalação física específica e apropriada para a finalidade, mantida sob condições adequadas de higiene. Essa instalação deverá ser, preferencialmente, de alvenaria, coberta, arejada, pavimentada e próxima ao local em que o caminhão estaciona para realizar a coleta propriamente dita; ter iluminações natural e artificial adequadas; ter ponto de água, tanque para lavagem de utensílios de coleta, que devem estar reunidos sobre uma bancada de apoio às operações de coleta de amostras.

Testes de triagem

Antes do advento da coleta do leite a granel, toda verificação da qualidade da matéria-prima era realizada na plataforma de recepção da indústria, durante o descarregamento dos latões de leite. Inicialmente, para cada latão, um funcionário treinado realizava o teste do alizarol como avaliação de triagem, entre outros que fossem necessários. Na ocorrência de problemas relacionados com o teste, fazia-se a segregação individual de cada latão.

Contudo, no momento em que o leite passou a ser coletado diretamente na propriedade rural, a partir dos tanques de estocagem por expansão ou imersão pelos caminhões-tanque a granel, a triagem deixou de ser realizada na plataforma de recepção da indústria. Assim, os motoristas dos próprios caminhões precisaram ser treinados para realizar a avaliação preliminar de qualidade da matéria-prima, substituindo o funcionário da plataforma de recepção na triagem da qualidade. Desse modo, além da responsabilidade do transporte propriamente dito, os motoristas acumularam funções de triar a matéria-prima e coletar o leite de modo higiênico antes de entregá-lo ao estabelecimento industrial.

Geralmente, a prova do alizarol e a aferição da temperatura são as duas avaliações fundamentais a serem realizadas invariavelmente como triagem da qualidade do leite estocado nos tanques de expansão ou imersão nas propriedades rurais. A partir delas caberá à própria indústria estabelecer um programa de coleta e destino das partidas que apresentarem não conformidade nos testes de triagem ou deixar a cargo da propriedade rural destinar o leite que porventura for rejeitado. As interpretações colorimétricas e de estabilidade proteica são de suma importância na triagem da prova do alizarol, assim como a mensuração da temperatura de conservação do leite cru.

A prova da densidade relativa utilizando-se o termolactodensímetro também é uma prova de triagem que poderá ser realizada no momento da colheita a granel. Já a volumetria do leite, apesar de essencial, não tem relação com a qualidade do produto.

Na Tabela 6.2 estão exemplificadas as principais análises que deverão ser realizadas pelas indústrias e suas respectivas periodicidades.

Granelização

A coleta do leite a granel, ou granelização do leite, trouxe inúmeras contribuições para a qualidade do produto, sendo também importante do ponto de vista econômico para o setor laticinista nacional. Para melhor funcionalidade da granelização, foram necessárias inúmeras modificações no processo de coleta do produto, incluindo treinamento do motorista do caminhão sobre noções de higiene pessoal e de utensílios, treinamento analítico para as provas de triagem, treinamento para coleta e identificação de amostras individuais para análises complementares de qualidade, contagem de células somáticas, resíduos de antimicrobianos, entre outras.

Coube à indústria de laticínios estabelecer protocolos de destino para partidas em não conformidade, treinando o motorista para atender de modo sistemático às determinações previstas na legislação. Vale salientar que é de responsabilidade do controle de qualidade industrial determinar um programa de ações corretivas para o leite que se apresente com alguma anormalidade no momento da triagem. Por exemplo, ao se constatar uma anormalidade na amostra coletada, a indústria deve segregar o produto em um compartimento específico do caminhão destinado exclusivamente para esse fim, bem como comunicar ao produtor a ocorrência da anormalidade, devendo, ainda, determinar o destino do leite que apresentar alterado.

Como benefícios da granelização podem ser destacadas:
- Melhoria da qualidade da matéria-prima: qualidade sensorial, tempo de prateleira e aumento do rendimento industrial.

Tabela 6.2 Análises a serem realizadas na matéria-prima e periodicidade por produtor*

Parâmetro analítico	Periodicidade por produtor
Alizarol 72%	Diariamente, tanque por tanque antes da coleta a granel pelo caminhão-tanque
Temperatura do leite cru refrigerado	Diariamente
Contagem padrão em placas	1 vez ao mês
Contagem de células somáticas	1 vez ao mês
Resíduos de antibiótico	1 vez ao mês
Índice crioscópico	2 vezes ao mês
Sólidos totais e sólidos não gordurosos	2 vezes ao mês
Densidade relativa	2 vezes ao mês
Acidez total	2 vezes ao mês
Teor de gordura	2 vezes ao mês
Pesquisa de indicadores de fraudes e adulterações	2 vezes ao mês

*Regulamento Técnico de Produção, Identidade e Qualidade do Leite publicado pela IN 62, de 29 de dezembro de 2011, da SDA/MAPA.

- Ampliação no horário de recepção do leite.
- Redução de custos para a indústria: energia elétrica, higienização de latões, mão de obra.
- Melhoria da logística de transporte: redução do tempo de operação, redução do custo de frete.

Quanto às limitações da granelização, em muitas áreas do País a eletrificação rural é precária, o que pode prejudicar o bom funcionamento dos tanques; some-se a isso a precariedade da estrutura viária, o que muitas vezes não possibilita que os caminhões-tanque transitem entre as propriedades, e o custo do tanque de expansão, que pode ser limitante ao produtor. Todas essas questões merecem ser mais bem trabalhadas, de maneira que os prazos estipulados pela IN 62 referentes aos parâmetros de qualidade possam ser alcançados dentro do previsto em todas as regiões do Brasil.

Padrões microbiológicos, físico-químicos, contagem de células somáticas e resíduos químicos

A partir das IN 51 e 62 foram estabelecidas amostragens de acordo com o plano de atributos e classes para análises microbiológicas do leite pasteurizado (independentemente do tipo de leite), bem como a previsão de modificações gradativas ao longo dos anos dos padrões microbiológicos e de células somáticas para a matéria-prima. O processo teve início em 2005 nas regiões Sul, Sudeste e Centro-oeste e, em 2007, nas regiões Norte e Nordeste. Posteriormente, a IN 62 ampliou os prazos para atendimento dos padrões, já que se observou que em muitas regiões não seria possível alcançá-los nas datas previstas. Com base nos mesmos princípios, a partir da IN 07, foi realizada uma nova atualização de prazos para atendimento aos padrões microbiológicos e de contagem de células somáticas.

Nas Tabelas 6.3 a 6.5 estão resumidos os novos prazos, os padrões microbiológicos, físico-químicos, de contagem de células somáticas e resíduos químicos para os leites crus do "tipo

A" e "refrigerado", bem como os padrões microbiológicos e físico-químicos para os respectivos leites pasteurizados. Os valores dos padrões físico-químicas foram obtidos na IN 62. Contudo, há a indicação, pelo novo RIISPOA, de valores de índice crioscópico distintos e padrão para o teor mínimo de sólidos totais, de 11,4 g/100 g, conforme artigo 248. A IN 62 retirou definitivamente a possibilidade da realização do teste da redução do azul de

Tabela 6.3 Requisitos físico-químicos para os leites crus e pasteurizados dos tipos "A" e "pasteurizado" e de contagem de células somáticas para o leite cru "tipo A"*

Item de composição	Padrão para o leite cru		Padrão para o leite pasteurizado
Gordura (g/100 g)	≥ 3,0		Integral, semidesnatado e desnatado
Acidez, em g de ácido lático/100 mL	0,14 a 0,18		0,14 a 0,18
Densidade relativa, 15 °C, g/mL	1,028 a 1,034		1,028 a 1,034
Índice crioscópico	–0,530 °H a –0550 °H (–0,512 °C a –0,531 °C)		–0,530 °H a –0550 °H (–0,512 °C a –0,531 °C)
Sólidos não gordurosos (g/100 g)	≥ 8,4		≥ 8,4
Proteína total (g/100 g)	≥ 2,9		≥ 2,9
Contagem de células somáticas (CS/mL)	Para o leite cru "tipo A"		
	1/1/12 a 30/6/14	1/7/14 a 30/6/16	A partir de 1/7/16
	4,8 × 10^5	4,0 × 10^5	3,6 × 10^5

*Regulamento Técnico de Produção, Identidade e Qualidade do Leite publicado pela IN 62, de 29 de dezembro de 2011, da SDA/MAPA.

Tabela 6.4 Padrões do leite cru refrigerado produzido nas diferentes regiões do Brasil e datas para sua implementação*

Índice medido por propriedade rural ou por tanque comunitário	De 01/07/08 a 31/12/11 (S/SE/CO). De 01/07/10 a 31/12/12 (N/NE)	De 01/01/12 a 30/06/14 (S/SE/CO). De 01/01/13 a 30/06/15 (N/NE)	De 01/07/14 a 30/06/18 (S/SE/CO). De 01//07/15 a 30/06/19 (N/NE)	A partir de 01/07/18 (S/SE/CO). A partir de 01/07/19 (N/NE)
Contagem padrão em placas (CPP), expressa em UFC/mL (mínimo de 1 análise mensal, com média geométrica sobre período de 3 meses)	≤ 7,5 × 10^5	≤ 6,0 × 10^5	≤ 3,0 × 10^5	≤1,0 × 10^5
Contagem de células somáticas (CCS), expressa em CS/mL (mínimo de 1 análise mensal, com média geométrica sobre período de 3 meses)	≤ 7,5 × 10^5	≤ 6,0 × 10^5	≤ 5,0 × 10^5	≤ 4,0 × 10^5
Pesquisa de resíduos de antibióticos/outros inibidores do crescimento microbiano: limites máximos previstos no Programa Nacional de Controle de Resíduos – MAPA				
Temperatura máxima de conservação do leite: 7 °C na propriedade rural /tanque comunitário e 10 °C no estabelecimento processador				
Composição centesimal conforme indicado na Tabela 6.3				

*IN 07, de 03 de maio de 2016, da SDA/MAPA.

Tabela 6.5 Padrões microbiológicos e planos de amostragem para leites fluidos – IN 62, IN 07 e padrões microbiológicos do produto pasteurizado – RDC12, ANVISA

Tipo de leite	Cru	Pasteurizado*
A	CPP 1,0 × 10^4	CPP n = 5/c = 2/m = 5,0 × 10^2 M = 1,0 × 10^3 CT n = 5/c = 0/m = 1 CF n = 5/c = 0/m = < 0,3
Pasteurizado	CPP** ≤ 7,5 × 10^5 ≤ 6,0 × 10^5 ≤ 3,0 × 10^5 ≤ 1,0 × 10^5	CPP n = 5/c = 2/m = 4,0 × 10^4 M = 8,0 × 10^4 CT n = 5/c = 2/m = 2/M = 4 CF n = 5/c = 1/m = 1/M = 2
Todos ANVISA	–	CF – 4 NMP/mL/n = 5/c = 1/m = 2/M = 4

*Para todos os tipos de leite: *Salmonella* n = 5/c = 0 m = ausência.
**Os padrões em questão deverão ser confrontados com aqueles indicados na Tabela 6.4, a fim de se determinar os prazos e as aplicações por regiões.

metileno (TRAM) ou prova da redutase como forma de verificação da qualidade microbiológica da matéria-prima, sendo essa atualmente determinada somente pelo parâmetro microbiológico direto, ou seja, a contagem bacteriana total (CBT) ou contagem de mesófilos.

A efetiva implementação da IN 62, complementada pela IN 07, com cumprimento dos padrões dentro dos prazos estipulados, revela-se um grande desafio para o setor laticinista. Ações relativas ao controle higiênico-sanitário do produto, com medidas que contemplem redução da carga microbiana do leite, seja ela originária da glândula mamária, exterior do úbere, equipamentos e utensílios e da água empregada no processo, devem ser incorporadas no dia a dia das propriedades para que os objetivos da legislação sejam plenamente alcançados.

BIBLIOGRAFIA

Arcuri EF, Brito MAVP, Brito JRF, Pinto SM, Ângelo FF et al. Qualidade microbiológica do leite refrigerado nas fazendas. Arq Bras Med Vet e Zootec. 2006; 58(3):440-6.

Bersot LS, Barcellos VC, Fujisawa FM, Pereira JG, Maziero MT. Influência do sistema de estocagem na propriedade sobre a qualidade microbiológica do leite in natura. Rev Inst Latic Cândido Tostes. 2009; 64(371):34-8.

Brasil. Decreto nº 30.691, de 29 de março de 1952. O Presidente da República... Decreta: Aprovar o novo Regulamento da Inspeção Industrial e Sanitária de Produtos de Origem Animal. Brasília: Diário Oficial da União; 1952.

Brasil. Ministério da Agricultura e do Abastecimento. Instrução Normativa nº 02, de 10 de janeiro de 2001. O Secretário de Defesa Agropecuária... Resolve: Aprovar o Regulamento Técnico do Programa Nacional de Controle e Erradicação da Brucelose e da Tuberculose Animal. Brasília: Diário Oficial da União, 2001, Seção 1, nº 125, páginas 11-17 e republicado em 04 jun. 2001, Seção 1, nº 107, página 31.

Brasil. Ministério da Agricultura e do Abastecimento. Portaria nº 368, de 4 de setembro de 1997. O Ministro de Estado da Agricultura e do Abastecimento... Resolve: Aprovar o Regulamento Técnico sobre as Condições Higiênico-Sanitárias e de Boas Práticas de Fabricação para Estabelecimentos Elaboradores/Industrializadores de Alimentos. Brasília: Diário Oficial da União, 1997, Seção 1, nº 172, páginas 19.697-19.699.

Brasil. Ministério da Agricultura, Pecuária e Abastecimento (MAPA). IN nº 53, de 16 de agosto de 2002. O Secretário de Defesa Agropecuária... Resolve: Aprovar o Regulamento Técnico para Fabricação, Funcionamento e Ensaios de Eficiência de Tanques Refrigeradores de Leite a Granel, conforme consta dos Anexos desta Instrução Normativa. Brasília: Diário Oficial da União, 2002, Seção 1, nº 159, páginas 8-13.

Brasil. Ministério da Agricultura, Pecuária e Abastecimento (MAPA). Instrução Normativa nº 51, de 18 de setembro de 2002. O Ministro de Estado da Agricultura, Pecuária e Abastecimento... Resolve: Aprovar os Regulamentos Técnicos de Produção, Identidade e Qualidade do Leite Tipo A, do Leite Tipo B, do Leite Tipo C, do Leite Pasteurizado e do Leite Cru Refrigerado e o Regulamento Técnico da Coleta de Leite Cru Refrigerado e seu Transporte a Granel, em conformidade com os Anexos desta Instrução Normativa. Brasília: Diário Oficial da União,2002, Seção 1, nº 183, páginas 13-22.

Brasil. Ministério da Agricultura, Pecuária e Abastecimento (MAPA). Instrução Normativa nº 75, de 28 de outubro de 2003. O Secretário de Defesa Agropecuária... Resolve: Aprovar o Regulamento Técnico para Seleção, Projeto, Fabricação e Manutenção de Tanques Isotérmicos Destinados à Coleta e ao Transporte de Leite e Derivados Fluidos, conforme consta dos Anexos desta Instrução Normativa. Brasília: Diário Oficial da União, 2003, Seção 1, nº 211, páginas 83-86.

Brasil. Ministério da Agricultura, Pecuária e Abastecimento (MAPA). Instrução Normativa nº 22, de 07 de julho de 2009. O Secretário de Defesa Agropecuária... Resolve: Estabelecer as normas técnicas para utilização de tanques comunitários instituídos na forma do Anexo VI, da Instrução Normativa nº 51, de 18 de setembro de 2002, visando à conservação da qualidade do leite cru, proveniente de diferentes propriedades rurais. Brasília: Diário Oficial da União, 2009, Seção 1, nº 128, página 8.

Brasil. Ministério da Agricultura, Pecuária e Abastecimento (MAPA). Instrução Normativa nº 32, de 30 de junho de 2011. O Ministro de Estado da Agricultura, Pecuária e Abastecimento... Resolve: Prorrogar por 6 (seis) meses a vigência dos prazos estabelecidos para a adoção de novos limites microbiológicos e de células somáticas, que entrariam em vigor a partir de 1º de julho de 2011 para as regiões Sul, Sudeste e Centro-Oeste, dispostos na Tabela 2 do Anexo IV da Instrução Normativa nº 51, de 18 de setembro de 2002. Brasília: Diário Oficial da União2011, Seção 1, nº 125, página 4, e republicado em 02/08/2011, Seção 1, nº 147, página 9.

Brasil. Ministério da Agricultura, Pecuária e Abastecimento (MAPA). Instrução Normativa nº 62, de 29 de dezembro de 2011. O Ministro de Estado, Interino, da Agricultura, Pecuária e Abastecimento... Resolve: Aprovar o Regulamento Técnico de Produção, Identidade e Qualidade do Leite Tipo A, o Regulamento Técnico de Identidade e Qualidade de Leite Cru Refrigerado, o Regulamento Técnico de Identidade e Qualidade de Leite do Leite Pasteurizado e o Regulamento Técnico da Coleta de Leite Cru Refrigerado e seu Transporte a Granel, em conformidade com os Anexos desta Instrução Normativa. Brasília: Diário Oficial da União,2011, Seção 1, nº 251, páginas 6-11.

Brasil. Ministério da Agricultura, Pecuária e Abastecimento (MAPA). Instrução Normativa nº 07, de 03 de maio de 2016. A Ministra de Estado da Agricultura, Pecuária e Abastecimento... Resolve: Art. 1º: A tabela 2 do item 3.1.3.1 do Anexo II da Instrução Normativa nº 62, de 29 de dezembro de 2011, que aprova o Regulamento Técnico de Produção, Identidade e Qualidade do Leite Tipo A, o Regulamento Técnico de Identidade e Qualidade de Leite Cru Refrigerado, o Regulamento Técnico da Coleta de Leite Cru Refrigerado e seu Transporte a Granel, passa a vigorar com a seguinte redação... Brasília: Diário Oficial da União, 2016, Seção 1, nº 94, páginas 11-12.

Brasil. Regulamento da Inspeção Industrial e Sanitária de Produtos de Origem Animal. Aprovado pelo Decreto nº 9.013, de 29/03/2017. Diário Oficial da República Federativa do Brasil, DF, 30/03/17, Seção 1, p. 3-27.

Brasil. Ministério da Saúde (MS). Resolução RDC nº12, de 02 de janeiro de 2001. A Diretoria Colegiada da Agência Nacional de Vigilância Sanitária.. Adotou a seguinte Resolução: Aprovar o Regulamento Técnico sobre Padrões Microbiológicos para Alimentos, em Anexo. Brasília: Diário Oficial da União, 2001, Seção 1, nº 7-E, páginas 45-53.

Dias JC. O leite na paulicéia. São Paulo: Calandra, 2004. 148p.

Pinto JPAN, Izidoro TB. Qualidade do leite: a Instrução Normativa nº 51 e os novos paradigmas. Rev Higiene Alimentar. 2007; 21:14-6.

Vallin VM, Beloti V, Battaglini APP, Tamanini R, Fagnani R et al. Melhoria da qualidade do leite a partir da implantação de boas práticas de higiene na ordenha em 19 municípios da região central do Paraná. Semina: Ciências Agrárias. 2009; 30(1):181-8.

Vigor/Leco. A história do leite. São Paulo: Prêmio, 1997.

CAPÍTULO 7

Qualidade do Leite Cru Produzido no Brasil

Vanerli Beloti

Resumo

O Brasil tornou-se autossuficiente na produção de leite na primeira década deste milênio. Agora, busca sanar problemas com a produtividade, a saúde dos animais e a qualidade do produto. Problemas como alimentação, sanidade, formas de obtenção, refrigeração, transporte e até a logística de produção e seu escoamento acabam influenciando a qualidade do leite cru e, consequentemente, o leite beneficiado e seus derivados. Qualidade é um conceito amplo, que envolve principalmente quantidade e tipo de micro-organismos, ausência de resíduos, sanidade dos animais em produção e sua composição refletida no extrato seco, principalmente gordura e proteína. A carência de qualidade, sobretudo microbiológica, diminui muito a vida útil dos produtos, inviabiliza a produção de leite pasteurizado com longa validade e limita a produção de derivados com maior valor agregado, como queijos finos. Além disso, a alta perecibilidade requer abastecimento mais frequente, e a logística de distribuição torna-se mais cara. A qualidade microbiológica tem melhorado, mas há um descompasso entre a determinação legal e a verificada por pesquisadores e laboratórios de referência no país. Oferecer produtos diversificados ao consumidor brasileiro, atender a padrões internacionais e colocar o leite nacional no mercado externo somente será possível com a melhoria da qualidade. Este é o desafio da próxima década.

Fatores determinantes de qualidade

Vários fatores determinam a qualidade do leite, e os principais estão ligados à contaminação microbiana que ocorre desde a obtenção até o beneficiamento, à sanidade dos animais e, sobretudo, da glândula mamária, a suficiência e qualidade da alimentação oferecida aos animais e à coibição de fraudes. Resíduos químicos de praguicidas, medicamentos e substâncias utilizadas na higienização de equipamentos também constituem problemas cada vez mais frequentes.

Outro fator considerado componente importante da qualidade é a estabilidade térmica do leite cru. Este ganhou importância com a disseminação da produção de leite longa vida, submetido ao tratamento térmico por Ultra Alta Temperatura (UAT) ou *Ultra High Temperature* (UHT) como é mais frequentemente denominado. A falta de estabilidade promove a sedimentação da proteína nos equipamentos e na embalagem e a geleificação do leite embalado.

Qualidade microbiológica e contaminação

A qualidade microbiológica do leite é determinada pela quantidade de micro-organismos e pela composição dessa microbiota. O excesso de contaminação é o problema mais frequente no País e leva a uma rápida deterioração do produto.

Do ponto de vista legal, a legislação brasileira determina limites para a quantidade de bactérias do leite na propriedade leiteira, mas não há limite máximo para a recepção na indústria, diferentemente dos EUA, por exemplo, que estabelece como limite 100.000 UFC/mL na propriedade e 300.000 UFC/mL na recepção para o beneficiamento. Estabelecer esse parâmetro levaria as indústrias a evitar os longos períodos de transporte, que viabilizam exagerada multiplicação microbiana e comprometem a qualidade de qualquer leite bom na origem.

A vida útil do produto beneficiado depende intrinsecamente da quantidade de micro-organismos deteriorantes, proteolíticos e lipolíticos no leite cru, uma vez que as enzimas produzidas por eles são termorresistentes.

Para a produção de leite pasteurizado com longa duração, mais de 15 dias, as contagens de aeróbios mesófilos devem estar abaixo de 3.000 UFC/mL no leite cru, e a quantidade de termodúricos, os micro-organismos que resistirão à pasteurização, passa a ser fundamental. Os termodúricos são bactérias Gram-positivas, na forma de cocos ou bacilos, mas os bacilos, sobretudo dos gêneros *Bacillus* e *Paenibacillus*, têm maior capacidade deteriorante por produzirem maior quantidade de enzimas proteolíticas e lipolíticas, além de serem esporulados. São micro-organismos ambientais e vêm do solo, do pó, da silagem, da ração, das fezes etc.

Outro gênero de importância no leite cru que será utilizado para produzir leite pasteurizado com mais de 14 dias de vida útil é *Pseudomonas* sp., uma bactéria Gram-negativa pouco resistente à temperatura, mas produtora de grande quantidade de enzimas proteolíticas termorresistentes. Também ambiental, o gênero *Pseudomonas* está frequentemente relacionado com a água.

Esses micro-organismos determinantes da qualidade no leite pasteurizado de longa vida útil também são determinantes da qualidade do leite UHT, em que o processo de proteólise e lipólise promovido pelas enzimas termorresistentes se prolonga e acentua no decorrer de sua validade, gerando os principais problemas observados no produto: a sedimentação e a gelatinização.

Além disso, a longa vida útil está ligada à baixa oxidação, que é acentuada pela inclusão de oxigênio nos processos de turbilhonamento do leite provocado pelas bombas, durante a ordenha, na coleta pelos caminhões e na agitação durante o transporte do leite cru.

Principais fontes de contaminação do leite cru

A contaminação do leite cru tem importante repercussão no produto beneficiado e nos derivados. Isso é consequência das alterações promovidas pelos micro-organismos nos nutrientes do leite, as quais serão mais intensas quanto maiores forem a contaminação e o tempo decorrido entre a ordenha e o beneficiamento.

Contaminação na ordenha

Boa parte da contaminação se dá já no momento da ordenha, na qual a falta de boas práticas leva à inclusão de grande número de micro-organismos indesejáveis. No ambiente de ordenha, a umidade, a eventual presença de fezes e lama trazidas pelos animais e restos de alimentação favorecem a presença de grupos de micro-organismos ambientais, como bacilos Gram-positivos esporulados, coliformes, pseudomonas e mesmo patógenos como *Listeria monocytogenes*, *Salmonella* sp., *E. coli*, outras enterobactérias, além de esporos de *Clostridium* sp. Esses micro-organismos são incluídos no leite com maior ou menor intensidade, conforme as práticas utilizadas durante sua obtenção.

A higienização insuficiente de utensílios e equipamentos como baldes e latões e resfriadores, assim como dos tetos dos animais, o aproveitamento dos três primeiros jatos de leite, altamente contaminados, e a água residual dos utensílios e do tanque de expansão, são apontados como os principais responsáveis pela contaminação durante a ordenha e costumam ser suficientes para comprometer a qualidade do leite cru.

O tanque de expansão, que é um equipamento de uso obrigatório e tem como finalidade controlar pelo resfriamento o crescimento microbiano no leite ordenhado, pode tornar-se uma importante fonte de contaminação se não for eficientemente higienizado. A eficiência do resfriamento será tão melhor quanto maior for a capacidade de geração de frio. Resfriar rapidamente o leite é fundamental para a qualidade, pois dificulta a adaptação dos micro-organismos. O período de 3 horas permitido pela legislação brasileira é bastante flexível. Nos países em que as indústrias exigem ou pagam por baixas contagens microbianas, é frequente o uso de placas trocadoras de calor resfriando diretamente a 3-4° C em 15 segundos, ou utilizadas como pré-resfriadoras, resfriando entre 12 e 18° C, para melhorar a velocidade de resfriamento do tanque.

Contaminação do leite pelo animal – zoonoses e mastite

A sanidade do animal e, sobretudo, da glândula mamária é outro fator determinante não apenas para a qualidade, como para a segurança do produto. Zoonoses de gravidade como a tuberculose e a brucelose podem ser veiculadas pelo leite, e essas enfermidades ainda ocorrem em boa parte do País, embora esteja em andamento um programa para controle e erradicação dessas doenças nos bovinos.

A glândula mamária está sujeita a infecções cujos agentes são eliminados com o leite. As mastites são as infecções mais frequentes em vacas leiteiras e sua ocorrência provoca várias alterações tanto na quantidade como na composição do leite, afetando sua qualidade. O *Staphylococcus aureus* é um dos principais agentes da mastite bovina e é também um dos mais frequentes causadores de toxinfecções alimentares. Na mastite, os danos sofridos pelas células secretoras em consequência da infecção afetam sua capacidade de produção, e os componentes do leite produzidos nessas células como lactose, caseína e triglicerídeos estarão diminuídos. A quantidade de leite produzida também diminui conforme a gravidade da infecção aumenta.

Na mastite, além das bactérias incluídas no leite e das alterações na composição, as células de defesa, maiores representantes das chamadas células somáticas, também representam um grave problema. As células somáticas carregam peróxidos, proteases e outras enzimas que têm a finalidade de defender a glândula de patógenos, mas que não são seletivas em sua atuação. Em decorrência disso, as células somáticas ou as substâncias liberadas por elas podem atacar bactérias das culturas adicionadas para a fabricação de derivados como queijos e iogurtes.

Por todos esses motivos, a mastite é bastante prejudicial à qualidade do leite.

Por outro lado, mesmo em uma glândula saudável, os micro-organismos da periferia do teto podem penetrar e se multiplicar intensamente no leite que fica na cisterna do teto. Por isso, esse leite, que corresponde aos três primeiros jatos, deve ser desprezado.

Saúde e higiene do pessoal

A ordenha é o momento em que o leite toma contato com o ambiente, e zelar pela boa higiene desse ambiente, bem como conhecer práticas que evitam que as bactérias eventualmente presentes se integrem ao leite, são atribuições dos ordenhadores e de todo o pessoal envolvido com a produção até o momento da coleta pela indústria. São eles que higienizam os animais, os utensílios, os equipamentos e a si próprios e, por isso, devem estar muito convencidos da importância dessa tarefa e suas consequências para a qualidade do leite. A saúde do pessoal que entra em contato com os animais também é fundamental, uma vez que podem transmitir doenças aos animais que, por sua vez, podem eliminar agentes pelo leite, contaminando outros indivíduos. A importância do comprometimento, saúde e higiene dos colaboradores, é fundamental em toda a cadeia do leite, uma vez que a contaminação do leite por essa via pode se dar em qualquer momento.

Coleta do leite na propriedade

A coleta do leite é um momento decisivo na cadeia. Avaliar se o leite pode ser recolhido é uma tarefa difícil, que conta com ferramentas pouco precisas, como a prova do álcool ou alizarol, para auxiliar na decisão. Essas provas têm como finalidade selecionar leites aptos ao beneficiamento, sendo a principal preocupação a sua estabilidade à temperatura dos tratamentos térmicos. Apesar da importância dessa avaliação, a prova do álcool é realizada frequentemente pelo motorista do caminhão de coleta que, boa parte das vezes, não recebe capacitação suficiente para tomar decisões em caso de dúvidas, ou realizar provas complementares como a prova da fervura. Como consequência, leites que poderiam ser beneficiados deixam de ser recolhidos, causando sérios prejuízos aos produtores.

Contaminação durante o transporte

O transporte é um momento delicado da cadeia, em que há mistura de leites de diferentes qualidades, o que pode comprometer a qualidade do todo. A higiene do caminhão-tanque e sua capacidade de frio também são fundamentais para a qualidade do leite, uma vez que o leite fica ali acondicionado por muitas horas, de modo que o caminhão inadequadamente higienizado pode contribuir muito para a contaminação do leite e a insuficiência de frio, favorecer a multiplicação microbiana. Pela Instrução Normativa (IN) nº 62 do Ministério da Agricultura, Pecuária e Abastecimento (MAPA), o leite não pode ganhar mais do que 3° C entre a propriedade e a usina de beneficiamento.

Natureza dos contaminantes de acordo com a temperatura do leite

A temperatura é fator altamente seletivo para o crescimento de micro-organismos. Isso porque o metabolismo microbiano depende da atividade enzimática e cada substância a ser metabolizada depende de uma sequência de enzimas que caracterizam as vias metabólicas específicas de cada gênero e até de espécies de micro-organismos. Essas enzimas têm temperaturas ótimas de funcionamento e constituem um dos fatores que determinam a temperatura em que os micro-organismos conseguem crescer.

Micro-organismos mesófilos são aqueles que crescem em temperatura ambiente, e nessas condições seu metabolismo é frequentemente sacarolítico, isto é, as enzimas mais abundantemente ativas em temperatura ambiente são aquelas que degradam açúcares. O que significa que micro-organismos mesófilos têm preferência por se nutrirem a partir de açúcares, no caso a lactose. Esse metabolismo tem como resultado a produção de ácido lático e a consequente acidificação do leite, principal problema do leite não refrigerado.

A refrigeração do leite foi implantada como uma solução para o controle do desenvolvimento dos aeróbios mesófilos. No entanto, outros problemas surgiram com o resfriamento do leite. Isso porque entre 86% e 96% dos micro-organismos aeróbios mesófilos isolados do ambiente de ordenha têm capacidade psicrotrófica, isto é, são capazes de adaptar seu metabolismo para crescerem em temperatura de refrigeração.

Em temperatura de refrigeração, as enzimas responsáveis pelo metabolismo sacarolítico parecem não apresentar a mesma eficiência. Em decorrência disso, os micro-organismos lançam mão de outras vias metabólicas que funcionam melhor nessa temperatura. Proteases e lipases funcionam bem em temperatura de refrigeração e, portanto, micro-organismos que produzem estas enzimas, conseguem se desenvolver também em temperaturas de refrigeração e passam a degradar outros substratos como a proteína e a gordura do leite.

Em boa parte do País a refrigeração foi implantada sem a necessária implementação de boas práticas na ordenha, que diminui a contaminação microbiana do leite a ser refrigerado. Isso frustrou os resultados esperados de melhoria da qualidade microbiológica do leite, uma vez que a possibilidade de adaptação dos micro-organismos acaba comprometendo a eficiência da refrigeração quando a contaminação é muito intensa.

A legislação brasileira, como a da maioria dos países, não traz padrões para micro-organismos psicrotróficos, mas o antigo Regulamento da Inspeção Industrial e Sanitária de Produtos de Origem Animal (RIISPOA), que foi revogado, continha a indicação de que a quantidade de psicrotróficos não deveria ultrapassar 10% da quantidade de aeróbios mesófilos. Nossos estudos, bem como de outros pesquisadores, demonstraram que, quando a contaminação é pequena e restrita aos micro-organismos desejáveis do leite, como lactobacilos e lactococos, essa porcentagem realmente se mantém. No entanto, conforme a contaminação aumenta, são integrados ao leite micro-organismos ambientais como bacilos Gram-negativos, bacilos Gram-positivos esporulados e cocos Gram-positivos, que têm características fortemente psicrotróficas. Como consequência, quanto maior a contaminação microbiana do leite, maior a quantidade de psicrotróficos, de modo que, em poucas horas, necessárias para adaptação do metabolismo à temperatura de refrigeração, os psicrotróficos iniciam intensa multiplicação e, em muitos casos, em 48 horas a quantidade de psicrotróficos pode superar a de mesófilos em mais de 100%.

Quando os micro-organismos degradam a proteína do leite, ao contrário da degradação da lactose que provoca acidez, não há nenhuma característica facilmente detectável que indique a intensidade do comprometimento da proteína do leite.

A proteína é o componente de maior valor econômico do leite e também de maior importância nutricional. Logo, a atividade psicrotrófica causa realmente sérios problemas e prejuízos ao produto. A atividade proteolítica quebra as proteínas do leite, e a falta de integridade torna essas proteínas mais sensíveis ao calor, o que aumenta a sedimentação durante tratamentos térmicos, principalmente no leite UHT, que utiliza temperaturas mais altas.

As proteases e, em menor grau, as lipases produzidas por micro-organismos psicrotróficos são termoestáveis, o que significa que não são inativadas pela temperatura utilizada no processo de pasteurização, e nem mesmo no tratamento por UHT, utilizado no leite longa vida. Isso significa que as enzimas continuam quebrando as proteínas e a gordura indefinidamente, mesmo no produto já embalado. O reflexo desses problemas é maior no leite UHT em virtude de sua longa validade. Além da sedimentação, outro problema decorrente da atividade enzimática no leite UHT é a geleificação ou gelatinização, que ocorre no leite já embalado, intensificando-se ao longo da sua vida útil.

Na fabricação de queijo, as proteínas quebradas têm maior dificuldade de se manter no coágulo, e seus fragmentos são eliminados com o soro. O resultado disso é que são necessários 20% a 30% a mais leite para produzir 1 kg de queijo. Pode acontecer, ainda, de haver aumento no tempo de coagulação e problemas com a sinerese. O aparecimento de sabor amargo ou de ranço em leite e queijos, principalmente os de longa maturação, também está associado à atividade enzimática.

Micro-organismos patogênicos e deteriorantes

A natureza da contaminação tem duas decorrências importantes para a cadeia do leite: a possibilidade de causar doenças em humanos e a aceleração da deterioração do produto. A pasteurização torna o leite seguro, uma vez que elimina todos os patógenos, mas a deterioração nem sempre pode ser controlada por esse recurso. Além de enzimas proteolíticas e lipolíticas termorresistentes, vários micro-organismos deteriorantes são resistentes à pasteurização, como os *Bacillus* sp., *Paenibacillus* sp. e outros gêneros recentemente desmembrados a partir do gênero *Bacillus*.

Micro-organismos patogênicos e toxinas

Todos os patógenos a humanos são mesófilos, pela simples razão de terem que conseguir sobreviver no nosso organismo, cuja temperatura está em torno de 36 a 37 °C. Os possíveis patógenos presentes no leite são oriundos do próprio animal, do ambiente ou do pessoal em contato com o leite.

Os patógenos que chegam ao leite por intermédio dos animais podem constituir zoonoses, mas também podem resultar em uma série de enfermidades que não são zoonozes verdadeiras, quando causam doenças diferentes em humanos e animais. Micro-organismos como *Staphylococcus aureus* causam mastite nas vacas leiteiras, mas a doença provocada em humanos pela ingestão do leite contaminado pelas enterotoxinas dos estafilococos consiste em intoxicações alimentares.

As principais enfermidades associadas ao consumo de leite cru e derivados são relacionadas à gastroenterites e doenças crônicas de caráter zoonótico.

As gastroenterites têm etiologia ampla e podem ser provocadas pela ingestão de micro-organismos toxinfecciosos como as enterobactérias, ou por toxinas preformadas no alimento por bactérias como *Staphylococcus aureus* ou, mais raramente, o *Bacillus cereus*.

Toxinas produzidas por fungos também podem chegar ao leite, e elas vêm frequentemente da alimentação oferecida aos animais, são metabolizadas e parte delas é excretada ainda com atividade no leite. A toxina fúngica de maior importância para o leite e derivados é a aflatoxina, que está presente no leite o metabólito M1, o mais estudado e tóxico dentre os metabólitos produzidos a partir desta toxina. A aflatoxina é produzida pelo gênero *Aspergillus*, principalmente *A. flavus*, e é metabolizada no fígado do animal, gerando esses metabólitos fortemente cancerígenos.

Tanto as enterotoxinas bacterianas produzidas nos alimentos quanto as micotoxinas apresentam termoestabilidade, o que significa que continuam ativas após tratamentos térmicos.

Quanto às doenças crônicas, o leite cru ou seus derivados têm real importância na transmissão dos agentes causadores da brucelose, da tuberculose e da listeriose. Há outras doenças em que os agentes etiológicos podem ser encontrados no leite, mas o desenvolvimento da doença efetivamente não se concretiza nos humanos pela ingestão do leite contaminado. Estão entre essas doenças a leptospirose, a toxoplasmose, a raiva e o carbúnculo hemático. Outras doenças não ocorrem ou não são diagnosticadas no Brasil com frequência suficiente para se estabelecer uma relação, como a febre Q.

Doenças de etiologia viral como a hepatite A, as noroviroses e as rotaviroses também podem ser veiculadas pelo leite cru, mas a fonte de contaminação, na maioria das vezes, é a água contaminada com esses agentes, que em algum momento da cadeia entra em contato com o leite.

É importante lembrar que micro-organismos patogênicos geralmente são maus competidores. Isto é, na presença de outros micro-organismos têm dificuldades de estabelecer-se. No leite, isso tem grande importância. Em um ambiente onde inúmeros gêneros e espécies adaptados à sobrevivência nesse alimento estão competindo pelos nutrientes, os patógenos não têm grandes chances de predominar. Entretanto, para que a competição inviabilize a presença de patógenos, a microbiota decompositora deve estar em grande quantidade, o que acaba por deteriorar rapidamente o leite. Por outro lado, quando se implantam práticas de higiene que diminuem a carga contaminante, essa microbiota deteriorante diminui, reduzindo também os competidores, o que possibilita o desenvolvimento de patógenos, caso eles entrem em contato com o leite.

Então, alimentos que apresentam altas contagens de bactérias têm menor chance de conter patógenos, mas deterioram mais rapidamente, enquanto alimentos com pequenas contagens têm maior vida útil, mas são mais vulneráveis à colonização por patógenos, se acontecer de estes chegarem ao alimento, no caso o leite.

As bactérias láticas que estão naturalmente presentes no leite ou que podem ser adicionadas com a intenção de promover fermentação ou coagulação do leite são excelentes competidores e produzem substâncias como peróxidos, ácidos orgânicos e bacteriocinas que podem inibir o crescimento de outras bactérias, inclusive patógenos como *Samonella*, *E. coli*, *Listeria monocytogenes* e *Staphylococcus aureus*. A mais conhecida bacteriocina é a nisina que, inclusive, tem sua utilização permitida em alimentos como os queijos, com a finalidade de auxiliar na segurança do produto.

Micro-organismos deteriorantes

Todos os micro-organismos que utilizam os nutrientes do leite para se desenvolverem, promovem alterações no produto. Os micro-organismos que apresentam metabolismo sacarolítico degradam o açúcar e produzem como produto principal o ácido lático que, em grande quantidade, leva a acidificação e coagulação do leite. Coliformes e outros aeróbios mesófilos e facultativamente anaeróbios têm essa capacidade. As bactérias ácido-láticas estão entre os principais representantes desse grupo. No entanto, o emprego desses micro-organismos de maneira controlada é de grande utilidade à indústria de laticínios para a produção de derivados como leites fermentados e queijos. O ácido lático produzido pelos micro-organismos e presente no leite é facilmente quantificável por metodologias simples como a técnica de Dornic, o que possibilita estabelecer limites de aceitabilidade e mesmo acompanhar a acidificação nos processos tecnológicos até o ponto desejado.

Já a deterioração provocada pela degradação de proteínas e lipídeos é promovida por micro-organismos que produzem enzimas proteolíticas e lipolíticas. Esse tipo de metabolismo é favorecido quando o alimento é mantido em temperaturas de refrigeração. A proteólise causa sérios prejuízos às indústrias de laticínios, diminuindo a produtividade na fabricação de queijos e a sedimentação em leite UHT. As lipases e proteases associadas estão ligadas ao problema da geleificação que também ocorre no leite UHT. Tanto as proteases como as lipases apresentam relativa termoestabilidade e continuam em atividade após o tratamento térmico. Essas alterações, diferentemente da acidez, não são facilmente detectáveis. Ao contrário, leites avaliados como de boa qualidade pelas provas de rotina podem apresentar proteólise avançada, não havendo testes simples que indiquem essa condição, a não ser que chegue a comprometer a estabilidade do leite.

A proteólise afeta a estabilidade do leite, tornando-o menos resistente às altas temperaturas, tema que abordaremos a seguir. Os micro-organismos capazes de crescerem em temperatura de refrigeração – os psicrotróficos – apresentam metabolismo predominantemente proteolítico e lipolítico, sendo os principais produtores de enzimas. Como no Brasil o leite pode ser refrigerado por 48 horas na propriedade, há tempo suficiente para que tanto os micro-organismos psicrotróficos como a proteólise se amplifiquem. E embora a maior parte dos micro-organismos psicrotróficos seja eliminada no tratamento térmico, como as enzimas são termorresistentes, a proteólise é contínua e diminui sobremaneira a vida útil do produto. Esse efeito é sentido com maior intensidade no leite UHT por sua longa vida, que possibilita uma ação mais prolongada das enzimas. De fato, os efeitos da proteólise promovida por psicrotróficos é um dos principais problemas enfrentados pela indústria de leite UHT.

Os bacilos Gram-negativos são os principais psicrotróficos proteolíticos e, dentre eles, destaca-se o gênero *Pseudomonas* sp. Bacilos Gram-positivos, sobretudo os esporulados, também são importantes proteolíticos.

Boa parte dos bacilos Gram-positivos encontrados no leite, têm origem no ambiente seco, e os Gram-negativos, preferem ambientes úmidos e também são frequentes contaminantes da água. Terra, fezes, restos de comida como silagem são fartos nesses tipos de micro-organismos, que chegam ao ambiente de ordenha trazidos por animais, vento, chuvas, trânsito de pessoas etc. Quando não são retirados eficientemente, esses resíduos, associados à umidade, acabam colonizando ambiente, utensílios e equipamentos, e contaminando o leite. Assim, os principais deteriorantes do leite podem ser eliminados com boa higienização no ambiente de ordenha.

Micro-organismos indicadores

Micro-organismos indicadores são grupos que, por suas características de crescimento e origem, quando detectados no alimento acima das quantidades consideradas aceitáveis por lei, significam que determinadas práticas de higiene relacionadas ao ambiente ou aos manipuladores não estão sendo cumpridas.

Cada grupo de micro-organismos oferece informação sobre a higiene no seu ambiente de origem. Assim, para saber sobre a higiene do ambiente de ordenha, ou de beneficiamento, e sobre a qualidade da água, os coliformes são o grupo indicado.

Informações sobre a possível presença de patógenos eliminados com as fezes podem ser obtidas pesquisando-se *E. coli*, micro-organismo que, na maioria das vezes, não é patogênico, mas é fartamente encontrado nas fezes e, como não vive bem no ambiente, é um excelente indicador de contaminação fecal. As fezes carreiam todos os patógenos que vivem no ambiente intestinal. Quando há dificuldade de identificar *E. coli*, pode-se optar pela contagem de micro-organismos do grupo a que ela pertence, os coliformes a 45 °C, os chamados coliformes termo-tolerantes.

Para saber se os problemas com a higiene são eventuais ou se derivam de uma higiene que há tempos vem sendo realizada de maneira inadequada, pode-se pesquisar a presença de bolores e leveduras. São micro-organismos de desenvolvimento lento, demoram cerca de 1 semana para se desenvolverem no ambiente ou nos equipamentos; então, é necessário que os procedimentos de higiene sejam continuamente ineficientes para que sua presença seja identificada.

Para saber se parte da contaminação está vindo diretamente dos funcionários, há os estafilococos, conhecidos habitantes da pele humana, do nariz e da boca. A falta de boas práticas do pessoal faz com que os estafilococos, e outros micro-organismos presentes na pele, sejam transferidos das mãos e de outras partes do corpo, ou por meio de perdigotos, para o alimento.

Por fim, para saber a contaminação total, quase um somatório de todos os contaminantes, há os aeróbios mesófilos e os psicrotróficos, indicados para alimentos em temperatura ambiente e refrigerados, respectivamente. A legislação não prevê a contagem de psicrotróficos para nenhum tipo de alimento, mas a pesquisa desse grupo reflete a contagem real de micro-organismos que estão conseguindo crescer no alimento refrigerado, onde a pesquisa de aeróbios mesófilos pode resultar em contagens subestimadas.

Estabilidade térmica do leite

A estabilidade é hoje o tema mais discutido e controverso da cadeia do leite. A estabilidade térmica é perseguida sobretudo pela indústria de leite longa vida, cujo processamento envolve a aplicação de temperaturas entre 130 e 150 °C. Portanto, leites que suportam sem problemas a pasteurização podem sedimentar excessivamente nos equipamentos do processamento por *Ultra High Temperature* (UHT), e mesmo no leite já embalado, no decorrer de sua validade.

As estabilidades ao álcool e à temperatura têm boa correlação. Por isso, a prova de álcool ou alizarol, muito simples e rápidas, são utilizadas para avaliar a estabilidade térmica do leite.

A acidez é a causa mais frequente de instabilidade, mas não é a única. Outros fatores são determinantes para a estabilidade do leite como o equilíbrio dos sais, a integridade das proteínas do soro, a quantidade de células somáticas, a contaminação por micro-organismos psicrotróficos, a atividade da enzima plasmina e a quantidade de ureia. Esses componentes estão no leite em um delicado equilíbrio e não há uma fórmula única de concentrações; a estabilidade do todo depende da interação das partes, que podem alcançar o equilíbrio em diversas combinações de concentrações, em função principalmente do pH.

Quando a causa da instabilidade não é a acidez, o leite é chamado de leite instável não ácido (Lina).

A caseína, principal proteína do leite, arranja-se em micelas que possuem cargas superficiais negativas e por isso se repelem. O cálcio e, em menor quantidade, o magnésio, que têm carga elétrica positiva, anulam essa repulsão e as micelas tendem a agregar-se, formando grandes e pesadas moléculas que coagulam ou precipitam. Quanto mais cálcio livre, maior a tendência de agregação e, consequentemente, maior a instabilidade. Os fosfatos e os citratos, presentes no leite, têm carga negativa e atuam resgatando o cálcio e, portanto, têm função estabilizante no leite. No leite UHT é permitida a adição de citrato, justamente com essa finalidade de melhorar a estabilidade térmica do leite e diminuir a sedimentação no processamento.

Os micro-organismos psicrotróficos frequentemente apresentam metabolismo proteolítico, danificando as proteínas do leite que, sem a integridade original, ficam menos resistentes à temperatura e à ação de outros fatores desestabilizantes.

As células somáticas promovem alterações no leite, mas sua presença em grande quantidade é sinal de que o leite traz com ele todas as alterações provocadas pela infecção das células secretoras da glândula mamária, inclusive mais sais e proteínas do soro, fatores que diminuem a estabilidade.

As proteínas do soro, muito mais sensíveis à temperatura do que a caseína, podem começar a desnaturar em temperaturas em torno de 60 °C e, assim, complexam-se com as micelas de caseína, favorecendo sua precipitação.

A estabilidade térmica parece obedecer a variações sazonais, sendo mais frequente no início e no final da safra leiteira. Autores como Muir e Sweetsur sugerem que 40% das variações sazonais podem ser atribuídas aos níveis de ureia.

A ureia seria um fator estabilizante, possivelmente porque sua conversão em amônia durante o tratamento térmico neutraliza parte da acidez produzida no aquecimento.

A lactose também parece ser um fator desestabilizante, mas a atividade estabilizante da ureia parece estar condicionada à presença de lactose; há estudos a este respeito em andamento.

A temperatura é um fator desestabilizante, porque promove a desidratação das micelas de caseína, assim como o álcool. As micelas de caseínas são globulares: são esferas superficiais cujo centro é preenchido por água. A desidratação tira o suporte da superfície da micela e aumenta a sedimentação. Altas temperaturas levam também a insolubilidade de sais e quebras irreversíveis nas estruturas terciária e quaternária das proteínas.

A correlação entre estabilidade térmica e estabilidade ao álcool tende a diminuir quanto maior a concentração do álcool. Por isso, pode não surtir os resultados esperados aumentar a graduação alcoólica utilizada na seleção dos leites, de 72% para 78%, 80% ou mais, na expectativa de obter leites mais estáveis. Outros países, como o Chile, já passaram por essas dificuldades, e lá pesquisadores concluíram que a melhor correlação com a estabilidade térmica é obtida com o álcool a 72%, mas, como a imensa maioria da produção leiteira estudada por eles resiste ao álcool a 75%, essa foi a concentração recomendada pelos autores. No Brasil, as indústrias têm utilizado até 86% de concentração no álcool. Isso acaba gerando um grande mal-estar entre produtores e indústria e promovendo o descarte desnecessário de leite.

Para a indústria de leite pasteurizado, não há necessidade de se utilizar graduação alcoólica superior a 72%, e a prova da fervura ainda na propriedade pode eliminar qualquer dúvida sobre a estabilidade do leite e sua capacidade de suportar a pasteurização.

Países como EUA, Canadá e alguns da Europa, nos quais produtores e indústrias são comprometidos com a qualidade, descartaram a prova do álcool para seleção do leite e se baseiam em outros parâmetros como contagem microbiana e quantidade de células somáticas, privilegiando o histórico do produtor.

Resíduos químicos

O leite é um produto de origem animal, e os bovinos leiteiros são alimentados com vários tipos de grãos e matéria verde, além de concentrados proteicos energéticos e sal mineral. A produção de alimentos para o gado envolve a aplicação de praguicidas, frequentemente organofosforados, cujos resíduos, quando ingeridos pelos animais, são metabolizados e excretados também pelo leite. Os concentrados oferecidos aos animais podem trazer resíduos de praguicidas utilizados na produção de seus ingredientes. A água de bebida dos animais também pode ser fonte de resíduos químicos originários do arraste de praguicidas da lavoura ou de pulverizações.

Pesquisas demonstram que quase 50% das amostras de alimentação animal estão contaminadas com resíduos químicos. Entre os resíduos mais frequentes estão os organofosforados, presentes em cerca de 29% das amostras, e carbamatos, encontrados em cerca de 18%. A frequência de resíduos de praguicidas na alimentação animal pode ser maior ou menor do que isso, de acordo com a origem e o tipo de ingredientes. As pesquisas demonstram, ainda, a transferência desses resíduos para o leite dos animais.

Os praguicidas são hepatotóxicos, nefrotóxicos, neurotóxicos e carcinogênicos, além de apresentarem capacidade teratogênica e mutagênica em estudos realizados com animais de laboratório. Resíduos de praguicidas são frequentemente encontrados no leite brasileiro, embora em quantidades aceitáveis. A legislação estabelece limites máximos de resíduos no leite, mas não é obrigatória a pesquisa de rotina para praguicidas nem para medicamentos utilizados nos animais, apenas antibióticos.

Outra importante fonte de contaminação química é a utilização de medicamentos antiparasitários e antibióticos no tratamento dos animais, sem o devido respeito aos prazos de carência, período em que os resíduos desses produtos são eliminados no leite.

Assim, organofosforados, carbamatos, ivermectina e antibióticos são os principais grupos de contaminantes químicos presentes no leite. No entanto, apenas os antibióticos são rotineiramente pesquisados no leite, ainda assim de modo incompleto. Há vários grupos de antibióticos, mas não se exige a pesquisa de todos eles. Como os *kits* para pesquisa de antibióticos são específicos para cada grupo e têm preços diferentes, é esperado que o *kit* menos custoso seja o mais utilizado – no caso, *kits* para antibióticos betalactâmicos, as penicilinas. Apesar dessa realidade, vários estudos demonstram que outros grupos de antibióticos são frequentes no leite, e muitas vezes superam a frequência dos betalactâmicos, como as tetraciclinas, antibióticos rotineiramente utilizados no tratamento da mastite bovina. *Kits* que identificam mais de um grupo de antibiótico são cada vez mais frequentes no mercado e deve-se optar por eles.

Outro problema relativo à pesquisa de antibióticos é o limite de detecção dos *kits*, que indica apenas presença ou ausência, sem quantificação, e são mais sensíveis que o limite estabelecido pela legislação. Isso pode ocasionar descarte desnecessário do produto contaminado, que pode conter o princípio pesquisado mas em quantidades aceitáveis.

Outros resíduos como metais pesados podem estar presentes no leite e são mais frequentes quando os animais são criados próximos a atividades industriais ou água contaminada.

A radioatividade também pode contaminar o leite, tanto pela contaminação direta dos animais em produção como pela contaminação de plantações de alimentos para os animais. Isso raramente acontece, mas em acidentes radioativos como o de Chernobyl no Norte da Ucrânia, em 1986, nuvens e chuvas radioativas espalharam radioatividade a milhares de quilômetros de distância, contaminaram pastos, animais e consequentemente o leite. Também em Fukushima, no Japão, em 2011 houve contaminação de grande quantidade de água e dispersão da radioatividade, levando a contaminação de animais e alimentos.

Qualidade do leite produzido no Brasil

De maneira geral, a produção de leite no Brasil tem dois primeiros grandes desafios a vencer: o controle da contaminação microbiana do produto e o fornecimento de alimentação suficiente e de qualidade aos animais em produção. Ainda, num país de grandes dimensões como o Brasil, há grande dificuldade de escoamento da produção, acesso às propriedades e mesmo problemas básicos como falta de energia elétrica e água de boa qualidade.

Apesar de estar entre os cinco maiores produtores mundiais de leite, a baixa produtividade da atividade leiteira no Brasil acaba deixando claro que a produção de leite no País não é exercida com grande profissionalismo.

Falta de instalações e equipamentos adequados para ordenha, animais com pouca habilidade genética para a produção de leite, propriedades com atividades diversificadas e prioritárias em relação ao leite acabam tornando a produção leiteira uma atividade casual, praticada sem grande dedicação e cuidados em boa parte das propriedades. Isso faz com que requisitos básicos para leites de boa qualidade em qualquer lugar do mundo, como baixas contagens de células somáticas e de bactérias, ainda sejam desafios a serem vencidos na produção leiteira da maioria das regiões brasileiras.

Por outro lado, a profissionalização da produção em algumas regiões do País, como a região de Castro, no Paraná, que produz o melhor leite do país, ou a experiência das fazendas neozelandesas na Bahia, têm mostrado que é possível produzir em condições e com qualidade similar à dos maiores produtores mundiais e boa lucratividade. São propriedades que produzem grande quantidade de leite e primam pela solução de problemas apontados anteriormente: a qualidade microbiológica e a manutenção da produtividade ao longo da lactação pelo fornecimento de alimentação suficiente e adequada, além de trabalhar com animais geneticamente favorecidos. Na ordenha, a mecanização e o controle automatizado de mastite a cada ordenha pela condutividade, práticas de higiene como o pré e o pós-*dipping*, pessoal qualificado e bem remunerado, o uso de placas na refrigeração associadas aos tanques de expansão para acelerar a refrigeração, e muitas vezes a coleta diária pela indústria garantem a manutenção da qualidade microbiológica e físico-química.

Outro desafio é avaliar todo o tempo até que ponto a quantidade de micro-organismos presentes no leite e as alterações promovidas por eles são aceitáveis. Para isso, são utilizadas contagens de micro-organismos aeróbios mesófilos, coliformes e *E. coli*, além de provas físico-químicas que detectam a quantidade de ácido produzida por eles como a acidez Dornic. Entretanto, para alcançar a qualidade microbiológica do leite de países como os EUA, contagem de termodúricos, *Pseudomonas* e psicrotróficos também são necessárias.

Além dos micro-organismos, outros problemas podem provocar alterações no leite, a maioria deles relacionada com fraudes. Adição de água, sal, açúcar, conservantes, neutralizantes, além da presença de resíduos de substâncias utilizadas na limpeza e antibióticos utilizados no tratamento dos animais, são problemas que o controle de qualidade deve detectar. Para isso, existem parâmetros microbiológicos e físico-químicos que servem de referência. No entanto, as fraudes atualmente são sofisticadas, dignas de operações da

Polícia Federal e do Ministério Público, e realizadas com fórmulas precisas de maneira que a maioria delas não é detectável com as provas determinadas por lei para o controle de qualidade.

Qualidade microbiológica do leite produzido no Brasil

Vários autores brasileiros relatam problemas com a sanidade dos animais na produção leiteira e com a higiene na ordenha, que já no primeiro momento determinam extensa contaminação microbiológica do leite. Os problemas vão somando-se no decorrer da cadeia, de modo que a refrigeração por 48 horas de um produto já fortemente contaminado, em temperatura muitas vezes insuficiente, com equipamentos mal-higienizados, o subsequente transporte por longas distâncias em estradas precárias, com veículos nos quais a refrigeração sofre os mesmos problemas de higiene do tanque de expansão são problemas recorrentes no Brasil e representam as causas do comprometimento da qualidade microbiológica do leite cru.

Os pesquisadores demonstram também que, apesar das altas contagens de aeróbios mesófilos, coliformes e mesmo *E. coli* observadas no leite cru de várias regiões do País, patógenos infecciosos viáveis raramente são isolados desse produto. Isto se deve, em parte, à grande quantidade de bactérias ácido-láticas presentes naturalmente no leite e que produzem substâncias antagonistas aos patógenos, protegendo o produto da presença deles.

Produtos tradicionais como o queijo de coalho feito com leite cru, no Norte e no Nordeste do Brasil, apresentam normalmente elevada acidez e também muitos coliformes e bactérias ácido láticas.

A população local consome amplamente o queijo de coalho e são raros os relatos de surtos de doenças causadas por esse produto. Excetuando-se as gastroenterites, a tuberculose parece ser ainda o maior problema ligado ao consumo de leite cru ou seus derivados. A população torna-se resistente à microbiota dos queijos, e mesmo turistas, na maioria das vezes, manifestam apenas desarranjos intestinais leves, sem maiores consequências. Em parte, isso pode ser atribuído às bactérias láticas desses produtos, que acabam colonizando também o intestino dos consumidores com efeito protetor semelhante ao que desempenham no leite.

Os coliformes fartamente isolados do queijo de coalho e também do queijo minas frescal, principalmente os vendidos informalmente, indicam as más condições de higiene em que o queijo é produzido, mas colaboram para a produção de acidez, um fator que favorece a segurança, e de gás, que promove a formação daqueles pequenos orifícios que conferem maciez ao produto.

Os derivados feitos com leite cru são mais perigosos do que o próprio leite, uma vez que a população tem o hábito de ferver o leite, mas nos derivados isso não é possível.

As contagens fora do padrão e presença de patógenos não são exclusividade do leite cru e seus derivados nem de produtos brasileiros. Também há vários relatos de leite pasteurizado e derivados feitos com leite pasteurizado apresentando contagens acima dos padrões determinados, e ocasionando intoxicações e surtos de diversas doenças como a listeriose em todo o mundo, com o agravante de terem a qualidade e a segurança avalizadas por órgãos de inspeção e pela vigilância sanitária.

Qualidade físico-química do leite produzido no Brasil

Ao avaliar as características físico-químicas do leite, como a acidez, a porcentagem de gordura, a densidade, o ponto de congelamento e o potencial de óxido redução, queremos saber se há alterações no produto que tornem impróprio o seu consumo. Essas características podem ser utilizadas também para avaliar a capacidade do leite de resistir ao tratamento térmico, acompanhar a degradação do produto e, associadas às contagens microbiológicas, as provas físico-químicas podem classificar o alimento em níveis de qualidade e fornecer dados sobre a predição do tempo de vida útil do produto.

Vários pesquisadores relatam altas frequências de alterações físico-químicas no leite cru e também no pasteurizado. Excesso de acidez, adição de água, desnate e superaquecimento são os problemas mais frequentes.

Avaliação das características físico-químicas

A avaliação de características do leite como a acidez, a porcentagem de gordura, densidade, crioscopia, a presença das enzimas peroxidase e fosfatase, são as ferramentas disponíveis e determinadas pela IN 62 do MAPA para avaliação da qualidade do leite cru. As mesmas análises são utilizadas para o controle de qualidade do leite pasteurizado.

A acidez é o problema mais frequentemente observado no leite cru em temperatura ambiente. Quando o produto é refrigerado, o principal problema passa ser a proteólise, mas não há prova simples para detectar sua extensão.

A refrigeração do leite é obrigatória no país e tem a finalidade de controlar o desenvolvimento de micro-organismos mesófilos, mas muitas regiões ainda prescindem deste recurso. Essas regiões coincidem com as de maiores dificuldades no escoamento da produção e infraestrutura de produção, ou seja acumulam fatores que colaboram para a diminuição da qualidade do produto. Como agravante, essas dificuldades acabam levando a práticas ilícitas como a utilização de conservantes, entre eles o peróxido de hidrogênio, que mata e controla o desenvolvimento de bactérias.

No leite refrigerado, a acidez e o potencial de oxidorredução têm sua interpretação prejudicada, uma vez que os micro-organismos presentes tendem a desenvolver um metabolismo predominantemente proteolítico, que é pouco acidificante e pouco redutor, o que prejudica a relação entre estes fatores e o número de micro-organismos presentes. A maioria dos países onde o leite é refrigerado não utiliza estas provas. A IN 62 ainda mantém a obrigatoriedade da prova do alizarol, mas extinguiu a aferição do potencial de oxidorredução no Brasil, que era o TRAM (tempo de redução do azul de metileno), também conhecido como prova da redutase.

A determinação da densidade é uma prova bastante grosseira para verificação de fraudes por adição de água, mas seu resultado é utilizado em uma fórmula juntamente com a porcentagem de gordura para determinar a quantidade de sólidos totais e sólidos não gordurosos – este último parâmetro importante e indicativo da preservação das quantidades mínimas de nutrientes presentes no leite.

As enzimas peroxidase e fosfatase servem para avaliar se os tempos e as temperaturas utilizados na pasteurização foram alcançados e se não houve superaquecimento. Essas provas devem sempre acompanhar as contagens microbiológicas, para permitir uma correta interpretação dos resultados. Uma contagem baixa pode ser resultado de superaquecimento, e altas contagens podem ser fruto de pasteurização em que a temperatura recomendada não foi alcançada.

Fraudes e a vulnerabilidade do controle de qualidade

A fraude mais frequente é a adição de água, com a intenção de aumentar o volume de leite produzido. Como essa é uma fraude facilmente detectável pela crioscopia, para mascarar a adulteração, somam-se a ela outras fraudes como a adição de açúcar, sal, ureia, citrato e álcool, entre outras substâncias. Essas substâncias formam uma solução perfeita, isto é, dissolvem completamente na água ou no leite e, por isso, interferem, tornando o ponto de congelamento mais negativo. As substâncias que não formam solução perfeita como a farinha de trigo e o amido de milho têm menor influência na crioscopia por ficarem em suspensão. O álcool também é utilizado eficientemente para aprofundar o ponto de congelamento e mascarar a crioscopia, embora altere pouco a densidade.

A crioscopia também é influenciada pela acidez, que torna o ponto de congelamento mais negativo. O intervalo-padrão entre $-0{,}530°$H e $-0{,}550°$H é considerado normal; leites com ponto de congelamento mais negativo que este são suspeitos de acidez ou fraude por adição de água e reconstituintes. A adição de pequenas quantidades de água ao leite ácido é uma prática conhecida dos produtores. Diminui a acidez, traz o ponto de congelamento de volta ao normal e, ainda, aumenta o volume.

A lei também determina uma periodicidade para a pesquisa de neutralizantes mas, como no caso dos reconstituintes, a recomendação é apenas para leite cru. A detecção de neutralizanes somente é possível quando a neutralização ocorre e há sobra de substância neutralizante. Quando a neutralização é perfeita, a detecção não é possível, porque a substância básica reage com o ácido e desaparece.

A IN 62 determina também a pesquisa de antibióticos e outros agentes inibidores da multiplicação microbiana no leite cru. As provas são específicas para cada princípio, o que amplia muito o controle de qualidade desse quesito. Na prática, realiza-se apenas a pesquisa de antibióticos e, frequentemente, um único grupo, à escolha da indústria. Uma pesquisa mais completa é realizada apenas quando grandes indústrias ou importadores exigem.

A pesquisa de inibidores de crescimento como prova inespecífica, isto é sem determinar o princípio promotor da inibição, embora muito útil, não é prevista nas recomendações, nem há técnica oficial para isso.

A pesquisa de antibióticos e outros inibidores de crescimento também é recomendada apenas para leite cru.

O peróxido de hidrogênio, utilizado como conservante, degrada-se rapidamente no leite, gerando pequenas quantidades de água e oxigênio livre. Portanto, após 24 horas da adição de peróxido, é difícil detectá-lo, a não ser que as quantidades adicionadas tenham sido muito grandes. A prova oficial para detecção de formol, apesar de efetiva, envolve destilação, é dificultosa e demorada, o que impede sua realização em nível de plataforma.

O Regulamento Técnico de Identidade e Qualidade do Leite Cru Refrigerado determina ausência de neutralizantes da acidez, reconstituintes de densidade, de resíduos de antibióticos e de outros agentes inibidores do crescimento microbiano. No entanto, algumas fraudes chegam ao requinte de serem produzidas com fórmulas, que permitem, ao mesmo tempo, aumentar o volume, corrigir a acidez e controlar o crescimento microbiano, sem deixar resíduos perceptíveis ao controle de qualidade determinado pela lei. Fraudes sofisticadas dificilmente são praticadas pelos produtores. No entanto, a legislação, quando determina a pesquisa das substâncias citadas, faz de maneira genérica e apenas para leite cru, o que torna mais vulnerável a qualidade do leite pasteurizado e ainda mais do leite UHT, cuja legislação determina menos parâmetros a serem avaliados.

Contagem de células somáticas

A contagem de células somáticas reflete a sanidade da glândula mamária. As inflamações e principalmente as infecções promovem aumento das células de defesa. As substâncias produzidas pelas células somáticas para combater os micro-organismos e debelar a infecção, como a lisozima e os peróxidos, permanecem parcialmente ativas após tratamento térmico e, na indústria, interferem no crescimento das culturas láticas, que são bactérias adicionadas ao leite para a fabricação de derivados como o iogurte e os queijos.

Vacas de grande produção estão mais sujeitas a inflamações pela grande distensão e sensibilidade do úbere. Animais que produzem menos de 10 litros/dia têm infecções mais raramente.

Além dos efeitos adversos promovidos pelas substâncias contidas nas células somáticas, a inflamação danifica as células secretoras dos alvéolos mamários, onde o leite é formado, e isso provoca uma diminuição dos componentes ali produzidos, como a lactose, a caseína e os triglicerídeos, afetando o equilíbrio entre os elementos. Além disso, esses componentes podem apresentar danos estruturais, o que também diminui a estabilidade do leite. Assim, altas contagens de células somáticas colaboram para a instabilidade do leite.

As práticas recomendadas para controlar a contaminação microbiológica do leite são as mesmas recomendadas para assegurar a sanidade da glândula mamária. Desse modo, a contagem de células somáticas reflete a higiene e as práticas realizadas na ordenha, mas isso é válido apenas para produções que têm animais de alta habilidade leiteira. Para propriedades com animais de baixa produção, o leite tende a apresentar baixas contagens de células somáticas, independentemente da higiene, podendo, inclusive, apresentar baixa contagem de células somáticas e altas contagens de micro-organismos.

Melhoramentos têm sido feitos com a intenção de selecionar animais que produzam leites com baixas contagens de células somáticas. Isso pode ser interessante até certo ponto. Não se pode desconsiderar que a produção de células somáticas está relacionada com a imunidade do animal e que exageros em seleções com essa finalidade podem gerar animais mais vulneráveis a infecções, inclusive mastites.

Em muitos países, a contagem de células somáticas é o principal item do controle de qualidade em virtude de sua capacidade de refletir a forma de produção como um todo. No Brasil, apenas muito recentemente, a partir da IN 51 do MAPA em 2002, é que este item passou a integrar o controle de qualidade e, em razão das inúmeras variáveis nas características da produção leiteira no País, ainda não se pode abrir mão de várias outras provas para avaliar a qualidade do leite de cada produtor.

Perspectivas e reflexões sobre a qualidade do leite produzido no Brasil

O Brasil está entre os cinco maiores produtores mundiais de leite e começa a vislumbrar a possibilidade de tornar-se o maior, uma vez que os cinco maiores produtores ou não têm como aumentar muito mais a sua produção ou não têm a mesma capacidade de aumento que o Brasil.

Nossa produtividade é muito baixa, e apenas alimentando melhor os animais em produção já poderíamos produzir quase o dobro do leite produzido hoje. Se considerarmos ainda a possibilidade de melhorarmos geneticamente o rebanho, a expansão do número de animais em produção e de propriedades dedicadas à atividade, o futuro é bem promissor. Evidentemente que é um desafio para muitos anos, pois a Índia apresenta uma produção equivalente ao dobro do que o Brasil produz e os EUA, o triplo.

Como atualmente somos apenas autossuficientes na produção leiteira, com pouco excedente para exportação, o aumento da quantidade de leite produzida terá dois destinos prováveis: o mercado externo e a produção de derivados com maior valor agregado. Para qualquer dessas duas situações a melhoria da qualidade é um fator preponderante.

O mercado externo é exigente e quem compra determina as regras para o controle de qualidade, inclusive as metodologias a serem utilizadas. Da mesma maneira, para a produção de derivados como queijos finos, um mercado crescente a partir da melhoria do poder aquisitivo da população brasileira, não se pode prescindir de qualidade. Além disso, temos a crescente conscientização de consumidores, que procuram e pagam por produtos de melhor qualidade. A imensa oportunidade que o país tem de produzir alimentos saudáveis para os mercados interno e externo, incluindo alimentos orgânicos, também conspira a favor da qualidade. Então, as perspectivas de melhoria da qualidade são bastante boas.

A qualidade microbiológica do leite é muito simples de ser melhorada. Como a contaminação principal acontece na ordenha, a implantação de práticas simples e pouco custosas resolve o problema imediatamente. Com as mesmas boas práticas, diminui-se também a contagem de células somáticas. No entanto, esses resultados demoram um pouco mais para serem percebidos, uma vez que dependem da cura dos animais com mastites em curso.

Ainda, a tecnificação da produção como um todo e a implantação de programas nacionais de rastreabilidade do leite são mecanismos essenciais para o controle de sanidade dos animais, produtividade, destino e qualidade do leite produzido, bem como de seus derivados.

BIBLIOGRAFIA

Bramley AJ, McKinnon C.H. The microbiology of raw milk. In: Robinson RK. Dairy microbiology: the microbiology of milk. 2 ed. New York: Elsevier Science, 1990: 163-207.

Brasil. Decreto nº 30.691, de 29 de março de 1952. Regulamenta a Lei nº 1.283, de 18 de dezembro de 1950, que institui o Regulamento da Inspeção Industrial e Sanitária de Produtos de Origem Animal. Diário Oficial da União, Rio de Janeiro, Seção 1, página.10.785; 1952.

Brasil. Ministério da Agricultura, Pecuária e Abastecimento (MAPA). Instrução Normativa nº 51, de 18 de setembro de 2002. Regulamento Técnico de Produção, Identidade e Qualidade de Leite Tipo A, Tipo B, Tipo C e Cru Refrigerado. Brasília: Diário Oficial da União, Seção 1, página 13; 2002

Brasil. Ministério da Agricultura, Pecuária e Abastecimento (MAPA). Instrução Normativa nº 62, de 29 de dezembro de 2011. Aprova o Regulamento Técnico de Produção, Identidade e Qualidade do Leite Tipo A, o Regulamento Técnico de Identidade e Qualidade de Leite Cru Refrigerado, o Regulamento Técnico de Identidade e Qualidade de Leite Pasteurizado e o Regulamento Técnico da Coleta de Leite Cru Refrigerado e seu Transporte a Granel. Brasília: Diário Oficial da União, Seção 1, nº 251, página 6; 2011.

Brasil. Regulamento da Inspeção Industrial e Sanitária de Produtos de Origem Animal. Aprovado pelo Decreto nº 9.013, de 29/03/2017. Diário Oficial da República Federativa do Brasil, DF, 30/03/17, Seção 1, p. 3-27.

Fagan EP, Beloti V, Barros MAF, Muller EE, Nero LA et al. Avaliação e implantação de boas práticas nos principais pontos de contaminação microbiológica na produção leiteira. Semina: Ciências Agrárias. 2005; 26(1):83-92..

Franco BDGM, Landgraf M. Microbiologia dos alimentos. 2 ed. São Paulo: Atheneu, 2007.

Germano PML, Germano MIS. Higiene e vigilância sanitária de alimentos. 3 ed. São Paulo: Livraria Varela, 2008.

Jay JM. Microbiologia de alimentos. 6 ed. Porto Alegre: Artmed, 2005.

Muir DD, Sweetsur AWM. The influence of naturally occurring levels of urea on the heat stability ofbulk milk. J Dairy Res. 1976; 43:495-9.

Nero LA, Mattos MR, Beloti V, Barros MAF, Ortolani MBT et al. Autochthonous microbiota of raw milk with antagonistic activity against Listeria monocytogenes and Salmonella enteritidis. J Food Safety. 2009; 29:261-70.

Santana EHW, Beloti V, Barros MAF, Moraes LB, Gusmão VV et al. Contaminação do leite em diferentes pontos do processo de produção: I. Microrganismos aeróbios mesófilos e psicrotróficos. Semina: Ciências Agrárias. 2001; 22(2):145-54.

Santana EHW, Beloti V, Müller EE, Barros MAF, Moraes LB et al. Milk contamination in different points of the dairy process. II. Mesophilic, psychrotrophic and proteolytic microorganisms. Semina: Ciências Agrárias. 2004; 25(4):349-58.

CAPÍTULO 8

Leite Orgânico

Márcia de Aguiar Ferreira

Resumo

Para ser considerado orgânico, o processo produtivo deve contemplar o uso responsável do solo, da água, do ar e dos demais recursos naturais, respeitando as relações sociais e culturais. O Brasil já ocupa posição de destaque na produção mundial de orgânicos, com ênfase nos de origem vegetal. A produção de leite orgânico ainda encontra vários obstáculos para a sua evolução no mercado, desde a viabilidade econômica até a falta de regulamentação específica. Entre as várias diretrizes contidas no decreto nº 6.323, de 27 de dezembro de 2007, que dispõe sobre a agricultura orgânica, destaca-se a conversão progressiva de toda a unidade de produção para o sistema orgânico. Este capítulo pretende abordar pontos considerados relevantes relacionados com a produção de leite orgânico no País, a partir da implantação de marcos regulatórios da produção orgânica vegetal e animal.

Introdução

A preocupação com a qualidade dos alimentos cresce a cada dia e várias ferramentas para aperfeiçoar a gestão da qualidade têm sido utilizadas a fim de oferecer um produto seguro e que contemple as exigências de comercialização, incluindo as de exportação. Essa preocupação com relação à segurança alimentar é mundial, e nas indústrias de produção de alimentos de origem animal a inocuidade deve ser considerada prioridade.

A pecuária leiteira e a indústria laticinista no Brasil atualmente passam por intenso processo de modernização, com relevantes mudanças nos sistemas de coleta, armazenamento, processamento e transporte do leite. Além disso, a partir de uma visão holística do sistema, sempre em busca da eficiência na produção, estabelece o controle de qualidade do leite como principal pilar em todos os elos da produção.

Gerenciar a qualidade nesse tipo de cadeia significa proporcionar ao consumidor segurança de obtenção de produtos de qualidade e contribuir para a satisfação de suas exigências, bem como proporcionar, a todos os agentes da cadeia, benefícios como redução de perdas e de custos. Para as indústrias, que visam ter um produto final em conformidade com o padrão desejado, é essencial que a matéria-prima seja de boa qualidade.

Com o objetivo de melhorar a qualidade do leite produzido no País, garantir a inocuidade do produto beneficiado e promover o desenvolvimento do setor, o Ministério da Agricultura, Pecuária e Abastecimento (MAPA) normatizou o processo de produção e beneficiamento do leite fluido por meio da publicação, em 18 de setembro de 2002, da Instrução Normativa (IN) nº 51, a qual foi recentemente alterada pela IN 62, de 29 de dezembro de 2011. Nesse marco regulatório estão contidos os Regulamentos Técnicos de Produção, Identidade e Qualidade do Leite Tipo A, do Leite Cru Refrigerado, do Leite Pasteurizado e o Regulamento Técnico da Coleta de Leite Cru Refrigerado e seu Transporte a Granel, que estabelecem importantes alterações, objetivando, em um prazo determinado, atender às novas demandas exigidas pelos mercados brasileiro e mundial.

A expectativa é de que a qualidade do leite adquirido pela indústria e oferecido ao consumidor a partir da implantação dessas legislações alcance o padrão desejável. Entretanto, ainda se observa um considerável número de pequenas e médias fábricas de laticínios, em todo o País, que continuam a receber leite não refrigerado, além de não efetuarem as análises básicas de controle de qualidade da matéria-prima, comprometendo a qualidade do produto final. A manutenção da qualidade do leite depende das condições adequadas de armazenamento na propriedade e de seu transporte até a indústria, portanto a estocagem do leite cru sob refrigeração já na propriedade reduz substancialmente as perdas econômicas por atividade acidificante de micro-organismos mesofílicos.

O leite de produção convencional é um alimento saudável, mas a sua qualidade pode ser comprometida quando não se observam as boas práticas agropecuárias. O manejo de animais desse tipo de produção inclui tratamento alopático com antibióticos, antiparasitários, carrapaticidas e inseticidas para o controle de moscas, dentre outras substâncias químicas, inclusive as utilizadas na adubação dos pastos, como os agrotóxicos. Esses fatores podem interferir prejudicialmente no ambiente e na qualidade do leite pela possibilidade de contaminação com resíduos dessas substâncias.

Outro apontamento posto em discussão na agroindústria moderna e que reflete diretamente na pecuária leiteira é a preocupação com as questões ambientais envolvidas na produção de alimentos. Além da qualidade de vida, o consumidor atual demonstra maior consciência ecológica e valoriza alimentos produzidos em consonância com as diretrizes ambientais modernas. Em face desse contexto, a indústria procura se adaptar às novas exigências do mercado, encontrando na produção orgânica de alimentos uma importante aliada na referência de produtos considerados socialmente justos, ambientalmente corretos e viáveis economicamente.

Assim, a produção orgânica de leite surge como um modelo de produção que tem em sua essência a simplicidade e a harmonia com a natureza, sem deixar de lado a produtividade e a rentabilidade. O leite produzido de modo orgânico com certificação alcança até três vezes o valor do produto convencional quando comercializado diretamente para o consumidor. Quando entregue às cooperativas ou aos laticínios, o produto pode obter até 50% de acréscimo em relação ao valor do leite convencional.

A produção orgânica de leite começa a ter importância no mercado laticinista, e há uma tendência ao estímulo a pesquisas no âmbito de controle de qualidade do produto. Em um contexto global, pesquisas e investimentos nesse nicho podem resultar em interessantes retornos financeiros e científicos, pois, além de se tratar de um mercado em franca ascensão, são ainda escassos estudos sobre as características e as diferenças do leite orgânico em relação ao convencional.

Agroindústria orgânica

Observou-se a partir das décadas de 1960 e 1970 um impulso da agroindústria mundial com a chamada Revolução Verde, em que as práticas e os métodos de produção alcançaram elevados níveis de modernização que alavancaram a produção mundial de alimentos. A inserção dos animais aos sistemas agrícolas, que antes era definida pela disponibilidade de alimentos e pelo clima, passou, na produção intensiva, a ser feita a partir do manejo das instalações e do alimento que foi substituído pela ração industrialmente formulada. Ainda na década de 1970 reflexos negativos dessas práticas, como a erosão e a contaminação de solos e mananciais, foram evidenciados e já na década de 1980 práticas menos agressivas ao meio ambiente passaram a ser experimentadas e adotadas.

Os novos anseios que envolviam a produção de alimentos despertaram as populações para sistemas de produção mais conservacionistas, fazendo com que a palavra ecologia ganhasse um significado todo especial. A partir disso, surgiram os chamados sistemas alternativos com a principal proposta de harmonizar a produção de alimentos com o meio ambiente, e todos apresentam forte preocupação com os destinos inseparáveis do homem e do meio ambiente, sendo a agricultura orgânica a mais conhecida desse segmento.

Assim, a agricultura orgânica apresenta-se como um mercado inovador, tanto paro o grande produtor quanto para o agricultor familiar, em decorrência da baixa dependência por insumos externos, pelo aumento de valor agregado ao produto com consequente aumento de renda e, especialmente, por promover a manutenção dos recursos naturais, colaborando para a conservação ambiental.

Agricultura orgânica no Brasil e no mundo

Atualmente, a agricultura orgânica está sendo praticada em aproximadamente 100 países e com expansão das áreas de manejo orgânico. De acordo com Yussefi e Willer, quase 23 milhões de hectares são manejados organicamente em todo o mundo. A maior parte dessa área se encontra na Austrália (10,5 milhões de hectares), na Argentina (3,2 milhões de hectares) e na Itália (mais de 1,2 milhão de hectares). Tanto na Austrália como na Argentina a maior parte dessa área é dedicada à pastagem.

Estima-se que haja no Brasil quase 1 milhão de hectares em produção orgânica, excluindo-se a produção extrativista orgânica na região Norte. Os produtores de pequeno e médio portes totalizam mais de 95% dos produtores orgânicos no País, sendo que a exportação tem apresentado crescimento. Os principais importadores de produtos orgânicos brasileiros são os EUA, a União Europeia e o Japão; da produção orgânica brasileira, cerca de 70% são exportados, principalmente soja, café e açúcar, e o restante é comercializado no mercado brasileiro. Nesses países a demanda por produtos orgânicos é crescente. Estima-se que o mercado de orgânicos no mundo supere 50 bilhões de dólares por ano. No Brasil, esse mercado chega a apenas 150 milhões de dólares por ano.

O Brasil representa o maior mercado consumidor de orgânicos da América do Sul, sendo que o consumo interno está estimado em 1% de todo o mercado de alimentos. Por outro lado, estima-se que haja um significativo potencial para crescimento, tendo em vista uma maior percepção dos consumidores sobre a qualidade dos produtos orgânicos em relação aos convencionais, dos benefícios para a saúde e para o meio ambiente. Com a sua grande área agrícola, o Brasil tem condições de clima e de solo que possibilitam produzir ampla gama de produtos orgânicos. Mesmo no período de inverno, que limita a produção em diversos países do hemisfério norte, as condições climáticas do país permitem produção contínua nas diferentes regiões.

Segundo Guirra, no Brasil, o aumento do consumo de produtos orgânicos pode ser percebido pelo incremento da agricultura orgânica, que apresentou taxa de crescimento maior do que a mundial. Enquanto no Brasil a taxa de crescimento é de 50% ao ano, no mundo essa taxa é de 20% ao ano. Grande parte da produção é voltada para o mercado externo, sendo o açúcar, a banana, o cacau e o café os principais produtos exportados.

Regulamentação da produção orgânica no Brasil

A lei nº 10.831, de 23 de dezembro de 2003, do MAPA, que dispõe sobre a agricultura orgânica, estabelece que: "Art. 1º. Considera-se sistema orgânico de produção agropecuária todo aquele em que se adotam técnicas específicas, mediante a otimização do uso dos recursos naturais e socioeconômicos disponíveis e o respeito à integridade cultural das comunidades rurais, tendo por objetivo a sustentabilidade econômica e ecológica, a maximização dos benefícios sociais, a minimização da dependência de energia não renovável, empregando, sempre que possível, métodos culturais, biológicos e mecânicos, em contraposição ao uso de materiais sintéticos, a eliminação do uso de organismos geneticamente modificados e radiações ionizantes, em qualquer fase do processo de produção, processamento, armazenamento, distribuição e comercialização, e a proteção do meio ambiente".

Desse modo, fica evidente que a produção orgânica não pode ser compreendida a partir de uma visão simplista como um sistema caracterizado apenas pela troca de insumos químicos por insumos orgânicos, biológicos ou ecológicos, mas como um modelo que, de modo integrado, esteja fundamentado no emprego de tecnologias limpas e sustentáveis e estabelecendo parcerias com a natureza e o ser humano.

As normas regulamentadas pela lei nº 10.831 incluem a produção, o armazenamento, a rotulagem, o transporte, a certificação, a comercialização e a fiscalização dos produtos orgânicos. Em 27 de dezembro de 2007, o MAPA regulamentou por meio do decreto nº 6.323 os novos critérios para o funcionamento de todo o sistema de produção orgânica, desde a propriedade rural até o ponto de venda. O decreto cria ainda o Sistema Brasileiro de Avaliação da Conformidade Orgânica, que é composto pelo próprio MAPA, órgãos de fiscalização dos estados e organismos de avaliação da conformidade orgânica. A nova regulamentação permite a produção paralela, na mesma propriedade, de produtos orgânicos e não orgânicos, desde que haja uma separação do processo produtivo. Além disso, não poderá haver contato com materiais e substâncias cujo uso não seja autorizado para a agricultura orgânica.

Em adição, a IN 50, de 05 de novembro de 2009, institui o selo único oficial do Sistema Brasileiro de Avaliação da Conformidade Orgânica (SisOrg) e estabelece os requisitos para a sua utilização nos produtos orgânicos. De acordo com essa IN, somente podem utilizar o selo do SisOrg os produtos orgânicos oriundos de unidades de produção controladas por organismos de avaliação da conformidade credenciados no MAPA.

Até 18 de dezembro de 2008, somente o selo das certificadoras e suas normas eram suficientes, pois nesta data entrou em vigência a IN 64, que aprovou o Regulamento Técnico para os Sistemas Orgânicos de Produção Animal e Vegetal (MAPA). Essa legislação determina que, para um produto receber denominação de orgânico, deverá ser proveniente de um sistema de produção no qual tenham sido aplicados os princípios e as normas estabelecidos na regulamentação da produção orgânica por um período variável de acordo com: a espécie cultivada, a utilização anterior da unidade de produção, a situação ecológica atual, a capacitação em produção orgânica dos agentes envolvidos no processo produtivo e as análises e as avaliações das unidades de produção pelos respectivos Organismos de Avaliação da Conformidade Orgânica (OAC) ou Organizações de Controle Social (OCS).

Trata, também, do período de conversão para que as unidades de produção possam ser consideradas orgânicas. O período de conversão tem por objetivos: assegurar que as unidades de produção estejam aptas a produzir em conformidade com os regulamentos técnicos da produção orgânica, incluindo a capacitação dos produtores e trabalhadores; garantir a implantação de um sistema de manejo orgânico por meio da manutenção ou da construção ecológica da vida e da fertilidade do solo; o estabelecimento do equilíbrio do agroecossistema; e a preservação da diversidade biológica dos ecossistemas naturais e modificados.

Com relação à produção de leite e derivados orgânicos, não existem legislações específicas, devendo ser adotados os parâmetros contidos na IN 62, de 29 de dezembro de

2011, para leites cru e beneficiado, além dos regulamentos técnicos de identidade e qualidade dos diversos derivados como queijos, leites fermentados, creme, manteiga e outros produtos lácteos provenientes de sistemas convencionais.

A Coordenação de Agroecologia (Coagre), da Secretaria de Desenvolvimento Agropecuário e Cooperativismo (SDC), é o setor do Ministério da Agricultura que responde pelas ações de desenvolvimento da agricultura orgânica. Tem como funções a promoção, o fomento, a elaboração de normas e a efetivação de mecanismos de controle.

Produção de leite orgânico no Brasil

O leite e seus derivados apresentam crescimento na atividade orgânica, entretanto, o volume de leite orgânico ainda representa apenas 0,01% da produção de leite convencional. A produção estimada de leite orgânico está em torno de 5,5 milhões de litros por ano, enquanto a de leite de sistema convencional é de 28 bilhões de litros por ano. A região Sul é a maior produtora de leite orgânico (3 milhões de litros por ano); o Distrito Federal desponta como um promissor produtor, produzindo cerca de 1 milhão de litros por ano, seguido pelo Sudeste (650 mil litros por ano) e pelo Nordeste, que não ultrapassa 180 mil litros por ano.

Embora a produção de leite orgânico não seja direcionada a um público específico, seus consumidores são, em geral, bem informados, possuem consciência ecológica e buscam a qualidade dos alimentos. Esse tipo de leite possui valor agregado e, consequentemente, custo final mais elevado, restringindo seu consumo diário a uma parcela da população com maior poder aquisitivo. Existe uma tendência de mudança desse cenário a partir da disponibilização de tecnologias que pretendem contribuir para redução no custo de produção, aumento da oferta do produto no mercado e, consequentemente, redução do preço do leite orgânico nas prateleiras.

Certificação

Com o crescimento do mercado e a entrada dos produtos orgânicos nas prateleiras dos supermercados, o produtor perdeu o contado direto com o consumidor. Desse distanciamento surgiu a necessidade de algum tipo de garantia que atestasse a qualidade do produto e a sua certificação como orgânico, a partir do cumprimento das regras da produção orgânica. Atualmente existem várias associações e certificadoras que fiscalizam os produtores orgânicos e comprovam a procedência de seus produtos, garantindo que estejam de acordo com as normas preconizadas para a produção orgânica.

O decreto nº 6.323/2007 define que certificação orgânica é o ato pelo qual um organismo de avaliação da conformidade credenciado dá garantia por escrito de que uma produção ou um processo, claramente identificados, foi metodicamente avaliado e está em conformidade com as normas de produção orgânica vigentes. A certificação, conforme Nassar, é a definição dos atributos de um produto, processo ou serviço e a garantia de que eles se enquadram em normas predefinidas. No caso do produto orgânico, a certificação é a forma de controle da procedência do produto e da sua diferenciação na forma produtiva em relação à agricultura tradicional.

De acordo com a IN 64, os OAC são instituições responsáveis por avaliar, verificar e atestar que produtos ou estabelecimentos produtores ou comerciais atendem ao disposto no regulamento da produção orgânica, podendo ser um certificadora ou Organismo Participativo de Avaliação da Conformidade Orgânica (Opac).

Opac é uma organização que assume a responsabilidade formal pelo conjunto de atividades desenvolvidas num Sistema Participativo de Garantia (SPG), constituindo na sua estrutura organizacional uma Comissão de Avaliação e um Conselho de Recursos, ambos compostos por representantes de cada SPG.

As OCS podem estar representadas por um grupo, associação, cooperativa ou consórcio, com ou sem personalidade jurídica, previamente cadastrado no MAPA, ao qual deverá estar vinculado o agricultor familiar em venda direta, com processo organizado de geração de credibilidade a partir da interpretação de pessoas ou organizações sustentadas na participação, no comprometimento, na transparência e na confiança, reconhecido pela sociedade.

Processos de conversão do rebanho para o sistema orgânico

Os prazos e as condições para reconhecimento de animais, seus produtos e subprodutos como orgânicos estão estabelecidos na IN 64. Todos os animais adquiridos de um sistema convencional devem ser identificados e alojados em ambiente isolado para evitar a contaminação do sistema orgânico por, no mínimo, 3 meses, no caso de ruminantes, quando receberão o manejo orgânico. E, para que seus produtos e subprodutos possam ser reconhecidos como orgânicos tanto provenientes de sistemas em conversão para orgânicos como animais trazidos dos sistemas de produção não orgânicos, deverão permanecer no manejo do sistema orgânico por 180 dias.

Quando for necessário introduzir animais no sistema de produção, estes deverão ser provenientes de sistemas orgânicos. E, na indisponibilidade de animais orgânicos, poderão ser adquiridos animais de unidades de produção convencionais, desde que previamente aprovado por OAC ou OCS. Além disso, os animais adquiridos devem ter idade para serem recriados sem a presença materna e o plantel reprodutivo não deve ultrapassar a quantidade máxima de 10% ao ano em relação ao número de animais adultos.

Ambiente e instalações

As instalações para os animais em sistemas orgânicos deverão dispor de condições de temperatura, umidade e ventilação que garantam o bem-estar animal. Os criatórios deverão dispor de áreas que assegurem:

- Contato social, movimento e descanso que permitam aos animais assumir seus movimentos naturais.
- Alimentação, reprodução e proteção em condições que garantam a sanidade e o bem-estar animal.

A arborização das pastagens é necessária para o bem-estar dos animais. Os corredores de manejo da propriedade, quando arborizados nas suas laterais, formam os corredores forrageiros, os quais deverão ser formados por vários estratos vegetativos. As árvores de grande porte servirão para sombreamento e quebra-vento e as de pequeno e médio portes, para alimentação dos animais.

Para vacas de leite, a lotação máxima permitida em alojamento tem que respeitar a relação de, no mínimo, 6 m² para cada animal. A sala de ordenha deve ser funcional, para que a ordenha seja feita em menor tempo possível, sem estresse ao animal e de fácil higienização. As instalações, os equipamentos e os utensílios devem ser mantidos limpos e desinfetados adequadamente utilizando apenas as substâncias permitidas pela IN 64. Inclusive a madeira utilizada nas instalações e nos equipamentos não pode ser tratada com substâncias que não estejam permitidas na lei para uso em sistemas orgânicos de produção e devem ser provenientes de extração legal.

Nutrição animal no sistema orgânico

Os sistemas orgânicos de produção animal deverão utilizar alimentação da própria unidade de produção ou de outra que produza em sistema orgânico, e, de acordo com os princípios da agricultura orgânica, a atividade animal deve estar, tanto quanto possível, integrada à produção vegetal visando a reciclagem dos nutrientes (dejetos animais e

Tabela 8.1 Substâncias e condições de uso permitidas pela IN 64/2008 em sistemas de produção orgânica

Substâncias	Condições de uso
Melaço	Utilizado como aglutinante nos alimentos compostos
Farinha de algas	Algas marinhas têm que ser lavadas a fim de reduzir o teor de iodo
Leite, produtos e subprodutos lácteos	Lactose em pó somente extraída por meio de tratamento físico
Sal marinho	O produto não pode ser refinado
Vitaminas e pró-vitaminas	Derivadas de matérias-primas existentes naturalmente nos alimentos
Enzimas	Desde que de origem natural

biomassa vegetal), menor dependência de insumos externos (rações e volumosos) e potencialização de todos os benefícios diretos e indiretos advindos dessa integração.

A alimentação dos bovinos e de outros animais deve ser realizada de acordo com as normas de agricultura orgânica e conter no mínimo 90% de alimentos orgânicos provenientes da fazenda. Para os monogástricos (inclusive os bezerros em lactação) pode-se chegar a 20% da matéria seca total. Em casos de escassez ou em condições especiais, de acordo com o plano de manejo orgânico acordado entre produtor e OAC ou OCS, será permitida a utilização de alimentos convencionais na proporção da ingestão diária, com base na matéria seca, de:

- Até 15% para animais ruminantes.
- Até 20% para animais não ruminantes.

A produção de volumosos e concentrados deve ser feita por meio da formação e do manejo de pastagens, capineiras, silagem e feno e outros produtos e subprodutos de origem vegetal, que serão utilizados na alimentação dos animais e deverão ser de manejo orgânico. A oferta de material verde fresco como hortaliças, rami, guandu e gramíneas é indicada para complementar a alimentação dos animais, pois, dentre outros fatores, exerce influência direta na composição do leite, que pode apresentar características diferentes daquele obtido de animais criados em pecuária leiteira convencional. Especialistas sugerem a implantação de sistemas agroflorestais, nos quais leguminosas arbóreas e/ou arbustivas, fixadoras de nitrogênio, sejam associadas a cultivos agrícolas ou pastagens e recomendam pastagens mistas de gramíneas, leguminosas e outras plantas, buscando maximizar a biodiversidade e evitando-se as monoculturas de forrageiras.

Podem ser utilizadas como aditivos na produção de silagem as bactérias láticas, ou seus produtos naturais ácidos, quando as condições não permitam a fermentação natural, mediante autorização do OAC ou da OCS. Os aditivos e os auxiliares tecnológicos utilizados devem ser provenientes de fontes naturais e não poderão apresentar moléculas de DNA/RNA recombinantes ou proteína resultante de modificação genética em seu produto final. Além disso, não poderão ser utilizados compostos nitrogenados não proteicos e nitrogênio sintético na alimentação dos animais, sendo permitido o uso de suplementos minerais e vitamínicos, desde que os seus componentes não contenham resíduos contaminantes acima dos limites permitidos e que atendam à legislação específica (Tabela 8.1).

Manejo sanitário do rebanho em sistemas orgânicos

O processo orgânico deve ser totalmente rastreado, para que seja possível resgatar toda a vida de cada animal. A coleta de dados deve ser simples e objetiva, anotando-se apenas o necessário, pois demanda tempo e gastos.

Dentro do sistema orgânico é permitido o uso de inseminação artificial, desde que sêmen advenha preferencialmente de animais de produção orgânica. As técnicas de transferência de embrião e fertilização *in vitro* e outras técnicas que utilizem indução hormonal artificial são proibidas no sistema orgânico. O corte de dentes e de ponta de chifre, a castração, o mochamento e as marcações, quando realmente necessários, deverão ser efetuados na idade apropriada para reduzir processos dolorosos e acelerar o tempo de recuperação, mediante aprovação por OAC ou OCS

Para prevenção e tratamento das enfermidades, somente poderão ser utilizadas as substâncias determinadas pela IN 64 e os produtos comerciais devem atender ao disposto em legislação específica do MAPA. Toda terapêutica utilizada deve ser, obrigatoriamente, registrada em livro específico que deverá ser mantido na unidade. Todas as vacinas e os exames determinados pela legislação de sanidade animal serão obrigatórios. No caso de doenças ou ferimentos em que o uso das substâncias permitidas não esteja surtindo efeito e que seja constatado sofrimento do animal, os produtores deverão tratá-los com produtos que impliquem a perda da categoria de produto orgânico. É importante ressaltar que o período de carência a ser respeitado para que os produtos dos animais tratados possam voltar a ter o reconhecimento como orgânicos deverá:

- Ser duas vezes o período de carência estipulado na bula do produto.
- Em qualquer caso, ser de no mínimo 48 horas.

Cada animal poderá ser tratado com medicamentos não permitidos para uso na produção orgânica:

- Por, no máximo, duas vezes no período de 1 ano.
- Com intervalo mínimo de 3 meses entre cada tratamento.
- No máximo três vezes em toda a sua vida.

Se houver necessidade de aumentar a frequência dos tratamentos, o animal deverá ser retirado do sistema orgânico. Durante o tratamento e o período de carência, o animal deverá ser identificado e alojado em ambiente isolado, sendo que ele e seus produtos não poderão ser comercializados como orgânicos. Os medicamentos utilizados para estimular crescimento ou produção são proibidos, bem como qualquer medicamento proveniente de organismos geneticamente modificados (Tabela 8.2).

Tabela 8.2 Relação de substâncias permitidas na prevenção e no tratamento de enfermidades dos animais em sistemas orgânicos

Enzimas
Vitaminas
Aminoácidos
Própolis
Micro-organismos
Preparados homeopáticos
Fitoterápicos
Extratos vegetais
Minerais
Veículos (proibidos os sintéticos)
Sabões e detergentes neutros e biodegradáveis

Características do leite orgânico

O leite é composto por mais de 100.000 tipos de diferentes de moléculas, e cada uma delas apresenta função específica, constituindo, assim, um dos alimentos mais completos que se conhece e oferecendo, ainda, a possibilidade de processamento industrial para a obtenção de diversos produtos para a alimentação humana.

Os componentes do leite permanecem em equilíbrio, e a relação entre eles é bastante estável. O conhecimento dessa estabilidade é a base para os testes realizados com o objetivo de apontar problemas que alteram a composição do leite. A composição média do leite de vaca é: água (87,5%), gordura (3,6%), proteínas (3,6%), lactose (4,5%), sais minerais (0,8%) e pode variar conforme raça, espécie, individualidade, alimentação, tempo de gestação, intervalos entre ordenhas, estresse ou ação de substâncias medicamentosas.

Segundo Rosati e Aumaitre, poucos dados experimentais comparando características biológicas, tecnológicas e econômicas sobre sistemas convencional e orgânico estão disponíveis na literatura e são, muitas vezes, contraditórios. Alimentos de origem orgânica apresentam, em média, mais sais minerais, antioxidantes, alfatocoferol, betacaroteno, vitamina C e fitonutrientes, entre outros.

Toledo e cols. analisaram leites crus orgânicos e convencionais no período de 1 ano, na Suécia, e não encontraram diferenças significativas na composição média entre eles, mas concluíram que esses resultados poderiam ser diferentes em outros países ou regiões.

Dentre os componentes do leite, a gordura esteve durante anos associada a diversas doenças humanas graças a seu alto conteúdo de ácidos graxos saturados. Recentes estudos, porém, têm evidenciado componentes saudáveis da gordura láctea, tais como o ácido linoleico conjugado (CLA). De acordo com Mourão e cols., o CLA, que representa um conjunto de isômeros do ácido linoleico (18:2 n-6), tem sido considerado um potente agente antiobesidade pelas suas possíveis propriedades moduladoras no metabolismo lipídico. Entretanto, seu efeito quanto à perda de peso ainda é controverso. Outros efeitos benéficos atribuídos ao consumo do CLA são a proteção contra aterosclerose, caquexia e desenvolvimento de diabetes.

O CLA consiste em uma mistura de isômeros do ácido linoleico (18:2 n-6) em que as duplas ligações são conjugadas em vez de existirem na configuração interrompida metilênica típica. É produzido no rúmen pelo processo de fermentação, por ação da bactéria *Butyrivibrio fibrisolvens*, ou pela síntese via A9-dessaturase do ácido 11-*trans* octadecanoico. Nove isômeros diferentes do CLA foram relatados como de ocorrência natural nos alimentos, sendo que o 9-*cis*, 11-*trans* é o de maior ocorrência e é incorporado à membrana plasmática. Já o isômero 10-*trans*, 12-*cis* não é incorporado às membranas, parecendo estar mais relacionado com o metabolismo energético. Em produtos lácteos, a concentração de CLA varia de 2,9 a 8,92 mg CLA/g de gordura, sendo que o isômero 9-*cis*, 11-*trans* contribui com cerca de 73% a 93% do total de isômeros do CLA nesses produtos.

Bergamo e cols. observaram teores significativamente maiores de ácido linolênico, alfatocoferol, betacaroteno e CLA em leite e produtos lácteos orgânicos, quando comparados com produtos convencionais. Jahreis e cols. avaliaram a composição de ácidos graxos em leite integral orgânico com aqueles provenientes do sistema convencional a pasto e confinado e constataram que o leite orgânico apresentou maior conteúdo de CLA (0,80% do total de ácidos graxos em comparação com 0,34% do convencional confinado e 0,61% do sistema convencional a pasto). De acordo com esses autores, a razão para o maior conteúdo de CLA no leite orgânico se deve ao maior teor de ácidos graxos poli-insaturados presentes na dieta de animais manejados nesse sistema, o que possibilitaria a maior formação de CLA pela bio-hidrogenação das bactérias do rúmen. Outra razão seria o maior teor de fibras da dieta orgânica, que também influencia a bio-hidrogenação, produzindo maiores concentrações de CLA.

No entanto, alguns fatores podem interferir na concentração de CLA no leite, como as estações do ano, a alimentação e a raça do animal, o estágio de lactação e o processamento do alimento. Fanti e cols. caracterizaram a composição físico-química e o perfil de ácidos graxos e CLA em leites pasteurizados integrais oriundos de agricultura orgânica brasileira durante o período de 12 meses, e os resultados foram comparados com os obtidos de leites pasteurizados integrais provenientes de sistemas convencionais. A sazonalidade e o manejo dos animais afetaram a composição química dos leites analisados, sendo que os teores de proteína foram maiores em leite orgânico, porém tendência inversa foi observada nos níveis de gordura. Os principais ácidos graxos do leite não apresentaram diferenças significativas durante as estações do ano e entre os leites, mas foi verificado maior teor de CLA em leites orgânicos (2,8 vezes maior que em leite convencional), provavelmente graças à dieta dos animais.

Principais dificuldades na produção de leite orgânico no Brasil

Nas últimas décadas, o interesse por alimentos orgânicos tem aumentado e impulsionado o mercado a apontar soluções para os atuais problemas de saúde causados pelo alto consumo de alimentos contaminados por metais pesados, agrotóxicos, antibióticos e para outros problemas com impactos diretos na qualidade. Ainda que se observe um aumento do interesse pelo consumidor a produção orgânica de leite enfrenta uma série de dificuldades que precisam ser sanadas a fim de que o produto conquiste mais espaço no mercado.

Um dos entraves para o aumento da produção de leite orgânico e seus derivados consiste na pouca quantidade de cooperativas e estabelecimentos beneficiadores. Como forma de garantir a comercialização, alguns produtores tomam a iniciativa de implantar miniusinas para processar e distribuir a sua produção e a de terceiros que também produzam leite orgânico, porém limitados a baixos volumes e com baixa capacidade de ampliação. Em contrapartida, as grandes empresas processadoras de leite não investem na linha de laticínios orgânicos pela dificuldade de encontrar matéria-prima certificada.

Outra importante situação a ser considerada é o baixo volume de leite produzido do sistema orgânico em relação ao sistema convencional, principalmente pela utilização de animais mais rústicos e resistentes, porém de baixo potencial produtivo. Aliado a isso tudo, o alto custo do processo de certificação orgânica e a exigência de que a propriedade passe por um período de conversão que pode demorar de 1 a 3 anos podem interferir na ampliação da atividade.

O setor de laticínios orgânicos ainda poderá enfrentar problemas relativos à qualidade dos produtos finais. Com o aumento do interesse por parte dos consumidores, naturalmente se observará um incremento nas pesquisas sobre esse produto. Como citado anteriormente, os parâmetros físico-químicos e os critérios microbiológicos são os estabelecidos pela IN 62/2011 do MAPA que regulamenta os leites cru e beneficiado provenientes de sistema convencional. O leite orgânico está sujeito a igual obrigatoriedade de inspeção estadual ou federal dos laticínios.

Essa legislação contém normas de produção mais rígidas do que as contidas no Regulamento da Inspeção Industrial e Sanitária de Produtos de Origem Animal (RIISPOA), determinando a proibição da presença de resíduos de substâncias químicas no leite de produção convencional, inclusive de antibióticos. Estabelece limites e prazos para a redução da contagem de células somáticas (CCS) no leite produzido em todas as regiões brasileiras, obrigatoriedade de resfriamento imediatamente após a ordenha, além de maior rigor no controle de qualidade e na fiscalização.

Atualmente ainda são poucos os estudos realizados com leite orgânico, mas alguns já apontam para deficiências que comprometem a qualidade higiênica e sanitária desse produto. Ribeiro e cols. analisaram amostras de leite de 156 animais de quatro propriedades orgânicas no interior do estado de São Paulo, sendo isolados agentes de mastite contagiosa que apresentaram resistência múltipla aos antimicrobianos mais indicados, o que pode ser decorrente de as propriedades terem sido recentemente incorporadas ao sistema orgânico, mantendo os efeitos indesejáveis da terapia antimicrobiana incorreta de mastites manejadas convencionalmente. Nessa mesma pesquisa os autores relatam a detecção de resíduos de antimicrobianos em quatro amostras de leite provenientes de duas propriedades.

Campos desenvolveu uma pesquisa na mesma região e relatou a maior ocorrência de resíduos de pesticidas organofosforados em leite orgânico quando comparado com leite de produção convencional. Langoni e cols. relataram baixa celularidade (CCS/mL) em amostras de leite orgânico de propriedades do município de Botucatu, em São Paulo, e contagens bacterianas acima do estabelecido pela legislação vigente, com comprometimento da qualidade higiênica do leite. Assim, com Ribeiro e cols. os autores destacam a alta ocorrência de mastites contagiosas nos rebanhos de sistema orgânico avaliados.

Garcia e cols. avaliaram a qualidade físico-química e microbiológica de leite orgânico produzido e beneficiado no Distrito Federal e constataram que, a média das contagens de coliformes totais estava em desacordo com os padrões estabelecidos, demonstrando falhas no tratamento térmico.

Considerações finais

A partir do conceito de produção orgânica e coerentes regras e normas, verifica-se a abertura de um mercado emergente e lucrativo a médio e longo prazos. Um mercado que tem sido procurado cada vez mais pelos consumidores preocupados não apenas com sua própria saúde e de sua família, mas também com o futuro do planeta, que a cada dia mostra como anos de uso indiscriminado de substâncias tóxicas comprometem a qualidade de vida das populações.

O sistema orgânico de produção conta com marcos regulatórios importantes para a promoção da competência dos produtores e, viabilizando a conversão do sistema convencional para o orgânico, apresenta a esses produtores todas as vantagens econômicas e ecológicas, apresentando-lhes todas as vantagens econômicas e ecológicas.

O leite, independentemente do sistema de produção, é um produto suscetível a contaminações, com consequentes alterações na sua composição. Os produtos provenientes de sistemas orgânicos agregam valor principalmente por serem avaliados como mais saudáveis e por promoverem o equilíbrio do meio ambiente e o bem-estar animal. Assim, mesmo havendo diferenças entre as formas de produção do leite de produção convencional e orgânica, ambas devem atender aos mesmos critérios físico-químicos e microbiológicos de qualidade, tanto para a matéria-prima quanto para o produto final. Entretanto, se a qualidade higiênica e sanitária do leite orgânico não atender aos padrões, poderá ocorrer comprometimento da evolução desse mercado altamente promissor.

Entende-se como imperativo que todos os setores envolvidos se empenhem para a consolidação da cadeia de produção de leite orgânico. Diversos pesquisadores ressaltam que os sistemas de produção orgânicos devem ser compreendidos a partir de uma visão holística da gestão da unidade de produção, em que animais e vegetais têm importância ecológica para o funcionamento desses sistemas, contribuindo para redução do impacto ambiental, distribuição equitativa dos lucros e viabilidade produtiva. Da mesma maneira, é de consenso que há necessidade de que mais pesquisas sejam fomentadas para melhor caracterizar as qualidades físico-químicas, microbiológicas e nutricionais de modo a garantir que esse produto de fato represente um diferencial para o consumidor.

BIBLIOGRAFIA

Aroeira LJM, Carneiro JC, Paciullo DSC, Fernandes EN, Xavier D et al. Tecnologias para produção orgânica de leite. In: Madalena FE, Matos LL, Holanda Jr, EV (Orgs.). Produção de leite e sociedade: uma análise crítica da cadeia do leite no Brasil. Belo Horizonte: Editora FEPMVZ, 2001: 435-49.

Aroeira LJM, Fernandes EN. Produção orgânica de leite como alternativa para a produção familiar. Embrapa Gado de Leite. Disponível em: http://www.planetaorganico.com.br/TrabAroeira.htm. Acesso em: 24 de agosto de 2014.

Aroeira LJM, Stock LA. Viabilidade da produção orgânica do leite no Brasil. Reunião Anual da Sociedade Brasileira de Zootecnia. Disponível em: http://www.planetaorganico.com/art-aroeira.htm. Acesso em: 24 de agosto de 2014.

Brandão IF. Condicionantes do consumo do leite orgânico em Minas Gerais. Dissertação [Mestrado] – Universidade Federal de Viçosa; 2005.

Brasil. Ministério da Agricultura, Pecuária e Abastecimento (MAPA). Instrução Normativa nº 51, de 18 de setembro de 2002. Dispõe sobre os Regulamentos Técnicos de Produção, Identidade e Qualidade do Leite Tipo A, do Leite Tipo B, do Leite Tipo C, do Leite Pasteurizado e do Leite Cru Refrigerado e o Regulamento Técnico da Coleta de Leite Cru Refrigerado e seu Transporte a Granel. Brasília: Diário Oficial da União; 20/09/2002.

Brasil. Ministério da Agricultura, Pecuária e Abastecimento (MAPA). Lei nº 10.831, de 23 de dezembro de 2003. Dispõe sobre a Agricultura Orgânica. Brasília: Diário Oficial da União; 2/12/2003.

Brasil. Ministério da Agricultura, Pecuária e Abastecimento (MAPA). Decreto nº 6.323, de 27 de dezembro de 2007. Regulamenta e disciplina a Lei nº 10.831, de 23 de dezembro de 2003, que dispõe sobre a Agricultura Orgânica. Brasília: Diário Oficial da União; 2007.

Brasil. Ministério da Agricultura, Pecuária e Abastecimento (MAPA). Instrução Normativa nº 64, de 18 de dezembro de 2008. Dispõe sobre o Regulamento Técnico para os Sistemas Orgânicos de Produção Animal e Vegetal. Brasília: Diário Oficial da União; 19/12/2008.

Brasil. Ministério da Agricultura, Pecuária e Abastecimento (MAPA). Instrução Normativa nº 50, de 05 de novembro de 2009. Institui o selo único oficial do Sistema Brasileiro de Avaliação da Conformidade Orgânica. Brasília: Diário Oficial da União; 2009.

Brasil. Ministério da Agricultura, Pecuária e Abastecimento (MAPA). Instrução Normativa nº 62, de 29 de dezembro de 2011. Dispõessobre o Regulamento Técnico de Produção, Identidade e Qualidade do Leite tipo A, o Regulamento Técnico de Identidade e Qualidade de Leite Cru Refrigerado, o Regulamento Técnico de Identidade e Qualidade de Leite Pasteurizado e o Regulamento Técnico da Coleta de Leite Cru Refrigerado e seu Transporte a Granel. Brasília: Diário Oficial da União; 2011.

Brasil. Regulamento da Inspeção Industrial e Sanitária de Produtos de Origem Animal. Aprovado pelo Decreto nº 30.691, de 29/03/52, alterado pelo Decreto nº 1.255, de 25/06/62, alterado pelo Decreto nº 1.812, de 09/02/96. Diário Oficial [da] República Federativa do Brasil. Brasília, DF, 08 fev. 1996. Seção 1, p. 2241-43.

Brasil. Regulamento da Inspeção Industrial e Sanitária de Produtos de Origem Animal. Aprovado pelo Decreto nº 9.013, de 29/03/2017. Diário Oficial da República Federativa do Brasil, DF, 30/03/17, Seção 1, p. 3-27.

Campos EP. Qualidade microbiológica, físico-química e pesquisa de resíduos de antibióticos e pesticidas no leite bovino, produzido pelo sistema convencional e pelo sistema orgânico. Dissertação [Mestrado] – Faculdade de Medicina Veterinária e Zootecnia, Universidade Estadual Paulista; 2004.

Castro CRT, Pires MFA, Aroeira LJM. Produção de leite. Embrapa Gado de Leite. Disponível em: http://www.planetaorganico.com.br/trab-leiteorganico.htm. Acesso em: 24/08/2014.

Fanti MGN, Almeida KE, Rodrigues AM et al. Contribuição ao estudo das características físico-químicas e da fração lipídica do leite orgânico. Ciência e Tecnologia de Alimentos. 2008; 28(Supl.):259-265.

Ferreira LCB. Leite orgânico. Brasília, Empresa de Assistência Técnica e Extensão Rural do Distrito Federal (Emater-DF); 2004. 38p.

Garcia MET, Couto EP, Ferreira MA. Leite orgânico no Distrito Federal: avalição da qualidade físico-química e microbiológica. Atas de Saúde Ambiental – ASA. 2014; 2(3):16-24.

Langoni H, Sakiyama DTP, Guimarães FF et al. Contagem de células somáticas e de micro-organismos mesófilos aeróbios em leite cru orgânico produzido em Botucatu (SP). Veterinária e Zootecnia. 2011; 18(4):653 -60.

Mourão DM, Monteiro JBR, Costa NMB et al. Ácido linoléico conjugado e perda de peso. Rev Nutr. 2005; 18(3):391-9.

Pariza MW, Park Y, Cook ME. The biologically active isomers of conjugated linoleic acid. Prog Lipid Res. 2011; 40(4):283-98.

Ribeiro MG, Geraldo JS, Langoni H et al. Microrganismos patogênicos, celularidade e resíduos de antimicrobianos no leite bovino produzido no sistema orgânico. Pesq Vet Bras. 2009; 29(1):528.

Soares JPG. Produção orgânica de leite-qualidade e segurança alimentar. Embrapa Agrobiologia. Disponível em: http://www.cnpab.embrapa.br/publicacoes/artigos/leite-seguro. Acesso em: 24/08/2014.

CAPÍTULO 9

Processamento de Leite Fluido

Danielle Braga Chelini Pereira
Luciana Oliveira De Fariña
Deisy Alessandra Drunkler
Isis Rodrigues Toledo Renhe

Resumo

Este capítulo tem como objetivo descrever o processamento de leite fluido, abordando normas legais para os estabelecimentos industriais envolvidos e as operações pertinentes, desde a recepção, passando pelas operações de beneficiamento, com destaque para os tratamentos que podem ser aplicados nessa fase, até o armazenamento e a distribuição. São discutidas as adequações em função das recentes mudanças na legislação do leite como matéria-prima, tópicos sobre a avaliação e a qualidade do leite e detalhes como as operações de higienização recomendadas em algumas dessas etapas. Espera-se contribuir com a caracterização inequívoca das operações unitárias envolvidas e as finalidades associadas a cada uma, bem como apresentar subsídios para a identificação dos pontos de controle que possam favorecer a obtenção de leite com alto nível de qualidade, seja para abastecer as operações de processamento industrial ou a mesa do consumidor. As especificações de qualidade são discutidas, considerando-se também as instruções normativas pertinentes para metodologias físico-químicas e microbiológicas aplicáveis. Na descrição do beneficiamento, tecnologias alternativas ao tratamento térmico são apresentadas.

Processamento industrial do leite fluido

O processamento industrial de leite fluido consiste em um conjunto de operações inter-relacionadas, realizadas em estabelecimentos industriais que tornarão o leite apto para o consumo humano, mantendo suas características químicas, físicas e microbiológicas o mais próximo possível das originais do leite antes de seu beneficiamento.

Classificação dos estabelecimentos industriais

Os estabelecimentos industriais para produtos lácteos são aqueles destinados a receber e processar o leite e seus derivados, realizando operações gerais de beneficiamento, manipulação, conservação, fabricação, maturação, embalagem, acondicionamento, rotulagem e expedição. Esses estabelecimentos podem ser classificados como:

- *Usinas de beneficiamento:* estabelecimentos para recebimento, filtração, beneficiamento, acondicionamento higiênico do leite destinado diretamente ao consumo público ou a entrepostos-usinas.
- *Fábrica de laticínios:* destinada ao recebimento de leite e creme para preparo de qualquer produto de laticínios. Pode pasteurizar o leite para consumo local quando localizada em cidades do interior nas quais não haja usina de beneficiamento.
- *Entreposto-usina:* localizado em centros de consumo, possui instalações modernas, com nível técnico elevado para receber leite e creme, com dependências para industrialização que satisfaçam às exigências para uma fábrica de laticínios.
- *Entreposto de laticínios:* destinado a recebimento, maturação, classificação e acondicionamento de produtos lácteos, fora o leite *in natura*, que também pode ser beneficiado.

Os estabelecimentos para exploração dos comércios interestadual e internacional de produtos lácteos devem estar instalados e equipados para a finalidade a que se destinam e devem trabalhar de acordo com sua capacidade de produção. Como características básicas a serem observadas para garantir o bom funcionamento do estabelecimento, destacam-se:

- *Adequação:* o estabelecimento deve possuir as dependências mínimas, com maquinário, instalações que viabilizem um bom trabalho e diversos utensílios de apoio.
- *Proteção:* o teto deve ser protegido com forro ou outro material adequado em todas as dependências; as janelas devem ser protegidas com telas a prova de insetos; escadas deverão ser sólidas, em concreto, com corrimão e inclinação de 50 graus (escadas em caracol são permitidas como saída de emergência) e deve haver identificação de mangueiras de vapor e água por cor (vermelha, preta e branca).
- *Iluminação:* por luz natural ou artificial, em abundância, não prejudicando trabalhos por incidência direta.
- *Ventilação:* adequada de modo a não levar ao desenvolvimento excessivo de fungos.
- *Impermeabilização:* de pisos, facilitando a coleta de água residual e drenagem para a rede de esgoto; de paredes e separações ou divisórias, utilizando-se azulejos até 2 m de altura ou na extensão total.
- *Isolamento de dependências:* áreas individualmente delimitadas para manipulação, beneficiamento, produção e embalagem, bem como de estocagem de ingredientes e materiais diversos.
- *Uso de aço inoxidável:* em mesas e bancadas de trabalho preferentemente, podendo-se utilizar também azulejos ou mármores.
- *Água tratada:* abastecimento suficiente de água, tanto fria quanto quente, e adequadas instalações para tratamento de água são fundamentais. Para se eliminar a água industrial, é necessário tratamento adequado. A desaguagem é permitida em um curso de água caudaloso e perene e em fossa asséptica.
- *Instalações de esgoto:* presentes em todas as dependências, ligadas a tubos coletores e ao sistema de escoamento, com canalizações amplas. Instalações para retenção da gordura e resíduos de corpos flutuantes são de fundamental importância.
- *Instalações higiênicas:* rouparias, vestiários e banheiros devem estar presentes em número proporcional ao pessoal, instalados separadamente por sexo e completamente isolados e afastados das dependências industriais.
- *Instalações para produção de frio:* com câmaras e antecâmaras em quantidade e área suficientes de acordo com a capacidade.

- *Funcionalidade:* para garantir o bom funcionamento das atividades como um todo, alguns cuidados como instalações conjugadas, locais isolados para limpeza de tanques e latões, construções com pé direito padronizado (3,5 m para dependências de trabalho, 3 m para laboratórios e 2,8 m para banheiros), pátios e ruas pavimentados, janelas e portas de tamanho adequado e de fácil abertura, localizadas de maneira estratégica, refeitório (quando há mais de 300 funcionários) e instalações distantes de fontes de mau cheiro são fundamentais.
- *Sede da inspeção federal:* com salas de trabalho, laboratórios, arquivos, vestiários e sanitários.

Coleta de leite nas unidades produtoras

O leite produzido oriundo das fazendas leiteiras será armazenado a frio em tanques de refrigeração por expansão, alcançando temperaturas de até 4° C em até 3 horas após a ordenha, sem congelamento. Admite-se o uso coletivo dos tanques de refrigeração por produtores rurais (Anexo VI, BRASIL, 2002). Será transportado em caminhões-tanque isotérmicos em intervalos de até 48 h para o estabelecimento industrial.

O emprego dos *caminhões-tanque caracteriza* um tipo de transporte mais barato do que aquele realizado em latões (muito empregado antes da promulgação da Instrução Normativa [IN] nº 51). O caminhão possui tanques compartimentados para que seja possível a cada um deles trabalhar com maior capacidade de carga, evitando a formação de espuma, ativação de lipases e separação de gorduras. Os tanques normalmente estão equipados com defletores (peças internas imóveis) – geralmente um defletor para cada 6.000 L de leite –, o que ajuda a minimizar os transtornos citados. A compartimentalização permite também o transporte de diferentes produtos.

Os tanques devem possuir uma curvatura adequada que possibilite fácil lavagem, sendo também de tamanho adequado, compensando gastos com transporte. Normalmente, quando se faz um transporte de até 50 km, recomenda-se um caminhão com 15.000 L de leite e, acima de 50 km, é recomendado um caminhão com capacidade para 25.000 L de leite.

Para a coleta de amostras a serem analisadas, realiza-se agitação pneumática logo após a chegada do caminhão. Como o leite recebido está com baixa temperatura, para que seja verificado se a agitação foi suficiente para homogeneizar a amostra, recomenda-se que sejam tomadas duas amostras consecutivas, esperando-se que a diferença entre elas seja < 0,1%. As amostras para controle inicial do leite resfriado antes do carregamento para a indústria são coletadas na própria fazenda e caracterizam-se, basicamente, pelo teste de alizarol. Por sua vez, empresas têm investido em equipamentos portáteis que possibilitam não apenas a avaliação de acidez, mas também a realização de outras análises, tais como de proteína, lactose, Extrato Seco Total (EST), entre outras, caracterizando melhor a matéria-prima. Além dessas análises, cabe ao freteiro a coleta das amostras individuais para a empresa e para o envio à laboratórios credenciados ao Ministério da Agricultura, Pecuária e Abastecimento (MAPA).

O processo de lavagem dos caminhões-tanque é feito logo após a sua descarga. Emprega-se, para isso, o sistema CIP (*clean in place*) do tipo *spray ball* que consiste em um enxágue com água a 40 °C a 50 °C, que é em seguida descartada, seguido por uma lavagem com detergente alcalino, normalmente hidróxido de sódio a 1,8% a 60 °C. Dando prosseguimento à lavagem, são feitos um enxágue com água à temperatura ambiente e sanitização química utilizando-se um iodóforo ou hipoclorito de sódio a 200 ppm. Um processo de lavagem ácida é recomendável periodicamente para evitar a formação de depósitos aderidos constituídos por "pedras de leite".

Recepção da matéria-prima

A forma de recepção da matéria-prima pelo estabelecimento processador varia em função do tipo de transporte de leite utilizado a partir do estabelecimento produtor. Atualmente, o leite é transportado da fazenda até a indústria em caminhões-tanque isotérmicos. Ao se trabalhar com transporte de leite a granel em caminhões-tanque, a temperatura no momento da coleta, que deverá estar entre 4 °C e 7 °C, deve ser mantida até a chegada do leite no estabelecimento para processamento. O transporte de leite por meio de latões será permitido apenas se o tempo entre a ordenha e a recepção do leite pela usina de beneficiamento não for superior a 2 horas.

A seguir são feitas algumas considerações a respeito de cada tipo de processo de recepção de leite praticado pelos estabelecimentos processadores:

- *Recepção em caminhões-tanque:* demanda estruturas simples para a plataforma de recepção. Nesse tipo de coleta, a descarga do leite é feita com auxílio de bomba positiva e de mangueiras higiênicas, sendo o bombeamento realizado com as válvulas do tanque abertas para evitar sua implosão.
- *Recepção em latões:* admite-se o transporte de leite em latões e em temperatura ambiente, conforme IN 51/2002 desde que o leite seja entregue no estabelecimento processador até 2 horas após a ordenha e apresente-se dentro das especificações de qualidade estabelecidas. Para recebimento do leite em latões, a localização da plataforma é de fundamental importância. A construção deve ser funcional, possibilitando iluminação suficiente e segurança ao operador que descarrega o leite; além disso, deve possuir ventilação adequada que permita a dissipação do vapor produzido pelas máquinas de lavar latões. Outro aspecto importante é a resistência do piso, que, em razão do excessivo choque provocado pelo movimento com latões, deverá ser especialmente adaptado.

Os latões usados no processo devem facilitar o transporte e o transvase e os materiais mais adequados para sua confecção são o aço estanhado, o aço inoxidável e o duralumínio. Os latões de plástico possuem menor peso que os latões convencionais, sendo, porém, mais dificilmente sanificados. O processo de lavagem dos latões deve ser eficiente, e essa eficiência é aferida por meio de contagens do número de micro-organismos presentes em seu interior, amostrado por técnicas de *swab*. A lavagem e sanificação eficaz resulta em recipiente com contagem inferior a 5.000 micro-organismos e tampa com menos que 500 micro-organismos.

A limpeza pode ser realizada de forma manual, com utilização de esponjas não abrasivas, ou mecânica, por meio das máquinas de lavar latões. Essa etapa é muito importante, uma vez que garante a higiene do leite que será transportado nesse recipiente. A secagem deficiente e a falta de controle da dosagem e da temperatura para aplicação dos detergentes são pontos críticos nesse processo.

O uso de esteiras facilita bastante o trabalho de movimentação dos latões dentro da indústria, mas elas são obrigatórias somente quando o estabelecimento recebe mais de 10.000 litros de leite por dia. No caso da recepção convencional em latões, o leite deve ser imediatamente analisado antes de sua transferência para a balança.

Testes de triagem na recepção

A triagem do leite recebido pela indústria processadora é o primeiro passo para a garantia da qualidade do leite e dos derivados que serão produzidos. Selecionar o leite é incentivar ao produtor a produzir uma matéria-prima de melhor qualidade. O processo de triagem ou de seleção da matéria-prima envolve análises que servem como parâmetro para a classificação do leite, cujos resultados podem ser usados para o pagamento do leite ao produtor.

Não existe um método analítico único, mas sim um conjunto de análises que permitem a classificação segundo padrões de qualidade estabelecidos. A meta principal nesse caso é identificar produtores-problema, possibilitando uma assistência técnica que garanta a melhoria da qualidade do leite.

O treinamento do pessoal responsável pela realização dos testes de seleção de leite na plataforma é de primordial importância para o sucesso da operação. A inspeção rotineira também é fundamental, unida ao contínuo trabalho de extensionistas junto ao produtor. A vistoria das técnicas empregadas para lavagem de caminhões e latões (quando for o caso), bem como a organização das linhas de coleta de leite são medidas conjuntas para garantir um trabalho bem feito.

Uma medida de fundamental importância que, na maioria das vezes, é esquecida pela indústria é a criação de programas para incentivo da produção de leite com qualidade entre os produtores que fornecem para a indústria. A realização de concursos de qualidade com premiações e gratificações é uma pequena iniciativa que pode gerar diferenças consideráveis na qualidade do leite.

Os testes normalmente realizados para o controle da qualidade da matéria-prima são: *testes de rotina*, realizados diariamente e alguns são feitos para todas as amostras que chegam ao estabelecimento, e *testes específicos*, que são dependentes do destino a ser dado à matéria-prima.

Os testes de rotina são realizados para triagem do leite para processamento, podendo ser feito em algumas ou em todas as amostras que chegam ao estabelecimento, conforme necessidade. Os testes de rotina feitos diariamente em todas as amostras de leite recebidas pelo estabelecimento processador são: medição da temperatura (para leite a granel), avaliação da aparência e do odor, teste do alizarol, ou teste do álcool, empregando concentração mínima de 72% v/v, crioscopia, acidez titulável, densidade relativa, teor de gordura, teor de sólidos não gordurosos, pesquisa de neutralizantes de acidez e reconstituintes de densidade e de fosfatase alcalina e peroxidase quando o leite for proveniente de usina ou fábrica.

Os testes ou análises de rotina a serem realizados de acordo com a necessidade determinada pelo estabelecimento processador pelo menos uma vez por mês para cada produtor para avaliação da qualidade e/ou pagamento do leite são: determinação da presença de resíduos de antibióticos, contagem-padrão em placas (CPP) (micro-organismos aeróbios totais) e contagem de células somáticas (CCS), estas duas últimas representadas pela média geométrica das análises dos últimos 3 meses com uma análise mensal.

Outros testes que podem ser realizados na matéria-prima são os testes da lactofiltração, lactofermentação, pH e contagem de psicrotróficos. O teor de proteínas mínimo é estabelecido em 2,9 g/100 g leite pela IN 62.

Outros testes considerados de rotina e realizados, se houver a suspeita de alterações no leite, consistem na determinação de reconstituintes de densidade, de conservantes, de redutores de acidez e de resíduos de pesticidas.

Destino da matéria-prima recepcionada

Recebimento de matéria-prima para produção de leite fluido e derivados

O destino do leite recebido para processamento na forma de leite de consumo e derivados é determinado de acordo com padrões mínimos definidos pela legislação, os quais podem ser definidos e melhorados em relação àqueles da legislação pela unidade de processamento. Os requisitos físico-químicos e microbiológicos para recebimento de leite cru destinado à produção de leite pasteurizado e leite *Ultra High Temperature* (UHT) são preestabelecidos pela legislação.

Recebimento de matéria-prima com problemas

Entende-se por leite normal aquele apto para processamento que apresenta características físico-químicas, microbiológicas, sensoriais, macroscópicas e microscópicas, bem como toxicológicas de acordo com a legislação vigente. Caso não se apresente assim, a matéria-prima é considerada com problemas e frequentemente é denominada leite anormal.

Essas anormalidades podem ser: fisiológicas; econômicas (mais comuns), patológicas, bioquímicas e/ou metabólicas. Além disso, podem ser classificadas de acordo com a origem em anormalidades de natureza microbiológica, quando a anormalidade é verificada pela ação de micro-organismos, ou não microbiológica, quando não há ação de micro-organismos e sim alteração das propriedades sensoriais por ação de enzimas, influências físico-químicas, metabólicas ou de resíduos. As anormalidades no leite são detectadas logo após a sua recepção por meio dos testes de rotina realizados pelo estabelecimento processador.

Leites anormais não devem ser utilizados para processamento, pois, dependendo do tipo de anormalidade identificado na matéria-prima, vários problemas podem ser observados durante as operações de processamento do leite ou de alguns derivados. Muitas vezes essas anormalidades oferecem riscos diretos e indiretos ao consumidor, o que obriga a recusa do leite pelo estabelecimento processador que deve ser devidamente descartado e, dependendo da anormalidade verificada, a partir da comprovação das responsabilidades, deverá ocorrer a punição de acordo com a infração observada, o que poderá resultar na redução do valor a ser pago ou não recebimento do leite até a imposição de multas a serem pagas pelo infrator.

Estocagem da matéria-prima

Após a seleção da matéria-prima de qualidade para o processamento, é comum o estabelecimento processador realizar a estocagem do leite cru selecionado em tanques de refrigeração com o objetivo de acumular maiores volumes que facilitarão as operações de beneficiamento posteriores.

Apesar de não ser microbiologicamente recomendável, considerando-se que o leite muitas vezes já foi inicialmente armazenado no estabelecimento produtor, a estocagem facilita a operação de beneficiamento do leite e a produção de derivados. Na indústria, essa estocagem é feita em tanques isotérmicos higiênicos, nos quais o produto pode ser mantido pelo período máximo que varia entre 1 e 3 dias, respectivamente, para leites não resfriado e resfriado logo após a ordenha. Esses tanques podem ser móveis ou estacionários. Os tanques móveis são aqueles montados sobre caminhões ou vagões de trem. Os estacionários podem ser horizontais ou verticais, devem estar localizados junto à área de processamento para economia de tubulações, facilidade de controle de processos, redução da perda de leite e detergente. Recomenda-se a localização dos tanques no plano superior ao do processamento para evitar o bombeamento excessivo do leite.

Dentre os vários dispositivos importantes que um tanque deve ter destacam-se os agitadores, cuja velocidade de trabalho é calculada em função da natureza do produto estocado. Quando essa estocagem se dá por períodos prolongados, é recomendada uma agitação programada por pelo menos 1 hora antes da tomada de amostras ou do beneficiamento. O ar comprimido também é usado para agitação do leite, mas ele deve ser filtrado e é considerado menos eficaz que a agitação mecânica.

Além dos tanques isotérmicos, são usados também tanques de resfriamento direto (de expansão direta), para resfriamento de quantidades menores de leite, e tanques de resfriamento indireto, nos quais a água passa pela camisa externa em tubulações. São menos eficazes e consomem mais energia por necessitarem de água gelada para o resfriamento.

Para determinação da capacidade de estocagem da usina, devem-se levar em conta o número e o tamanho dos tanques, visando à flexibilidade de operação e à independência do beneficiamento em relação à recepção. A estocagem do leite permite que as operações diárias de beneficiamento tenham início de acordo com um cronograma específico preestabelecido para se minimizar o consumo de energia elétrica e mão de obra. A capacidade mínima de estocagem de leite, de modo geral, corresponde às necessidades de um dia de operação.

A estocagem de grandes volumes de leite cru estimulou o surgimento de silos com paredes isoladas com uretano, montados sobre bases de concreto a céu aberto, próximo à seção de beneficiamento da indústria, o que ajuda a minimizar gastos com construção civil e equipamentos. Podem armazenar milhares de litros e estão ligados por meio de tubulações aos equipamentos de beneficiamento de leite. São higienizados pelo sistema CIP e apresentam diversas vantagens como:

- Aumento da capacidade de estocagem sem necessidade de novas construções.
- Redução do custo de estocagem.
- Redução do número de válvulas e tubulações.
- Não permitem formação de espuma, pois o líquido é introduzido pelo fundo.

As desvantagens são:
- Higienização mais difícil.
- Necessidade de espaço para dilatação e respiradouro.
- Pode ser abalado por ventos fortes, principalmente quando vazio.
- Devem ter revestimento especial para garantir alterações climáticas.
- São agitados somente por sistema de ar comprimido.

Beneficiamento do leite fluido

O beneficiamento preserva as qualidades do leite após a recepção, mas não a qualidade adquirida antes desse procedimento. Assim, a qualidade inicial do leite é de fundamental importância e, por isso, o período entre a produção e o beneficiamento deve ser o menor possível.

A vida útil do leite cru ou pasteurizado depende da sua qualidade higiênica inicial, e o leite cru de má qualidade resultará em um leite pasteurizado também de má qualidade, assim como de seus derivados. A aplicação do tratamento térmico resulta em uma redução drástica do número de bactérias viáveis no leite, mas não na melhoria de sua qualidade de modo geral, pois os produtos resultantes da atividade microbiana preexistente, como enzimas, continuarão presentes no meio.

Entende-se por beneficiamento do leite todas as operações de conservação e tratamento às quais o leite é submetido para prolongar a sua qualidade inicial, permitindo a obtenção de produtos em melhores condições para a indústria, ampliando sua possibilidade de consumo, com maior segurança na distribuição e menor número de micro-organismos até o momento do tratamento. Como exemplos, o frio é usualmente empregado em procedimentos de conservação e o calor é frequentemente empregado no tratamento térmico do leite.

Já por tratamento entende-se o processo que tem como objetivo a completa ou quase completa eliminação dos micro-organismos patogênicos presentes no leite. Logo, permite assegurar a boa qualidade do leite e aumentar a vida útil deste. Como exemplos, podem ser citadas a pasteurização, a UHT e a esterilização propriamente dita.

Processos industriais iniciais

Medição do leite

A medição de leite recebido pela indústria pode ser feita por meio de pesagem ou por volumetria. Essa operação é de grande interesse para o produtor, uma vez que é por meio dela que é efetuado o pagamento da matéria-prima enviada, e também para o beneficiador, porque é a partir daí que ele realiza os cálculos para viabilizar o processamento da matéria-prima.

Além da medição, a qualidade da matéria-prima também deveria ser empregada como parâmetro para o pagamento, seja pelo teor de gordura, seja pelo teor de proteínas, seja pela qualidade microbiológica. A valorização da matéria-prima pela indústria é sempre um problema para as relações com o produtor.

O processo de medição do leite pode ser feito por pesagem ou por volumetria.

Pesagem

A pesagem é o método mais rápido e preciso de medição. É preferível em relação à volumetria pelos erros inerentes às variações que o volume sofre em função da densidade, da temperatura e da incorporação de ar. É um sistema normalmente praticado por laticínios que recebem o leite em latões ou até mesmo para leites resfriados em caminhões.

As balanças podem ser graduadas em litros, considerando-se a densidade do leite 1.030 g/L como constante. As balanças que possuem dois tanques independentes para pesagem permitem uma operação quase contínua. Existem balanças mecânicas e eletrônicas. As balanças mecânicas são as mais simples e são controladas manualmente, já dentro da indústria, após o descarregamento do leite. O mostrador registra o peso de forma analógica, sendo este anotado ou impresso. Esses sistemas podem ser usados para leite recebido em latões ou caminhões-tanque. Essas balanças necessitam de aferição periódica por pessoal especializado com pesos fornecidos pelo Instituto Nacional de Pesos e Medidas (INPM).

As balanças eletrônicas possuem dispositivos que convertem o peso em sinal elétrico proporcional, também calibrado de acordo com padrões oficiais. Essas balanças são acopladas a tanques de estocagem de leite em linhas de produção, facilitando transferências e automatização do processo, podendo fornecer, por meio de painéis centrais, a quantidade de leite estocada nos tanques.

Volumetria

A medida volumétrica do leite (volumetria) é realizada de modo contínuo com medidores que podem ser aferidos e zerados manualmente. É um método utilizado quando se recebe um volume muito grande de leite, geralmente a partir de caminhões-tanque, e é também usado na transferência de leite entre as várias seções do laticínio.

A medição por volume, independentemente do método empregado, requer a remoção total do ar incorporado por processos de agitação. Alguns medidores volumétricos podem expressar seu resultado em peso, sendo específicos para determinados produtos. Podem ser de quatro tipos:

- *Pressão positiva:* o leite preenche os espaços vazios formados pelos lóbulos do rotor que divide o líquido em diversas porções com o mesmo volume. A soma desses pequenos volumes corresponde ao volume de leite medido.
- *Turbina:* o fluxo de leite força a movimentação de uma turbina que se encontra acoplada a um magneto, o qual gera energia elétrica proporcional à sua rotação (vazão). O sinal elétrico é ampliado e convertido quantitativamente em volume por meio de um sistema apropriado. A velocidade de rotação da turbina é proporcional à corrente gerada.
- *Flutuador:* uma boia assinala o nível do líquido dentro do tanque que pode ser convertido quantitativamente em volume. Pode ser empregado também um tubo transparente tomando-se como base o princípio dos vasos comunicantes, que mostra o volume do leite em uma escala graduada em litros. Esse tubo vertical equilibra a pressão do leite no tanque e está conectado a um medidor de pressão em forma de U que contém mercúrio, cujo nível fornece o volume de leite.

- *Magnéticos:* são fundamentados no princípio da indução. Quando se aplica um campo magnético a um tubo não condutor de eletricidade, pelo qual escoa um fluido condutor, é criada uma corrente no sentido perpendicular ao escoamento. Os eletrodos são fixados junto às paredes do tubo para medir a corrente gerada. A voltagem aumenta positivamente com a vazão do líquido que percorre o tubo, sendo ampliada e convertida em unidades de volume, independentemente da quantidade de ar incorporada ao leite.

Filtração do leite

A filtração do leite no estabelecimento processador é diferente daquela utilizada na fazenda. É realizada antes do tratamento térmico e tem como finalidades remover as sujidades macroscópicas (pelos, fibras etc.) que poderão contribuir para o desgaste de equipamentos como medidores de leite, bombas positivas etc., evitar que partículas estranhas venham a proteger do calor os micro-organismos presentes no leite e garantir um produto de qualidade ao consumidor. Outras operações podem ser realizadas com a mesma finalidade, como a clarificação, que será comentada adiante.

O procedimento da filtração tem sido motivo de controvérsias no meio industrial. Alguns trabalhos mostram que a quantidade de micro-organismos aumenta após a filtração e outras mostram que esta diminui. A primeira constatação é verdadeira quando se usam filtros contaminados ou quando se rompem aglomerados de células bacterianas, mas filtros higiênicos podem reduzir consideravelmente a carga do produto, dependendo do tipo de sujidade presente.

Os filtros são, em geral, de tecido de algodão prensado que recobrem suportes de metal perfurados. Estes devem ser trocados diariamente e sua eficiência está diretamente relacionada com o material filtrante usado, ou seja, quanto mais finas forem as malhas (mais estreitas), maior será a eficiência de operação e maior será a pressão necessária à filtração. São feitos para operar tanto com leite quente quanto com leite frio, sendo essa última operação mais econômica e menos danosa para o leite. Quando o leite possui mais de 4% de gordura recomenda-se realizar a filtração entre 35 °C e 40 °C.

Clarificação do leite

A clarificação é o processo de centrifugação aplicado para se conseguir a limpeza do leite por ação de uma força centrífuga determinada, capaz de separar sujidades diversas por diferença de peso das partículas. A centrífuga, neste caso, é dotada de discos mais curtos para aumentar o espaço disponível para o lodo a ser formado no aparelho, composto pelas sujidades que serão separadas. Essa centrífuga não dispõe, como nos outros equipamentos para desnate, de um dispositivo que permita a separação do creme e do leite desnatado. Os orifícios do disco, quando existentes, se situam junto à borda distal. O espaço livre do tambor é suficiente para acumular o lodo separado entre 2 e 8 horas de operação com leite frio (4 °C a 8 °C) e 1 a 4 horas de operação com leite quente (50 °C), sem a necessidade de limpeza.

A clarificação deve ser executada preferencialmente antes da pasteurização e da homogeneização. O acoplamento do equipamento à seção de regeneração do pasteurizador resulta em economia de bombeamento e de energia térmica. A clarificadora autolimpante é um tipo de equipamento também conectado ao sistema CIP. Essas centrífugas podem trabalhar ininterruptamente, sem a necessidade de desmontagem.

Padronização do teor de gordura e desnate

A padronização é feita com a finalidade de ajustar o teor de gordura do leite processado de acordo com o tipo de produto beneficiado (leite semidesnatado ou leite padronizado). Na padronização, o excesso de gordura é removido na forma de creme com teor de gordura entre 40% e 50% que pode ser usado na fabricação de manteiga, sorvetes etc. Na padronização, inicialmente é feita a retirada total da gordura do leite e posteriormente se faz a reincorporação do creme ou do leite até os níveis desejados de gordura nos produtos finais.

O equipamento utilizado para padronização do leite é a centrífuga padronizadora, dotada de dispositivo adicional à centrífuga comum, constituído por válvulas que permitem o retorno parcial ou total do creme ao leite desnatado, visando ao controle do teor de gordura do produto, de acordo com o padrão desejado.

A separação de leite em duas frações (leite desnatado ou semidesnatado e creme) promove também a partição de sua carga bacteriana. A maior concentração de bactérias é arrastada pelo creme por sua menor densidade e pelo efeito de arraste pelos aglutinados dos glóbulos de gordura.

O desnate, por sua vez, consiste na aplicação de uma determinada força centrífuga ao leite integral capaz de viabilizar a separação completa da gordura do leite com obtenção do leite desnatado pela diferença de densidade das frações.

Homogeneização

Em muitos produtos lácteos, como em leite UHT, leite pasteurizado e leite achocolatado, a separação de gordura na superfície dos produtos e de embalagens é indesejável. Para solucionar esse problema, atualmente se emprega o processo da homogeneização.

O processo da homogeneização tem como objetivo reduzir o tamanho dos glóbulos de gordura, impedindo que estes se separem durante a estocagem do leite, forçando a passagem do leite a pressões elevadas (entre 2.000 e 3.000 psi ou 150 a 200 kg $\cdot$ cm^{-2}) por pequenos orifícios, ligeiramente maiores do que o diâmetro do glóbulo de gordura, a velocidades elevadas (100 a 250 m/s), resultando na quebra do glóbulo de gordura. Em geral ela é realizada em duas fases sob temperatura de 68 °C a 77 °C.

Os glóbulos de gordura apresentam tamanhos de 1 a 15 µm, não sendo raro glóbulos com 20 me o número de glóbulos presentes no leite varia entre 1,5 e 3,0 milhões/mL, sendo relativamente constante para um mesmo animal. A diminuição do diâmetro dos glóbulos de gordura reduz a velocidade de sedimentação destes.

A redução do tamanho do glóbulo de gordura aumenta a estabilidade das emulsões, e para uma emulsão ser considerada estável os glóbulos devem ser menores que 2 m no leite pasteurizado e 0,7 µm no leite UHT.

Algumas alterações em viscosidade, cor, sabor, propriedades tecnológicas e nutricionais ocorrem no leite e demais produtos homogeneizados em decorrência da da homogeneização.

Na homogeneização a viscosidade aumenta proporcionalmente com a pressão aplicada graças ao rompimento da membrana do glóbulo, o que libera a gordura que altera a tensão superficial do meio. A nova membrana é imediatamente refeita pelos tensoativos do meio, sendo composta por caseína e proteínas solúveis, a qual é capaz de formar pontes dissulfeto, interligando glóbulos com diâmetro < 0,7 µ, o que muitas vezes gera o problema da geleificação por união das pontes dissulfídricas, aumentando a viscosidade. A micela de caseína se dissocia até as suas subunidades pela centrifugação em virtude das forças resultantes do processo de formação de novas membranas. As proteínas solúveis também participam na formação da nova membrana.

O processo da homogeneização faz com que o leite fique mais branco graças à maior absorção e à reflexão da luz.

O sabor do leite também sofre uma melhoria pelo aumento da superfície específica dos glóbulos de gordura.

Nutricionalmente, o valor nutritivo do leite melhora indiretamente, uma vez que a diminuição do tamanho do glóbulo de gordura melhora a digestão por permitir sua maior exposição, o que facilita a digestão por enzimas, alterando também fisicamente a caseína, resultando em coágulos mais macios. Há ainda, entretanto, certa controvérsia sobre o tema.

Do ponto de vista tecnológico, a homogeneização causa algumas consequências para o leite e alguns derivados:

- Impede a inversão de fases do creme, ou seja, não é possível produzir manteiga a partir de cremes homogeneizados.
- Favorece obtenção de *butter-oil*, uma vez que a gordura está desintegrada.
- Impede a separação da gordura por centrifugação em leites que tenham sido submetidos ao processo.
- Aumenta o tempo de bateção do *chantilly*.
- Torna o leite mais sensível à ação de coagulantes, diminuindo o tempo de coagulação, mas gerando um coágulo mais frágil.
- Diminui a perda de gordura no soro de queijo obtidos de leites homogeneizados pela adsorção da caseína nos glóbulos.
- Aumenta a sensibilidade do leite ao tratamento térmico pela presença de um maior número de proteínas expostas.
- O leite UHT somente deve ser homogeneizado no final do processo para evitar a precipitação das proteínas.
- Aumenta a sensibilidade do leite homogeneizado ao efeito das luzes solar e artificial.
- Aumenta a atividade das lipases no leite, as quais poderão causar sabores de ranço e sabão no produto se este não for rapidamente submetido à pasteurização.
- Aumenta a contagem em placa de micro-organismos mesófilosgraças à maior quebra de agregados bacterianos.
- Pode ocorrer uma ruptura das células somáticas eventualmente presentes e favorecer o depósito de resíduos no fundo das embalagens, principalmente em leite UHT.

Tratamentos térmicos do leite fluido

O leite, ao chegar à indústria, sofre uma série de tratamentos para adequá-lo ao consumo direto (leite de consumo) e aos processos para elaboração de seus derivados. Dentre estes, o tratamento térmico possui extrema importância e merece especial atenção, uma vez que o leite é uma perigosa fonte de infecções, sendo um perfeito meio de cultura para os mais diversos micro-organismos.

A finalidade do o tratamento térmico é destruir os micro-organismos patógenos ao homem e aqueles que são capazes de alterar o leite, em sua maioria ou em sua totalidade. Assim, o controle desse processo é importante para assegurar a sua eficiência.

Para que o efeito da destruição dos micro-organismos seja alcançado, é necessário aquecer o leite a uma determinada temperatura por um dado tempo. É esse binômio que determina a intensidade e a eficiência do tratamento térmico.

As bactérias coliformes presentes no leite são destruídas quando aquecidas a 70 °C e mantidas a essa temperatura por 1 segundo. Já a 65 °C os mesmos micro-organismos necessitam de 10 segundos para conseguir o mesmo efeito letal. O bacilo da tuberculose é mais resistente ao tratamento térmico que as bactérias coliformes, necessitando de um binômio de 70 °C por 20 segundos ou 65 °C por 2 minutos para serem destruídos.

O principal objetivo do tratamento térmico é destruir todos os micro-organismos patógenos. Além desses, o leite possui diversos outros micro-organismos e substâncias que podem alterar o sabor do leite ou dificultar sua conservação. Assim, a destruição desses outros micro-organismos e sistemas enzimáticos próprios do leite é uma outra finalidade do tratamento térmico para garantir a qualidade do leite, sendo necessário um efeito térmico mais intenso do que aquele necessário para destruir as bactérias patógenas. Para que esse efeito seja satisfatório, é necessário que o tratamento seja aplicado ao leite o mais rápido possível após a sua chegada à unidade processadora.

A aplicação de temperaturas elevadas durante o tratamento térmico no leite é desejável do ponto de vista microbiológico, mas esse efeito pode afetar o sabor, o valor nutritivo e a aparência.

As proteínas, conforme visto anteriormente, são desnaturadas a temperaturas elevadas, alterando a capacidade de coagulação do leite. Há produção de sabor cozido e queimado. A escolha do binômio tempo × temperatura deve ser adequada para a manutenção das características microbiológicas, sensoriais, nutricionais e funcionais do leite.

Existem três tipos básicos de tratamento térmico que podem ser aplicados ao leite: termização, pasteurização e esterilização. Cada qual é aplicado sob determinadas condições e de acordo com os objetivos estabelecidos pelo estabelecimento industrial.

O princípio da ação bactericida pelo calor fundamenta-se na inativação do sistema enzimático e/ou na coagulação das proteínas celulares dos micro-organismos. O mais importante nesses tratamentos é o binômio tempo × temperatura, que, para o leite, foi baseado na destruição de *Mycobacterium tuberculosis* e *Coxiella burnetti*.

A escolha do tratamento térmico aplicado ao leite dependerá da natureza do produto a elaborar, do grau de destruição bacteriana desejada e do tipo de alterações que pode ocorrer com os componentes do leite.

Termização

É um tratamento térmico empregado com o objetivo de reduzir a carga de micro-organismos alteradores praticado em postos de recepção de grandes indústrias localizados distante da central de beneficiamento. Esses postos recebem o leite e, por não terem condições para efetuar a pasteurização, enviam o leite termizado para a central processadora. O processo funciona como uma pré-pasteurização do leite a temperaturas entre 63° e 65 °C por 15 segundos, seguida de resfriamento imediato.

A termização é mais suave que a pasteurização; reduz a flora microbiana, evitando a multiplicação de bactérias aeróbias, mas não inativa a fosfatase alcalina. É proibido realizar mais de um tratamento térmico para destruição de patógenos no leite (repasteurização ou resterilização). O leite tratado pode ser armazenado e transportado por longas distâncias, minimizando as perdas de qualidade. O processo é feito normalmente por meio de injeção de vapor estéril diretamente no leite.

Pasteurização rápida

A pasteurização rápida ou contínua, também conhecida como sistema HTST (*High Temperature Short Time*), consiste no tratamento do leite entre 72° e 75 °C por 15 a 20 segundos, seguida de resfriamento a 4 °C. É o método térmico mais empregado na indústria de laticínios com eficiência de 99,5% de destruição microbiana.

Por definição, pasteurização é o emprego conveniente do calor, com finalidade de destruir todos os micro-organismos patogênicos, bem como a maior parte dos micro-organismos presentes, sem alteração sensível da constituição física e equilíbrio químico do leite e sem prejuízo de seus elementos bioquímicos, assim como de suas propriedades sensoriais normais.

O equipamento mais utilizado no processo é o pasteurizador a placas, compostos por três seções – de aquecimento, de resfriamento e de regeneração ou troca –, podendo ser usado também o pasteurizador tubular. O fluxograma do processo de pasteurização rápida para obtenção de leite pasteurizado está representado na Figura 9.1.

Processamento de Leite Fluido

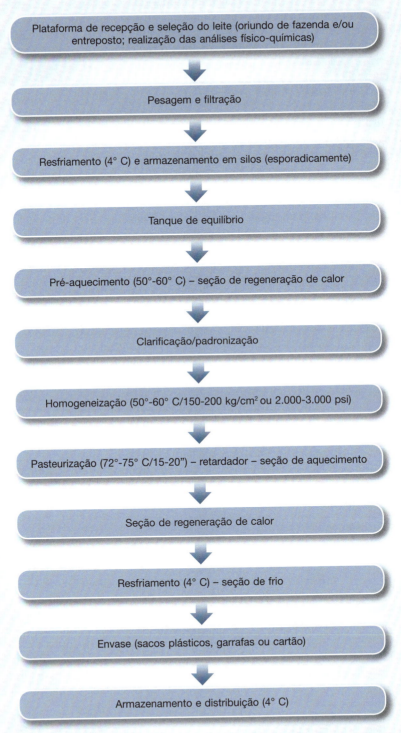

Figura 9.1 Fluxograma básico para obtenção de leite pasteurizado. (*Fonte:* adaptada de Tronco, 2000.)

As etapas de clarificação, padronização e homogeneização são optativas e dependentes da finalidade do produto final. Têm como objetivo, respectivamente, eliminar as partículas de sujidades suspensas, sendo mais eficazes para eliminação de corpúsculos de sangue, padronizar o teor de gordura e reduzir o tamanho dos glóbulos de gordura, evitando, desse modo, a separação de fases.

A pasteurização permite a permanência de termófilos (*Bacillus* e *Clostridium*) e ter modúricos (*Streptococcus* e *Lactobacillus*), o que exige, portanto, a manutenção do leite sob refrigeração após.

A vida útil do leite pasteurizado é dependente da qualidade da matéria-prima. Para aumentar a qualidade do leite pasteurizado pode-se adaptar na planta de pasteurização uma bactofugadora ou uma planta de microfiltração.

A pasteurização, de maneira geral, apresenta como vantagens o fato de não conferir gosto de cozido e não alterar praticamente a composição do leite. Sempre que o leite for de boa qualidade higiênica e for consumido em centros próximos do local de tratamento, a pasteurização é um meio ideal por ser um dos métodos mais econômicos de tratamento térmico. No entanto, apresenta como desvantagens o fato de exigir baixa temperatura de conservação, apresentar vida útil curta do produto – e por isso os centros de pasteurização deverão ser localizados próximos aos centros de consumo – e exigir leite de boa qualidade higiênica.

Pasteurização lenta

A pasteurização lenta ou descontínua, também conhecida como sistema LTLT (*Low Temperature Long Time*), consiste no tratamento do leite entre 62,8° e 65 °C por 30 minutos, seguida de resfriamento a 4 °C. É um processo proibido para o beneficiamento de leite de consumo direto, sendo apenas praticado para o tratamento de leite destinado à produção de queijos. Apresenta uma eficiência de cerca de 95%.

Os equipamentos utilizados nesse processo consistem em tanques de aço inoxidável encamisados, providos de agitação. Como vantagens desse processo estão a conservação das propriedades do leite o mais aproximado possível do seu estado *in natura* (cor e sabor praticamente sem alterações) e a não promoção da desnaturação das proteínas do soro. As desvantagens desse processo são o tempo elevado de processamento, a grande quantidade de calor e de frio empregados no processo e a necessidade de maior espaço para os equipamentos.

Ultra-alta temperatura

O processo UAT, traduzido do inglês *Ultra High Temperature* (UHT), é também conhecido como ultrapasteurização ou processo longa vida e consiste no tratamento térmico que, além de destruir 100% dos patógenos do leite, garante a esterilidade comercial em relação aos micro-organismos alteradores. O processo é realizado com o binômio de 130 °C a 150 °C por 2 a 4 segundos, imediatamente resfriado a menos de 32 °C e, em geral, envasado em condições assépticas e hermeticamente fechadas. O processo apresenta 99,9% de eficiência na destruição de micro-organismos totais e é considerado esterilidade comercial.

Não é possível garantir a esterilidade absoluta de um alimento, por isso a terminologia "esterilização comercial" é aplicada para definir o efeito desse tratamento térmico a determinado produto.

O processamento UHT envolve quatro etapas: a esterilização da instalação, a produção, a limpeza CIP e a limpeza intermediária asséptica. Deve-se eliminar qualquer hipótese de operar a linha sem que ela esteja totalmente asséptica. Todo o processo é controlado por um painel único e antes de se iniciar a produção, devendo-se proceder à esterilização da linha com água a temperatura de esterilização circulando por aproximadamente 30 minutos, aguardando em seguida o resfriamento da linha para iniciar o processamento. O leite UHT pode ser encontrado nas formas de leite integral, desnatado e semidesnatado.

O leite destinado a esse processamento requer alto nível de qualidade com estabilidade superior a 78° GL, com um mínimo número de esporos para evitar coagulação e, consequentemente, entupimento das placas e/ou dos tubos do equipamento de esterilização. Algumas formas esporuladas podem eventualmente sobreviver, mas são formas termófilas que não conseguem desenvolver-se à temperatura ambiente.

Para elaboração de leite UHT, existem dois sistemas:
- *Sistema direto:* utiliza a ação direta do vapor sobre o leite (injeção) ou do leite sobre o vapor (infusão) para fornecer a temperatura de esterilização durante o tempo adequado, sendo o leite recebido em seguida em uma câmara de vácuo que serve para eliminar odores anormais e retirar a água do vapor condensado.
- *Sistema indireto:* realizado em trocadores de calor que podem ser tubulares ou a placas.

A Figura 9.2 representa o fluxograma básico para obtenção de leite UHT.

Na elaboração desse produto é permitida a adição de sais estabilizantes citrato de sódio, monofosfato de sódio, difosfato de sódio, trifosfato de sódio, separados ou em combinação em uma quantidade não superior a 0,1 g/100 mL expressos em P_2O_5, para garantir a estabilidade do sistema coloidal do leite.

A esterilização apresenta como vantagens dispensar o leite da refrigeração, não obrigar distribuição diária do produto que pode ser transportado a grandes distâncias, proporcionar maior vida útil ao produto, limitada pela sua estabilidade físico-química inicial, que varia em função da qualidade inicial do leite. Em média a vida útil do leite UHT é de 4 meses.

O processamento do leite UHT pode apresentar alguns problemas:
- As instalações e o processo envolvido são mais caros do que os da pasteurização.
- Ocorrência de reação de Maillard resultando na perda de 0,4% a 0,8% de lisina, caramelização parcial do leite que acarreta alteração da cor do produto e um gosto leve caramelo ou de cozido e de sedimentos no produto final.
- Ocorrência de reduções insignificantes nos teores de algumas vitaminas, como a redução da tiamina em torno de 3%.
- Necessidade de processamento de leite com elevada qualidade higiênica para o processamento, pois um número exagerado de esporos na matéria-prima, os quais podem sobreviver ao processo, poderão proliferar e deteriorar o produto. Um crescimento elevado de bactérias psicrotróficas na matéria-prima poderá resultar em alta atividade de enzimas proteolíticas e lipolíticas termorresistentes, que poderão, após o processamento e a embalagem, resultar em rancificação, amargor e formação de géis durante a estocagem do leite até a sua comercialização (coagulação doce).
- Necessidade de processamento de leite com elevada estabilidade térmica para prevenir problemas de incrustações nas superfícies aquecedoras, caracterizando perdas de rendimento no processo e menor vida útil do equipamento.
- Possibilidade da ocorrência de vazamentos nas embalagens que poderá resultar também em contaminações pós-processamento e deterioração do produto.

As principais limitações do processo UHT são: o custo elevado dos equipamentos e das embalagens em relação ao sistema de pasteurização; a complexidade de manutenção do sistema, uma vez que é necessário esterilizar materiais de embalagem, linha de produção e tanques de estocagem, assim como manter o ar e as superfícies das máquinas de enchimento esterilizadas; e a necessidade de operadores com alto nível de treinamento.

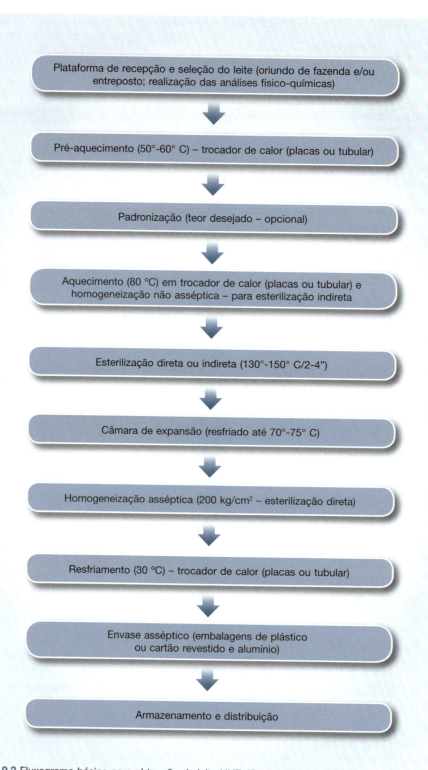

Figura 9.2 Fluxograma básico para obtenção de leite UHT. (*Fonte:* adaptada de Tronco, 2000.)

Outros processos térmicos

Um dos processos térmicos é a esterilização, que consiste na aplicação do processo térmico (110 °C a 120 °C por 15 a 40 minutos) a um alimento após o seu acondicionamento em embalagem hermética como, por exemplo, latas, frascos de vidro, plástico, laminado autoclavável (poliéster ou náilon), combinado com alumínio e um filme termossoldável (polietileno e/ou polipropileno) ou outros materiais autoclaváveis e relativamente isentos de ar, resistentes a temperatura por períodos de tempo cientificamente determinados, para atingir a esterilidade comercial. Durante a aplicação dessa técnica devem-se levar em consideração a espécie, a forma e o número de micro-organismos presentes no produto, bem como o seu pH.

O tempo de tratamento térmico de qualquer alimento é influenciado pela velocidade com que o calor atinge o centro das embalagens e isso depende da natureza do alimento, do tamanho e da forma do recipiente, da diferença inicial de temperatura entre o produto e o esterilizador e, ainda, do tipo de processamento empregado (com agitação ou estacionário).

Quanto aos tipos de esterilização destacam-se aquelas realizadas em autoclaves ou câmaras pressurizadas (115 °C a 125 °C), cozinhadores contínuos ou rotativos, também chamados de *spin cooker*, esterilizadores de pressão atmosférica contínua (por chama e por ar quente).

Tratamentos alternativos do leite fluido

Bactofugação

É o processo de centrifugação avançado que permite, por meio do emprego de elevada força centrífuga, a remoção de bactérias e esporos do leite. Além das bactérias, a bactofugação remove também células epiteliais, leucócitos, eritrócitos e qualquer partícula estranha em suspensão com mais de 10µ de diâmetro, as quais são acumuladas como lodo nas paredes internas do tambor. A centrifugação convencional também é capaz de remover algumas células epiteliais e pequena parte da carga bacteriana.

A carga bacteriana do lodo varia inversamente à qualidade do leite centrifugado, podendo conter entre 17.000 e 20.000.000 de micro-organismos por militro de leite e entre 3.000.000 e 1.295.000.000 de células somáticas por grama de leite, o que representa cerca de 10% das células somáticas do leite. A remoção das células do leite é muito importante, principalmente quando se trata de leite homogeneizado, porque evita a deposição de detritos celulares (*ghosts*) no fundo da embalagem. A contagem de células somáticas do leite centrifugado pode aumentar graças a quebras de seus agregados, principalmente quando há incorporação de ar e agitação excessiva.

Aproximadamente 90% das bactérias são removidas na bactofugação do leite a 65 °C, incluindo a totalidade dos esporos, que são mais densos. Uma segunda bactofugação remove mais 90% da carga microbiana, aumentado a eficiência desse processo duplo para 99%. A elevação da temperatura para 75 °C aumenta a eficiência da remoção de bactérias para 99,5%.

A bactofugação tem sido muito aplicada em alguns países como tratamento adicional em leite para fabricação de queijos de longa maturação, pela remoção de esporos, e na produção de leites UHT e pasteurizado, pela diminuição da necessidade de tratamento térmico para garantir a segurança do produto. O leite submetido somente à bactofugação, mesmo de qualidade inferior, segundo dados de pesquisa, conserva-se por 8 a 10 dias a 15 °C.

A força aplicada para essa remoção é de aproximadamente 20.000 g, o que resulta em uma grande velocidade do tambor (~20.000 rpm). O tambor desse equipamento é provido de bicos ejetores capazes de descartarem continuamente 2,5% do leite desnatado obtido, o qual arrasta consigo a maioria das bactérias em forma de suspensão concentrada.

Como se trata também de uma centrífuga de autolimpeza, o descarte do lodo ocorre de modo contínuo. Esse tambor é provido de dispositivo º comandado por um *timer* que, sob pressão hidráulica exercida por determinada quantidade de lodo, promove a sua abertura periódica. O fundo do tambor da centrífuga de autolimpeza é mantido assentado sobre o anel de vedamento por meio de pressão hidráulica. Qualquer redução na pressão hidráulica causa o afastamento do fundo do tambor, deixando um espaço anelar por onde o lodo é expelido em frações de segundo pela força centrífuga em direção ao ciclone onde a energia é dissipada. A descarga do lodo da centrífuga de autolimpeza é intermitente, enquanto na bactofugadora é contínua, pois o acúmulo de lodo reduz rapidamente a sua eficiência.

Existem também as supercentrífugas, que não chegam a ser bactofugadoras e trabalham a uma velocidade de 13.000 g, e as ultracentrífugas, que podem funcionar como bactofugadoras e padronizadoras potentes, trabalhando a vácuo para diminuir as forças elevadas de fricção pela elevada velocidade, que gira em torno de 60.000 g. São as centrífugas mais caras existentes no mercado atual.

Outros processos

Degasagem

Como mencionado anteriormente, o leite possui gases dissolvidos em sua composição natural e, graças aos processos de bombeamento e transvase, o seu conteúdo de gases pode aumentar no decorrer do beneficiamento. Alguns processos como a esterilização envolvem a aplicação de pressões específicas em ambientes fechados para manter a assepsia do produto. Se o leite for submetido a baixas pressões sem a retirada desses gases dissolvidos, as consequências serão desastrosas para alguns equipamentos, chegando até mesmo à sua explosão. Assim, a necessidade de degasagem do leite antes do processamento é fundamental em processos que envolvem baixas pressões.

Microfiltração

A microfiltração é um processo empregado para separação de partículas que se encontram em suspensão em fluidos (líquidos ou gasosos). O processo ocorre pela passagem do fluido através de um meio poroso fixo (filtro) que na microfiltração apresenta poros de tamanho variando entre 0,1 e 2,0 mícron. Dependendo do tamanho do poro da membrana, pode haver redução de até 99,5% dos micro-organismos presentes inicialmente no leite, conseguindo-se alta estabilidade microbiológica do produto. O processo é atérmico, não envolve nenhuma mudança de fase, pode ser conduzido a baixas temperaturas e a baixas pressões hidrostáticas, não afetando substâncias termossensíveis. Essas condições resultam em um produto de boa conservação e com excelente característica funcional e sensorial. No entanto, dependendo da membrana e das condições, esse processo não garante a remoção de todos os micro-organismos patogênicos, o que ainda limita a sua aplicação na elaboração de leite fluido para consumo.

Aquecimento ôhmico

Aquecimento ôhmico, ou aquecimento por resistência elétrica, caracteriza-se pela atuação do alimento como um resistor que se aquece pela passagem de uma corrente elétrica em seu interior. O processo é mais eficiente energeticamente do que o aquecimento por micro-ondas, mas requer contato físico. Quando uma mistura de duas fases é aquecida eletricamente, se o líquido e o sólido possuírem a mesma resistência elétrica, as duas fases gerarão calor ao mesmo tempo.

O processo de aquecimento ôhmico APV Barker é o mais empregado. Esses sistemas comerciais trabalham na faixa de 75 e 300 kW, correspondendo a uma capacidade de produto de 750 a 3.000 kg/h, em que o alimento é bombeado por um cano no sentido vertical ou semivertical contendo uma série de eletrodos. Pressão suficiente é mantida na coluna para garantir que o material não ferva. O tempo em que o alimento permanece no tubo de retenção é suficiente para que ocorra a esterilização; posteriormente é resfriado, por troca de calor com água (presente no revestimento interno da camisa) ou com material que está entrando, e embalado assepticamente. O leite é um tipo de alimento que pode ser esterilizado por esse processo, porém o método ainda não é industrialmente aplicado.

Conservação por emprego de altas pressões

O uso de altas pressões é uma tecnologia não térmica, por meio da qual os alimentos são submetidos a pressões hidrostáticas da ordem de 100 a 900 MPa (equivalente a 1.000 e 9.000 atm, respectivamente), em que se pode combinar o uso de temperatura positiva ou negativa. Sua aplicação aumenta a vida útil dos alimentos mediante inativações microbiana e enzimática (alterações morfológica, bioquímica e genética, que ocorrem nas membranas das paredes celulares dos micro-organismos, bem como modificações no funcionamento de enzimas essenciais para o crescimento e reprodução), sem, contudo, provocar alterações no valor nutricional e mantendo o aroma, o sabor e a cor dos alimentos. Entretanto, podem ocorrer modificações na textura.

O grau de inativação obtido a uma determinada pressão depende de vários fatores, como a magnitude e a duração da pressão aplicada, a microbiota presente, o tipo de alimento e parâmetros como temperatura e pH. Esses fatores devem ser otimizados para se obter um produto processado por essa tecnologia com excelente qualidade e, também, seguro do ponto de vista microbiológico. Em geral, as bactérias Gram-negativas são inativadas a uma pressão menor que as Gram-positivas; os fungos e leveduras são muito sensíveis, ao passo que os vírus são muito resistentes. Leite e outros produtos lácteos como o iogurte podem ser tratados com essa tecnologia de conservação.

Pesquisas mostram que aplicações de interesse comercial na indústria alimentícia aplicam combinações de pressão na faixa de 400 a 600 MPa, com temperaturas entre 5 °C e 90 °C e tempos de ciclo na ordem de 10 a 30 minutos.

Pulso elétrico de alta energia

Essa técnica envolve a aplicação de pulsos de alta voltagem (20 a 80 kV/cm) em alimentos colocados entre dois eletrodos, provocando a ruptura da parede celular dos microorganismos, o que causa, então, a destruição destes. Esse tratamento é conduzido a temperaturas ambiente, subambiente ou pouco acima da temperatura ambiente por menos de 1 segundo, e a perda de energia pelo aquecimento dos alimentos é minimizada. A précondição principal para que isso ocorra é que os produtos tratados devem ser condutores e que a energia elétrica fosse fornecida pelo menos por um par de eletrodos o qual deve estar em contato com o produto. O leite é um dos produtos para o qual essa tecnologia vem sendo estudada.

A força do efeito bacteriostático e/ou bactericida dos três principais fenômenos varia de acordo com o caminho que a energia elétrica segue no produto a ser tratado. Os três fenômenos em questão são:
- Aquecimento, produzido pela transformação da energia elétrica induzida.
- Produtos da eletrólise ou radicais livres, que podem ocorrer dependendo do material do eletrodo utilizado e da composição química dos produtos tratados.
- Destruição mecânica da membrana celular bacteriana sobre suficientemente alta densidade energética, a qual ocorre quando se usam pulsos extremamente curtos de alta voltagem.

Verificação da eficiência dos processos de beneficiamento

A comprovação da eficiência dos processos envolvidos no beneficiamento do leite pasteurizado e esterilizado é de fundamental importância para a qualidade dos produtos a serem disponibilizados para comercialização. Essa comprovação pode ser feita por meio de vários testes laboratoriais, alguns dos quais serão abordados a seguir.

Testes de verificação da eficiência do beneficiamento
Avaliação da eficiência do processo de homogeneização

- *Teste de homogeneização:* a amostra é considerada homogeneizada quando 1 litro de leite, mantido sob repouso durante 48 horas sob refrigeração (5 °C) em um determinado recipiente graduado, apresentar diferença inferior a 10% entre o teor de gordura na parte superior (100 mL) e o teor de gordura da porção inferior (900 mL) do recipiente.

Avaliação da eficiência do processo de tratamento térmico

- *Prova de peroxidase:* também conhecida como prova de Storch, determina a presença de peroxidase em leite. É aplicada para avaliação da eficiência do processo de tratamento térmico de leite pasteurizado e leite UHT. A enzima peroxidase, natural do leite, é capaz de catalisar a oxidação de algumas substâncias em presença de peróxido de hidrogênio ou de outros peróxidos, que doam oxigênio. A peroxidase é bastante termorresistente e é destruída pelo calor a 70 °C/150 minutos, a 74 °C/6 minutos, a 76 °C/15 segundos e aproximadamente em alguns segundos a 80 °C. Ela está presente em leite corretamente pasteurizado e ausente em leite UHT.
- *Prova da fosfatase alcalina:* é aplicada para avaliação da eficiência do processo de tratamento térmico de leites pasteurizado e UHT. A enzima fosfatase alcalina, natural do leite, é termossensível, sendo destruída pelo calor da pasteurização. Ela está ausente em leite corretamente pasteurizado e ausente também em leite UHT.
- *Prova de turbidez:* esse teste é aplicado para avaliar a eficiência do tratamento térmico de leite UHT. A albumina do leite precipita-se totalmente quando o leite é aquecido a temperatura de 100 °C ou mais. Consequentemente, ao ser utilizado o sulfato de amônia para precipitar a caseína e outras substâncias, após a filtração, pode-se saber se o filtrado possui ou não albumina. Quando o soro apresenta-se totalmente limpo e transparente significa que não existe albumina em solução, ou seja, toda albumina foi precipitada, ou seja, todo o leite foi aquecido a 100 °C ou mais. Se o filtrado estiver turvo, significa que existe certa quantidade de albumina em suspensão, ou seja, nem toda albumina foi precipitada e o leite não alcançou a temperatura de 100 °C.
- *Controle da variação de acidez:* é um teste simples e rápido para verificação de contaminação em leite UHT. Ele não tem o mesmo valor da prova microbiológica, mas é um indicador de possíveis contaminações por micro-organismos. O teste se baseia no aumento da acidez do leite após sua incubação entre 34 °C e 35 °C/15 dias ou a 55 °C/10 a 12 dias em relação ao valor da acidez inicial do leite recém-produzido e não incubado. Quando realizado como teste de rotina pela indústria, é conveniente coletar três amostras ao mesmo tempo, de hora em hora, incluindo sempre as primeiras e as últimas embalagens. Uma das três embalagens é aberta para determinação da acidez Dornic do leite, outra deve ser incubada de 34 °C e 35 °C/15 dias e a última deve ser incubada a 55 °C/10 a 12 dias. No final do período de incubação, a acidez deve ser checada em cada embalagem (a 20 °C) e o resultado obtido deve ser comparado com a acidez inicial do mesmo grupo de amostras. O leite incubado a 55 °C pode apresentar coloração marrom, que pode modificar o ponto de viragem do indicador. Deve-se observar a viragem no ponto exato: pH 8,2. No caso da incubação entre 34 °C e 35 °C,

uma acidez titulável > 0,5 °D e no caso da incubação a 55 °C uma diferença > 1,5 °D são indicadoras de que o leite não foi esterilizado de modo eficiente.

Teste de esterilidade

Este teste é realizado para detectar embalagens não estéreis, as quais são submetidas a diferentes temperaturas de incubação, por diferentes períodos (dia 0 – sem incubação; 14 dias – 35 °C; 10 dias – 55 °C), seguidas da determinação de pH. Se houver alteração em relação ao pH da amostra no tempo zero e a amostra incubada por 14 dias, será feita a contagem de bactérias mesófilas aeróbias, mesófilas anaeróbias e termófilas. O interesse do teste de esterilidade não é determinar a contagem de micro-organismos, mas se há problema de esterilização ou não nas amostras avaliadas.

Armazenamento do leite fluido beneficiado

Embalagens de leite fluido beneficiado

O acondicionamento, ou embalagem, é a etapa final do processamento do leite, mas nem por isso menos importante que as demais operações de processamento, pois uma embalagem inadequada pode levar o produto a uma rápida deterioração. A embalagem adequada deve manter as propriedades sensoriais, físicas e químicas do produto e garantir a praticidade e a satisfação do consumidor sem apresentar custo elevado. Além de essencial, a embalagem também constitui uma ferramenta de *marketing* muito importante.

As funções desempenhadas pela embalagem são: exercer proteções química, física e biológica no leite durante o transporte, o armazenamento e a manipulação pelo consumidor; possibilitar transporte econômico e racional do produto; viabilizar a utilização do produto de maneira cômoda e prática; vender o produto, por meio do *marketing* aplicado corretamente; gerar o mínimo de resíduos ao ambiente (retornável e reciclável).

A embalagem comum, por si, não é efetiva o suficiente para garantir a conservação do produto sem o auxílio de baixas temperaturas. Somente as embalagens usadas no processamento asséptico do leite são capazes de conservar a integridade do produto sem o auxílio da temperatura.

As principais embalagens empregadas pela indústria láctea são:

- *Embalagens flexíveis:* constituídas por material plástico de polietileno, com montagem da embalagem, seguido do enchimento com o produto e fechamento por meio de soldas a quente que derretem o plástico. O plástico dessas embalagens é apresentado em rolo, que vai sendo "esterilizado" gradativamente à medida que vai sendo desenrolado, passando por câmaras com luz ultravioleta. Essa radiação entra em contato com a superfície interna e promove a redução da contagem microbiana. Esse tipo de embalagem no Brasil é empregado para acondicionar leite pasteurizado e bebidas lácteas. As embalagens são opacas e não permitem a passagem da luz, tanto artificial quanto natural, para o produto.
- *Embalagens com papel plastificado:* o papel cartonado é plastificado tanto do lado interno quanto do externo. São embalagens resistentes e com formato funcional que possibilitam seu empilhamento, fazendo com que o produto ocupe menos espaço durante a estocagem e o transporte. Existem vários tipos de embalagens de papel, desde aquelas que apresentam permeabilidade controlada a gases até aquelas que garantem barreira total a gases e micro-organismos.

  Para produtos estéreis, as embalagens cartonadas são sempre assépticas, constituídas por diversas camadas que funcionam como barreiras à luz e aos gases, graças à presença do alumínio em uma das camadas. Todas as camadas presentes garantem a integridade do produto em condições estéreis.

O emprego de embalagens assépticas é relativamente novo e sua implantação industrial viabilizou um enorme avanço no processamento asséptico. A garantia da esterilidade nas embalagens fica por conta da utilização do calor e de soluções de peróxido de hidrogênio a 30% antes da montagem das caixas, sendo o excesso dessa solução removido por prensagem e lavagem com água.

- *Garrafas:* inicialmente o vidro era o tipo de embalagem mais usado na embalagem de leite. Ele é um produto inerte, impermeável a odores e demais substâncias, é retornável e facilmente higienizável. Apesar todas essas vantagens, a falta de proteção à luz, seu alto custo e peso e os riscos em sua manipulação pela sua fragilidade tornaram o vidro uma embalagem pouco econômica.

A garrafa plástica de polietileno, apesar de não ser retornável, vem sendo uma ótima opção para diversos processadores, tanto para o acondicionamento de leite quanto de iogurtes, bebidas lácteas etc. São consideradas embalagens baratas e podem adquirir diversas formas, tamanhos e cores, as quais ajudam a proteger o produto da ação luz. O sistema de fechamento é feito por meio de termossolda com tampa de alumínio plastificada internamente. Novas garrafas plásticas em policarbonato estão surgindo no mercado brasileiro, as quais apresentam maior resistência que as garrafas convencionais e são retornáveis, o que ajuda a diminuir o acúmulo de sujidades no ambiente.

Formas de armazenamento

Após o beneficiamento, o leite pasteurizado deve permanecer refrigerado antes, durante e depois de sua distribuição. Algumas indústrias beneficiam o leite e, antes da embalagem, estocam o leite pasteurizado resfriado a 4 °C em tanques por um período de, no máximo, 8 horas até que o volume de leite acumulado no tanque seja suficiente para alimentar as máquinas de empacotar. Esse procedimento deve ser feito com cautela, dispensando-se atenção especial para a limpeza dos tanques, uma vez que tanques mal-higienizados são focos de contaminação para o produto final.

A estocagem do leite empacotado é feita em câmaras frias, com o leite armazenado em caixas plásticas, ou em *pallets*, se o leite for embalado em garrafas plásticas. As câmaras são mantidas a 4 °C e isoladas até a distribuição do produto.

No caso do leite UHT não há necessidade de refrigeração, uma vez que o leite é esterilizado e embalado assepticamente. Até a distribuição ele é mantido à temperatura ambiente embalado em *pallets* para facilitar o manuseio. Essas características de praticidade para estocagem e transporte fizeram do leite UHT um produto extremamente valorizado e adequado às condições climáticas no Brasil.

Distribuição do leite fluido beneficiado

A distribuição do leite pasteurizado é feita por caminhões de transporte com paredes isoladas e produção de frio interna para transporte, ou por caminhões normais para transporte de leite UHT.

A eficiência da cadeia do frio durante a distribuição é extremamente importante para manter a qualidade do leite pasteurizado. Esse é um dos problemas mais comuns que contribui para a deterioração do leite no espaço entre indústria e consumidor por causa das práticas inadequadas de estocagem nesses estabelecimentos. Esse fato muitas vezes gera problemas para a indústria, que acaba sendo culpada pela falta de qualidade dos produtos que chegam à mesa do consumidor.

Assim, a correta orientação do distribuidor e do consumidor a respeito das medidas básicas para manter a qualidade do leite é fundamental para garantir a qualidade do produto final. Os problemas mais comuns que contribuem para a perda de qualidade do leite na distribuição são o desligamento de balcões frigoríficos contendo leite pasteurizado durante a noite e o empilhamento e a estocagem inadequados de caixas cartonadas de leite UHT.

Padrões de qualidade do leite fluido beneficiado

O leite beneficiado, tanto pasteurizado quanto esterilizado, possui padrões estabelecidos pela legislação vigente que devem ser alcançados durante o beneficiamento para que seja possível a comercialização do produto ao mercado consumidor. Para que esses padrões sejam determinados, é necessário realizar a coleta e a análise das amostras de leite.

Coleta de amostras

A coleta de produtos lácteos fluidos deve ser realizada com a utilização de recipientes adequados para acondicionamento, limpos e esterilizados, quando se tratar de amostras destinadas à análise microbiológica. Excetuando-se para leite UHT, que pode ser mantido à temperatura ambiente, as amostras de leite pasteurizado devem ser mantidas em temperaturas de 0 °C a 5 °C.

O processo de amostragem de leite fluido, pasteurizado ou UHT, deve ser realizado agitando-se moderadamente o recipiente e transferindo-se o produto de um recipiente limpo para outro, pelo menos três vezes ou durante o período mínimo de 30 segundos. Se for formado creme, este deverá ser deslocado da parede do recipiente e homogeneizado até que todo o líquido esteja emulsificado. O leite amostrado deve ser conservado sob refrigeração em recipientes não absorventes e na ausência de ar. Se o teste da fosfatase for realizado, deve ser usado recipiente com rolha de material livre de compostos fenólicos. A amostra deverá alcançar a temperatura de 20 °C e ser misturada até a formação de uma mistura homogênea para, em seguida, ser pesada ou medida em sua alíquota para utilização na análise a efetuada. Se houver a formação de flocos de creme que não se dispersam, a amostra deverá ser aquecida em banho-maria a 38 °C e misturada com bastão de vidro, se necessário, para reincorporar algum fragmento de creme aderido na parede ou na tampa do recipiente. A amostra deverá ser resfriada a 20 °C antes de se retirar a porção alíquota para análise.

Características microbiológicas

O leite adequadamente beneficiado deverá obedecer a requisitos microbiológicos específicos estabelecidos pela legislação para leite pasteurizado e para leite esterilizado. Os requisitos microbiológicos são estabelecidos pela legislação para os diferentes tipos de leite pasteurizado destinados à comercialização.

A carga microbiana presente no leite pasteurizado após o tratamento térmico apresenta importância determinante, pois esses micro-organismos, quando presentes, são os principais responsáveis por alterações no leite, podendo levar a perdas econômicas para o produtor, o fabricante e o consumidor.

Os requisitos microbiológicos estabelecidos pela legislação para leite UHT destinado à comercialização especificam que nas amostras avaliadas não deve haver micro-organismos capazes de proliferar em condições normais de armazenamento e distribuição, após uma incubação na embalagem fechada a 35 a 37° C, durante 7 dias. Os requisitos microbiológicos para leite UHT estão descritos na Tabela 9.1.

Várias são as análises que normalmente podem ser realizadas nos leite pasteurizado e UHT, as quais são comentadas a seguir:
- *Contagem total:* representa, de certo modo, um índice de boas práticas de fabricação do leite. A contagem será baixa no leite pasteurizado se a matéria-prima original tiver qualidade microbiológica satisfatória, se o processamento for realizado corretamente, se a proteção contra a contaminação for adequada e se a temperatura

Tabela 9.1 Requisito microbiológico para leite UHT

Requisito	Critério de aceitação (ICMSF)	Categoria
Aeróbios e mesófilos/mL	n = 5; c = 0; m = 100	10

ICMSF: International Comission on Microbiological Specifications for Foods.
Fonte: adaptada de Brasil, 1997.

e o tempo de armazenamento impedirem esse crescimento. Uma contagem total baixa não significa que o leite está isento de micro-organismos patogênicos, assim como não garante a ausência de micro-organismos alteradores.

- *Contagem de psicrotróficos:* são micro-organismos capazes de crescer à temperatura de refrigeração comercial (2 °C e 7 °C), independentemente de sua temperatura ótima de crescimento. Os psicrófilos clássicos são aqueles que crescem em temperaturas inferiores a 20 °C. Poucos micro-organismos psicrotróficos encontrados em produtos lácteos são psicrófilos, pois quase a totalidade é mesófila, com temperatura ótima de crescimento de 20 °C a 30 °C. A maioria das bactérias psicrotróficas não esporuladas presentes em produtos lácteos são classificadas dentro dos gêneros *Pseudomonas*, *Flavobacterium* e *Alcaligenes*. Psicrotróficos esporulados dos gêneros *Bacillus* e *Clostridium* ocorrem em menor proporção entre os psicrotróficos, porém são de grande interesse em leite, uma vez que também são termodúricos. Quando a competição entre bactérias psicrotróficas não existe ou é mínima, os esporulados se desenvolvem em condições de refrigeração e podem causar defeitos no produto, como a coagulação doce e o surgimento de sabor amargo. No caso de psicrotróficos, o nível de contaminação capaz de causar alterações importantes está muito abaixo do nível capaz de causar alterações significativas na contagem total. A temperatura de incubação (32 °C) não permite o crescimento da microflora total, uma vez que alguns micro-organismos não crescem a essas temperaturas. Do ponto de vista de controle de qualidade do leite pasteurizado e produtos afins, as bactérias psicrotróficas, particularmente as do grupo Gram-negativo, são os micro-organismos mais importantes. A sua importância cresceu com o aumento do tempo de conservação e com mudanças nas condições tecnológicas e de comercialização. Elas são destruídas pela pasteurização normal, sendo sua presença no leite pasteurizado resultado de contaminação pós-pasteurização. As temperaturas de armazenamento têm um grande efeito sobre o crescimento de bactérias psicrotróficas no leite pasteurizado. O melhor controle dessas bactérias é conseguido quando se evita a pós-contaminação e se mantém o produto a uma temperatura mínima, nunca superior a 5 °C. Esses micro-organismos podem causar diversos defeitos no sabor e no aroma, incluindo odores de frutas, ácidos e pútridos, assim como sabores amargos. Alguns aumentam a viscosidade e outros provocam mudanças de cor. Quando os psicrotróficos alcançam populações superiores a 10^7 UFC/mL, provocarão defeitos bastante intensos.

- *Contagem de termodúricos:* são aquelas bactérias que sobrevivem ao tratamento térmico mas não crescem à temperatura de pasteurização. Esses micro-organismos são predominantemente mesófilos, mas alguns grupos são psicrotróficos. As bactérias termodúricas mais comumente encontradas pertencem aos gêneros *Arthrobacter*, *Bacillus*, *Micobacterium*, *Micrococcus* e *Streptococcus*. Os *Lactobacillus* ssp. são isoladas com menor frequência pela dificuldade em se estabelecer condições satisfatórias para o desenvolvimento de colônias. A maioria das bactérias termodúricas provém de equipamentos inadequadamente limpos. A repasteurização de leites de devolução, que foram aquecidos o suficiente para permitir o crescimento de micro-organismos que resistiram ao primeiro tratamento térmico, pode acarretar grandes contagens de termodúricos, mas essas grandes contagens são originárias da matéria-prima que já era possuidora de uma carga elevada desses micro-organismos. Em literatura, a contagem máxima de termodúricos em leite pasteurizado em laboratório deve ser de 10.000 UFC/mL. As bactérias termodúricas são consideradas um índice de higienização dos equipamentos. Elas sobrevivem a limpeza e tratamento microbicida inadequados, crescendo na umidade residual. Há uma tendência em se encontrar maiores contagens de termodúricos no verão que no inverno, uma vez que temperaturas ambientais elevadas parecem favorecer as condições para o seu crescimento. Com exceção de algumas cepas de enterococos, ou de espécies pouco frequentes de bacilos e clostrídios, as bactérias termodúricas são incapazes de crescer abaixo de 7,2 °C e não são um fator de importância na alteração de leite pasteurizado. Elas podem crescer em temperaturas superiores, sendo um fator de importância na alteração de leite pasteurizado e produtos lácteos que não forem adequadamente refrigerados. Essas bactérias causam formação de sabores e aromas indesejáveis e podem ocasionar certas mudanças físicas. Existem provas sugerindo que a pasteurização HTST é menos eficiente para reduzir populações microbianas termodúricas que a pasteurização lenta.

- *Contagem de termofílicos:* são micro-organismos capazes de crescer a 55 °C. Existem bactérias termófilas facultativas (capazes de crescer a 37 °C ou menos) e termófilas estritas (crescem apenas a temperatura de 55 °C). O limite superior para o crescimento de bactérias termófilas é 70 °C. As bactérias termófilas normalmente presentes no leite são bacilos esporulados, principalmente aeróbios, e os anaeróbios facultativos. O leite cru possui normalmente poucas bactérias termófilas, ainda que em número suficiente para desenvolver altas taxas de contaminação durante a manutenção a temperaturas elevadas. Sua origem pode ser o solo, as camas, a comida do gado e, ocasionalmente, a água; no úbere do animal não existem esses micro-organismos. Essas bactérias são problemáticas em leite quando este é mantido a temperaturas entre 50 °C e 70 °C. Procedimentos como o uso repetido de tanques para pasteurização contínua sem a correta limpeza entre usos sucessivos e a repasteurização permitem o desenvolvimento de bactérias termófilas em leite. Quando ocorre uma interrupção no processo normal com atraso nas condições de refrigeração do leite, as bactérias termófilas podem crescer em grande quantidade. Quando bactérias psicrotróficas termodúricas são responsáveis pelo aparecimento de alterações no leite, a solução consiste em diminuir sua incidência na matéria-prima ou aumentar a intensidade de tratamento térmico do leite até um nível que as destrua de satisfatoriamente, sendo esta última alternativa nem sempre possível.

- *Contagem de coliformes:* este grupo de bactérias está ausente em leite pasteurizado, e sua determinação é usada geralmente para detectar pós-contaminação significativa. Populações elevadas no leite podem levar ao aparecimento de defeitos, como, por exemplo, leite filamentoso, normalmente provocado pela presença de *Enterobacter aerogenes*, amargor e odores de sujidades ou de medicamentos. A vida comercial do leite pode ser afetada, particularmente quando o leite é mantido a temperaturas superiores a 7 °C. Limpeza e sanificação inadequadas de equipamentos são a razão mais provável de contaminações por coliformes. Alguns pontos de controle na indústria são aberturas naturais, tanques de armazenamento, tanques de alimentação, recipientes de enchimento, recipientes de armazenamento, rolhas e vedadores de borracha, válvulas de amostragem, bombas, conduções de retorno, tubulações de retorno etc. Assim, o controle higiênico de superfícies de equipamentos e utensílios é fundamental na indústria láctea. Procedimentos como inspeção visual, observação de odores no leite, uso de *swabs*, aliados a contagens microbianas, são fundamentais para garantia de qualidade.

Características físico-químicas

O leite adequadamente beneficiado deverá obedecer também a requisitos físico-químicos mínimos estabelecidos pela legislação para leites pasteurizado e UHT.

Os requisitos físico-químicos estabelecidos para os diferentes tipos de leite pasteurizado destinados à comercialização estão descritos na Tabela 9.2.

Os requisitos físico-químicos estabelecidos para leite UHT destinado à comercialização estão descritos na Tabela 9.3.

Além dos requisitos físico-químicos para leite UHT, serão consideradas de qualidade aceitável as amostras que, após a incubação da embalagem fechada a 35 °C a 37 °C durante 7 dias, obedecerem aos seguintes requisitos:

- Não sofram modificações que alterem a embalagem.
- Sejam estáveis ao etanol 68% v/v.
- A acidez não deve ir além de 0,02 g de ácido lático/100 mL em relação à acidez determinada em outra amostra original fechada, sem incubação prévia.
- As características sensoriais não devem diferir sensivelmente daquelas apresentadas pelo leite UHT sem incubar.

Tabela 9.2 Requisitos físico-químicos para leite pasteurizado

Requisitos	Leites tipos A e B e leite pasteurizado			
	Integral	Padronizado	Semidesnatado	Desnatado
Gordura (g/100 g)	Teor original	3,0	0,6 a 2,9	Máximo 0,5
Acidez (g de ácido lático/100 mL)	0,14 a 0,18			
Estabilidade ao alizarol 72% (v/v)	Estável para todas as variedades			
Sólidos não gordurosos (g/100 g)*	Mínimo de 8,4*			
Índice crioscópico	–0,530° H a –0,550° H (equivalentes a –0,512 °C e a –0,531 °C)			
Testes enzimáticos: • Prova de fosfatase alcalina • Prova de peroxidase	Negativa Positiva			

*Teor mínimo de sólidos não gordurosos (SNG), com base no leite integral. Para os demais teores de gordura, esse valor deve ser corrigido pela seguinte fórmula: SNG = 8,652 – (0,084 × gordura) (onde SNG em g/100 g e gordura em g/100 g).
Fonte: adaptada de Brasil, 2011.

Tabela 9.3 Requisitos físico-químicos para leite UHT

Requisitos	Leite integral	Leite semi ou parcialmente desnatado	Leite desnatado
Matéria gorda % (m/m)	Mínimo 3,0	0,6 a 2,9	Máximo de 0,5
Acidez g ácido lático/100 mL	0,14 a 0,18	0,14 a 0,18	0,14 a 0,18
Estabilidade ao etanol 68% (v/v)	Estável	Estável	Estável
Extrato seco desengordurado % (m/m)	Mínimo 8,2	Mínimo 8,3	Mínimo 8,4

Fonte: adaptada de Brasil, 1997.

BIBLIOGRAFIA

Alfa-Lawall SA. Manual de indústrias lácteas. Madrid: Alfa-Lawall; 1992.

Amiot J. Ciencia y tecnología de la leche. Zaragoza: Editorial Acribia; 1991.

Association of Official Analytical Chemists (AOAC). Official methods of analysis of the Association of Official Analytical Chemists. 16 ed., vol. II. Arlinghton: AOAC, 1995.

Belitz HD, Grosch W. Química de los alimentos. Zaragoza: Editorial Acribia, 1988.

Brasil. Ministério da Agricultura e Abastecimento (MAPA). Portaria nº 146, de 07 de março de 1996. Aprova os Regulamentos Técnicos de Identidade e Qualidade dos Produtos Lácteos, em conformidade com os Anexos a esta Instrução Normativa. Brasília: Diário Oficial da União; 1996. Republicado em 15/08/1996.

Brasil. Ministério da Agricultura, Pecuária e Abastecimento (MAPA). Instrução Normativa nº 51, de 18 de setembro de 2002. Dispõe sobre as técnicas de produção, identidade e qualidade do leite tipo A, do leite tipo B, do leite tipo C, do leite pasteurizado e do leite cru refrigerado e o regulamento técnico da coleta de leite cru refrigerado e seu transporte a granel, em conformidade com os anexos a esta Instrução Normativa. Brasília: Diário Oficial da União; 2002.

Brasil. Ministério da Agricultura, Pecuária e Abastecimento (MAPA). Gabinete do Ministro. Portaria nº 370, de 04 de setembro de 1997. Regulamento Técnico de para Fixação de Identidade e Qualidade do Leite UHT (UAT). Brasília: Diário Oficial da União, Seção 1, página 19.700; 1997.

Brasil. Ministério da Agricultura, Pecuária e Abastecimento (MAPA). Instrução Normativa nº 62, de 29 de dezembro de 2011. Dispõe sobre as técnicas de produção, identidade e qualidade do leite tipo A, do leite tipo B, do leite tipo C, do leite pasteurizado e do leite cru refrigerado e o regulamento técnico da coleta de leite cru refrigerado e seu transporte a granel, em conformidade com os anexos a esta Instrução Normativa. Brasília: Diário Oficial da União; 2011.

Cheftel JC, Cuq JL, Lorient, D. Proteínas alimentarias. Zaragoza: Editorial Acribia; 1989.

Early R. Tecnología de los productos lácteos. Zaragoza: Editorial Acribia; 1998.

Fennema OR. Química de los alimentos. Zaragoza: Editorial Acribia; 1993.

Kosikowski F. Ultrafiltration of milk for new processes and products. New York's food. Life Sciences Quarterly. 1987; 17(3):27-9.

Luquet FM. O leite – do úbere à fábrica de laticínios. Vol. 1. Portugal: Publicações Europa-América; 1985.

Manual de indústrias lácteas. 2 ed. Madrid: Mundi-Prensa; 1979.

Manual de plantas de pasteurización. Zaragoza: Editorial Acribia; 1971.

Pearson D. The chemical analysis of foods. 6 ed. New York: Churchill Livingstone; 1976.

Pereira DBC et al. Físico-química do leite e derivados: métodos analíticos. 2 ed. Juiz de Fora: Oficina de Impressão Gráfica e Editora Ltda.; 2001.

Sá FV. O leite e os seus produtos. 4 ed. Lisboa: Clássica Editora; 1982.

Santos IA. Leite pasteurizado. Portugal: Câmara Municipal de Lisboa; 1963.

Spreer E. Lactologia industrial. Zaragoza: Editorial Acribia; 1975.

Tronco VM. Manual para inspeção da qualidade do leite. Santa Maria: Editora UFSM; 1997.

Veisseyre R. Lactologia técnica. Zaragoza: Editorial Acribia; 1988.

Walstra P, Jenness R. Química y física lactológica. Zaragoza: Editorial Acribia; 1987.

SEÇÃO 4

Produção de Derivados

CAPÍTULO 10

Tecnologia de Fabricação e Inspeção de Queijos

Junio Cesar Jacinto de Paula
Antonio Fernandes de Carvalho

Resumo

A ciência e a arte de transformação do leite em queijo são muito antigas e se constituem basicamente em um processo de concentração do leite no qual parte dos componentes sólidos, principalmente proteína e gordura, são concentrados na coalhada, enquanto as proteínas do soro, a lactose e outros sólidos solúveis são removidos no soro. O rendimento da fabricação e sua composição centesimal são determinados pelas propriedades do leite empregado, especialmente pela composição e pelas etapas do processo de fabricação. A importância da composição do leite está ligada a coagulação enzimática, firmeza da coalhada, sinérese e textura do queijo. Várias etapas ou grupos de etapas estão envolvidos na conversão do leite em queijo, das quais as principais são: coagulação, acidificação, sinérese, enformagem e salga. Intervindo nessas etapas, o queijeiro pode controlar a composição do queijo, o que vai influenciar diretamente na sua maturação e na qualidade final do produto. Este capítulo apresenta uma revisão dos princípios básicos de tecnologia de queijos, bem como suas etapas.

Introdução

A tecnologia de produção de queijo é basicamente um processo de concentração do leite no qual parte dos componentes sólidos são concentrados na coalhada, enquanto os solúveis são removidos no soro. Queijo é um produto lácteo produzido em grande variedade tanto de sabor quanto de forma em todo o mundo. Cerca de 30% da produção mundial de leite destina-se à fabricação de queijos e existem pelo menos 1.000 variedades diferentes do produto, e as principais famílias são representadas pelos queijos holandeses, suíços, de massa filada, *cheddar* e parmesão, os quais representam mais de 80% da produção mundial. Todas as variedades podem ser classificadas em três superfamílias com base no método de coagulação do leite: coagulação enzimática, que representa aproximadamente 75% do total dos queijos produzidos; coagulação ácida ou lática do leite; e coagulação pela combinação de aquecimento com a adição de um ácido ou um sal.

No Brasil, o Regulamento Técnico de Identidade e Qualidade dos Queijos, regulamentado pela Portaria nº 146, de 1996, define queijo como "o produto fresco ou maturado que se obtém por separação parcial do soro do leite ou leite reconstituído (integral, parcial ou totalmente desnatado), ou de soros lácteos coagulados pela ação física do coalho, de enzimas específicas, de bactéria específica, de ácidos orgânicos, isolados ou combinados, com ou sem agregação de substâncias alimentícias e/ou especiarias e/ou condimentos, aditivos especificamente indicados, substâncias aromatizantes e matérias corantes".

Aspectos históricos

É aceito que o queijo surgiu no crescente fértil entre os rios Tigres e Eufrates, no Iraque, há 8.000 anos, durante a chamada revolução agrícola, ocorrida com a domesticação de plantas e animais.

Sendo o leite uma excelente fonte de nutrientes para as bactérias que o contaminam, algumas delas utilizam o seu açúcar (lactose) como fonte de energia, produzindo ácido lático. Essas bactérias são denominadas bactérias láticas e crescem bem à temperatura ambiente. Quando uma quantidade suficiente de ácido é produzida, a principal proteína do leite (caseína) coagula no seu ponto isoelétrico (pH 4,6), dando origem a um gel que prende a gordura e a fase aquosa. A teoria mais provável do seu surgimento coincide com a domesticação de cabras e ovelhas, quando pastores observaram que, acidentalmente, o leite acidificava e separava-se em massa e soro, sendo que essa massa moldada e mais seca resultava em um alimento nutritivo e de fácil obtenção. Foi observado que a coalhada ácida gerada apresentava alguma estabilidade ao armazenamento e que, quando desidratada e salgada, essa estabilidade era consideravelmente aumentada. Outra teoria muito comentada baseia-se no fato de que, antes da utilização das cerâmicas (aproximadamente 5.000 anos a.C.), a estocagem de leite em bolsas feitas de peles ou estômagos de animais era possivelmente comum e, ao ser estocado em tal recipiente, o leite entraria em contato com enzimas coagulantes do tecido animal e se coagularia durante a estocagem, liberando o soro. A fabricação de queijo acompanha a expansão da civilização pelo leste mediterrâneo, Egito, pela Grécia e por Roma. Existem várias referências sobre queijos no Velho Testamento, na parede de tumbas egípcias antigas e na literatura clássica grega. A fabricação de queijos foi realmente estabelecida com o advento dos estados feudais e dos mosteiros de onde os conhecimentos adquiridos eram passados para as gerações sucessoras. Como eram comunidades essencialmente autossuficientes com poucas viagens entre elas e pouca troca de informações, isso explicaria o fato de existirem centenas de variedades de queijos com características bem definidas, obtidos da mesma matéria-prima. Tradicionalmente, as variedades de queijos eram produzidas em uma determinada região, delimitada geograficamente, especialmente em áreas montanhosas. Essa produção local de algumas variedades é ainda preservada com a Denominação de Origem Protegida (DOP). A maioria das variedades de queijos surgiu de algum acidente por causa de determinada circunstância local (composição do leite, microbiota endógena, espécie e raça do animal) ou por causa de um único evento acontecido durante a tentativa de produção ou estocagem do queijo (crescimento de mofos ou outros micro-organismos). Presumidamente, os acidentes que provocaram tais mudanças desejadas na qualidade do queijo foram incorporados ao protocolo de fabricação e vêm sofrendo adaptações evolutivas ao longo dos anos.

A produção de queijo se resume a um processo de concentração do leite no qual parte dos componentes sólidos, principalmente proteína e gordura, são concentrados na coalhada, enquanto as proteínas do soro, lactose e sólidos solúveis são removidos no soro. O soro de leite é a porção aquosa que se separa da massa durante a fabricação convencional de queijos e que retém cerca de 55% dos nutrientes do leite. Aproximadamente 85% a 90% do volume de leite utilizado na fabricação de queijos resulta em soro, que contém grande parte dos sólidos representados por proteínas, sais minerais, vitaminas e, principalmente, lactose. Aproximadamente 75% das proteínas do leite são aproveitadas em queijos obtidos por coagulação enzimática, o restante é perdido no soro. O rendimento da fabricação e a composição centesimal do queijo são determinados pelas propriedades do leite, especialmente pela composição e pelas etapas do processo de fabricação. Os queijos produzidos pelo processo de coagulação ácida e por coagulação das proteínas a quente, normalmente, são consumidos frescos, porém a grande maioria dos queijos coagulados enzimaticamente com uso de coalhos ou coagulantes são maturados ou curados por um período de tempo que varia de 3 semanas a até mais de 2 anos. A maturação é uma etapa em que o queijo é mantido sob determinadas condições de temperatura e umidade relativa controladas, quando ocorrem inúmeras modificações microbiológicas, bioquímicas, físicas e químicas. O objetivo da fabricação de queijo é produzir um produto atrativo e durável, com determinadas características de sabor, aroma e textura adquiridas quando o queijo é deixado maturar sob condições apropriadas. Durante a maturação, ocorrem diversas modificações bioquímicas que ainda não são completamente compreendidas, nas quais os principais constituintes – proteínas, lipídeos e lactose residual – são degradados a produtos primários e posteriormente a produtos secundários. A Figura 10.1 mostra as etapas básicas de fabricação de queijo coagulado enzimaticamente.

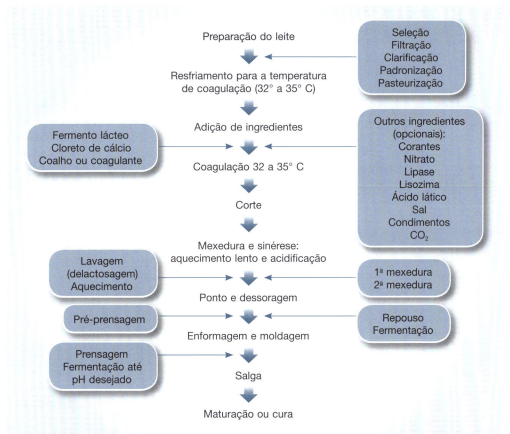

Figura 10.1 Etapas básicas de fabricação de queijo coagulado enzimaticamente (*Fonte:* adaptada de Fox et al., 2000).

Seleção e pré-tratamento do leite para a fabricação de queijos

A fabricação de queijo começa com a seleção microbiológica e química do leite. É essencial que o leite seja livre de antibióticos e, quanto melhor a qualidade microbiológica, maior será a chance de sucesso na fabricação do queijo; portanto, um leite de qualidade superior deve ser usado. Particular atenção com relação à contaminação com *Clostridium tyrobutyricum* no leite destinado à fabricação de queijos maturados deve ser dada. Esse grupo de bactérias esporuladas causa estufamento tardio em vários tipos de queijos duros maturados, e essa contaminação pode ser controlada ou mantida baixa com boas práticas higiênicas ou com o uso de nitrato de sódio ($NaNO_3$), lisozima ou bactofugação (centrifugação) do leite, prevenindo, assim, o seu crescimento e o aparecimento do defeito. A importância da composição do leite está ligada a coagulação enzimática, firmeza da coalhada, sinérese (saída de soro do grão) e textura do queijo.

Atualmente, o leite para a fabricação de queijo é normalmente refrigerado a 4 °C imediatamente após a ordenha e pode ser mantido nessa temperatura por vários dias na fazenda ou na indústria. Esse processo ocasiona o desenvolvimento de uma microbiota psicrotrófica indesejada e provoca diversas mudanças físico-químicas prejudiciais ao processo de fabricação do queijo.

A fabricação de queijo a partir de leite cru é permitida somente quando ele é maturado por um período mínimo de 60 dias a temperaturas superiores a 5 °C. A pasteurização do leite para a fabricação de queijos pode ser realizada pelo processo rápido em trocadores de calor a placas, HTST (*High Temperature Short Time*, 72 °C a 75° C por 15 segundos), ou pelo processo lento, LTLT (*Long Temperature Long Time*, 65 °C por 30 minutos). O objetivo da pasteurização é aumentar a segurança alimentar do queijo por eliminação de bactérias patogênicas e diminuição do número de bactérias deterioradoras do leite. Esse tratamento térmico modifica a microbiota do queijo, facilitando a fabricação com maior uniformidade, no entanto pode prejudicar a aptidão do leite para a coagulação, uma vez que insolubiliza parte do cálcio solúvel, resultando em uma coalhada mais fraca, o que pode aumentar as perdas de sólidos do leite no soro. A adição de cloreto de cálcio (0,02%) no leite pasteurizado, para a fabricação de queijos, é utilizada para repor o cálcio insolubilizado durante a pasteurização, aumentando a firmeza da coalhada e reduzindo o tempo de coagulação. O queijo, quando fabricado com leite pasteurizado, apresenta sabor e aroma menos intensos e matura mais lentamente do que aqueles fabricados com leite cru, dadas as várias modificações provocadas pelo calor como: inativação de enzimas naturais do leite (lipases e proteases), inativação de grande parte da microbiota endógena, desnaturação de proteínas, dentre outras. Outro processo muito utilizado, principalmente em pequenas fábricas do sul de Minas Gerais, é a termização do leite com o uso de ejetor de vapor. O processo consiste em injetar vapor diretamente no leite e aquecê-lo a temperaturas que variam entre 68 °C e 70° C por um tempo que varia de 2 a 10 minutos. Esse tratamento necessita de permissão do Serviço de Inspeção Federal e normalmente é utilizado por pequenas fábricas apenas para fabricação de queijos maturados. A injeção de vapor diretamente ao leite provoca modificações e proporciona características particulares como aumento de 10% no volume de leite pela condensação de água do vapor, coalhada mais branda, dispensa cloreto de cálcio, o vapor tem de ser purificado, e existem relatos de que o sistema atrapalha a etapa de filagem em queijos de massa filada. A utilização do ejetor de vapor é um método prático e econômico para tratamento térmico do leite. Contudo, esse processo não substitui a pasteurização clássica do leite e o queijo obtido matura mais rápido, possui sabor mais suave e massa mais macia graças à condensação de água proveniente do vapor em contato com o leite, o que provocaria uma diminuição no teor de lactose residual do queijo.

A composição do leite para a fabricação de queijos é muito importante para a uniformidade do produto final e pode ser padronizada pela utilização de centrífugas desnatadeiras padronizadoras ou pela mistura de leite integral com leite desnatado ou creme na proporção necessária para obtenção de uma relação caseína/gordura desejada.

Transformação do leite em queijo

Várias etapas ou grupos de etapas estão envolvidos na conversão do leite em queijo, das quais as principais são: coagulação, acidificação, dessoramento do grão (sinérese), enformagem e salga. Intervindo nessas etapas, o queijeiro pode controlar a composição do queijo que vai influenciar diretamente na sua maturação e na qualidade final do produto.

Coagulação enzimática do leite

A coagulação enzimática do leite envolve modificação da micela de caseína pela proteólise limitada (quebra da ligação peptídica Phe105-Met106) provocada pelas enzimas do coalho ou de coagulantes, seguida pela agregação, induzida pelo cálcio, dessas micelas alteradas. A coalhada formada tem a aparência de um gel que ocupa o mesmo volume de leite empregado no processo. O coalho ou coagulante é adicionado ao leite normalmente a 32° a 35° C em quantidade suficiente para haver a coagulação em 30 a 40 minutos. A dose de coalho varia de acordo com o fabricante, podendo ser usado líquido ou em pó, desde que diluído em água não clorada e adicionado lentamente ao leite sob agitação.

A temperatura de coagulação depende do fermento e das enzimas do coalho. O fermento lácteo mais usado na fabricação de queijos é o mesofílico, ou seja, desenvolve-se bem a uma temperatura de 20° a 25° C, enquanto as enzimas do coalho, responsáveis pela coagulação do leite, atuam bem a uma temperatura de 40° a 42° C. Assim, como necessitamos tanto da ação dos micro-organismos como das enzimas do coalho, a temperatura de coagulação deve ser regulada entre 32° e 35° C.

O coalho normalmente utilizado na fabricação de queijos é obtido do quarto estômago do bovino adulto ou de bezerros, no caso de coalho de vitelo. O coalho é composto principalmente de duas proteinases: a quimosina, a enzima de interesse para a indústria queijeira dada sua especificidade pela ligação entre os aminoácidos 105-106 da kappa-caseína, e a pepsina, uma enzima menos específica, mais proteolítica, que está muito relacionada com o gosto amargo em queijos. Quando o animal envelhece, a secreção de quimosina diminui, enquanto a de pepsina aumenta graças à modificação da alimentação do animal, que para de consumir o leite e tem acesso a outros alimentos. Com o aumento da produção mundial de queijos e a diminuição do suprimento de estômagos bovinos para produção comercial de coalho, várias pesquisas vêm sendo realizadas para desenvolvimento e produção de um substituto adequado para coagular o leite na produção de queijos. Muitas proteinases são capazes de coagular o leite, mas a maioria é muito proteolítica, o que pode provocar diminuição do rendimento da fabricação pela perda de peptídeos no soro, além de sérios defeitos de sabor e textura nos queijos maturados em consequência da proteólise excessiva e descontrolada. Seis proteinases são usadas comercialmente e estão citadas em ordem decrescente de atividade proteolítica: pepsina de frango, pepsina suína, coagulantes de fungos (*R. miehei* e *R. pusillus*), coalho bovino, coalho de vitelo e quimosina pura de micro-organismos geneticamente modificados, que tem sido usada com muito sucesso na fabricação de queijos, embora não seja permitida a sua utilização em alguns países. O aquecimento prolongado do leite a temperaturas superiores a 70° C retarda a sua coagulação pelas interações da proteína do soro, β-lactoglobulina, que se desnatura e forma interações com a kappa-caseína, o que dificulta a ação da enzima coagulante, tornando o tempo de coagulação prolongado e proporcionando um queijo com maior teor de umidade, o que pode acarretar problemas na etapa de maturação e em propriedades como o fatiamento.

Alguns fatores influenciam fortemente a coagulação do leite:
- A coagulação e formação do gel não ocorre abaixo de 18 °C e acima de 55 °C a 60 °C o coalho é inativado.
- Temperaturas próximas a 40 °C estimulam a ação do coalho e diminuem o tempo de coagulação.
- Quanto mais próximo do pH ótimo de ação da enzima (aproximadamente pH 6,0), melhor a ação do coalho e maior a força da coalhada.
- Quanto maior a quantidade de cálcio solúvel presente no meio, mais rápida será a formação do coágulo e maior a sua firmeza.
- Quanto maior a porcentagem de proteínas do leite, melhor será a sua coagulabilidade.
- Quanto maior a concentração de enzimas, menor o tempo de coagulação do leite.

Em seguida à coagulação, a rede de coalhada continua sua formação por um tempo considerável após a obtenção de um gel visível, mesmo depois do corte. A força do gel formado é muito importante do ponto de vista de sinérese e, consequentemente, para o controle de umidade e rendimento da fabricação.

Sinérese

O gel de coalhada formado é bastante estável, mas apresenta sinérese (saída do soro) quando cortado ou quebrado. Pelo controle da sinérese, o queijeiro pode facilmente controlar o conteúdo de umidade da massa do queijo e também o grau e a extensão da maturação e a estabilidade do queijo. Quanto maior a umidade do queijo, mais rápida será a sua maturação, porém menor será a sua estabilidade. A sinérese é promovida pelos seguintes fatores: menor espessura do corte; pH baixo; presença de íons cálcio; aumento da temperatura de cozimento; mexedura da coalhada durante o cozimento; maior teor de proteínas; e menor teor de gordura.

A sinérese da coalhada é prejudicada quando o leite é aquecido excessivamente. Tal redução na sinérese é desejável em produtos fermentados como o iogurte, mas indesejável para queijos.

Acidificação

A função primária da cultura "starter" é produção de ácido, que é crucial para a fabricação da maioria dos queijos. O pH da massa cai para próximo de 5,0 em um espaço de tempo entre 5 e 20 horas, dependendo da variedade do queijo a ser fabricado. A acidificação é proporcionada pela fermentação da lactose para ácido lático pelas bactérias láticas adicionadas ao leite ou pela acidificação direta com adição de ácido lático em alguns casos. Tradicionalmente, os queijeiros confiavam na microbiota endógena presente no leite cru para a fermentação da lactose, processo que ainda é utilizado na fabricação do queijo minas artesanal. No entanto, essa microbiota pode variar muito, modificando o grau de acidificação e, consequentemente, a qualidade do queijo. O uso de soro-fermento constitui um dos meios mais tradicionais para incorporação de bactérias láticas no processo de fabricação e é muito utilizado para a produção de queijos duros na Itália. O soro da própria fabricação do queijo parmesão é retirado após o processo de cozimento da massa com temperaturas elevadas (entre 55° e 57° C) e deixado fermentar até o dia seguinte, quando será utilizado para a fabricação do dia, sua acidez pode chegar a valores médios de 140° a 180° C, sendo, portanto, um exemplo prático da seleção térmica natural de bactérias láticas do próprio leite.

Atualmente os fermentos liofilizados (DVS) são culturas superconcentradas, com alta atividade, para inoculação direta no tanque de fabricação. O uso dessa tecnologia exclui o preparo e a manipulação do fermento, eliminando, assim, problemas e inconvenientes provocados por contaminações. Esse tipo de fermento ainda permite maior flexibilidade na programação da produção. O fermento garante uma qualidade melhor e mais uniforme aos produtos produzidos, sendo uma tecnologia moderna hoje empregada nas grandes indústrias e nas pequenas fábricas de lacticínios. Há no mercado vários tipos de fermentos que podem ser empregados nos mais diversos tipos de queijos.

Os fermentos mais utilizados na fabricação de queijos são normalmente compostos por membros de três gêneros:

- Os mesofílicos homofermentativos *Lactococcus lactis* subsp. *lactis* e *Lactococcus lactis* subsp. *cremoris*, que são bactérias acidificantes indicadas para os queijos com baixa temperatura de cozimento e de massa fechada e pouco aroma (minas curado, prato para fatiar, muçarela etc.).
- Os mesofílicos heterofermentativos *Lactococcus lactis* subsp. *lactis* biovar. *diacetylactis* e *Leuconostoc mesenteroides* subsp. *cremoris*, que são bactérias mesofílicas aromatizantes com função de produção de CO_2 e diacetil (principal composto de aroma dos queijos e da manteiga) indicadas para queijos de massa aberta e com aroma mais pronunciado (prato, gouda, *cottage* etc.).
- Os fermentos termofílicos *Streptococcus salivarius* subsp. *thermophilus*, *Lactobacillus helveticus* e *Lactobacillus delbrueckii* subsp. *bulgaricus*, que são bactérias láticas indicadas para queijos de massa cozida ou semicozida (muçarela, provolone, parmesão, entre outros).

A produção de ácido desempenha vários papéis na fabricação de queijos: controla e previne o crescimento de bactérias deterioradoras e patogênicas; afeta retenção e a atividade do coagulante durante a coagulação; solubiliza fosfato de cálcio, afetando, portanto, a textura do queijo; promove sinérese e consequentemente influencia a composição do queijo e também a atividade de enzimas durante a maturação. A cultura "*starter*" primária desempenha várias funções além da produção de ácido no queijo, principalmente com relação ao abaixamento do potencial redox que passa de +250 mV no leite, para −150 mV no queijo. Essa modificação é essencial para o desenvolvimento bioquímico da maturação de um queijo. Varias espécies de bactérias láticas são capazes de produzir bacteriocinas que controlam o crescimento de outras bactérias contaminantes e, com isso, exercem uma proteção muito eficiente durante e após a fabricação dos queijos no tanque.

As culturas ou fermentos secundários são micro-organismos adicionados que não têm a função específica de produção de acidez, mas o objetivo de obtenção de alguma característica particular desejável para a categoria do queijo a ser produzido, como: *Propionibacterium*, que produz gás, provocando o aparecimento de olhaduras nos queijos suíços; os mofos azuis e brancos são utilizados para a fabricação dos queijos como gorgonzola, *camembert* e *brie*; as bactérias utilizadas especificamente para o tratamento da superfície dos queijos com maturação de casca e as culturas aromáticas.

Enformagem

Quando o ponto final da fabricação no tanque é obtido, isto é, o pH e o conteúdo de umidade desejados são alcançados, a massa é separada do soro e colocada em formas de tamanho e formatos específicos para que ocorra a drenagem do soro entre os grãos e se forme uma massa contínua e homogênea. Os queijos de alta umidade formam uma massa contínua sem a necessidade de sofrerem prensagem, mas os queijos de baixa umidade precisam sofrer a etapa de prensagem com pesos variados dependendo da categoria. Os queijos são fabricados em formatos e tamanhos variando de 250 g até 60 a 80 kg. O tamanho do queijo não é somente uma questão de estética, mas também um requerimento para a obtenção de determinadas características, sendo que o *emmental* tem de ser grande, para evitar a difusão excessiva do gás CO_2 que é responsável pela formação das olhaduras, enquanto o *camembert* deve ser pequeno, para permitir a penetração das enzimas do mofo e, com isso, proporcionar uma maturação mais uniforme. Nos queijos de massa filada (muçarela, provolone, caccio-cavallo etc.), após a fermentação, quando a massa alcança um grau de desmineralização adequado (pH 4,8 a 5,2), ela é aquecida em água quente, esticada e moldada no formato desejado. Esse processo, denominado filagem, dá ao queijo uma estrutura fibrosa e filamentosa bem característica.

Salga

Três métodos clássicos de preservação de alimentos: fermentação, desidratação e salga, juntamente com refrigeração, são utilizados para a conservação da maioria dos queijos e para o controle de sua maturação. O uso de sal para prolongar a vida útil dos alimentos teve início na Pré-História e é um dos métodos mais clássicos utilizados na preservação do alimento.

Dentre as várias etapas da fabricação de queijos, a salga destaca-se por sua grande importância, uma vez que o sal (NaCl) apresenta várias funções nos queijos como: sabor, controle do desenvolvimento microbiano, regulagem dos processos bioquímicos (enzimas) e físico-químicos, durabilidade, entre outros. A salga tem ampla influência na etapa final da fabricação que é a maturação, uma vez que, se não for bem conduzida, pode afetar seriamente a atividade microbiológica e enzimática de um queijo e ser a causa de diversos defeitos em queijos. Os métodos mais comuns de salga são: no leite, na massa, em salmoura e a seco.

No processo de salga na massa, o sal refinado é distribuído a seco sobre a coalhada dessorada logo após o ponto. O método é utilizado normalmente em produções pequenas (artesanais) de queijos de leite de cabra, queijo tipo gorgonzola, em algumas fabricações de queijo minas frescal e também na produção industrial do queijo *cheddar*. A salga na massa possibilita um controle mais eficaz do teor de sal no queijo, porém o sal adicionado inibe a fermentação, prejudicando a obtenção do pH desejado durante a prensagem em queijos nos quais se usam fermentos lácteos.

Para a salga a seco, o sal é aplicado na superfície do queijo quando este já se encontra enformado. Em consequência da higroscopicidade, o sal absorve a umidade dos queijos, que o dissolve, formando uma salmoura que penetra a massa. Esse processo é utilizado para queijos moles, dada a maior difusão de sal. É aplicado em alguns tipos de queijos, tais como o minas frescal, temas apresenta o inconveniente de não permitir uma boa distribuição do sal em toda a massa do queijo, sendo necessário, para isso, mais alguns dias (3 a 5) para que haja uma boa difusão do sal. O processo tende também a formar uma camada espessa e com alta concentração superficial de sal.

A salga no leite é um processo usado apenas em algumas fábricas na produção de queijo minas frescal. A salga no leite pode causar alterações como aumento no tempo de coagulação, pelo retardamento na ação do coalho, dificultar o abaixamento do pH em queijos com adição de fermento, a coalhada formada é mais frágil, dessora lentamente, levando a um prolongamento no tempo total de fabricação.

A utilização de salmouras é o método universal de salga dos queijos. Consiste em mergulhar as peças de queijos em uma solução salina com concentração entre 18% e 25%, onde os queijos ficam submetidos até adquirirem a quantidade de sal necessária, sendo mais empregada para os queijos duros e semiduros. Quando um queijo é colocado na salmoura, há um movimento das moléculas de cloreto de sódio dissociadas da salmoura para o queijo como consequência da diferente pressão osmótica entre a umidade do queijo e a salmoura. Contrariamente, a água do queijo difunde para fora da matriz proteica para minimizar a diferença de pressão osmótica e chegar a um equilíbrio.

O teor médio de sal na maioria dos queijos varia de 0,5% a 2,5%. Em alguns casos, como nos queijos crioulo e feta, esses valores podem chegar a 5% a 8% (aproximadamente 15% de sal dissolvido na umidade). Independentemente do tipo de salga empregado, o sal utilizado deve sempre apresentar boas qualidades físico-química e microbiológica.

A salga desempenha uma série de papéis importantes na fabricação de um queijo:

- Melhora e realça o sabor, além de mascarar sabores estranhos. A caseína e a gordura na massa fresca são praticamente insípidas. O sal atenua o gosto lático da coalhada fresca e mascara a lipólise acentuada em queijos mofados.
- O sal auxilia na formação da casca do queijo pela desidratação superficial.
- O sal promove, pela modificação da pressão osmótica, a sinérese da massa, estimulando a expulsão de soro e a redução da umidade do queijo. Auxilia na complementação da dessoragem do queijo, pois favorece a liberação da água livre da massa. Ao penetrar a massa do queijo, o sal utiliza a água livre para a sua dissolução e parte dessa água é deslocada para a casca, a fim de manter o equilíbrio osmótico, acabando por perder-se externamente.
- A salga ajuda a controlar o crescimento e a atividade microbianos, proporcionando uma seleção da microbiota do queijo. Bactérias propiônicas não suportam baixa atividade de água, portanto os queijos suíços não são deixados muito tempo na salmoura. No caso de queijos azuis, como o gorgonzola, seu maior teor de sal favorece o crescimento do mofo.
- Controle bioquímico da maturação: a atividade enzimática nos queijos é fortemente controlada pela presença de sal. Lipases e proteases são mais ativas em teores de 0,5% a 2,5% de sal na umidade. Níveis mais elevados de sal retardam a maturação. Normalmente, os queijos são salgados apenas quando alcançam fermentação adequada, pois, caso contrário, haverá inibição do fermento.
- Mudanças físicas das proteínas do queijo influenciam a textura, a solubilidade e provavelmente a conformação da proteína. Teores de sal na umidade superiores a 5% favorecem a solubilização da caseína na maturação por causa das trocas entre cálcio e sódio. A proteína aumenta a sua interação com a água, tornando-a menos disponível para os processos bioquímicos, o que provoca diminuição da atividade de água durante a maturação.

Maturação

Os queijos maturados ou curados são aqueles que foram armazenados em determinadas condições de temperatura e umidade relativa do ar por um período que varia de aproximadamente 3 semanas a mais de 2 anos, como no caso de queijo parmesão e outros extra-maturados. Na fabricação de queijos maturados, a maturação é uma etapa fundamental, que consiste em mudanças bioquímicas, físicas e microbiológicas que alteram a textura do queijo, seu aroma e sabor. Essas mudanças ocorrem em duas etapas. Primeiro, iniciam-se os eventos primários como a glicólise (metabolismo da lactose residual, do lactato e do citrato), a proteólise e a lipólise. A partir da degradação das proteínas e dos lipídeos, ocorrem os eventos secundários como o metabolismo dos ácidos graxos e dos aminoácidos, com o objetivo de gerar compostos voláteis de aroma. Na maturação, são definidas as características específicas de cada tipo de queijo, de modo que uma massa borrachenta com gosto de ácido lático se transforma em um produto com características desejáveis de sabor, aroma e textura. Graças à complexidade, a etapa de maturação deve ser muito bem controlada, caso contrário podem ocorrer alterações como defeitos de sabor, formação de compostos indesejáveis (substâncias amargas, butirato, rancidez) ou também defeitos de textura como formação de olhaduras por fermentações gasógenas em queijos duros e semiduros. Alguns agentes são responsáveis pelas modificações ocorridas no queijo durante a maturação: coalho ou substitutos; enzimas naturais do leite (principalmente em leite cru e as resistentes à pasteurização); fermento e suas enzimas (sobretudo após a lise da bactéria); enzimas de cultivos secundários (propiônicos, *B. linens*, fungos etc.); enzimas exógenas adicionadas ao leite (lipases e proteases); microbiota acompanhante, NSLAB (*non starter lactic acid bacteria*).

Durante a maturação de um queijo, três eventos bioquímicos primários (glicólise, lipólise e proteólise) ocorrem e os produtos dessas reações sofrem várias modificações e interações que ainda não são totalmente conhecidas.

Glicólise

A conversão da lactose em ácido lático, denominada glicólise, é realizada pelas bactérias láticas de culturas selecionadas (fermentos) durante a preparação do queijo ou nos primeiros estádios da maturação. Em alguns casos, quando a lactose não é toda fermentada pelas bactérias do fermento, outras bactérias láticas não oriundas do fermento (*non starter lactic acid bacteria*) (bactérias resistentes à pasteurização ou a contaminantes) podem realizar essa conversão da lactose em ácido lático.

Grande parte da lactose do leite é perdida no soro como lactose ou lactato (aproximadamente 96%) durante a sua drenagem. Entretanto, a coalhada possui uma quantidade considerável de lactose, e a sua fermentação, com a produção de ácido lático e a desmineralização da coalhada, influencia diretamente na textura inicial do queijo. A concentração de lactose na coalhada fresca depende do teor de umidade, da extensão da fermentação antes da enformagem e da lavagem ou não da massa.

A fermentação completa da lactose é importante no queijo para evitar o desenvolvimento de uma microbiota secundária indesejável, o que pode levar a um estufamento precoce por meio da fermentação da lactose pelos coliformes. A lactose residual é metabolizada em ácido lático, que é transformado em lactato durante os primeiros estádios da maturação pelas bactérias do fermento, dependendo da temperatura e do nível de sal na umidade (S/U) da coalhada. Alguns fermentos não metabolizam a galactose, como *Streptococcus thermophilus* e algumas estirpes de *Lactobacillus* galactose negativa, e o acúmulo desse monossacarídeo pode levar ao escurecimento não enzimático do queijo. A conversão da lactose em lactato durante a maturação de queijos, quando comparada com as outras mudanças bioquímicas, apresenta pouco efeito direto no aroma do queijo maturado. No entanto, o pH é fortemente modificado pela produção de ácido lático e é o principal fator que regula as várias reações bioquímicas que ocorrem durante a maturação.

O ácido lático produzido pela fermentação da lactose é usado como fonte de energia para o crescimento de outros micro-organismos. Os queijos suíços são maturados a aproximadamente 22° C, por um determinado período, para incentivar o crescimento do *Propionibacterium* spp., que utiliza o lactato para produção de ácido propiônico, ácido acético e CO_2, responsável pela formação das olhaduras. A fermentação butírica, com produção de ácido butírico, é responsável pela formação de sabor e odor desagradáveis, assim como CO_2 e H_2, os responsáveis pelo defeito de estufamento tardio em queijos. O crescimento de *Clostridium* pode ser controlado por boas práticas de higiene, adição de nitrato ou lisozima, bactofugação ou microfiltração. As principais fontes de *Clostridium* são solo e silagem. Em queijos maturados por mofos na superfície (*camembert* e *brie*), *Penicillium camemberti* cresce superficialmente, metaboliza ácido lático como fonte de energia e causa o aumento do pH. A maturação do queijo *camembert* é caracterizada pelo amolecimento progressivo da casca para o centro e por um gradiente de pH mais elevado nas regiões próximas à casca.

Proteólise

O nível de proteólise em queijos varia de limitado (muçarela), moderado (*cheddar* e gouda) até muito extensivo (queijos azuis). O produto da proteólise em queijos vai desde formação exclusiva de peptídeos grandes, pouco menores que as caseínas, até a formação de aminoácidos que podem ser catabolizados para uma grande diversidade de compostos sápidos, incluindo aminas, ácidos e compostos sulfurados.

A proteólise é o fenômeno mais complexo e, na maioria das variedades de queijo, o mais importante dos eventos bioquímicos primários que ocorrem durante a maturação, com exceção de queijos duros italianos e queijos mofados, em que a lipólise é também importante, e de queijos suíços, em que ocorre a fermentação propiônica.

A proteólise ocorre em vários estádios na degradação da proteína e dos peptídeos pela ação das enzimas do leite, do coagulante residual, das bactérias láticas, das NSLAB, do fermento secundário (*Propionibacterium freudenreichii* no queijo suíço, *Penicillium roqueforti* no azul queijo e *Penicillium camemberti* nos queijos *brie* e *camembert*) e um complexo de bactérias Gram-positivas que crescem na superfície dos queijos de casca maturada, além de, em determinados casos, proteases ou peptidases exógenas, adicionadas ao leite ou à coalhada para acelerar a maturação.

A atuação da proteólise na maturação ocorre, pelo menos, de quatro maneiras: por formação direta de aroma e compostos de aroma indesejáveis, por aumento da liberação de compostos de sabor durante a mastigação pelas modificações de pH, por formação de NH_3 e por alterações na textura.

A quimosina e a plasmina são as principais enzimas responsáveis pela proteólise primária e formação de nitrogênio solúvel. As bactérias do fermento adicionado começam a morrer ao término da fabricação do queijo e essas células mortas podem sofrer lise e liberar enzimas intracelulares endopeptidases, aminopeptidases, tripeptidases e dipeptidases as quais produzem uma gama de aminoácidos livres. A influência direta no sabor pela proteólise se dá pela produção de peptídeos pequenos e aminoácidos, alguns dos quais são aromatizados e muitas vezes amargos. Uma contribuição muito importante para o sabor e o aroma dos queijos é o fornecimento de aminoácidos livres que são substratos para uma série de reações catabólicas que geram muitos compostos importantes. Além do aroma, a proteólise contribui para o amaciamento da textura do queijo durante a maturação, dada a hidrólise da matriz de caseína da coalhada e mediante diminuição da atividade da água (Aw)dela.

Lipólise

A lipólise é o processo enzimático em que os triacilgliceróis são degradados pelas enzimas lipases em ácidos graxos livres. Os triacilgliceróis da gordura do leite de ruminantes são ricos em ácidos graxos de cadeia curta que, quando liberados, contribuem de modo significativo para o sabor e o aroma de muitas variedades de queijo. As lipases no queijo são originadas do leite, do coagulante preparado (pasta de esterase pré-gástrica), do fermento, de culturas adjuntas ou de NSLAB.

O grau de lipólise nos queijos varia muito entre as variedades, de 6 mEq de ácidos graxos livres/100 g de gordura no gouda a 45 mEq de ácidos graxos livres/100 g de gordura no queijo azul dinamarquês. Observa-se que a lipólise em queijos maturados internamente por bactérias, como gouda, *cheddar* e suíço, é geralmente menor do que nos queijos maturados por fungos e algumas variedades italianas, na qual é bem extensa. Nessas variedades, as lipases originam-se do coagulante, uma pasta de renina que contém esterase pré-gástrica (utilizada em algumas variedades italianas) ou de culturas adjuntas como *Penicillium* spp. que produzem muitas lipases. Níveis reduzidos de lipólise contribuem para a maturação do *cheddar*, do gouda e de queijo suíço, mas excessivos níveis de lipólise são indesejáveis e resultam em um defeito denominado rancidez hidrolítica.

BIBLIOGRAFIA

Brasil. 1996. Portaria nº 146, de 7 de março de 1996. Aprova o Regulamento Técnico de Identidade e Qualidade dos queijos. Brasília: Diário Oficial da União (DOU); 1996.

Costa RGB, Lobato V, Abreu LR, Magalhães FAR. Salga de queijos em salmoura: uma revisão. Rev Inst Latic Cândido Tostes. 2004; 59(336-338):41-9.

Fox PF, Guinee TP, Cogan TM, McSweeney PLH. Fundamentals of cheese science. Maryland: Aspen Publishers, Inc.; 2000.

Fox PF, McSweeney PLH, Cogan TM, Guinee TP. Cheese: Chemistry, Physics and Microbiology. Vol. 1. General aspects. 3 ed. 617p: Elsevier Academic Press; 2004a.

Fox PF, McSweeney PLH. Dairy chemistry and biochemistry. London: Blackie Academic & Professional, an imprint of Thomson Science; 1998.

Fox PF, McSweeney, PLH, Cogan TM, Guinee TP. Cheese: chemistry, physics and microbiology. Vol. 2. Major cheese groups. 3 ed. 434p: Elsevier Academic Press; 2004b.

Fox PF. Cheese: chemistry, physics and microbiology. Vol. 1. General aspects. 2 ed. London: Chapman e Hall; 1993.

Fox PF. Proteolysis during cheese manufacturing and ripening. J Dairy Sci. 1989; 72(6):1379-400.

Furtado M M. A arte e a ciência do queijo. 2. ed. São Paulo: Publicações Globo Rural; 1990.

Furtado M M. Principais problemas dos queijos causas e prevenção. São Paulo: Fonte Comunicações e Editora; 2005.

Furtado M M. Queijos com olhaduras. São Paulo: Fonte Comunicações e Editora; 2007.

Furtado M M. Queijos finos maturados por fungos. São Paulo: Fonte Comunicações e Editora; 1999.

Ha-La Biotec. Principais fatores que afetam a maturação dos queijos. Chr Hansen. 2007; 97.

Kosikowski F. Cheese and fermented milk foods. 2 ed. Brooktondale. 1982; 711p.

Lawrence RC, Creamer LK, Gilles J. Texture development during cheese ripening. J Dairy Sci. 1987; 70(8):1748-60.

McSweeney PLH Biochemistry of cheese ripening. Intern J Dairy Technol. 2004; 27(2/3):127-44.

Pereira DBC, Oliveira LL, Costa Jr LCG, Silva PHF. Físico-química do leite e derivados – Métodos analíticos. 2 ed. Juiz de Fora: Oficina de Impressão Gráfica e Editora; 2000.

Robinson RK. Dairy microbiology handbook. 3 ed. New York: Wiley-Interscience; 2002.

Sousa MJ, Ardo Y, McSweeney PLH. Advances in the study of proteolysis in cheese during ripening. Intern Dairy J. 2001; 11:327-45.

Walstra P, Geurts TJ, Noomen A, Jelema A, Van Boekel MAJS. Dairy technology: principles of milk properties and processes. Food science and technology. New York: Marcel Dekker, Inc.; 1999.

CAPÍTULO 11

Produção de Leites Fermentados

Ana Carolina Sampaio Doria Chaves

Resumo

Esse capítulo aborda todos os aspectos relativos aos leites fermentados, desde a história do surgimento desses produtos. Nele são definidos os principais tipos de leites fermentados, porém foi dada uma maior ênfase ao iogurte, que dentre os demais leites fermentados, é o mais importante, conhecido e consumido, tanto no Brasil como no restante do mundo. Ainda, o capítulo também os benefícios à saúde dos diferentes tipos de leites fermentados, as características nutritivas e os aspectos legais. Todas as etapas de processamento dos leites fermentados são detalhadamente descritas e discutidas, do controle de qualidade da matéria prima, passando pelas etapas de pré-processamento até os cuidados na distribuição e na armazenagem refrigerada do produto final.

Histórico da produção dos leites fermentados

A origem dos leites fermentados provavelmente está associada à história da civilização, a época em que o homem começou a domesticar e ordenhar animais como vacas, cabras e ovelhas.

Existem várias referências aos leites fermentados ao longo da história, sendo a primeira, provavelmente uma do século II a.C. Desde a Antiguidade, os leites fermentados eram considerados produtos medicinais e consumidos para auxiliar no tratamento e na cura de diferentes problemas de saúde. Hipócrates falou sobre os efeitos benéficos dos leites fermentados e também na Bíblia existe menção aos leites fermentados.

O local exato de origem desses leites ainda é desconhecido, porém acredita-se que seja a região dos Bálcãs, onde atualmente é o Oriente Médio. Existem diferentes histórias sobre a origem dos leites fermentados, e uma bastante difundida diz que, nos desertos do Oriente Médio, os pastores armazenavam o leite cru em bolsas de pele de cabra e as transportavam em seus camelos durante as viagens. A elevada temperatura do deserto favorecia a multiplicação das bactérias láticas, que fermentavam o leite, transformando-o em um produto viscoso e ácido. Após esvaziamento das bolsas, elas eram novamente utilizadas para o transporte de leite, mantendo no seu interior as bactérias láticas viáveis que serviam como inóculo para o leite que seria novamente fermentado quando transportados nestas bolsas.

Devido à interação entre os diferentes povos (por meio de guerras e das relações comerciais), a técnica de produção de leite fermentado foi difundida pelo mundo e o produto tornou-se conhecido principalmente pela sua associação com os benefícios para a saúde dos consumidores, desde a antiguidade os leites fermentados vem sendo utilizados para fins medicinais.

Existem vários tipos de leites fermentados diferentes, e, entre eles, podem ser destacados: iogurte, leite acidófilo, *kefir*, *kumys*, coalhada e leite cultivado. Os leites fermentados têm vários aspectos em comum e, em particular, os que são elaborados na mesma região geográfica. Dentre todos os tipos, o iogurte, é sem dúvida, o de maior destaque em todo o mundo, sendo também o mais conhecido e consumido até hoje.

A palavra iogurte tem etimologia turca, derivado da palavra "yoghurma", que significa engrossar. No início do século XVI, o Império Otomano, difundiu o iogurte para a Europa, porém, apesar dos efeitos benéficos, não teve boa aceitação sensorial pela população por causa de seu sabor característico. Somente no século XX é que se observou um aumento no consumo de iogurte na Europa, mais especificamente entre gregos e georgianos, que apreciaram o produto e este passou a ser parte dos seus hábitos alimentares. Os primeiros iogurtes comerciais europeus foram produzidos na França e na Espanha em 1920, e em 1940 os EUA começaram a processar iogurte, mas somente a partir da década de 1960 é que observou um aumento significativo na produção e no consumo desse produto.

No Brasil, o iogurte foi introduzido na década de 1930 com a imigração europeia, entretanto até os anos 1940 era considerado apenas um regulador da digestão e consumido como medicamento. Na década de 1960, com o surgimento das novas técnicas de produção, teve início a adição de aromas e açúcar a esse produto, o que resultou em um aumento significativo do consumo. No entanto, a produção de iogurte no Brasil apenas pode ser considerada significativa a partir de 1970, ainda assim com um consumo *per capita* muito baixo (de cerca de 100 gramas por ano).

Na década de 1990, especialmente entre 1994 e 1995, observou-se um grande incremento da produção (que praticamente duplicou) e do consumo de iogurte e, até hoje, esse mercado encontra-se em constante crescimento. Atualmente, os iogurtes podem ser transformados em produtos com alegações funcionais por meio da adição de diferentes ingredientes funcionais. Existem inúmeros produtos no mercado com adição de diferentes micro-organismos probióticos e ingredientes diversos tais como: fibras, minerais, vitaminas, frutas e extratos vegetais ricos em diferentes substâncias funcionais. Porém, atualmente para que um produto tenha alegações funcionais este terá que ser avaliado, caso a caso pela ANVISA, com todas as comprovações científicas das alegações funcionais naquele produto especificamente.

Requisitos da matéria-prima para produção de leites fermentados

Para se produzir um leite fermentado de boa qualidade, é fundamental usar matérias-primas com qualidade adequada, em especial o leite, que deve ser de boa procedência. Os ingredientes podem ser divididos em obrigatórios e opcionais, segundo o Regulamento Técnico de Identidade e Qualidade de Leites Fermentados do Ministério da Agricultura, Pecuária e Abastecimento (MAPA), de 2007, que é a legislação atualmente vigente no Brasil.

Os ingredientes obrigatórios são: leite, leite reconstituído ou padronizado e as bactérias láticas (que variam de acordo com o produto a ser processado, podendo ser uma única bactéria ou uma combinação).

Os ingredientes opcionais não lácteos, isoladamente ou combinados, podem estar presentes em uma proporção máxima de 30% (m/m) do produto final. Dentre os ingredientes opcionais, existem os seguintes grupos:

- Leite concentrado, creme, manteiga, gordura anidra ou *butter oil*, leite em pó, caseinatos, proteínas lácteas, sólidos de origem láctea, soro lácteo, concentrado de soro e diferentes cultivos de bactérias láticas secundárias.
- Frutas em pedaços, na forma de polpa(s), de suco(s) ou preparados à base de frutas, vegetais ou ainda frutas secas e diferentes tipos de especiarias.
- Carboidratos como maltodextrina, açúcares e/ou glicídeos (exceto poliálcoois e polissacarídeos), amidos ou amidos modificados podem ser adicionados em uma proporção máxima de 1% (m/m).
- Substâncias alimentícias diversas tais como mel, cereais, chocolate ou café.

A principal matéria-prima dos leites fermentados é o leite, sendo o de vaca o mais utilizado, porém os leites fermentados também podem ser elaborados a partir de leite de cabra, ovelha, búfala, camela ou égua. Cada tipo de leite, em função da variação do teor e do tipo de proteína, irá resultar em um gel com características próprias, diferenciadas em termos de firmeza, capacidade de retenção de água etc.

O leite deve ser de boa qualidade, ter procedência conhecida, apresentar baixa contagem microbiana e também de células somáticas, não pode ter resíduos de antibióticos nem de detergentes ou sanitizantes.

O leite deve ser transportado até a indústria resfriado e não deve apresentar lipases e proteases termorresistentes produzidas por psicrotróficos durante o armazenamento refrigerado prolongado.

O leite deverá ser higienizado por meios mecânicos adequados e submetido à pasteurização, ou tratamento térmico equivalente, que assegure o resultado negativo no teste da fosfatase residual, oque garante a adequada pasteurização e, portanto, a segurança microbiológica do produto. O tratamento térmico pode, ainda, ser combinado com clarificação e/ou microfiltração para garantir qualidade e segurança microbiológicas.

Produção de leites fermentados no Brasil

Segundo o Regulamento Técnico de Identidade e Qualidade de Leites Fermentados de 2007, o leite fermentado é o produto obtido por meio da coagulação do leite graças à fermentação lática realizada por micro-organismos específicos como: *Lactobacillus acidophilus*, *Lactobacillus casei*, *Bifidobacterium* spp., *Streptococcus thermophilus* e/ou outras bactérias láticas.

Em todos os leites fermentados os micro-organismos devem estar viáveis, ativos e abundantes durante toda a validade do produto, com uma contagem mínima de 10^6 UFC/mL. E caso o leite fermentado mencione o uso de *Bifidobacterium*, a contagem dessa bactéria deverá ser de no mínimo 10^6 UFC/g. Há diversos tipos de leites fermentados em todo o mundo, sendo os mais comuns e conhecidos: iogurte, leite acidófilo, *kefir*, *kumys*, coalhada e leite cultivado, *buttermilk* e leite *sweet* acidófilo.

Existem também outros tipos de leites fermentados menos conhecidos como por exemplo: Labneh, Chakka, Srirkhand, Villi (que é um produto obtido por meio da fermentação de leite por bolores) e creme fermentado búlgaro que é um leite fermentado por bactérias láticas termofílicas.

Dentre todos os tipos de leites fermentados citados anteriormente, o iogurte é o de maior destaque e também o mais conhecido e consumido no mundo. Caracteriza-se por um gel viscoso (podendo variar de líquido a consistente) com sabor e aroma suaves.

O aumento do consumo de iogurte se deve a diferentes fatores como a aromatização e as inúmeras inovações no setor, mas principalmente ao apelo de saúde associado ao seu consumo.

Atualmente, os maiores consumidores de iogurte do mundo são os países nórdicos, o Oriente Médio, a Europa Central, a Holanda e a França. No Brasil, o consumo tem aumentado significativamente desde a década de 1990, mas ainda é baixo se comparado até com os países da América do Sul. Em 2001 o consumo *per capita* era de 3,5 kg/ano e atualmente encontra-se em torno de 6 a 7 kg/ano. Uma das principais causas do consumo reduzido de iogurte no Brasil ainda é o custo elevado desse produto para grande parte da população brasileira.

A produção brasileira de iogurte, representa quase 80% do total dos produtos lácteos produzidos no País, ou seja, é o derivado lácteo de maior importância. Se forem consideradas também as pequenas indústrias, que apenas comercializam o produto regionalmente, a produção é cerca de 25% maior. Atualmente no Brasil se observa um crescimento notável da produção dos leites fermentados, em especial de iogurte. Segundo a Associação Brasileira das Indústrias da Alimentação (Abia), a produção de iogurte tem apresentado um crescimento constante desde 2000. Em 2008, a AC Nielsen observou que o segmento de iogurte cresceu 2,4%, enquanto o de iogurte com alegação funcional, como os com adição de probióticos, apresentou um crescimento anual de 37%.

Tipos de leites fermentados

Segundo o Regulamento Técnico de Identidade e Qualidade de Leites Fermentados do MAPA de 2007, os principais tipos de leites fermentados são:

- *Iogurte:* por definição legal, é um produto fermentado necessariamente por duas bactérias láticas específicas – *Lactobacillus delbrueckii* subsp. *bulgaricus* (*L. bulgaricus*) e *Streptococcus thermophilus* (*S. thermophilus*) –, podendo ou não ter outras bactérias láticas adicionadas. As bactérias do iogurte devem ser viáveis, ativas e abundantes durante toda a vida útil do produto, com um mínimo de 10^7 UFC/mL.
- *Leite cultivado:* fermentação de leite com uma ou mais das seguintes bactérias: *Lactobacillus acidophilus, Lactobacillus casei, Bifidobacterium* spp., *S. thermophilus*, entre outras.
- *Leite acidófilo:* fermentação por *Lactobacillus acidophilus*.
- *Kefir:* fermentação mista lática e alcoólica com grãos de *kefir*, que são associações constituídas por uma mistura de diferentes tipos de leveduras como as fermentadoras de lactose (*Kluyveromyces marxianus*) e as não fermentadoras de lactose (*Saccharomyces omnisporus, Saccharomyces cerevisae* ou *Saccharomyces exiguus*) e bactérias láticas variadas tais como: *Lactobacillus casei, Bifidobaterium* spp. e *S. thermophilus* entre outras. A composição do *Kefir* pode variar em função da composição e da armazenagem dos grãos, da origem e das condições de processamento do produto.
- *Kumys:* fermentação mista lática e alcoólica com a bactéria *L. bulgaricus* e a levedura *Kluyveromyces marxianus*.
- *Coalhada:* fermentação por bactérias láticas mesofílicas como o *Lactococcus lactis* subsp. *Lactis* e *Lactococcus lactis* subsp. *cremoris*.

Classificação dos leites fermentados

Os leites fermentados têm acidez titulável que varia de 0,6 a 2 g de ácido lático/100 g de produto e devem ter um mínimo de 2,9 g de proteína láctea/100 g de produto. O conteúdo de gordura pode variar conforme a classificação.

Os leites fermentados podem ser classificados quanto ao conteúdo de gordura em: *com creme* (base láctea com no mínimo 6,0 g de gordura/100 g de produto); *integrais* (mínimo de 3,0 g/100 g); *parcialmente desnatados* (teor máximo de gordura de 2,9 g/100 g); e *desnatados* (teor máximo de gordura de 0,5 g/100 g). O iogurte tipo grego (ou concentrado) pode conter até 10% de gordura.

A literatura também classifica os iogurtes de acordo a consistência em: *consistente* ou *firme* (produto firme que deve ser consumido com o auxílio de uma colher e a fermentação ocorre dentro da embalagem final na qual o produto será consumido e comercializado); *batido* (produto com consistência cremosa e viscosidade elevada, que pode ser consumido com uma colher, tradicionalmente comercializado em embalagem tipo bandeja); *líquido* (produto com baixa viscosidade, iogurte para beber).

O tipo firme apresenta ainda a versão *"sundae"*, que tem um preparado de frutas no fundo da embalagem.

Com relação à aromatização, pode ser elaborado somente com ingredientes lácteos (iogurte natural) ou aromatizado naturalmente com polpa, suco ou pedaços de frutas ou de maneira artificial com aromas, saborizantes ou flavorizante; normalmente os aromatizados têm também adição de sacarose ou de edulcorantes.

Processos industriais

Os leites fermentados são preparados a partir leite ou creme pasteurizado, com ou sem adição de proteínas lácteas, com ingredientes opcionais e aditivos permitidos na legislação.

Na fermentação, as bactérias láticas metabolizam a lactose, produzindo ácido lático, com a redução do pH até cerca de 4,6, que é o ponto isoelétrico da caseína (pH no qual ocorre a coagulação ácida do leite). Nesse pH, de menor solubilidade da proteína, a caseína precipita e as micelas se associam, ocorrendo a formação do gel que é característico do leite fermentado.

O processamento básico dos leites fermentados pode ser resumido pela seguinte sequência de etapas: aumento do teor de proteínas lácteas; tratamento térmico (o ideal é uma pasteurização drástica 95 °C por 5 minutos); resfriamento até 30 a 45 °C (de acordo com a temperatura ótima para cada tipo de fermento utilizado); inoculação com os micro-organismos específicos; embalagem (que pode ocorrer antes ou após a fermentação, dependendo do tipo de produto que está sendo processado); fermentação na temperatura ótima de cada micro-organismo, resfriamento e armazenagem refrigerada.

O processamento geral de iogurte tipo firme e batido pode ser observado na Figura 11.1. A diferença no processamento dos três tipos de iogurtes (batido, líquido e firme) consiste basicamente nas etapas de aumento do teor de proteína, local de fermentação (embalagem final ou em tanques), resfriamento e quebra do gel (quanto mais intenso for o processo de rompimento do gel, menos viscoso será o produto final).

No iogurte firme, a fermentação ocorre com o produto já dentro da embalagem final (na qual será comercializado), ao passo que nos tipos líquido e batido a fermentação ocorre em tanques ou fermentadores e, após resfriamento, o produto é envasado na embalagem na qual será comercializado.

Tratamento da matéria-prima

Para que se obtenha um leite de boa qualidade, é fundamental a adoção das boas práticas desde a obtenção do leite até a chegada deste no laticínio. Para garantir a qualidade do produto final é necessário eliminar as impurezas, o que pode ser feito nas operações descritas a seguir:

- *Filtração:* é realizada na recepção do leite na indústria ou, preferencialmente, antes da entrada do leite no tanque de resfriamento. essa operação é utilizada para separar as partículas sólidas e as sujidades (pelos, insetos, fezes, terra) por meio de membranas, peneiras ou filtros de tela.

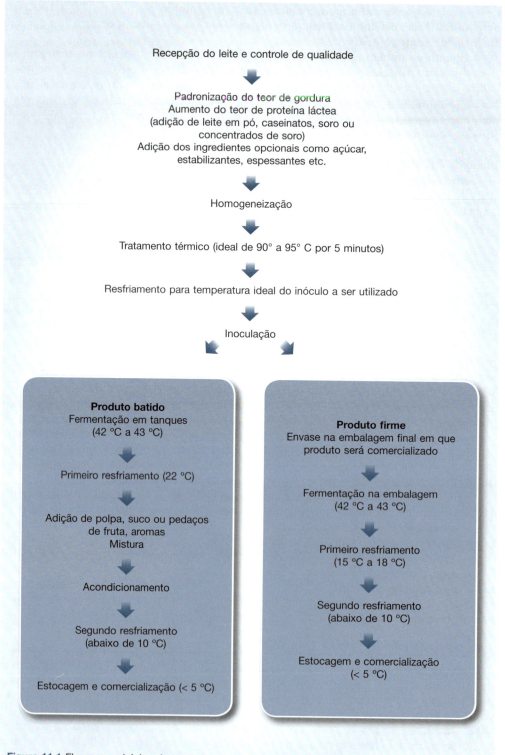

Figura 11.1 Fluxograma básico de processamento de iogurte (firme e batido).

- *Clarificação:* é usada para eliminar bactérias mortas que podem conter enzimas, pus, sangue, células somáticas, leucócitos e esporos bacterianos. Para essa operação são utilizadas centrifugas clarificadoras, que, por meio da força centrífuga, separam os componentes com diferentes densidades.

Padronização do teor de gordura ou desnate

O teor de gordura pode variar de 0,1% a 10%, dependendo do tipo de produto. No entanto, com o objetivo de uniformizar a composição, é necessária a padronização do teor de gordura no leite (que pode ser integral, desnatado, semidesnatado ou com adição de creme) para obtenção de produtos sempre com as mesmas características sensoriais.

O desnate é um processo de separação parcial da gordura do leite que ocorre com auxílio de uma centrífuga desnatadeira. O equipamento é composto por um tambor rotatório com uma série de pratos ou discos troncônicos e que, por meio da força centrífuga, separa líquidos com diferentes densidades (uma fase gordurosa de leite é separada da fração de leite desnatado).

Aumento do teor de proteína

O leite de vaca não apresenta concentração de proteína suficiente para formar um gel forte e sem a separação de soro e, portanto, o aumento do teor de proteína do leite tem como objetivo a obtenção de um produto com propriedades reológicas desejáveis (minimizar a sinérese e obter uma consistência viscosa ou firme) e com um padrão de qualidade constante. O incremento no teor de proteína é fundamental nos iogurtes dos tipos firme e batido, mas essa etapa não é necessária em produtos como iogurte líquido, *kumys* e *kefir*, os quais têm baixa viscosidade.

O iogurte firme não deve apresentar separação de soro e deve ser consistente para possibilitar o consumo com o auxílio de uma colher. O produto batido deve ser viscoso e não deve apresentar separação de fases durante as etapas de transporte e armazenagem.

Com relação à etapa de aumento do teor de proteína do leite, no caso do iogurte firme, o leite deve alcançar um teor de extrato seco láctio (ESL) na faixa de 15% a 17% e, no caso do iogurte batido, de 13% a 14% (em geral as indústrias utilizam, alternativamente, diferentes tipos de espessantes e estabilizantes que são mais baratos do que aumentar teor de proteína láctea); para o iogurte líquido não é necessária adição de proteína.

Para aumentar o teor de proteína nos leites fermentados podem ser utilizados diferentes ingredientes tais como: leite em pó, concentrados e isolados proteico de soro e caseinatos. No entanto, os melhores resultados (melhores características sensoriais e tecnológicas) são obtidos adicionando-se leite em pó desnatado.

Para aumentar o teor de proteína também é possível realizar a concentração do leite por meio da evaporação a vácuo ou, ainda, utilizando-se sistemas de membranas (ultrafiltração e osmose reversa). Em alguns países como Holanda, França e Dinamarca a legislação é bastante rígida e não é permitida a adição de nenhum ingrediente no processamento de iogurte, nem sequer de leite em pó, então a única maneira de obter a concentração de proteína adequada no leite é por meio de processos de concentração do leite mencionados anteriormente.

Filtração e desaeração do leite

A filtração, recomendada para retirar as possíveis partículas não dissolvidas de sólidos lácteos ou grumos formados, é importante para evitar que essas partículas obstruam e causem danos ao homogeneizador ou que se depositem nos trocadores de calor.

Em geral, a etapa de desaeração (a eliminação do ar) do leite é recomendada na fabricação dos leites fermentados, porém no caso dos produtos com adição de probióticos

(*Lactobacillus acidophilus* e *Bifidobacterium* spp.) essa etapa é fundamental, pois eles são extremamente sensíveis ao oxigênio, que é tóxico para esses micro-organismos.

Homogeneização

É uma operação unitária que promove a subdivisão dos glóbulos de gordura em frações menores e, dessa maneira, evita-se a separação natural da gordura que ocorre no leite e nos derivados produzidos.

No homogeneizador, o leite sob pressão é forçado a passar por espaços muito restritos ou por pequenos orifícios que promovem um rompimento físico dos glóbulos de gordura. O rompimento pode ser por meio de forças mecânicas (pressão) ou ultrassom. Após o rompimento ocorre a formação de nova membrana de caseína em volta dos glóbulos de gordura menores, o que estabiliza a emulsão.

O leite para produção de iogurte deve passar pela etapa de homogeneização, que, além de evitar a separação da gordura, melhora a textura, a viscosidade e a estabilidade do produto final. Várias condições de processo (pressão e temperatura) foram estudadas, e os melhores resultados são obtidos com pressão variando de 20 a 25 MPa e temperatura de 65 a 70 °C. Essa etapa pode ser realizada antes ou depois da pasteurização; caso seja após a pasteurização, é necessário utilizar um homogeneizador asséptico.

Tratamento térmico

O leite deve passar por um tratamento térmico que pode ser contínuo (pasteurização rápida) ou em bateladas (pasteurização lenta). Diferentes combinações de tempo e temperatura podem causar os efeitos desejados desse tratamento térmico, com temperaturas na faixa de 85 a 98 °C e tempo variando de 20 segundos a 7 minutos. No entanto, dentre as condições estudadas, os melhores resultados são obtidos com uma combinação de 95 °C por 5 minutos (em sistema de fluxo contínuo) ou de 80 a 85 °C por 30 minutos (em sistema de batelada).

O tratamento térmico apresenta os seguintes efeitos sobre o leite: destruição de micro-organismos patogênicos e redução dos deteriorantes; desnaturação das proteínas solúveis sob a k-caseína que aumenta a hidratação das micelas de caseína; produção de fatores estimulantes como compostos nitrogenados de baixo peso molecular (oriundos da desnaturação das proteínas de soro); e redução da quantidade de oxigênio dissolvido, criando condição de microaerofilia que é favorável para multiplicação das bactérias láticas.

Na condição de 95 °C por 5 minutos, obtém-se 70% a 80% de desnaturação das proteínas do soro. Inicialmente ocorre a desnaturação da β-lactoglobulina sobre a superfície da k-caseína (resultando em uma estrutura irregular), subsequentemente ocorre a desnaturação da α-lactoalbumina sobre o agregado constituído pela β-lactoglobulina desnaturada sobre k-caseína. A α-lactoalbumina preenche os espaços da estrutura anterior que era irregular e, assim, é obtido um agregado com uma superfície regular. Esses agregados, formados pela interação da caseína com as proteínas de soro desnaturadas, irão proporcionar um aumento da viscosidade do produto final graças ao aumento da hidratação provocado pela desnaturação das proteínas que expõe sítios de ligação para água.

Logo após a pasteurização, realiza-se o resfriamento até a temperatura ótima de inoculação/fermentação de cada tipo de leite fermentado (30 a 45 °C).

Inoculação: adição das culturas iniciadoras

O processo de fermentação inicia-se com a inoculação, ou seja, a adição do fermento (também chamado de bactéria lática, cultura lática, cultura iniciadora, cultura *starter* ou inóculo). A composição do fermento varia de acordo com o tipo de leite fermentado que está sendo produzido.

A inoculação deve ser realizada na temperatura ótima da bactéria lática utilizada: temperatura ótima de 42 a 45 °C no caso dos micro-organismos termofílicos (como os do iogurte) e de 30 °C no caso dos mesofílicos (como os da coalhada). O tempo de fermentação varia de acordo com o produto, a quantidade de inóculo e as condições de processo. Durante a fermentação o produto deve permanecer em repouso para garantir a obtenção da consistência ideal e para que se evite a separação de soro.

Os micro-organismos utilizados na etapa de fermentação são muito sensíveis às diferentes substâncias inibidoras.

- *Inibidores naturais:* compostos naturalmente presentes no leite como lacteninas, sistema peroxidase e aglutininas bacterianas.
- *Inibidores químicos:* como os resíduos de antibióticos (utilizado no tratamento de enfermidades dos animais, como a mastite), detergentes e desinfetantes utilizados na higienização dos equipamentos.

Principais bactérias láticas

No caso do *iogurte* se utiliza uma cultura mista composta por *Streptococcus thermophilus* e *Lactobacillus bulgaricus* e, para *bioiogurte*, além das duas mencionadas anteriormente, há também adição de algum micro-organismo probiótico como, por exemplo, *Lactobacillus acidophilus* ou *Bifidobacterium*, entre outros.

O *leite acidófilo* é produzido com o *Lactobacillus acidophilus*. Já a *coalhada* é produzida com bactérias mesofílicas como *Lactococcus lactis* spp. *lactis* e/ou *L. lactis* spp. *cremoris* e *buttermilk* é o produto da fermentação do leitelho (soro de manteiga) por diferentes tipos de *Lactococcus* e *Leuconostoc*.

O *kumys* e o *kefir* são produtos resultantes de fermentação mista: lática (bactérias láticas) e alcoólica (leveduras). No *kumys* fermenta-se geralmente o leite de égua com *Kluyveromices marxianus* e *Lactobacillus bulgaricus*. E no *kefir* inocula-se o leite com os grãos de *kefir*, que são associações de diferentes bactérias láticas (*Lactobacillus, Streptococcus*, entre outras) com diferentes tipos de leveduras (*Saccharomyces* e *Kluyveromyces*). A composição dos grãos de *kefir* varia muito em função da origem e das condições de cultivo dos mesmos.

Atualmente, a maioria das culturas láticas utilizadas comercialmente é vendida liofilizada em envelopes para adição direta ao tanque (tipo DVS). Na Tabela 11.1 pode ser observada a quantidade mínima de micro-organismos que deve existir em cada produto até o final da vida útil.

Tabela 11.1 Quantidade mínima de micro-organismos que deve existir em cada produto até o final da vida útil

Produto	Contagem mínima de bactérias láticas totais (UFC/g) Norma FIL 117A: 1988	Contagem mínima de leveduras específicas (UFC/g) Norma FIL 94B: 1990
Iogurte	10^7	
Leite cultivado ou fermentado	10^6	
Leite acidófilo ou acidofilado	10^7	
Kefir	10^7	10^4
Kumys	10^7	10^4
Coalhada	10^6	

Metabolismo

Em cada produto a fermentação resulta em diferentes metabólitos, dependendo dos tipos de micro-organismos e das linhagens específicas utilizadas.

No caso do iogurte, os principais metabólitos são acetaldeído, diacetil e lactato; em *kumys* e *kefir* são lactato, peptídeos, etanol, CO_2 e diferentes ácidos graxos; em *buttermilk* (leitelho), ocorre a produção de diacetil, lactato e peptídeos; e no caso dos bioiogurte com *Bifidobacterium* ocorre a formação de acetaldeído, diacetil, acetato e ácido acético.

A temperatura, o tempo e a quantidade do cultivo influenciam na produção dos diferentes metabólitos. Além dos compostos aromáticos, o ácido lático também é importante no sabor característico dos leites fermentados, conferindo a eles o gosto ácido e refrescante.

Fermentação

Essa é a principal etapa do processamento dos leites fermentados; nela ocorre formação do ácido lático resultante do catabolismo da lactose. As bactérias láticas também hidrolisam parcialmente as proteínas, resultando em diferentes peptídeos e compostos aromáticos (como diacetil e acetaldeído).

A fermentação do produto pode ocorrer em câmaras climatizadas (no caso do tipo firme, em que o produto já se encontra na embalagem final) ou em tanques de fermentação encamisados (nos tipos líquido e batido).

Alterações físico-químicas e organolépticas

Com a redução do pH ocorre a neutralização das cargas negativas da superfície das micelas de caseína até alcançar o pH de 4,6 a 4,5 (ponto isoelétrico da caseína). Nesse pH, a caseína torna-se insolúvel e ocorre a agregação das micelas por meio de ligações hidrofóbicas, resultando na formação do gel característico dos leites fermentados (fermentação lática). A água fica retida fisicamente nessa rede proteica tridimensional e somente durante o resfriamento é que a água irá começar a ligar-se a proteína e, por essa razão, é que durante essa etapa o produto deve permanecer em repouso.

A acidez final varia de acordo com fermento utilizado e com a demanda dos consumidores. Segundo a legislação brasileira, a acidez dos leites fermentados pode variar de 0,6% a 2,0%. Os valores de acidez titulável variam de acordo com o fermento utilizado. O teor de ácido lático final dos diferentes leites fermentados pode ser observado na Tabela 11.2.

O resfriamento deve ser iniciado no momento em que o produto termina a etapa de fermentação, ou seja, quando se atinge a acidez desejada. O resfriamento irá impedir que

Tabela 11.2 Teor de ácido lático de diferentes leites fermentados

Produto	Acidez (gramas de ácido lático/100 gramas de produto)
Iogurte	0,6 a 1,5
Leite cultivado	0,6 a 2,0
Leite acidófilo	0,6 a 2,0
Kefir	< 1,0
Kumys	> 0,7
Coalhada	0,6 a 2,0

ocorra uma acidificação muito intensa, limitando a multiplicação dos diferentes micro-organismos utilizados. Algumas bactérias láticas, como determinadas linhagens de *L. bulgaricus*, continuam a produzir ácido lático mesmo durante armazenagem refrigerada, causando uma pós-acidificação (durante a estocagem e a comercialização do produto). Um produto muito ácido pode ser rejeitado, ter menor aceitação sensorial, uma vez que os consumidores brasileiros preferem produtos mais suaves, com pouca acidez.

Interações microbianas

No caso específico do iogurte, a fermentação deve ser realizada por duas bactérias láticas específicas – *S. thermophilus* e *L. bulgaricus* – que se multiplicam em uma associação positiva, ou seja, quando elas são cultivadas conjuntamente, uma auxilia a multiplicação da outra e ambas se beneficiam.

As bactérias do iogurte não se multiplicam em simbiose, como mencionado em muitos textos técnicos da área, uma vez que estas duas se multiplicam isoladamente em leite (fermentando-o mais lentamente e atingindo uma acidez final menor). Logo, elas não são simbióticas pois uma bactéria não precisa da outra para sobreviver e se multiplicar.

S. thermophilus inicia a fermentação, produzindo dióxido de carbono e ácido fórmico, que são substâncias que estimulam a multiplicação do *L. bulgaricus* graças à redução do pH. *L. bulgaricus* é proteolítico, consegue hidrolisar as proteínas, produzindo peptídeos e aminoácidos, que são necessários para a multiplicação de *S. thermophilus*, que não é proteolítico e domina a fermentação até pH próximo de 5, quando a acidez limita a sua multiplicação. No final da fermentação, os *Lactobacillus* predominam e produzem ácido lático até pH de 4,2. Ao final da fermentação, para se reduzir a atividade das bactérias láticas, o produto é resfriado.

Armazenamento refrigerado de leites fermentados

Em temperaturas inferiores a 10 °C a atividade das bactérias láticas é reduzida drasticamente e, portanto, a refrigeração é o método utilizado para se controlar a atividade metabólica das bactérias láticas do iogurte e das enzimas produzidas por elas quando o produto alcança a acidez final desejada.

No caso do iogurte o resfriamento é iniciado quando o produto alcança o ponto isoelétrico da caseína (pH 4,6) e coagula.

Formas de armazenamento dos leites fermentados

O resfriamento deve ser realizado de maneira lenta e gradual, que é o ideal para que se evitem danos à estrutura do gel. O produto deve chegar o mais rapidamente possível a temperaturas inferiores a 5 °C, sem, contudo, causar danos à sua viscosidade ou consistência.

Se o resfriamento for muito rápido, poderá haver contração do gel, reduzindo a capacidade de retenção de água das proteínas, o que resulta em excessiva separação de soro.

A refrigeração irá controlar a atividade do fermento e promover a conservação do produto final. A conservação é obtida pela combinação da redução do pH com a armazenagem refrigerada. A temperatura ideal de estocagem e distribuição encontra-se dentro da faixa de 2 a 4 °C.

Embalagens e armazenamento do produto final

O método de refrigeração mais adequado depende do tipo de iogurte; no caso do produto batido, a redução da viscosidade pode acontecer em diferentes etapas após a fermentação: bombeamento, resfriamento, acondicionamento e/ou durante o transporte.

Diferentes variáveis afetam a eficiência da refrigeração como, por exemplo, tamanho das embalagens, volume de produto, material de embalagem, espaçamento entre as embalagens, entre os estrados com essas embalagens e a velocidade de circulação do ar na câmara de refrigeração.

No tipo firme, a separação de soro pode ocorrer por: elevada velocidade de resfriamento; transporte e distribuição do produto terem sido realizados antes de o produto permanecer em repouso por 24 horas sob refrigeração (tempo necessário para hidratação do gel); ou, ainda, danos mecânicos causados no gel pela manipulação inadequada.

No caso do iogurte, o resfriamento ideal seria nas seguintes condições: 30 minutos após a fermentação, a temperatura deve ser de 35 °C; após mais 40 minutos, deve estar entre 18 e 20 °C e, subsequentemente, deve alcançar temperatura final inferior a 5 °C para ser armazenado até a distribuição.

No caso do produto tipo firme, o resfriamento pode ser feito de duas maneiras: no mesmo equipamento usado na fermentação (câmara com temperatura controlada), onde ocorre a fermentação, e, subsequentemente, o resfriamento sem movimentação do produto. Ou, ainda, após a fermentação, o produto, sobre estrados ou em carrinhos, passa por um túnel no qual irá ocorrer resfriamento lento e gradual.

O resfriamento do iogurte líquido é realizado logo após a fermentação (que ocorre nos tanques). O gel ainda na temperatura de fermentação, é quebrado, resfriado, misturado com os demais ingredientes (se for o caso), envasado e resfriado em câmaras frias com circulação de ar forçada.

O resfriamento do produto do tipo batido pode ocorrer em uma ou duas etapas (dependendo da indústria). No caso de uma etapa, após a fermentação, a temperatura é reduzida para 10 °C, então ocorre mistura com os demais ingredientes, seguida pelo envase e pelo resfriamento final. A 10 °C, o produto tem viscosidade elevada, e na mistura o trabalho mecânico irá ocasionar danos à consistência do gel e, portanto, o produto final terá baixa viscosidade, podendo apresentar separação de fases na estocagem e na distribuição, o que é um grave defeito nesse tipo de produto.

O resfriamento ideal para manter a viscosidade do leite fermentado batido deve ser realizado em duas etapas. Inicialmente, resfria-se o produto sob agitação suave (o processo deve demorar cerca de 30 minutos) até a temperatura de 15 a 24 °C. O resfriamento pode ser realizado em um trocador de calor de placas, com cisalhamento mínimo para que se evite a perda da viscosidade do produto final.

O produto resfriado pode ser, então, bombeado para os tanques se houver necessidade de mistura com outros ingredientes (polpa, suco, aromas, xarope de açúcar) ou diretamente para envase. A mistura com os ingredientes pode ocorrer de duas maneiras – na própria tubulação com auxílio de um misturador ou nos tanques de mistura – e, então, o produto deve ser envasado e resfriado em câmaras frias até temperaturas inferiores a 5 °C.

O Instituto Dinamarquês de Pesquisa em Laticínios recomenda que o iogurte batido seja resfriado da seguinte maneira: no tanque de fermentação o produto deve ser quebrado e misturado lentamente até alcançar consistência homogênea. Inicia-se o resfriamento até 24 °C, misturam-se os ingredientes desejados e realiza-se o envase. O resfriamento final deve ser feito em câmaras frias (com circulação de ar forçada) em duas etapas: inicialmente produto permanece por 5 a 6 horas a 7 a 10 °C e depois por 6 a 7 horas em temperaturas de 1 a 2 °C.

Para garantir a qualidade do produto é muito importante que, após a fermentação, os produtos dos tipos firme e batido permaneçam em repouso por um período mínimo de 2 a 3 horas (sendo o período ideal de 48 horas antes do transporte e distribuição). Nesse período o produto está muito sensível e qualquer dano à estrutura do gel irá resultar na separação de soro. O período de repouso é muito importante para a obtenção da melhor consistência do gel e para que a sinérese seja minimizada (máxima ligação entre a água e a proteína).

Embalagens e adição de ingredientes e aditivos

Adição de ingredientes (frutas em pedaços, polpas ou sucos) e aditivos (saborizantes, aromatizantes, flavorizantes e/ou corantes)

O aumento do consumo mundial dos leites fermentados nos últimos 40 anos pode ser, em grande parte, atribuído à adição de açúcar, de frutas (nas mais diferentes formas), de aromas e sabores (preparados sintéticos ou naturais) que mascaram a acidez característica desses produtos. Atualmente mais de 90% dos leites fermentados consumidos no mundo têm adição de frutas ou flavorizantes e açúcar.

Tal também se deve à diversificação na oferta de produtos que tem apresentações variadas e adição de frutas, cereais, fibras e diferentes tipos de castanhas. A preferência por determinados sabores depende dos hábitos culturais, porém, de maneira em geral, os que têm maior aceitação são: morango, frutas vermelhas, coco, pêssego, banana. Entretanto, a demanda por produtos com frutas tropicais, como manga, maracujá, abacaxi, mamão papaia tem aumentado a cada dia.

Os preparados para leites fermentados podem ser realizados a partir de polpas ou de frutas naturais, com a adição de açúcar, de acidulantes e tratados termicamente (pasteurização). Os preparados podem, ainda, ter adição de aditivos como flavorizantes, corantes, aromatizantes, estabilizantes e conservantes (como os benzoatos e sorbatos).

A legislação brasileira permite a adição de conservantes nas polpas de frutas e nos preparados de aromas artificiais, mas não é permitida a adição direta dos conservantes em leites fermentados. Porém, nos leites fermentados é permitida a adição de até 30% de ingredientes não lácteos; dentre eles, pode ser adicionado tanto os preparados de frutas naturais com conservantes ou os preparados artificiais (mistura de aromatizantes, flavorizantes, corantes etc.) com conservante. Se a porcentagem de ingredientes não lácteos for superior a 30% o produto não poderá ser chamado de iogurte. Portanto, a presença de ácido sórbico e dos seus sais de sódio, potássio e cálcio é permitida "indiretamente" em uma concentração máxima de 300 mg/kg do produto final.

Nos produtos dos tipos batidos e líquidos, os preparados de frutas devem ser processadas previamente, e, em geral, adiciona-se algum tipo de estabilizante/espessante para conferir a viscosidade adequada e evitar a separação de fases do produto final.

Os preparados de frutas devem passar por tratamento térmico adequado para se evitar a multiplicação de bolores e leveduras no produto final, o que limitará, diminuirá a vida útil do produto. Em geral, no tratamento térmico de polpas se utiliza um trocador de calor de superfície raspada (100 °C por 4 segundos) ou um tanque com agitação para pasteurização em bateladas (85 °C por 10 minutos) para frutas inteiras (amora, mirtilo, morango, framboesa) ou em pedaços (pêssego, manga, abacaxi). A combinação de tempo e temperatura deve ser suficiente para garantir a segurança microbiológica do preparado sem, contudo, provocar um acentuado cozimento que ocasionará a perda dos voláteis, de possíveis compostos funcionais e da textura característica.

As preparações de frutas contêm em geral 30% a 35% de açúcar e podem ter também aditivos como edulcorantes, ácidos ou controladores de acidez, corantes, flavorizantes, aromatizantes, saborizantes e estabilizantes (gomas, gelatina, amidos modificados ou pectina). Os preparados de frutas podem ser dos seguintes tipos:

- *Frutas preservadas por pasteurização:* com 70% de fruta (podendo ser fresca ou congelada) e 30% de açúcar.
- *Conservas de frutas esterilizadas:* 30% a 35% de açúcar e 65% a 70% e, se o pH for superior a 3, a mistura deve ser esterilizada, o que provoca perdas de compostos voláteis e pode ocasionar também alterações nas cores dos pigmentos. Em geral esses produtos contêm corantes, aromatizantes e estabilizantes.

- *Mistura de derivados de frutas:* podem ser adicionadas aos leites fermentados polpas de frutas concentrada por ultrafiltração, néctar ou suco de frutas. E geleias podem ser colocadas na parte inferior das embalagens para produzir o iogurte firme do tipo *sundae*.

Além de frutas e aromatizantes artificiais, diferentes produtos podem conferir sabores variados: mel, xarope de *maple*, melaço, caramelo, castanhas variadas (nozes, amêndoas, castanha-de-caju, castanha-do-pará, avelã), cereais extrusados, flocos de arroz e de milho, de fibras, aveia, linhaça, misturas como granola ou *muesli*, polpas de vegetais (pepino, tomate, aipo, pimentão, cenoura), condimentos (salsinha, orégano, manjericão, hortelã, pimenta), café, baunilha, confeitos de chocolate etc.

Existe uma grande variedade de ingredientes e de aditivos que podem ser adicionados nos diferentes tipos de leites fermentados. No Brasil, existe um Regulamento Técnico de Identidade e Qualidade de Leites Fermentados que contém uma lista com todos os ingredientes e aditivos que podem ser adicionados nos leites fermentados, com suas concentrações máximas permitidas, o que não está listado não pode ser adicionado.

Tipos de embalagens

As embalagens dependem do tipo de leite fermentado. Inicialmente ocorre o envase em uma embalagem primária que o contém e, em alguns casos, também se utiliza uma embalagem secundária para agrupar as unidades, facilitando manuseio, transporte, armazenagem e venda.

As embalagens devem proteger os leites fermentados evitando a contaminação pós-processamento (por micro-organismos deteriorantes e/ou patógenos) e evitar a passagem de oxigênio e luz (pode causar a descoloração dos pigmentos e/ou a oxidação da gordura), além de proteger contra evaporação de água. Elas também evitam a perda de compostos voláteis e a absorção de odores desagradáveis.

Nos leites fermentados probióticos é muito importante que a embalagem confira barreira à passagem de oxigênio, pois essas bactérias são muito sensíveis e a sua quantidade diminui com o aumento de oxigênio dissolvido no produto.

As embalagens devem ser previamente higienizadas e o enchimento deve ser asséptico para evitar contaminação do produto. Tanto o tamanho quanto o tipo de embalagem variam em função da demanda do mercado consumidor, sendo os materiais mais comuns plásticos, laminados e vidros.

O vidro é o material mais adequado para os leites fermentados, pois não existe nenhum tipo de interação com o alimento, no entanto as embalagens plásticas são as mais utilizadas em todo o mudo, na forma de copos ou garrafas, de diferentes tamanhos e formatos, transparentes ou não.

Os plásticos mais utilizados são: polietileno (PE), polipropileno (PP), poliestireno (PS), cloreto de polivinila (PVC), cloreto de polivinilideno (PVDC) e o polietileno – pela boa resistência ao impacto e pela facilidade para o fechamento a quente. As embalagens plásticas podem ser fechadas com tampa de alumínio (revestido por PE ou por acetato vinílico de etileno) ou de plástico (termosselagem ou por pressão).

As embalagens laminadas oferecem boa barreira ao oxigênio, porém ainda não são tão utilizadas quanto as plásticas. Os laminados são utilizados em sistemas para embalagem asséptica, criados e patenteados por empresas como Tetra Rex, Pure Pak e Elopak.

O material de embalagem pode ser esterilizado por diferentes substâncias: peróxido de hidrogênio (H_2O_2) (*spray*, vapor ou banho); vapor de água; ar quente com H_2O_2; ar quente e seco; óxido de etileno; H_2O_2 com luz ultravioleta e irradiação com raios gama, sendo os métodos mais usados na indústria H_2O_2 e irradiação.

Armazenagem, transporte e distribuição

Logo após o envase na embalagem primária, os produtos devem ser acondicionados em caixas ou agrupados em embalagem secundárias e mantidos em câmaras frias antes da distribuição, que deve ser realizada em caminhões frigoríficos até os pontos de distribuição e vendas. No transporte é fundamental que a temperatura não oscile muito, e que seja inferior a 5 °C, sendo ideal na faixa de 2 a 4 °C.

Durante a vida útil do produto, diferentes reações que levam à degradação do produto podem ocorrer: oxidação dos lipídeos; mudança de cor (alteração dos pigmentos); desidratação da superfície do gel e hidratação das proteínas e/ou dos hidrocoloides presentes no produto que podem aumentar a sua viscosidade, resultando em um produto com características filante.

Durante o transporte, é importante que o produto sofra o mínimo de movimentação possível para que se evitem danos físicos à estrutura do gel (rompimento e separação de soro), em especial no transporte por longas distâncias. As embalagens secundárias dos leites fermentados, além de facilitar o manuseio, protegem o produto durante o transporte, evitando movimentação excessiva que pode provocar danos à estrutura do gel.

Os leites fermentados devem ser consumidos em temperaturas próximas de 10 °C, pois, em temperaturas muito baixas, a percepção do sabor e do aroma pode ser alterada e, em temperaturas superiores a 10 °C, o produto perde o frescor, sendo possível observar redução da viscosidade e a separação de soro. A refrigeração é responsável pela qualidade microbiológica do produto final.

Padrões de qualidade

O Regulamento Técnico de Identidade e Qualidade de Leites Fermentados do MAPA, de 2007, define os diferentes tipos de leites fermentados, como eles devem ser processados e os requisitos de qualidade tais como características sensoriais, físico-químicas, microbiológicas (contagem de bactérias láticas, de leveduras e de contaminantes), tipos e quantidade de aditivos permitidos (limites máximos), bem como os padrões macroscópicos.

Coleta de amostras

A amostra deve ser significativa e refletir a qualidade do lote como um todo. O método de retirada da amostra varia em função do tamanho da indústria e do produto a ser analisado (leite cru, leite em pó ou leite fermentado).

É necessária uma manipulação adequada para se evitar contaminação, e devem ser seguidos os procedimentos recomendados pela Norma 50C da Federação Internacional de Leite (FIL) ou pela International Dairy Federation (IDF).

Características microbiológicas

As características microbiológicas dos leites fermentados devem atender à Instrução Normativa (IN) nº 46 quanto à quantidade de bactérias láticas (devem estar presentes com um mínimo de 10^6 ou 10^7 UFC/g dependendo do produto). E nos produtos como o *kefir* e *kumys* que têm uma fermentação mista (lática e alcoólica), a contagem de leveduras específicas mínima deve ser de 10^4 UFC/g. Em produtos que mencionem a adição da bactéria probiótica *Bifidobacterium*, o mínimo exigido pela legislação vigente no Brasil é de 10^6 UFC/g. Para a contagem de *Bifidobacterium* existem diferente metodologias, e, quando esse probiótico está em produtos com outras bactérias láticas como *S. thermophilus* ou com as bactérias do iogurte, existem metodologias específicas como uma proposta pela empresa CHR Hansen em 2007.

Com o objetivo de avaliar a qualidade do produto final e a higiene do processo, é necessário avaliar os possíveis contaminantes por meio da quantificação de coliformes a 30 °C, coliformes 45 °C e bolor e leveduras segundo os métodos descritos pela Ameriam Public Health Association (APHA) e pela IDF, que são seguidos pela legislação brasileira.

Características físico-químicas e organolépticas

As características físico-químicas dependem do tipo de produto e podem variar de acordo com a demanda do mercado. A IN 68 do MAPA, de 12/12/2006, publicou os Métodos Analíticos Oficiais Físico-Químicos para Controle de Leite e Produtos Lácteos.

Com relação às características sensoriais, o aspecto do produto pode variar de consistência firme, pastosa, semissólida até líquida (produto para beber). A cor deve ser branca ou de acordo com a(s) substância(s) alimentícia(s) e/ou corante(s) adicionado(s). O odor e o sabor devem ser característicos ou de acordo com a(s) substância(s) alimentícia(s) e/ou aromatizante(s) ou saborizante(s) adicionado(s).

As características reológicas (viscosidade ou textura) e a separação de soro ou de fases dos leites fermentados são muito importantes na avaliação da qualidade do produto final, podendo determinar a aceitação ou a rejeição pelos consumidores.

As análises físico-químicas devem seguir as metodologias sugeridas pelo MAPA e muitas delas seguem as técnicas descritas no manual do Instituto Adolfo Lutz.

Benefícios à saúde dos consumidores

Os efeitos benéficos do consumo dos leites fermentados têm sua base científica no início do século XX com os estudos do pesquisador russo Eli Metchnikoff, o primeiro a correlacionar o prolongamento da vida dos povos bálcãs com a elevada ingestão diária de leites fermentados.

É necessário salientar ainda que esse pesquisador estudou uma bactéria chamada na época de *Bulgarian bacillus*. Por muito tempo acreditou-se que essa bactéria era o *Lactobacillus bulgaricus*, porém, atualmente, sabe-se que este micro-organismo provavelmente era o *Lactobacillus acidophilus*, que é uma bactéria probiótica.

A definição de probiótico mais aceita atualmente é a da Food and Agriculture Organization of the United Nations/World Health Organization (FAO/WHO) de 2001, na qual probióticos são micro-organismos vivos que, quando administrados em quantidades adequadas, conferem benefícios à saúde dos consumidores. Essa definição prevê que os probióticos sobrevivam à passagem pelo sistema trato gastrointestinal em número elevado suficiente para fixar-se no cólon, causando então os efeitos benéficos esperados.

Os alimentos com alegação probiótica são aqueles que contem micro-organismos probióticos viáveis, ou seja, que possuem o efeito benéfico sobre a microbiota intestinal e nas funções fisiológicas do trato intestinal humano.

A definição atualmente aceita pela Agência Nacional de Vigilância Sanitária (ANVISA) é muito similar à proposta pela FAO em 2001. Até 2016 a ANVISA possuía uma lista de bactérias que poderiam conferir uma possível alegação probiótica aos alimentos no Brasil. Essa lista incluía os seguintes micro-organismos: *Lactobacillus acidophilus*, *Lactobacillus casei shirota*, *Lactobacillus casei* variedade *rhamnosus*, *Lactobacillus casei* variedade *defensis*, *Lactobacillus paracasei*, *Bifidobacterium bifidum*, *Bifidobacterium animalis* (incluindo *lactis*), *Bifidobacterium longum*, *Enterococcus faecium* e determinadas linhagens de *Lactococcus lactis*. Atualmente não existe mais esta lista de probióticos no portal da ANVISA, a alegação funcional de cada probiótico deve ser avaliada caso a caso no produto onde foi adicionado o micro-organismo. E para ter a alegação funcional de um produto com probióticos deve haver a comprovação científica devidamente documentada.

As alegações permitidas pela ANVISA são: que o produto contribui para o equilíbrio da microbiota intestinal e o consumo deve estar associado a uma alimentação equilibrada e hábitos saudáveis. Os requisitos específicos que esses micro-organismos devem ter são os seguintes: a quantidade mínima viável deve estar entre 10^8 e 10^9 UFC na recomendação diária de produto pronto para consumo, conforme indicação do fabricante, para estar presente no produto em uma concentração entre 10^6 e 10^7 UFC/g. Se o consumo diário for de 100 gramas do produto ($100 \times 10^6 = 10^8$), o individuo obterá uma quantidade suficiente para causar o efeito benéfico. Atualmente é possível se utilizar uma quantidade inferior, desde que seja comprovado cientificamente que esta é suficiente para causar o efeito benéfico.

BIBLIOGRAFIA

American Public Health Association (APHA); Wehr HW; Frank JF (Eds.). Standard methods for the examination of dairy products. 17 ed. Washington, DC. 2004; 570p.

Brasil. Agência Nacional de Vigilância Sanitária (ANVISA). Alimentos com Alegações de Propriedades Funcionais e ou de Saúde, Novos Alimentos/Ingredientes, Substâncias Bioativas e Probióticos; 2008. Disponível em http://portal.anvisa.gov.br/alimentos.

Brasil. Ministério da Agricultura, Pecuária e Abastecimento (MAPA). Instrução Normativa nº 68, de 12/12/2006. Oficializa os Métodos Analíticos Oficiais Físico-químicos para Controle de Leite e Produtos Lácteos; 2006. DOU em 14/12/2006, Brasília, DF. Seção 1, p.8.

Brasil. Ministério da Agricultura, Pecuária e Abastecimento (MAPA). Instrução Normativa nº 46, de 23/10/2007. Regulamento Técnico de Identidade e Qualidade de Leites Fermentados. Diário Oficial da União, Brasília, 24/10/2007.

Brasil. Ministério da Saúde (MS). Agência Nacional de Vigilância Sanitária (ANVISA). Resolução RDC nº 12, de 02de janeiro de 2001. Regulamento Técnico sobre Padrões Microbiológicos para Alimentos. Diário Oficial da União, Brasília, 10/01/2002.

Brasil. Ministério da Saúde (MS). Agência Nacional de Vigilância Sanitária (ANVISA). Resolução RDC nº 2, de 07 de janeiro de 2002. Aprova o Regulamento Técnico de Substâncias Bioativas e Probióticos Isolados com Alegação de Propriedades Funcional e ou de Saúde. Diário Oficial da União, Brasília, 09/01/2002.

Chaves ACSD. Leites. In: Koblitz MGB. Matérias-primas alimentícias: composição e controle de qualidade. Rio de Janeiro: Guanabara Koogan, 2011: 147-185.

CHR Hansen. P-12 Bifidobacteria enumeration ABC Alternative method for enumeration of Bifidobacteria in fermented milk products. Guideline Technical Bulletin P-12; 2007.

Food And Agriculture Organization of the United Nations/World Health Organization (FAO/WHO). Evaluation of health and nutritional properties of probiotics in food including powder milk with live lactic acid bacteria. Córdoba, 34 p. Disponível em ftp://ftp.fao.org/es/esn/food/probioreport_en.pdf. Acesso em: 03/02/2008.

Instituto Adolfo Lutz. Normas analíticas: métodos químicos e físicos para análise de alimentos. São Paulo; 1985.

International Dairy Federation (IDF). IDF Standard 146. Yogurt Identification of characteristics microorganisms (Lactobacillus delbrueckii subsp. bulgaricus and Streptococcus thermophilus). Bruxelas: IDF; 1991.

International Dairy Federation (IDF). Standard 50 C. Guidance on sampling. Bruxelas: IDF; 1995.

International Dairy Federation (IDF). Standard 94B. Enumeration of yeasts and moulds colony count technique at 25 °C. Bruxelas: IDF; 1990.

Oliveira MN (Ed.). Tecnologia de produtos lácteos funcionais. São Paulo: Atheneu. 2009; 384p.

Ordóñez JA. Tecnologia de alimentos: origem animal. Porto Alegre: Artmed; 2005.

Pereira MAG. Efeito do teor de lactose e do tipo de cultura no processo de acidificação e pós-acidificação de iogurte. [dissertação de mestrado]. Campinas: FEA/UNICAMP; 2002.

Saad N, Delattre C, Urdaci M, Schmitter JM, Bressollier P. An overview of the last advances in probiotic and prebiotic field. LWT – Food Science and Technology. 2013; 50(1):1-16.

Souza G. Iogurte: tecnologia, consumo e produção em alta. Leite & Derivados. 1996; 28: 44-54.

Tamime AY, Robinson RK. Yoghurt science and technology. 3th ed. Inglaterra: Woodhead Publishing Limited; Boca Raton: CRC Press LLC; 2007.

Vinderola CG, Reinheimer JA. Enumeration of Lactobacillus casei in the presence of Lactobacillus acidophilus and lactic starter in fermented dairy products. Int Dairy J. 2000; 10:271-5.

CAPÍTULO 12

Produtos Lácteos Funcionais

Tatiana Colombo Pimentel
Sandra Garcia
Sandra Helena Prudencio

Resumo

Alimentos funcionais são aqueles que apresentam potencial para promover a saúde por mecanismos não previstos na nutrição convencional; podendo atuar de modo relevante na melhoria do bem-estar e da saúde e/ou na redução do risco de doenças. Os produtos lácteos perfazem a maior parte dos alimentos funcionais disponíveis no mercado, pois já apresentam imagem positiva diante dos consumidores e não necessitam de mudanças na tecnologia envolvida e no processo de fabricação para se tornarem funcionais. Probióticos e prebióticos são os componentes funcionais mais utilizados em produtos lácteos por apresentarem diversos benefícios à saúde associados ao seu consumo. No entanto, a necessidade de viabilidade das culturas probióticas e de um teor mínimo do prebiótico durante a vida útil dos produtos e os seus possíveis efeitos nas características sensoriais são desafios no desenvolvimento de produtos lácteos funcionais. Este capítulo tem por objetivo conceituar probióticos, prebióticos e simbióticos, relatar os seus benefícios à saúde e discutir os desafios tecnológicos no desenvolvimento de leites fermentados, queijos e sorvetes funcionais.

Introdução

O conceito de alimentos funcionais surgiu no Japão em meados da década de 1980, com o aumento do interesse por alimentos que pudessem desempenhar efeitos fisiológicos benéficos, como uma forma de se buscar maneiras de reduzir a incidência de doenças e o custo representado por elas em uma sociedade cuja população se concentrava em uma faixa etária cada vez mais avançada.

Alimento funcional é aquele que afeta beneficamente uma ou mais funções no organismo, além da função nutricional, de modo que seja relevante na melhoria do bem-estar e da saúde e/ou na redução do risco de doença. Um alimento funcional deve permanecer como um alimento e demonstrar seus efeitos em quantidades que podem ser normalmente consumidas na dieta; não é uma pílula ou cápsula, mas parte da dieta normal. Além disso, seu efeito se restringe à promoção da saúde e não à cura de doenças.

Os produtos lácteos perfazem a maior parte dos alimentos funcionais disponíveis no mercado, incluindo produtos como leites fermentados, bebidas lácteas, queijos, *petit suisse* e sobremesas lácteas. Para entender o seu sucesso, basta considerar que o leite é parte nutritiva e natural de uma dieta balanceada. O desenvolvimento de funcionalidade em produtos lácteos consiste em modificar e/ou enriquecer a base original, que já é saudável.

Dentre os componentes funcionais adicionados a alimentos, podem ser citados: fibras alimentares; vitaminas, carotenoides e minerais; fitoquímicos; peptídeos bioativos; ácidos graxos insaturados ômega-3; probióticos; prebióticos, entre outros.

O intestino humano constitui um complexo ecossistema de micro-organismos. Com a elucidação da relação entre a estrutura da comunidade colônica e a saúde do hospedeiro houve maior interesse na manipulação de micro-organismos benéficos no intestino a fim de melhorar a saúde humana, originando os produtos probióticos, prebióticos e simbióticos, os quais representam o maior segmento de alimentos funcionais no mercado. Portanto, este capítulo versará sobre esses componentes funcionais.

Probióticos

O conceito de probióticos foi exposto pela primeira vez no começo do século XX pelo bacteriologista russo Eli Metchnikoff (Instituto Pasteur, França), o qual associou a saúde e a longevidade dos búlgaros ao elevado de leites fermentados, relatando uma ação inibitória das bactérias láticas sobre as bactérias produtoras de toxinas normalmente presentes no intestino.

O termo probiótico foi inicialmente utilizado como antônimo de antibiótico, sendo derivado das palavras gregas *pro* e *biotos* e traduzido como "pró-vida". Muitas definições foram propostas, no entanto a definição atualmente aceita é a de que os probióticos são micro-organismos vivos que conferem efeito benéfico ao indivíduo, quando administrados em quantidades adequadas. Essa definição enfatiza a necessidade de viabilidade e do consumo de quantidades adequadas do probiótico e não restringe a aplicabilidade dessas culturas apenas às funções intestinais.

Informações acerca da concentração mínima necessária de probióticos nos produtos para exercer efeitos benéficos ao consumidor geralmente consideram valores funcionais de 10^6 a 10^7 UFC mL^{-1} de produto. No entanto, esses valores dependem do micro-organismo utilizado (espécie e cepa); da forma na qual há o consumo (qual alimento) e da aplicação a que se destina (benefício esperado). A legislação brasileira preconiza que a quantidade mínima viável para os probióticos deve estar na faixa de 10^8 a 10^9 UFC na porção diária.

Os principais critérios avaliados na seleção de uma cepa probiótica estão apresentados na Tabela 12.1.

A especificidade de ação do micro-organismo probiótico selecionado é mais importante do que sua origem, portanto a origem humana não é estritamente necessária. Contudo, acredita-se que cepas probióticas apresentem maior funcionalidade em ambientes similares aos quais tenham sido isoladas.

Quanto à segurança, cepas probióticas não devem ter histórico de patogenicidade ou de associação com doenças como distúrbios gastroinstestinais; afetar negativamente o sistema imune; produzir toxinas; desfazer a função colonócita; ou ter a habilidade de transferir genes de resistência a antibióticos à microbiota residente do intestino.

Um dos critérios mais importantes para a seleção é a habilidade das culturas probióticas de sobreviver às condições ácidas do produto e do estômago e às concentrações de bile normalmente encontradas no intestino. Além disso, devem apresentar capacidade de se aderir, colonizar ou multiplicar no intestino. A habilidade do probiótico de se aderir às células da parede intestinal facilita a competição com bactérias indesejáveis presentes e faz o micro-organismo permanecer por maior tempo no trato intestinal. Contudo, pesquisas acerca da

Tabela 12.1 Critérios avaliados na seleção de uma cepa probiótica

Geral	Propriedades
Critérios de segurança	Origem humana (preferencialmente) Isolada do trato gastrointestinal de pessoas saudáveis Não patogênica, tóxica, alergênica, mutagênica ou carcinogênica
Critérios funcionais	Apresentar resistência à acidez e à bile Habilidade de aderir às células do epitélio intestinal e/ou colonizar o lúmen do trato gastrointestinal
Critérios tecnológicos	Cepas geneticamente estáveis Viabilidade durante o processamento e o armazenamento dos produtos Propriedades sensoriais adequadas Resistência a fagos Produção em ampla escala

ingestão de diferentes cepas probióticas demonstraram que geralmente, quando o produto contendo probióticos deixa de ser consumido, os micro-organismos adicionados são eliminados do cólon, sugerindo a necessidade do consumo regular desse tipo de alimento.

Quanto aos critérios tecnológicos, as cepas devem ser apropriadas para a produção industrial em ampla escala, resistindo a condições de processamento como liofilização ou secagem por *spray dryer*. Além disso, devem ser incorporadas a alimentos sem perder sua viabilidade e funcionalidade e não criar sabores ou texturas desagradáveis nos produtos. A capacidade de multiplicar-se de maneira adequada no leite é desejável, pois há um aumento no número de células viáveis durante o processo fermentativo, resultando em menores custos e aumento da adaptação do micro-organismo ao alimento.

Na Tabela 12.2 são apresentados os micro-organismos atualmente considerados e utilizados como probióticos.

Muitas espécies vêm sendo testadas e consistem em bactérias láticas (lactobacilos, estreptococos, enterococos, lactococos), bifodobactérias, *Bacillus* spp., *E. coli* e bolores e leveduras, como *Saccharomyces* spp. e *Aspergillus* spp. As principais espécies utilizadas são: *L. acidophilus*, *Bifidobacterium* spp. e *L. casei*.

Saccharomyces boulardi tem sido utilizada como probiótico, embora seja veiculada como cápsulas ou em pó. Há um grande potencial na utilização de leveduras como culturas probióticas, pois estas têm habilidade de crescer em baixos valores de pH, atividade de água e temperatura e altas concentrações salinas.

As bactérias do gênero *Propionibacterium* adquiriram recentemente o *status* de probióticas, sendo que *P. freundenreichii* e *P. jensenii* são capazes de sintetizar grandes quantidades de vitamina B_{12}, bacteriocinas, ácidos orgânicos e CO_2.

Lactobacillus delbrueckii spp. *bulgaricus* e *Streptococcus thermophilus* são os micro-organismos comumente utilizados na fabricação de iogurtes e, embora possam promover alguns benefícios à saúde dos consumidores, não são capazes de sobreviver às condições ácidas e às concentrações biliares comumente encontradas no trato gastrointestinal, não perfazendo os critérios de seleção para cepas potencialmente probióticas.

Enquanto a maioria das espécies e gêneros é aparentemente segura, certos micro-organismos necessitam de uma avaliação mais detalhada antes do uso. O gênero *Enterococcus* possui mecanismos de transferência de genes, portanto há riscos de que uma cepa segura, que não possua genes de virulência, adquira-os por conjugação. Além disso, têm emergido como patógenos oportunistas em ambientes hospitalares.

Culturas probióticas comerciais podem ser obtidas na forma congelada ou liofilizada. A inoculação no leite costuma ser feita de maneira direta na cuba de fermentação, graças

Tabela 12.2 Espécies de micro-organismos usadas como probióticos

Gênero	Espécie	
Lactobacillus	acidophilus[1] amylovorus gallinarum[2] johnsonii salivarius fermentum helveticus cellobiosus delbrueckii spp. bulgaricus[3] paracasei	casei[1] crispatus gasseri plantarum rhamnosus reuteri brevis curvatus
Bifidobacterium[1]	adolescentis bifidum infantis thermophilum essensis	animalis[4] breve lactis[4] longum
Enterococcus	faecalis[2]	faecium[5]
Streptococcus	diacetylactis thermophilus[3]	intermedius
Propionibacterium	freundenreichii	jensenii
Bacillus	subtilis[6]	clausii[6]
Escherichia	coli cepa Nissle	
Pediococcus	acidilacti	
Lactococcus	lactis[7]	
Leuconostoc	mesenteroides[7]	
Sporolactobacillus	inulinus[2]	
Saccharomyces	boulardii[8]	cerevisiae

[1]Principais probióticos.
[2]Aplicação em animais.
[3]Desconsiderados como probióticos pela legislação brasileira, mas em debate internacional.
[4]Sinônimos.
[5]Alerta para possível resistência à vancomicina e potencial patogenicidade.
[6]Esporos.
[7]Pouca informação sobre propriedades probióticas.
[8]Aplicação em preparações farmacêuticas.
Fonte: Champagne, Gardner & Roy, 2005; Azizpour et al., 2009; Nadal et al., 2010.

a maior flexibilidade, padronização e simplicidade, visto que é necessário apenas abrir a embalagem e adicionar a cultura à matriz alimentar.

Os produtos lácteos probióticos comercializados no Brasil estão apresentados na Tabela 12.3.

Prebióticos

Prebióticos são componentes alimentares não viáveis que conferem benefícios à saúde do hospedeiro associados à modulação de sua microbiota. Esses componentes não são digeridos no trato gastrointestinal superior pela inabilidade enzimática humana, portanto agem como fibras solúveis e são fermentados no cólon, aumentando a atividade microbiana

Tabela 12.3 Produtos lácteos probióticos comercializados no Brasil

Categoria de produto	Produto	Fabricante	Cepa probiótica
Leite fermentado	Yakult Chamyto Ninho Soleil Activia Actimel Paulista Danito Parmalat Vig Turma Batavito Bob Esponja LC1 Active Danoninho Biomais	Yakult Nestlé Nestlé Danone Danone Paulista Danone Parmalat Vigor Batavo Batavo Nestlé Danone Flamboyant	*L. casei* Shirota *L. paracasei* *L. paracasei* *B. animalis* DN173010 *L. casei defensis* *L. casei* *L. casei* *L. acidophilus/L. casei/B. lactis* *L. acidophilus/L. casei* *L. casei/L. acidophilus* *L. casei* *L. acidophilus* *L. casei* *B. animalis*
Iogurte	Activia (batido/líquido) Lective (batido/líquido) Biofibras (batido/líquido) Nesvita (batido/líquido) Dietalac Piá essence Plenus	Danone Vigor Batavo Nestlé Parmalat Piá Itambé	*B. animalis* DN173010 *B. animalis* spp. *lactis* *B. lactis/L. acidophilus* *B. lactis* *B. lactis/L. acidophilus* *L. acidophilus/B. lactis* *B. lactis/L. acidophilus*
Queijo minas frescal	Sanbios Biologicus	Santa Clara Biologicus	*B. animalis lactis* Bi-07 *L. acidophilus, L. casei* spp. *rhamnosus, L. paracasei, Lactococcus lactis, E. faecium* e *S. cerevisiae*
	Biofrescal	Tirolez	*B. lactis*
Queijo frescal ultrafiltrado	Equilibra	Danúbio	*B. animalis*
Queijo *cottage*	Stímula	Balkis	*L. acidophilus*
Sobremesa láctea fermentada	Sofyl Activia	Yakult Danone	*L. casei* Shirota *B. animalis* DN173010
Leite fermentado *frozen*	Activia	Danone	*B. animalis* DN173010
Bebida láctea fermentada	Sanbios Piá essence	Santa Clara Piá	*B. animalis lactis* Bi-07 *L. acidophilus/B. lactis*
Fórmula infantil em pó	Nan Probio 2	Nestlé	*B. longum/L. rhamnosus*

e estimulando o crescimento preferencial de bifidobactérias e lactobacilos. Com isso, não sofrem as dificuldades de sobrevivência que os probióticos precisam enfrentar, quando administrados, até alcançar o local de ação nos intestinos.

Um ingrediente alimentar para ser considerado prebiótico deve atender aos seguintes itens: ser seguro; não ser hidrolisado nem absorvido na parte superior do trato gastrointestinal; ser seletivamente fermentado por um ou um limitado número de bactérias potencialmente benéficas no cólon; alterar a composição da microbiota para uma composição mais saudável; e, preferencialmente, induzir efeitos benéficos para a saúde do hospedeiro. Quanto às características tecnológicas, deve ser estável a processos como aquecimento e secagem e ao armazenamento; não requerer refrigeração; e ser de incorporação fácil e eficiente em alimentos processados.

Sugere-se que uma dose prebiótica de 5 g/dia seria suficiente para alterar beneficamente a microbiota colônica. Um possível efeito adverso do alto consumo (> 20 g/dia) desses componentes seria o desconforto intestinal. Isso se deve ao fato de que os prebióticos podem ser hidrolisados e completamente fermentados pela microbiota colônica, resultando na produção de gases, como dióxido de carbono e hidrogênio. Contudo, as bifidobactérias e os lactobacilos não produzem gás como parte do seu metabolismo, e, portanto, se a produção de gás estiver ocorrendo, é porque a dosagem de prebiótico está muito elevada e o efeito prebiótico está comprometido, ou seja, bactérias diferentes das culturas probióticas estariam envolvidas na fermentação.

Frutanos tipo inulina e galato-oligossacarídeos se enquadram na definição atualmente aceita e são considerados prebióticos. Outros compostos sugeridos como prebióticos incluem: gentio-oligossacarídeos, gluco-oligossacarídeos, isomalto-oligossacarídeos, mana-no-oligossacarídeos, N-acetilquito-oligossacarídeos, oligossacarídeos da pectina, xilo-oligossacarídeos, gomas (como arábica ou acácia), substratos ricos em hemicelulose, amidos resistentes, lactossacarose, oligodextranas, polidextrose, ácido glucônico, cevada germinada, lactulose e tagatose.

Frutanos tipo inulina são polímeros nos quais uma ou mais ligações frutosil-frutose representam a maioria das ligações glicosídicas, e incluem a inulina, as oligofrutoses e os fruto-oligossacarídeos (FOS). Seu grau de polimerização (DP) representa o número de monossacarídeos que compõe a molécula.

O termo inulina é uma descrição de misturas de frutanos tipo inulina que contenham pelo menos algumas cadeias com DP > 10. Fruto-oligossacarídeos são os frutanos tipo inulina de DP < 10 sintetizados quimicamente a partir da sacarose e oligofrutoses, aqueles produzidos por hidrólise parcial da inulina.

Inulina e oligofrutoses podem ser encontradas em: alcachofra-de-jerusalém, alho, arroz, aspargo, banana, cebola, chicória, centeio, cevada, dente-de-leão, trigo, yacon e outros. No entanto, a quantidade encontrada nesses alimentos é pequena, exigindo um consumo elevado a fim de se obter o efeito funcional esperado; portanto, é comum a fortificação de alimentos com quantidades adequadas desses componentes. A produção comercial de inulina é realizada a partir de sua extração de raízes de chicória, preferida por possuir alta concentração desse componente (mais de 70% em peso seco) e teores constantes durante o ano todo.

Galato-oligossacarídeos são carboidratos não digeríveis com DP de 2 a 10, derivados da lactose, e que estão naturalmente presentes no leite humano. A produção comercial é realizada utilizando-se uma solução altamente concentrada de lactose por meio da atividade de transgalactosilação da enzima β-galactosidase.

Simbióticos

O potencial de sinergia entre probióticos e prebióticos desencadeou o desenvolvimento de alimentos contendo combinações desses ingredientes, os ditos alimentos simbióticos. Os simbióticos promovem o crescimento de bactérias benéficas já existentes no cólon, assim como aumentam a sobrevivência, a implantação e o crescimento das bactérias que estão sendo adicionadas com o produto, visto que o substrato específico para o probiótico está disponível para a fermentação.

Os alimentos simbióticos, portanto, são mais do que apenas uma mistura de probióticos e prebióticos, sendo necessário que haja sinergia entre os dois componentes. O desenvolvimento desses alimentos requer um longo processo de avaliação, no qual prebióticos selecionados e cepas probióticas são testados, tanto *in vitro* como *in vivo*, com a finalidade de encontrar os pares com maior atividade e sinergia.

Em alimentos simbióticos de baixa atividade de água o componente prebiótico exercerá várias funções: substrato prebiótico, agente de corpo (fornecendo um produto com baixo valor calórico) e proteção ao probiótico.

Benefícios de probióticos e prebióticos à saúde

Muitos benefícios à saúde vêm sendo associados aos probióticos, incluindo atividade antimicrobiana; melhoria no metabolismo da lactose; propriedades antimutagênicas, anticarcinogênicas e antidiarreicas; estimulação do sistema imune; supressão de infecções causadas por *Helicobacter pylori*; e redução da obesidade e da dermatite atópica. Os benefícios à saúde são específicos de cada cepa probiótica, não havendo uma cepa que promova todos os efeitos sugeridos, nem mesmo cepas da mesma espécie.

Para os prebióticos, benefícios como aumento na absorção de minerais, redução do colesterol, inibição de patógenos ou de sua aderência às células epiteliais, inibição de diarreia e redução do risco de câncer de cólon têm sido relatados. A extensão e o tipo de benefício estariam relacionados com o tipo e a concentração do prebiótico adicionado e com a concentração inicial de bifidobactérias no intestino do hospedeiro, não existindo uma relação simples entre dose e efeito.

Alguns dos benefícios estão devidamente documentados, enquanto outros têm demonstrado resultados promissores em estudos com animais. Contudo, estudos adicionais precisam ser realizados com humanos para sustentar as alegações.

Equilíbrio da microbiota intestinal

Para apresentar um impacto na microbiota colônica, cepas probióticas (ingeridas por meio de produtos probióticos ou estimuladas via fermentação de componentes prebióticos) devem apresentar atividade antagonista a patógenos entéricos. O efeito inibitório pode estar relacionado com a criação de um ambiente hostil ao desenvolvimento de micro-organismos patógenos, por meio da produção de ácido lático e outros ácidos orgânicos, que reduziriam o pH a valores abaixo dos quais micro-organismos indesejáveis seriam capazes de competir efetivamente; da produção de peróxido de hidrogênio; da competição por sítios de adesão e nutrientes; da alteração do potencial de oxidorredução do meio; da produção de bacteriocinas; ou da estimulação do sistema imune.

Modulação da intolerância à lactose

Má absorção de lactose é uma condição na qual a lactose do leite não é completamente hidrolisada aos seus monossacarídeos, glicose e galactose por ausência ou deficiência da enzima lactase no intestino de algumas pessoas. Sintomas de intolerância à lactose incluem: diarreia, inchaço, flatulência e dores abdominais. Alívio da intolerância à lactose é provavelmente o benefício à saúde mais aceito relacionado com os probióticos. Os mecanismos de ação incluem: diminuição na concentração da lactose em produtos fermentados, maior atividade da lactase em preparações bacterianas usadas na fabricação dos produtos e maior atividade da enzima lactase que chega ao intestino delgado juntamente com o produto fermentado ou dentre as bactérias viáveis capazes de sobreviver à acidez e à bile.

Modulação da constipação intestinal

Probióticos e prebióticos teriam a capacidade de modular a constipação intestinal por dois possíveis mecanismos de ação. Primeiramente, os produtos finais da fermentação dos prebióticos por bactérias colônicas, os ácidos graxos de cadeia curta, são eficientemente absorvidos e utilizados pelas células epiteliais humanas, estimulando o crescimento dessas células, assim como a absorção de sal e água. Há, assim, um aumento na umidade do bolo fecal através da pressão osmótica e consequentemente, um aumento da motilidade intestinal. Em segundo lugar, a fermentação de prebióticos ou o consumo de probióticos resulta em aumento no número de células bacterianas na massa fecal. Como o conteúdo de água das bactérias é alto, há um aumento no conteúdo de água das fezes, provocando mudanças na sua consistência e plasticidade, facilitando a excreção e aumentando a frequência de evacuação.

Modulação de infecções

O maior problema associado a tratamentos por antibióticos é o aparecimento de diarreia, frequentemente causada por *Clostridium difficile*. Este micro-organismo não é incomum no trato intestinal de pessoas saudáveis, no entanto, com a administração de antibióticos, há aumento no seu número e na produção de toxinas. Como a causa do problema é a disfunção da microbiota normal, sugere-se que a administração de probióticos poderia ser apropriada na sua profilaxia. Algumas espécies de culturas probióticas, especialmente *Saccharomyces boulardii*, teriam a capacidade de neutralizar as citotoxinas produzidas por *Clostridium difficile* por meio de uma protease capaz de degradar a toxina e seu receptor na mucosa. Além disso, exerceriam efeitos tróficos na mucosa intestinal por meio do aumento da concentração de poliaminas.

Rotavírus é uma das causas mais comuns de diarreia em crianças ao redor do mundo. Probióticos têm sido utilizados na prevenção ou tratamento desse tipo de diarreia, sendo que as mais fortes evidências encontradas foram com *Lactobacillus rhamnosus* GG e *B. lactis* BB-12. Os mecanismos sugeridos são: estimulação da imunidade, competição dos probióticos com o rotavírus por sítios de ligação; morte direta do vírus ocasionada por metabólitos produzidos pelos probióticos e supressão induzida por lactobacilos nas respostas secretoras e de motilidade do intestino.

Há ainda uma forte evidência de que os probióticos possam prevenir diarreias conhecidas como "diarreias do viajante" – causadas por bactéria, principalmente por *E. coli* enterotoxigênica após ingestão de comida, água ou outras bebidas contaminadas. Os resultados têm sido conflitantes, mas podem ser explicados pelo fato de que algumas cepas probióticas estudadas são realmente ineficientes para este fim, e, em muitos casos, diarreias durante viagens não têm etiologia microbiana, podendo ser causadas por outros fatores como estresse por viagens longas e mudanças na dieta normal e estilo de vida.

Helicobacter pylori é capaz de colonizar a superfície da mucosa gastrointestinal, sendo considerado o fator etiológico para úlceras gastroduodenais e um fator de risco para câncer de estômago. O tratamento por antibióticos é de alto custo, não tem alta efetividade, pode resultar em resistência ao medicamento e possui efeitos colaterais. Além disso, recorrências são comuns. Culturas probióticas poderiam ser utilizadas como ferramentas para a diminuição da colonização de *Helicobacter pylori* em populações de risco. Os efeitos seriam específicos de cada cepa e estariam relacionados com inibição do crescimento e adesão de *Helicobacter pylori* por bacteriocinas produzidas por probióticos e com propriedades anti-inflamatórias e antioxidantes das cepas.

O micro-organismo predominante na microbiota normal do trato urinário feminino é o lactobacilo. Os micro-organismos probióticos, após entrarem no cólon e alterarem a microbiota favoravelmente, podem alcançar a vagina e o trato urinário como células viáveis, inibindo o desenvolvimento de micro-organismos patogênicos e reduzindo o risco de infecções urogenitais.

Efeito anticarcinogênico

Câncer no intestino grosso é a terceira forma dessa doença mais prevalente em homens (depois de pulmão e próstata) e em mulheres (depois de mama e pulmão). Existem evidências de que probióticos e prebióticos exerceriam importante papel na redução do seu risco. Alguns mecanismos de ação seriam: supressão do carcinógeno/pró-carcinógeno por ligação, bloqueio ou remoção; supressão de bactérias com atividade enzimática que poderiam converter pró-carcinógenos em carcinógenos; redução do pH intestinal, alterando a atividade da microbiota e a solubilidade da bile; alteração do tempo de trânsito intestinal, removendo substâncias mutagênicas mais eficientemente; e estimulação do sistema imune.

Modulação dos lipídeos sanguíneos

Mudanças na concentração de colesterol sérico têm sido relacionadas com mudanças na microbiota intestinal. Algumas espécies de *Lactobacillus* e *Bifidobacterium*, estimuladas pelo consumo de prebióticos ou consumidas diretamente em produtos probióticos, teriam capacidade de assimilar o colesterol presente no meio, enquanto outras inibiriam a absorção do colesterol via parede intestinal ou produziriam metabólitos que interferem na sua síntese no fígado. Além disso, poderia haver aumento na desconjugação e excreção fecal de sais biliares, o que faria com que moléculas de colesterol fossem convertidas a ácidos biliares para repor o que foi perdido pela excreção.

Quanto aos triglicerídeos, há evidências de que os prebióticos sejam capazes de diminuir sua síntese *de novo* pelo fígado, sendo que o efeito é exercido em nível transcripcional. Os prebióticos reduziriam ainda a lipogênese hepática através da redução da expressão de genes codificadores de enzimas lipogênicas.

Processos industriais de produtos lácteos probióticos

Iogurtes e leites fermentados

Leite fermentado é o produto resultante da fermentação do leite por fermentos láticos próprios, os quais devem estar viáveis, ativos e abundantes no produto final e durante seu prazo de validade. O iogurte é o tipo mais conhecido e consumido de leite fermentado, sendo sua fermentação realizada necessariamente por cultivos protossimbióticos de *Lactobacillus delbrueckii* spp. *bulgaricus* e *Streptococcus thermophilus*.

Para a produção de leites fermentados probióticos os procedimentos tradicionais de fabricação são aplicados, com exceção da incorporação das culturas probióticas. Leite homogeneizado e tratado termicamente é adicionado de leite em pó ou outro ingrediente, a fim de ajustar o conteúdo de extrato seco, e inoculado com a cultura lática. Há então, a incubação a 42 °C, até que o pH atinja valores próximos de 4,5 a 4,6.

Na Tabela 12.4 estão apresentados os principais desafios no processamento de leites fermentados probióticos.

Culturas probióticas têm crescimento limitado em leite graças à baixa concentração de aminoácidos livres e peptídeos de baixo peso molecular neste substrato. Por isso, tem-se estudado a adição de aminoácidos, peptídeos e outros micronutrientes ao leite, assim como um aumento no seu teor de sólidos, a fim de aumentar a viabilidade dessas culturas. O efeito do teor de sólidos do leite estaria relacionado com a quantidade de nutrientes e a capacidade tamponante. Outra alternativa seria a seleção de culturas probióticas com crescimento adequado em leite.

Alguns ingredientes adicionados aos leites fermentados, como açúcar, adoçantes, aromatizantes, saborizantes, conservantes ou sucos de fruta, podem influenciar o crescimento das bactérias probióticas, sendo a sensibilidade específica de cada cepa. Portanto, uma avaliação prévia da compatibilidade dos ingredientes com a cultura probiótica deve ser realizada.

Tabela 12.4 Desafios tecnológicos no processamento de leites fermentados probióticos

Etapa	Problemas	Soluções
Matéria-prima e adição dos ingredientes	• Probióticos requerem meios (leite) com composição química adequada • Açúcar, adoçantes, aromatizantes, conservantes e frutas podem inibir a cultura probiótica	• Adição de aminoácidos, peptídeos e micronutrientes • Aumento do teor de sólidos • Seleção de culturas com bom crescimento em leite • Testes preliminares de compatibilidade entre ingredientes e probiótico
Adição do inóculo do probiótico	• Interações com a cultura lática podem diminuir a viabilidade do probiótico	• Testes preliminares de compatibilidade entre as culturas • Avaliar o efeito de diferentes momentos de adição e do tamanho do inóculo na viabilidade do probiótico • Diminuir o tamanho do inóculo da cultura lática
Processo fermentativo	• Probióticos são sensíveis a baixo pH • Probióticos apresentam temperatura ótima de desenvolvimento	• Manter o pH do produto superior a 4,6 • Seleção de culturas resistentes à acidez • Redução ou eliminação de *L. bulgaricus* da cultura lática • Adição de proteínas do soro • Diminuição da temperatura de fermentação para 37 °C
Batimento, rompimento do gel e enchimento da embalagem	• Probióticos são sensíveis ao oxigênio	• Eliminação ou redução em número de cepas produtoras de peróxido • Adição de antioxidantes • Adição de culturas láticas que diminuam o potencial de oxidorredução do meio • Desaeração do leite
Embalagem	• Probióticos são sensíveis ao oxigênio	• Embalagens multicamadas ou com permeabilidade seletiva • Inclusão de antioxidantes no material da embalagem
Armazenamento	• Condições inadequadas afetam a viabilidade do probiótico	• Refrigeração

A adição de culturas probióticas a leites fermentados pode ser feita basicamente da seguinte maneira:

- *No início da fermentação (como componente da cultura lática ou por adição direta de uma cultura concentrada junto com a cultura lática).* Como a cultura probiótica participa de todas as mudanças que ocorrem no processo, incluindo a diminuição gradativa do pH, torna-se mais adaptada ao meio.
- *Após a fermentação, por adição de uma cultura concentrada.* O probiótico é submetido a condições estressantes, pelo ambiente muito ácido e pelos metabólitos produzidos pela cultura lática durante o processo fermentativo. Por isso, deve ser adicionado em quantidades adequadas para se manter em concentrações suficientes no produto durante a sua vida útil.
- *Por dupla fermentação.* Os probióticos se tornam dominantes no meio antes da adição da cultura lática, pois as culturas probióticas são fermentadas separadamente (2 horas a 40 °C a 42 °C) e depois adicionadas ao meio base em conjunto com a cultura lática, na qual se completa o processo fermentativo (4 horas a 40 °C a 42 °C).

- *Por tanques separados.* A cultura lática e a cultura probiótica são fermentadas em tanques separados até que se obtenha a viabilidade desejada. Após isso, são juntadas na cuba de fermentação onde o leite fermentado será produzido.
- *Sem cultura lática.* Leites fermentados apenas por micro-organismos probióticos podem ser fabricados, pois algumas cepas são suficientemente proteolíticas e possuem capacidade de crescimento em leite. No entanto, de uma maneira geral, culturas probióticas crescem pouco em leite, produzindo pouco ácido, resultando em um tempo de fermentação prolongado e em produtos com características sensoriais alteradas.

A quantidade de inóculo da cultura probiótica é importante para garantir células viáveis suficientes no produto final, sendo que maiores níveis de inoculação favorecem o seu crescimento. Deve-se ter cuidado, no entanto, porque um nível de inoculação excessivo pode afetar a qualidade do produto final. Portanto, o momento da adição do probiótico e o tamanho do inóculo devem ser avaliados a fim de garantir produtos com qualidade e quantidades adequadas ($> 10^6$ UFC g^{-1}) de cultura probiótica durante toda a vida útil.

As culturas probióticas interagem efetivamente com as culturas láticas, havendo tanto efeitos sinergísticos quanto antagonistas. Portanto, é importante e prudente que as cepas probióticas selecionadas sejam compatíveis com as culturas láticas convencionalmente utilizadas no processamento, evitando-se problemas como inibição por ácido, peróxido, bacteriocinas ou outros metabólitos. A diminuição da quantidade de inóculo da cultura lática pode ser realizada visando ao favorecimento do probiótico, o que resulta em maior tempo de fermentação do leite e declínio menos acentuado nos valores de pH, possibilitando maior adaptação da cultura probiótica ao meio.

Uma das maiores limitações da incorporação de culturas probióticas em leites fermentados, principalmente de bifidobactérias, é o pH desses produtos. Com exceção de algumas espécies de *Lactobacillus* e *Leuconostoc*, as bactérias láticas são neutrófilas, ou seja, têm um pH ótimo de crescimento entre 5 e 9. Portanto, o pH do produto no qual a cultura probiótica vai ser adicionada deve ser mantido superior a 4,6. Outras alternativas seriam: seleção de cepas probióticas mais resistentes à acidez do meio; redução ou eliminação do *L. bulgaricus* da cultura lática, a fim de reduzir a pós-acidificação do produto e a produção de peróxido de hidrogênio; e adição de proteínas do soro para aumentar a capacidade tamponante. No entanto, *L. bulgaricus* contribui significativamente para o processo fermentativo graças à capacidade proteolítica e à produção de acetaldeído, sendo que a remoção dessa cepa pode afetar a taxa de acidificação e o sabor do produto.

Os iogurtes são geralmente fermentados a 42 °C a 43 °C, a temperatura ótima de produção de ácido lático pelas culturas láticas que atuam em simbiose. No entanto, a temperatura ótima para o crescimento de culturas probióticas é 37 °C. Consequentemente, sugere-se a utilização de temperaturas mais baixas de fermentação (37 °C a 40 °C) para que haja o favorecimento na taxa de crescimento e na sobrevivência das espécies probióticas. Contudo, a utilização de temperaturas inferiores a 40 °C resulta em tempos de fermentação prolongados, com consequente impacto econômico, no sabor dos produtos (acetaldeído) e na pós-acidificação.

A incorporação de oxigênio ao produto durante o processamento (batimento e rompimento do gel; bombeamento e enchimento da embalagem) ou pelo material da embalagem pode ocasionar problemas de viabilidade em leites fermentados probióticos. As culturas probióticas utilizadas em alimentos apresentam metabolismo anaeróbio ou microaerófilo, logo a presença de oxigênio pode ser uma ameaça à sua sobrevivência. O oxigênio é diretamente tóxico às células e, na sua presença, algumas culturas como o *L. delbrueckii* spp. *bulgaricus* produzem peróxido, o qual inibe o crescimento dos probióticos.

A eliminação ou a redução de cepas capazes de produzir peróxidos, a adição de antioxidantes (como o ácido ascórbico) ou de culturas láticas com propriedades antioxidantes e a desaeração do leite são alternativas para prevenir a toxicidade ao oxigênio. O desenvolvimento de embalagens multicamadas, com permeabilidade seletiva, e a inclusão de antioxidantes no material de embalagem são aplicações potenciais em produtos probióticos.

Quanto ao armazenamento, leites fermentados probióticos devem ser mantidos sob refrigeração, a fim de garantir altas taxas de sobrevivência dos probióticos e estabilidade aos produtos.

Queijos

Queijo é o produto fresco ou maturado obtido por separação total ou parcial do soro do leite, leite reconstituído ou de soros lácteos, coagulados pela ação física do coalho, de enzimas específicas ou de ácidos orgânicos, isolados ou combinados.

O processamento de queijo envolve a adição de coalho ou coagulantes (vegetais ou de origem microbiana) e bactérias láticas ou ácido ao leite para facilitar a precipitação das moléculas de caseína e a concentração de sólidos. A coalhada precipitada é moldada e prensada e submetida a um tratamento de salga seca ou de salmoura. O sabor característico e a textura de alguns queijos são desenvolvidos durante um período de maturação, por meio da atividade lipolítica e proteolítica das bactérias presentes.

Queijos apresentam características importantes para veicularem culturas probióticas como: pH, capacidade tamponante, teor de lipídeos, nível de oxigênio e condições de armazenamento. Apresentam pH de 4,8 a 5,6, maiores valores do que os de leites fermentados (pH 3,7 a 4,3), propiciando um meio mais favorável à sobrevivência de micro-organismos probióticos ácido-sensíveis. O metabolismo dos micro-organismos dentro da matriz do queijo resulta em condições praticamente anaeróbias após algumas semanas de maturação, favorecendo a sobrevivência dos probióticos. Além disso, a matriz do queijo, seu elevado teor de gordura e a capacidade tamponante oferecem proteção às culturas probióticas durante a passagem pelo trato gastrointestinal. No entanto, queijos possuem alto conteúdo de sal e gordura, baixo consumo pela população brasileira e preço elevado.

Ao selecionar culturas probióticas para adição a queijos, o efeito do processamento na viabilidade é um fator muito importante, sendo necessário considerar: o momento de adição do probiótico, o cozimento para queijos duros e semiduros, a concentração de sal, o ambiente aeróbio, o impacto das culturas láticas, a temperatura e o tempo de maturação e a temperatura de estocagem.

A Tabela 12.5 apresenta os desafios tecnológicos no desenvolvimento de queijos probióticos.

A adição de culturas probióticas em queijos pode ser realizada antes da fermentação (em conjunto com a cultura lática) ou depois do processo fermentativo. A adição de probióticos antes da fermentação requer estudos para avaliar quanto é perdido durante a drenagem do soro. Se a opção for adicioná-los após o processo fermentativo, resfriamento imediato deve ser realizado a fim de reduzir drasticamente o metabolismo das culturas lática e probiótica. O momento da adição do inóculo deve ser avaliado para cada tipo de queijo e processamento, levando-se em consideração o impacto deste no preço final do produto e na sobrevivência da cultura probiótica.

Considerando-se o queijo *cottage*, a adição de probióticos é feita preferencialmente junto com o creme e o sal (*dressing*), visto que a concentração do probiótico adicionada pode ser precisamente controlada e os efeitos adversos de uma escalda em temperatura elevada são evitados. Em queijos duros e semiduros os probióticos podem ser adicionados durante a salga da massa. Para o queijo *cheddar*, pode-se realizar a padronização do leite com creme previamente fermentado pela cultura probiótica.

Tabela 12.5 Desafios tecnológicos no processamento de queijos probióticos

Etapa	Problemas	Soluções
Adição da cultura probiótica	• Interações com a cultura lática podem diminuir a viabilidade do probiótico • Perda de células na drenagem do soro	• Testes preliminares para selecionar a combinação mais adequada de probiótico e cultura lática • Uso de cepas do mesmo fornecedor • Checar diferentes momentos de adição
Cozimento da massa	• Probióticos são sensíveis a altas temperaturas	• Redução na temperatura de cozimento • Microencapsulação do probiótico • Incubação dos probióticos em condições de aquecimento subletais
Salga	• Probióticos são sensíveis a altas concentrações de sal	• Microencapsulação do probiótico • Seleção de culturas resistentes • Incubação em condições subletais
Embalagem	• Probióticos são sensíveis ao oxigênio	• Seleção de embalagens adequadas: filmes plásticos com baixa permeabilidade ao oxigênio, embalagens a vácuo ou ativas • Seleção de cepas adequadas
Maturação	• Sobrevivência da cultura probiótica durante a maturação	• Microencapsulação • Otimização das condições de maturação
Armazenamento	• Condições inadequadas afetam a viabilidade do probiótico	• Controle da temperatura e das condições de armazenamento

Fonte: Champagne, 2009; Cruz et al., 2009a.

O estado fisiológico do probiótico adicionado também tem considerável importância na sua viabilidade. Muitos estudos têm indicado que micro-organismos em fase estacionária de crescimento são menos suscetíveis a estresses ambientais do que micro-organismos em fase logarítmica.

Durante a fabricação de queijos probióticos interações entre as culturas lática e probiótica podem ocorrer. As culturas láticas podem aumentar a viabilidade das culturas probióticas por alteração do pH do meio, produção de promotores de crescimento e consumo de oxigênio, ou diminuí-la por meio da produção de ácidos orgânicos, peróxido de hidrogênio e bacteriocinas. Com isso, são necessários testes preliminares com a finalidade de definir a combinação mais adequada de cultura lática e micro-organimo probiótico. Além disso, recomenda-se a utilização de culturas provenientes do mesmo fornecedor, a fim de evitar competições entre as diversas cepas utilizadas.

O aquecimento a altas temperaturas durante o processamento de queijos pode ser um fator restritivo à utilização de culturas probióticas nesses produtos. O cozimento da massa a 50 °C a 56 °C, utilizado para queijos parmesão, *grana*, *emmental* e *gruyére* destrói a maioria das bactérias presentes. Reduções na temperatura de cozimento da massa podem ser utilizadas a fim de manter a viabilidade das culturas probióticas, desde que não haja alteração na qualidade do produto final. Além disso, podem ser realizados microencapsulação das culturas probióticas ou desenvolvimento de resistência ao calor por meio da incubação desses micro-organismos em condições de aquecimento subletais.

A salga, diretamente na massa (salga seca), por imersão em salmoura ou aplicação de salmoura diretamente na superfície dos produtos, é uma das etapas no processamento de queijos. O sal contribui para o sabor dos produtos, assim como tem impacto no crescimento de micro-organismos, com a viabilidade de culturas probióticas sendo inversamente proporcional à concentração de sal. A solução para manutenção de contagens adequadas de probióticos seria a utilização de cepas mais resistentes à salinidade, a microencapsulação dos probióticos ou o desenvolvimento de resistência ao sal por meio da incubação desses micro-organismos em condições salinas subletais.

Culturas probióticas utilizadas em produtos alimentícios apresentam metabolismo microaerófilo ou anaeróbio. Recomenda-se a utilização de embalagens para queijos com baixa permeabilidade ao oxigênio, com multicamada, a vácuo ou ativas, ou a seleção de culturas probióticas resistentes ao oxigênio. Além disso, é possível utilizar culturas láticas capazes de consumir o oxigênio do meio.

O processo de maturação do queijo é bastante complexo e envolve mudanças microbiológicas e bioquímicas na massa, resultando no desenvolvimento das características de sabor e textura dos diversos tipos de queijo. A necessidade do período de maturação, no entanto, é um problema para a estabilidade da cultura probiótica. Durante esse período ocorre diminuição da atividade de água e do pH do produto, o que pode criar um ambiente hostil e estressante para as culturas probióticas. Sugerem-se como soluções a microencapsulação das culturas ou a otimização das condições de maturação (tempo e temperatura) por meio de testes preliminares.

Quanto ao armazenamento, temperaturas muito altas encontradas em muitos pontos de vendas de alimentos têm um impacto negativo na sobrevivência das culturas probióticas. Portanto, um controle rigoroso desse parâmetro é muito importante.

Queijos frescos parecem ser mais adequados para servirem como veículos para culturas probióticas, já que não são maturados, são estocados em temperatura de refrigeração e possuem vida útil relativamente curta.

Sorvetes

Sorvetes são os produtos elaborados basicamente com leite e/ou derivados lácteos, obtidos a partir de uma emulsão de gorduras e proteínas, e que tenham sido submetidos ao congelamento em condições tais que garantam a conservação do produto no estado congelado ou parcialmente congelado durante o armazenamento, transporte e entrega ao consumo.

Sorvetes podem ser bons veículos carreadores de culturas probióticas pela sua composição, a qual inclui proteínas lácteas, lipídeos e lactose, assim como outros componentes. Além disso, têm a vantagem de serem armazenados a temperaturas de congelamento, tornando-os menos suscetíveis à exposição a temperaturas abusivas. Sorvetes apresentam, ainda, valores de pH relativamente altos (5,5 a 6,5), o que favorece a sobrevivência das culturas durante o armazenamento; e resulta em maior aceitação pelos consumidores, especialmente aqueles que preferem produtos pouco ácidos. Adicionalmente, são consumidos por pessoas de todas as faixas etárias. No entanto, a legislação brasileira não permite que alimentos de consumo ocasional, como os sorvetes, sejam considerados alimentos funcionais.

As etapas envolvidas no processamento de sorvetes probióticos são: recepção e pesagem dos ingredientes (leite, emulsificantes, estabilizantes, leite em pó, açúcar); mistura; pasteurização; resfriamento a temperaturas próximas de 37 °C a 40 °C para a adição de culturas láticas e probióticas liofilizadas e subsequente fermentação até pH 4,7 a 4,8 ou adição de um inóculo previamente fermentado contendo as culturas lática e probiótica; resfriamento a 4 °C e maturação por 24 horas na mesma temperatura. As etapas mencionadas até aqui produzem a mistura para sorvete. Essa mistura é posteriormente batida e congelada com a finalidade de obter o produto final, o qual é embalado e mantido em temperatura de congelamento durante o transporte, distribuição, comercialização e estocagem para o consumo.

A Tabela 12.6 apresenta os desafios tecnológicos no desenvolvimento de sorvetes probióticos.

Tabela 12.6 Desafios tecnológicos no processamento de sorvetes probióticos

Etapa	Problemas	Soluções
Escolha adequada dos ingredientes (polpa de fruta/suco)	• Alta acidez no produto final pode diminuir a sobrevivência da cultura probiótica • Alguns ingredientes apresentam efeito inibitório contra cepas probióticas	• Utilizar polpa de fruta ou frutas com baixa acidez natural • Checar o efeito inibitório dos ingredientes a serem utilizados contra as culturas probióticas empregadas
Preparação do inóculo fermentado com culturas probióticas	• Probióticos são sensíveis a baixos pH	• Controle do pH durante o processo fermentativo • Aumento da concentração do inóculo • Seleção de cepas resistentes a baixos valores de pH
Batimento	• Probióticos são sensíveis ao oxigênio	• Seleção de cepas tolerantes ao oxigênio • Microencapsulação do probiótico
Armazenamento	• Estresse induzido pelo congelamento pode diminuir a viabilidade do probiótico	• Aumento da concentração do inóculo • Evitar oscilações de temperaturas durante a estocagem • Adição de crioprotetores • Congelamento rápido da mistura após a inoculação

Fonte: Homayouni et al., 2008; Cruz et al., 2009b.

A adição de frutas dotadas de caráter ácido acentuado e seus derivados deve ser evitada, já que diminui o pH dos produtos e, consequentemente, a viabilidade das culturas probióticas. Também se deve atentar ao fato de que algumas frutas podem conter naturalmente inibidores de crescimento microbiano e ingredientes como conservantes e saborizantes podem diminuir a viabilidade dessas culturas. Portanto, convém selecionar frutas (sucos ou polpas) com menor acidez ou cepas probióticas mais resistentes a esse parâmetro e avaliar a compatibilidade dos ingredientes com a cultura probiótica selecionada.

Probióticos podem ser adicionados a sorvetes por meio de: adição direta à mistura pasteurizada; usando o leite como substrato para o processo fermentativo prévio (sorvete de *frozen yogurt*) ou na mistura para sorvete imediatamente antes do congelamento. No caso de fermentação prévia do leite, o pH e a temperatura de armazenamento devem ser efetivamente controlados no momento da obtenção do inóculo, de modo que nenhuma reação indesejável ocorra.

Para produzir eficientemente sorvetes probióticos é importante selecionar cepas que sejam resistentes ao oxigênio, já que a incorporação de ar na mistura (*overrun*) ocorre durante o processo de fabricação, o que é prejudicial ao desenvolvimento de culturas probióticas anaeróbicas ou microaerófilas. Além disso, pode-se microencapsular os probióticos, superando a sensibilidade ao oxigênio e aumentando o tempo de vida útil dos produtos.

O congelamento pode resultar em diminuição da viabilidade da cultura probiótica por danos pelo frio. Soluções seriam a utilização de cepas resistentes ao processo de congelamento; microencapsulação das culturas probióticas ou adição de crioprotetores, como caseína, sacarose, gordura e glicerol. Além disso, recomenda-se o congelamento rápido da mistura após a inoculação dos probióticos.

Processos industriais de produtos lácteos prebióticos

Frutanos tipo inulina e galacto-oligossacarídeos (GOS) são classificados como alimento ou ingrediente alimentar, não como aditivo, em todos os países nos quais são utilizados. A inulina está disponível como pó branco, sem odor e de sabor neutro, com pureza alta e composição química conhecida, enquanto oligofrutoses, FOS e GOS podem ser encontrados como pó ou xaropes incolores.

A inulina convencional é ligeiramente doce (10% em relação à sacarose) e pode ser combinada com outros ingredientes sem alterar o sabor dos produtos. É moderadamente solúvel em água (máximo de 10% à temperatura ambiente) e apresenta baixa viscosidade (menos de 2 mPa · s para uma solução a 5% em água). Esse carboidrato pode ser utilizado como substituto de gordura em alimentos, pois é capaz de promover na boca uma sensação semelhante à da gordura. Essa característica é resultado de seu maior peso molecular, quando comparado com os oligossacarídeos, tornando-a menos solúvel e com habilidade de formar microcristais quando misturada à água ou ao leite. Esses microcristais não são percebidos na boca, mas interagem para formar uma textura finamente cremosa.

Oligofrutoses, FOS e GOS têm propriedades comparáveis com as do açúcar e dos xaropes de glicose por possuírem maior quantidade de açúcares livres. A doçura na forma pura é de 30% a 60% quando comparada com a sacarose, consequentemente, é difícil utilizá-los sozinhos como substitutos de açúcar, sendo frequentemente combinados com edulcorantes para se obterem níveis de doçura desejáveis e mascarar seus possíveis sabores residuais.

Os frutanos tipo inulina têm ampla aplicação na indústria alimentícia, embora não sejam adequados em produtos demasiadamente ácidos, tratados termicamente a altas temperaturas ou estocados à temperatura ambiente por períodos longos, pois ocorre a hidrólise dos frutanos aos seus monossacarídeos com perda das propriedades físico-químicas e funcionais. No entanto, sua hidrólise é limitada a menos de 10% se os produtos apresentarem mais do que 70% de umidade, forem estocados a temperaturas inferiores a 10 °C ou tiverem tempo de vida útil curto. Têm valor calórico de 1,5 kcal g^{-1}.

GOS são estáveis a altas temperaturas e variações de pH, o que possibilita a utilização sem decomposição em diversos alimentos. Seu valor calórico é de 1,73 kcal g^{-1}.

Em produtos lácteos funcionais os prebióticos são normalmente adicionados durante a padronização do teor de sólidos totais dos produtos ou como ingredientes no início do processamento. A fim de se obterem os benefícios à saúde associados ao seu consumo, a sua estabilidade nos produtos adicionados deve ser garantida.

Padrões de qualidade

Identificação e enumeração de micro-organismos probióticos viáveis

A determinação da população viável dos probióticos nos alimentos é importante a fim de assegurar que o consumidor está comprando um produto que atende às normas vigentes. Em alimentos nos quais apenas uma cultura é adicionada, a enumeração é um procedimento fácil. Contudo, em iogurtes e alguns queijos, por exemplo, é necessário fazer a distinção entre as diferentes culturas presentes.

Vários métodos podem ser aplicados para a detecção e a enumeração de probióticos em alimentos: métodos de contagem em placas, biologia molecular ou métodos enzimáticos. A contagem em placas ainda é preferida em medidas de controle de qualidade, sendo necessário, no entanto, a obtenção de meios seletivos para as culturas probióticas, os quais suprimam o crescimento de outros micro-organismos.

Na Tabela 12.7 são apresentados os meios de cultura recomendados para a enumeração da cultura lática de iogurtes e dos principais probióticos utilizados em alimentos.

Tabela 12.7 Meios de cultura recomendados para a enumeração dos micro-organismos da cultura lática de iogurtes e dos principais probióticos

Micro-organismo	Meio de cultura	Condições de incubação
Streptococcus thermophilus	Ágar ST Ágar M17 Ágar M17	Aeróbica, 37 °C/24 horas Aeróbica, 45 °C/24 horas Aeróbica, 37 °C/72 horas
Lactobacillus bulgaricus	Ágar MRS[1] pH 5,2 ou 4,58 Ágar RCA[2] pH 5,3 Ágar MRS frutose + 0,2% Tween 80	Anaeróbica, 45 °C/72 horas Anaeróbica, 45 °C/72 horas Anaeróbica, 45 °C/72 horas
Lactobacillus acidophilus	Ágar MRS salicina Ágar MRS sorbitol Ágar MRS maltose Ágar basal maltose Ágar MRS celobiose Ágar MRS clindamicina Ágar MRS – CDAC[3] Ágar MRS-bile	Anaeróbica, 37 °C/72 horas Anaeróbica, 37 °C/72 horas Anaeróbica, 37 °C/72 horas Anaeróbica, 37 °C/72 horas Anaeróbica, 37 °C/72 horas Anaeróbica, 37 °C/72 horas Anaeróbica, 37 °C/72 horas Aeróbica, 37 °C/72 horas
Lactobacillus casei	Ágar L. casei (LC)[4] Ágar MRS vancomicina[4]	Anaeróbica, 27 °C/72 horas Anaeróbica, 37 °C/72 horas
L. rhamnosus	Ágar MRS vancomicina Ágar basal sorbitol ou manitol	Anaeróbica, 43 °C/72 horas Aeróbica ou anaeróbica, 43 °C/72 horas
Propionibacteria	Ágar lactato de sódio	Anaeróbica, 30 °C/7 a 9 dias
Bifidobacteria	Ágar MRS NNLP + 0,05% de cisteína[5] Ágar MRS rafinose cisteína-HCl + 0,05% LiCl Ágar bif (MRS + L-cisteína e antibióticos) Ágar MRS – LP (0,2% LiCl + 0,3% propionato de cálcio)	Anaeróbica, 37 °C/72 horas Anaeróbica, 45 °C/72 horas Anaeróbica, 37 °C/72 horas Anaeróbica, 37 °C/72 horas

[1]Ágar de Man Rogosa e Sharpe.
[2]Reinforced clostridial Agar.
[3]MRS + 0,5% L-cisteína + 0,5% dicloxacilina + 1% LiCl + 0,01% azul de anilina.
[4]Na ausência de L. rhamnosus; se presente, utilizar método de substração.
[5]Ácido nalidíxico, sulfato de neomicina, cloreto de lítio e sulfato de paromomicina.
Fonte: Dave & Shah, 1996; Vinderola & Reinheimer, 1999; Tharmaraj & Shah, 2003; Grosso & Fávaro-Trindade, 2004; Donkor et al., 2005; Tabasco et al., 2007.

Os meios seletivos ou diferenciais indicados não funcionarão em todas as situações, sendo necessário que sejam avaliados para as cepas específicas de interesse, levando-se em consideração a composição do alimento e as espécies presentes.

Métodos que utilizam a biologia molecular têm sido eficientemente aplicados para a identificação e estudo das culturas láticas e probióticas utilizadas na fabricação de leites fermentados, iogurtes e queijos, por meio da investigação da presença de proteínas ou genes de importância tecnológica e de suas propriedades. Técnicas de reação em cadeia da polimerase (PCR) utilizando agentes fluorescentes também podem ser usadas, sem necessidade de isolamento desses micro-organismos do alimento.

Determinação de frutanos tipo inulina e galacto-oligossacarídeos

Inulina, oligofrutoses e FOS podem ser analisados utilizando-se o método de frutana descrito pela Association of Official Analytical Chemistry (AOAC) nº 997.08 e integrado ao método de fibra alimentar total da AOAC. O método envolve o tratamento da amostra com as enzimas amiloglucosidase e inulinase, seguido pela determinação dos açúcares residuais por cromatografia (gasosa, líquida de alta eficiência ou de troca iônica de alta eficiência com detector de pulso amperométrico). GOS podem ser determinados pelo método 2001.02 da AOAC. As amostras são tratadas com β-galactosidase e a galactose liberada determinada por cromatografia de troca iônica.

Características sensoriais de produtos lácteos probióticos e prebióticos

Como as características sensoriais são a base para a escolha e a aceitação dos consumidores, é necessário avaliar o impacto sensorial da adição de probióticos ou prebióticos a alimentos.

A adição de culturas probióticas não costuma modificar drasticamente as características sensoriais dos produtos aos quais foram adicionadas. No entanto, as bifidobactérias produzem ácidos acético e lático na proporção de 3:2, o que pode desenvolver aroma e sabor de ácido acético nos produtos. A utilização de micro-organismos dessa espécie como probióticos pode requerer o uso de saborizantes nos produtos ou a microencapsulação do probiótico, com a finalidade de mascarar ou minimizar esse defeito.

Produtos lácteos contendo *L. acidophilus* são caracterizados como sendo pobres em aroma, pois essa bactéria apresenta a enzima álcool desidrogenase, a qual converte acetaldeído em etanol, sendo que o acetaldeído é considerado o composto mais importante para o aroma típico do iogurte. Além disso, culturas probióticas altamente proteolíticas podem produzir peptídeos, os quais conferem sabor de queijo a leites fermentados.

No caso de sorvetes, o impacto da adição de culturas probióticas deve ser mais bem avaliado, já que algumas cepas são capazes de produzir gosto ácido nos produtos. As condições de processo, portanto, devem limitar o processo fermentativo de maneira a minimizar as alterações no sabor.

O impacto sensorial da adição de probióticos e prebióticos a alimentos ainda não foi extensivamente estudado, contudo é possível assumir que produtos adicionados desses ingredientes funcionais provavelmente terão perfis de sabor diferenciados em relação aos produtos sem adição. Geralmente, a adição de prebióticos a alimentos tem maior influência na textura e aroma dos produtos, enquanto a adição de probióticos tem maior efeito no sabor e aroma. No primeiro caso, o ingrediente prebiótico é adicionado à matriz do produto, conferindo e reforçando interações já existentes entre diferentes componentes do alimento. No segundo caso, o metabolismo da cultura probiótica pode resultar na produção de componentes que contribuem negativamente para o aroma e o sabor dos produtos.

Mercado consumidor

Em resposta aos consumidores interessados em maximizar sua saúde, a indústria alimentícia tem desenvolvido uma variedade de novos produtos funcionais. Estimativas indicam que o total mundial de vendas de alimentos funcionais variou de 75 para 130 bilhões de dólares entre 2007 e 2015.

Os EUA representam o maior mercado de alimentos e bebidas funcionais, com vendas de 29 bilhões de dólares em 2007. A Europa e o Japão vêm logo em seguida, na segunda e terceira posições, respectivamente. Em conjunto, EUA, Europa e Japão somam 90% do consumo mundial de alimentos funcionais.

A Ásia e a América Latina estão entre os mercados de maior crescimento para este tipo de alimento. A América Latina é considerada um mercado emergente, ainda que fatores culturais, baixo conhecimento acerca de fatores nutricionais e contrastes de salários limitem a penetração desses produtos no mercado. No Brasil, as estimativas de vendas giram em torno de 500 milhões de dólares, sendo que os funcionais correspondem a 1% do total da produção nacional da indústria alimentícia. Além disso, 65% do total de alimentos funcionais comercializados no Brasil são produtos probióticos.

Conclusão

O desenvolvimento e a comercialização de alimentos funcionais é um processo complexo, caro e arriscado, já que existem requerimentos especiais para esse tipo de produto. A demanda de consumidores, as condições técnicas e o atendimento à legislação são fatores-chave para o desenvolvimento de produtos de sucesso. O mercado de alimentos funcionais é bastante promissor, mas tem como grande desafio conquistar a confiança do consumidor quanto às suas alegações funcionais, a fim de que acredite que não se trata simplesmente de uma estratégia de *marketing* para justificar o aumento no preço do produto.

BIBLIOGRAFIA

Anadón A, Martínez-Larrañaga MR, Caballero V, Castellano V. Assesment of prebiotics and probiotics: an overview. In: Watson RR, Preedy VR (Eds.). Bioactive foods in promoting health. Probiotics and prebiotics. London: Academic Press, 2010: 19-41.

Angus F, Smart S, Shortt C. Prebiotic ingredients with emphasis on galacto-oligosaccharides and fructo-oligosaccharides. In: Tamime AY (Ed.). Probiotic dairy products. Oxford: Blackwell Publishing, 2005: 120-137.

Awaisheh SS. Probiotic food product classes, types, and processing. Probiotics, Prof. Everlon Rigobelo (Ed.), ISBN: 978-953-51-0776-7, InTech, DOI: 10.5772/51267. Disponível em: http://www.intechopen.com/books/probiotics/probiotic-food-products-classes-types-and-processing. Acesso em: 01/12/2012.

Azizpour K Bahrambeygi S Mahmoodpour S, Azizpour A. History and basic of probiotics. Res J Biol Sci. 2009; 4(4):409-26.

Boylston TD, Vinderola CG, Ghoddusi HB, Reinheimer JA. Incorporation of bifidobacteria into cheeses: challenges and rewards. Intern Dairy J. 2004; 14(5):375-87.

Boza-Méndez E, López-Calvo R, Cortés-Muñoz M. Innovative dairy products development using probiotics: challenges and limitations, Probiotics, Everlon Cid Rigobelo (Ed.), InTech. Disponível em: http://www.intechopen.com/books/probiotics/innovative-dairy-products-development-using-probiotics-challenges-and-limitations. Acesso em: 01/12/2012.

Brasil. Agência Nacional de Vigilância Sanitária (ANVISA). Alimentos. Informe Técnico nº 9, de 21 de maio de 2004. Orientação para utilização, em rótulos de alimentos, de alegação de propriedades funcionais de nutrientes com funções plenamente reconhecidas pela comunidade científica. Brasília, ANVISA; 2004.

Brasil. Agência Nacional de Vigilância Sanitária (ANVISA). Alimentos. Alimentos com alegações de propriedades funcionais e ou de saúde, novos alimentos/ingredientes, substâncias bioativas e probióticos. Atualizado em julho de 2008. IX – Lista das alegações de propriedades funcionais aprovadas. Brasília, ANVISA; 2008.

Brasil. Ministério da Agricultura, Pecuária e Abastecimento e da Reforma Agrária. Portaria nº 46, de 07 de março de 1996. Regulamento Técnico de Identidade e Qualidade de Queijos. Brasília, Diário Oficial da União; 1996.

Brasil. Ministério da Agricultura, Pecuária e Abastecimento e da Reforma Agrária, Portaria nº 379, de 26 de abril de 1999. Regulamento Técnico para Fixação de Identidade e Qualidade de Gelados Comestíveis, Preparados, Pós para Preparo e Bases para Gelados Comestíveis. Brasília, Diário Oficial da União; 1999.

Brasil. Ministério da Agricultura, Pecuária e Abastecimento e da Reforma Agrária, Resolução nº 5, de13 de novembro de 2000. Oficializa os Padrões de Identidade e Qualidade (PIQ) de Leites Fermentados. Brasília, Diário Oficial da União; 2000.

Brunser O, Gotteland M. Probiotics and prebiotics in human health: an overview In: Watson RR, Preedy VR (Eds.). Bioactive foods in promoting health. Probiotics and prebiotics. London: Academic Press, 2010: 73-93.

Carabin, I.G, Flamm, W.G. Evaluation of safety of inulin and oligofructose as dietary fiber. Regul Toxicol Pharmacol. 1999; 30(3):268-82.

Champagne CP, Gardner NJ, Roy D. Challenges in the addition of probiotic cultures to foods. Critical Rev Food Sci Nutr. 2005; 45(1):61-84.

Champagne CP. Some technological challenges in the addition of probiotic bacteria to foods. In: Charalampopoulos D, Rastall RA (Eds.). Prebiotics and probiotics science and technology. New York: Springer, 2009: 761-804.

Cherbut C. Inulin and oligofructose in the dietary fibre concept. Brit J Nutr. 2002; 8(Suppl. 2):159-62.

Coussement PAA. Inulin and oligofructose: safe intakes and legal status. J Nutr. 1999; 129(7):1412-7.

Cruz AG, Antunes AEC, Sousa ALOP, Faria AFJ, Saad SMI. Ice cream as a probiotic food carrier. Food Res Intern. 2009b; 42(9):12339.

Cruz AG, Buriti FCA, Souza CHB, Faria AFJ, Saad SMI. Probiotic cheese: health benefits, technological and stability aspects. Trends in Food Sci Technol. 2009a; 20(8):344-54.

Cruz AG, Cadena RS, Walter EHM, Mortazavian AM, Granato D et al. Sensory analysis: relevance for prebiotic, probiotic, and synbiotic product development. Comprehensive Rev Food Sci Food Safety. 2010; 9(4):358-73.

Cruz AG, Faria AFJ, Van Dender AGF. Packaging system and probiotic dairy foods. Food Res Intern. 2007; 40(8):951-6.

Daigle A, Roy D, Bélanger G, Vuillemard JC. Production of probiotic cheese (cheddar-like cheese) using enriched cream fermented by Bifidobacterium infantis. J Dairy Sci. 1999; 82(6):1081-91.

Dave, RI, Shah NP. Evaluation of media for selective enumeration of Streptococcus thermophilus, Lactobacillus delbrueckii spp. bulgaricus, Lactobacillus acidophilus and bifidobacteria. J Dairy Sci. 1996; 79(9):1529-36.

De Slegte, J. Determination of trans-galactooligosaccharides in selected food products by ion-exchange chromatography: collaborative study. J AOAC Intern. 2002; 85(2):417-23.

Del Moral AM, Moreno-Aliaga MJ, Hernández JAM. Efecto de los prebióticos sobre el metabolismo lipídico. Nutr Hosp. 2003; 18(4):181-8.

Donkor ON, Henriksson A, Vasiljevic T, Shah, NP. Probiotic strains as starter cultures improve angiotensin-converting enzyme inhibitory activity in soy yoghurt. J Food Sci. 2005; 70(8):375-81.

Farnworth ER, Champagne C. Production of probiotic cultures and their incorporation into foods. In: Watson R.R, Preedy VR (Eds.). Bioactive foods in promoting health. Probiotics and prebiotics. London: Academic Press, 2010: 3-17.

Fasoli, S, Marzotto, M, Rizzoti, L, Rossi, F, Dellaglio, F et al. Bacterial composition of commercial probiotic products as evaluated by PCR-DGGE analysis. Intern J Food Microbiol. 2003; 82(2):59-70.

Ferreira CLLFF. Tecnologia para produtos lácteos funcionais: probióticos. In: Portugal JAB, Drumond e Castro MC, Savino AC, Neves BS, Arcuri EF (Eds.). O agronegócio do leite e os alimentos lácteos funcionais. Juiz de Fora: EPAMIG – Centro Tecnológico – ILCT, 2001: 183-203.

Food and Agriculture Organization of the United Nations (FAO). FAO Technical Meeting Report on Prebiotics, Food Quality and Standards Service. FAO, p. 15-16. 2007.

Food and Agriculture Organization of the United Nations/World Health Organization (FAO/WHO). Evaluation of health and nutritional properties of probiotics in food including powder milk with live lactic acid bacteria. Report of a Joint FAO/WHO Expert Consultation. Córdoba, Argentina. 2001.

Franck A. Technological functionality of inulin and oligofructose. Brit J Nutr. 2002; 87(2): 287-91.

Fuller R. Probiotics in man and animals. J Appl Bacteriol. 1989; 66(5):365-78.

GBA. Functional foods and drinks market to reach U.S. $109 billion by 2010. Global Industry Analystis, San Jose, Calif., 2007.

Gibson GR. Functional foods: probiotics and prebiotics. Culture. 2007; 28(2):1-7.

Gotteland MR, Brunser OT. Efecto de un yogur con inulina sobre la función intestinal de sujetos sanos o constipados. Rev Chil Nutr. 2006; 33(3):553-60.

Granato D, Branco GF, Nazzaro F, Cruz AG, Faria JAF. Functional foods and nondairy probiotic food development: trends, concepts, and products. Compr Rev Food Sci Food Safety. 2010; 9(3): 292-302.

Grosso CRF, Fávaro-Trindade CS. Stability of free and immobilized Lactobacillus acidophilus and Bifidobacterium lactis in acidified milk and of immobilized B. lactis in yoghurt. Braz J Microbiol 2004; 35(1-2):151-6.

Guandalini S, Pensabene L, Zikri MA, Dias JA, Casali LG et al. Lactobacillus GG administered in oral rehydration solution to children with acute diarrhoea: a multicenter European trail. J Pediatr Gastroenterol Nutr. 2000; 30(1):454-60.

Havenaar R, Huis In´T Veld JH. Probiotics: a general view. In: Wood BJ (Ed.). The lactic acid bacteria in health and disease, the lactic acid bacteria. New York: Chapman and Hall, 1992: 209-224.

Heller KJ, Bockelmann W, Schrezenmeir J, De Vrese M. Cheese and its potential as a probiotic food. In: Farnworth ER (Ed.). Handbook of fermented functional foods. Boca Raton: CRC Press, 2003: 203-225.

Heller KJ. Probiotic bacteria in fermented foods: product characteristics and starter organisms. Am J Clin Nutr. 2001; 73(2):374-9.

Hoebregs H. Fructans in foods and food products, ion-exchange chromatographic method: collaborative study. J AOAC Intern.1997; 80(5):1029-37.

Homayouni A, Azizi A, Ehsani MR, Yarmand MS, Razavi SH. Effect of microencapsulation and resistant starch on the probiotic survival and sensory properties of synbiotic ice cream. Food Chem. 2008; 111(1):50-5.

Huebner J, Wehling RL, Hutkins RW. Functional activity of commercial prebiotics. Intern Dairy J. 2007; 17(7):770-5.

Kneifel W, Jaros D, Erhard F. Microflora and acidification properties of yogurt and yogurt-related products fermented with commercially available starter cultures. Intern J Food Microbiol. 1993; 18(3):179-89.

Lee JAB, Seto DBA, Bielory LMD. Meta-analysis of clinical trials of probiotics for prevention and treatment of pediatric atopic dermatitis. J Allergy Clin Immunol 2008; 121(1):116-21.

Lilly DM, Stillwell RH. Probiotics: growth-promoting factors produced by microorganisms. Science. 1965; 147(3659):747-8.

Lourens-Hattingh A, Viljoen BC. Yogurt as probiotic carrier food. Intern Dairy J. 2001; 11(1/2):11-7.

Manning TS, Gibson GR. Prebiotics. Best Pract Res Clin Gastroenterol. 2004;18(2):287-98.

Mussatto SI, Mancilha IM. Non-digestible oligosaccharides: a review. Carbohydrate Polymers. 2007; 68(3):587-97.

Nadal ES, Sayas-Barberá E, Fernández-López J, Pérez-Alvarez JA. Food formulation to increase probiotic bacteria action or population. In: Watson RR, Preedy VR (Eds.). Bioactive foods in promoting health. Probiotics and prebiotics. London: Academic Press, 2010: 335-351.

Niness KR. Inulin and oligofructose: what are they? J Nutr Bethesda. 1999;129(7):1402-6.

O'may GA, MacFarlane GT. Health claims associated with probiotics. In: Tamime AY. (Ed.). Probiotic dairy products. United Kingdom: Blackwell Publishing, 2005: p.1-15.

Olson DW, Aryana KJ. An excessively high Lactobacillus acidophilus inoculation level in yogurt lowers product quality during storage. LWT. 2008; 41(5):911-8.

Ouwehand AC, Tihonen K, Mäkivuokko H, Rautonen N. Synbiotics: combining the benefits of pre- and probiotics. In: Saarela M (Ed.). Functional dairy products. Vol. 2. Boca Raton: CRC, 2007: 195-213.

Palacios T, Coulson S, Butt H, Vitetta L. The gastrointestinal microbiota and multi-strain probiotic therapy: In children and adolescent obesity. Adv Integrative Med. 2014;1(1):2-8.

Quemener B, Thibault, J,F, Coussement P. Integration of inulin determination in the AOAC method for measurement of total dietary fiber. Intern J Biol Macromol. 1997; 21(1/2):175-8.

Rasic JL, Kurmann JA. Bifidobacteria and their role. Basel: Birklhauser Verlag; 1983.

Reid G et al. Potential uses of probiotics in clinical practice. Clin Microbiol Rev. 2003;16(4):658-72.

Reid G. Probiotic agents to protect the urogenital tract against infection. Am J Clin Nutr. 2001;73(2):437-43.

Reuter G, Klein G, Goldberg M. Identification of probiotic cultures in food samples. Food Res Intern. 2002; 35(2-3):117-24.

Roberfroid MB. Introducing inulin-type fructans. Brit J Nutr. 2005; 93(1):13-25.

Ross RP, Desmond C, Fitzgerald GF, Stanton T. Overcoming the technological hurdles in the development of probiotic foods. J Appl Microbiol. 2005; 98(6):1410-7.

Saarela M, Mogensen G, Fondén R, Mättö J, Mattila-Sandholm T. Probiotic bacteria: safety, functional and technological properties. J Biotechnol. 2000; 84(3):197-215.

Salminen S, Playne M, Lee YK. Successful probiotic lactobacilli: human studies on probiotic efficacy. In: Shortt C, O'Brien J (Eds.). Handbook of functional dairy products. Boca Raton: CRC Press, 2004: 13-69.

Saxelin M, Korpela R, Mayra-Makinen A. Introduction: classifying functional dairy products. In: Mattila-Sandholm T, Saarela M (Eds.). Functional dairy products. Boca Raton: CRC Press, 2003: 1-16.

Schrezenmeir J, Vrese M. Probiotics, prebiotics and synbiotics – approaching a definition. Am J Clin Nutr. 2001; 73(2):361-4.

Shah NP. Functional cultures and health benefits. Intern Dairy J. 2007; 17(11):1262-77.

Shah NP. Functional foods from probiotics and prebiotics. Food Technol. 2001; 55(11):46-53.

Shah NP. Probiotic bacteria: selective enumeration and survival in dairy foods. J Dairy Sci. 2000; 83(4):894-907.

Sheehan VM, Ross P, Fitzgerald GF. Assessing the acid tolerance and the technological robustness of probiotic cultures for fortification in fruit juices. Innovative Food Sci Emerging Technol. 2007; 8(2):279-84.

Soccol CR, Vandenberghe LPS, Spier MR, Medeiros ABP, Yamaguishi CT et al. The potencial of probiotics: a review. Food Technol Biotechnol. 2010; 48(4):413-34.

Spadoti LM, Van Dender AGF. Prebióticos e probióticos em queijos. In: Seminário: perspectivas e oportunidades de mercado no setor de lácteos. Campinas: ITAL; 2009.

Stanton C, Desmond C, Coakley M, Collins J.K, Fitzgerald G et al. Challenges facing development of probiotic containing functional foods. In: Farnworth ER (Ed.). Handbook of fermented functional foods. Boca Raton: CRC Press, 2003: 27-58.

Stanton C, Gardiner G, Lynch P.B, Collins JK, Fitzgerald,G et al. Probiotic cheese. Intern Dairy J. 1998; 8(5-6):491-6.

Szajewska H, Kotowska M, Mrukowicz JZ, Armanska M, Mikolajczyk W. Efficacy of Lactobacillus sp. strain GG in prevention of nosocomial diarrhea in infants. J Pediat. 2001; 138(3):361-5.

Tabasco R, Paarup T, Janer C, Peláez C, Requena T. Selective enumeration and identification of mixed cultures of Streptococcus thermophilus, Lactobacillus delbrueckii subsp. bulgaricus, L. acidophilus, L. paracasei and Bifidobacterium lactis in fermented milk. Intern Dairy J. 2007; 17(9):1107-14.

Tamime AY, Saarela M, Sondergaard AK, Mistry VV, Shah NP. Production and maintenance of viability of probiotic micro-organisms in dairy products. In: Tamime AY (Ed.). Probiotic dairy products. United Kingdom: Blackwell Publishing. 2005; 39-72.

Tamime AY. Fermented milks: a historical food with modern applications – a review. Europ J Clin Nutr. 2002; 56(4):2-15.

Tharmaraj N, Shah NP. Selective enumeration of Lactobacillus delbrueckii spp. bulgaricus, Streptococcus thermophilus, Lactobacillus acidophilus, Bifidobacteria, Lactobacillus casei, Lactobacillus rhamnosus, and Propionibacteria. J Dairy Sci. 2003; 86(7):2288-96.

Toma MM, Pokrotnieks J. Probiotics as functional food: microbiological and medical aspects. Acta Universitatis Latviensis, Biology. 2006;710:117-129.

Tzortzis G, Vulevic J. Galacto-olisaccharide prebiotics. In: Charalampopoulos D, Rastall RA (Eds.). Prebiotics and probiotics science and technology. New York: Springer. 2009; 207-244.

Van Den Tempel T, Gundersen J.K, Nielsen MS. The microdistribution of oxygen in Danablu cheese measured by a microsensor during ripening. Intern J Food Microbiol. 2002; 75(1-2):157-61.

Vinderola CG, Reinheimer JA. Culture media for the enumeration of Bifidobacterium bifidum and Lactobacillus acidophilus in the presence of yoghurt bacteria. Intern Dairy J. 1999; 9(8):497-505.

Yeganehzad S, Mazaheri-Tehrani M, Shahidi F. Studying microbial, physicochemical and sensory properties of directly concentrated probiotic yoghurt. African J Agricult Res. 2007; 2(8):366-9.

CAPÍTULO 13

Produção de Creme de Leite e Derivados

Patricia Blumer Zacarchenco

Resumo

O mercado de creme de leite e derivados no Brasil ainda dispõe de pequena variedade de produtos. Há no mercado varejista, basicamente, creme de leite UHT (*Ultra High Temperature*) e sua versão *light* (com teor reduzido de gordura), creme de leite pasteurizado, nata e poucas opções de creme azedo (*sour cream*). Esse panorama apresenta grandes possibilidades para inovação por parte dos laticínios que produzem creme de leite. Do mesmo modo, no segmento de manteigas, em nosso país ainda há muitas possibilidades para desenvolvimento de novos produtos como as manteigas de creme maturado, manteigas aromatizadas e os chamados *dairy spreads*, sem contar com as possibilidades nas versões funcionais e *light* para esses produtos. O conhecimento dos fundamentos físico-químicos, microbiológicos e bioquímicos relacionados com a fração lipídica do leite é essencial quando se pretende fabricar creme de leite e derivados. Além disso, esses fundamentos são relevantes para elaborar padrões de identidade e qualidade para tais produtos. Assim, este capítulo apresenta revisão desses fundamentos e de aspectos tecnológicos da fabricação desses produtos.

Introdução e aspectos históricos

A manteiga e o creme sempre foram símbolos de riqueza e fizeram parte como ingrediente em mais da metade das receitas em livros publicados entre os séculos XVI e XIX. A literatura científica dos anos de 1950 a 1960 contém várias publicações sobre a produção de creme de leite de consumo. Na França, em 1969, com a chamada lei Godfrey, o conteúdo proteico foi introduzido no pagamento do leite aos produtores, até que representou o dobro do valor pago à gordura. Até os anos 1990, no Brasil, o pagamento do leite era tinha como base o seu teor de gordura. Apesar da importância da transformação do leite em queijo, outros componentes não eram valorizados economicamente. Essa prática era válida quando o leite era usado apenas ou, principalmente, para a produção de manteiga. Possivelmente o pagamento do leite com base em seu teor de gordura, além de seu valor para produção de manteiga, deve-se à relativa simplicidade dos métodos analíticos que foram desenvolvidos, primeiramente, para gordura mais do que para proteína e lactose. No Brasil, a indústria de laticínios já começou a trabalhar com pagamento de leite bonificando extrato seco total/proteínas.

O creme de leite é tradicionalmente usado de várias maneiras em diferentes aplicações. Embora seu consumo estivesse, originalmente, associado a sobremesas e frutas frescas, também é usado em sorvetes, sopas, bolos, pudins, entre outros. Além disso, é a matéria-prima principal para a fabricação de manteiga e óleo de manteiga (manteiga de garrafa, *butter oil*).

O creme é uma emulsão concentrada de glóbulos de gordura do leite em leite desnatado e é preparado, comercialmente, por separação centrífuga entre a parte lipídica, menos densa, e o leite desnatado. Segundo Smiddy e cols., não é possível adotar uma classificação ou definição internacional para produtos de creme de leite. Entre as razões para isso podem ser mencionadas a variação nas regulamentações para teor de gordura de creme de leite dos vários países, a existência de diferentes nomes para produtos semelhantes e, mesmo, a inexistência de determinados produtos derivados de creme de leite em alguns países.

O leite de todos os mamíferos contém lipídeos, mas a concentração varia amplamente nas espécies entre teores de 2% a 50%. A principal função dos lipídeos na dieta é servir como fonte de energia para o recém-nascido. O teor de lipídeos do leite das diferentes espécies reflete as exigências dos filhotes de cada uma. Animais terrestres e marinhos que vivem em ambientes frios secretam altos teores de lipídeos em seus leites. Os lipídeos também são importantes como fontes de ácidos graxos essenciais e vitaminas lipossolúveis e para o sabor e as propriedades reológicas dos produtos. Graças à ampla variedade de ácidos graxos, o sabor da gordura do leite é superior a de outras gorduras. Em certos produtos e após determinados processos, os ácidos graxos servem como precursores de compostos bastante aromáticos como metil-cetonas e lactonas. Infelizmente, lipídeos também são precursores de compostos que causam defeitos de sabor e sabores residuais desagradáveis (ranço oxidativo e hidrolítico). Os lipídeos também são solventes de compostos do meio que podem causar sabores desagradáveis.

Este capítulo apresenta revisão dos fundamentos físico-químicos, microbiológicos e bioquímicos relacionados com a fração lipídica do leite bovino, que constituirá a maior parte dos produtos tratados neste capítulo, isto é, manteiga, creme de leite e outros produtos de base lipídica láctea. Além disso, serão abordados os principais aspectos tecnológicos da fabricação desses produtos.

Características da matéria-prima

Para a fabricação de creme de leite ou de seus derivados é importante conhecer como as características microbiológicas e físico-químicas do creme de leite e, em última instância do leite, influenciarão as características físico-químicas, microbiológicas e sensoriais do produto recém-produzido e durante sua estocagem. Na sequência, serão tratados esses aspectos relevantes para o creme de leite como matéria-prima.

Os lipídeos no creme, assim como no leite, estão na forma de glóbulos de gordura envoltos pela membrana do glóbulo de gordura (MGG) com diâmetro variando de 0,5 a 10 μm. As propriedades físico-químicas do creme dependem de vários fatores como o estado dos glóbulos de gordura e da MGG, a concentração de glóbulos de gordura, a temperatura do creme, sua manipulação (tipo de tratamento térmico, mecânico), tipo e a concentração de sólidos lácteos não gordurosos no creme (proteínas, sais e estabilizantes e emulsificantes adicionados). Os glóbulos de gordura do leite são cobertos por uma rede difusa de compostos bipolares que são fosfolipídeos, proteínas, diacilgliceróis, monoacilgliceróis e outros materiais tensoativos provenientes da célula da glândula mamária ou do leite.

Os triacilgliceróis representam 97% a 98% do total de lipídeos do leite na maioria das espécies. Os digliderídeos, provavelmente, representam, na maior parte dos casos, lipídeos que foram sintetizados de modo incompleto. Embora os fosfolipídeos representem menos de 1% do total de lipídeos, eles desempenham importante papel na MGG e em outros materiais membranosos do leite. Os principais fosfolipídeos são fosfatidilcolina, fosfatidiletanolamina e esfingomielina. Traços de lipídeos polares, incluindo ceramidas, cerebrosídeos e gangliosídeos também estão presentes. Os fosfolipídeos representam uma porção considerável do total de lipídeos do leite e do leite desnatado, o que reflete quantidades proporcionalmente altas de material da MGG nesses produtos.

A gordura obtida por diferentes métodos de processamento varia na composição e em suas propriedades. Por exemplo, a quantidade de fosfolipídeos por 100 g de gordura é cerca de 40% maior no leitelho que no leite integral (21,6 g contra 0,9 g) e esses fosfolipídeos contêm muito mais ácidos graxos insaturados que os lipídeos do leite integral. No *serum* ou plasma do leite, a gordura pode estar presente como glóbulos muito pequenos, ácidos graxos solúveis em água e outros lipídeos dispersíveis em água ou lipoproteínas. A quantidade é de, aproximadamente, 0,02% a 0,03%. No centro dos glóbulos de gordura os triglicerídeos são os lipídeos predominantes.

Os lipídeos do leite estão facilmente disponíveis na manteiga, mas são excepcionalmente complexos tanto com relação às classes de lipídeos quanto com relação aos ácidos graxos constituintes. Os ácidos graxos são difíceis de serem analisados por causa da presença de ácidos graxos de cadeia curta e pela grande variedade (tipos) de ácidos graxos. A aplicação de vários procedimentos cromatográficos na separação e identificação de lipídeos do leite foi a responsável pela identificação desse grande número de ácidos graxos. A primeira cromatografia líquido-gasosa para análise de ácidos graxos do leite teve seus resultados publicados em 1956. Durante todas essas décadas cada vez mais e mais métodos foram definidos com esse objetivo.

Sempre que se trata de gordura láctea é quase inevitável a menção à presença de colesterol. Este é o principal esterol do leite, representando mais de 95% do total de esteróis presentes. Contudo, a quantidade proporcional de colesterol em relação ao total de lipídeos do leite é baixa quando comparada com outros alimentos. A maior parte do colesterol está na sua forma livre, com menos de 10% na forma de ésteres do colesteril. Em quantidades pequenas têm-se, ainda, vários outros esteróis, incluindo os hormônios esteroides, e hidrocarbonetos. Dentre os hidrocarbonetos destacam-se os carotenoides. Em termos quantitativos, os carotenoides ocorrem em traços no leite, isto é, cerca de 200 µg/L. No entanto, contribuem com 10% a 50% da atividade de vitamina A no leite e são responsáveis pela cor amarela da gordura do leite. O teor de carotenoides do leite varia com as estações e com a raça, sendo também dependente do teor de carotenóides da dieta do animal. Há raças cujo leite contém duas a três vezes mais betacaroteno que outras. Quando a dieta do animal contém vegetação fresca (pastagens), é mais rica em carotenoides do que nas situações em que os maiores constituintes da dieta são forragens, concentrados de cereais e produtos relacionados. Quanto maior o teor de carotenoides da dieta do animal, mais amarelas serão a cor do leite e de sua gordura e a manteiga.

O leite bovino contém, em geral, 3,5% de gordura. Por causa do valor econômico, sempre houve pressão comercial para o aumento da quantidade de gordura no leite das vacas por meios nutricionais ou genéticos. Esse nível varia bastante em função da raça, do estágio de lactação, dos indivíduos da mesma raça, da estação do ano, das condições nutricionais do animal, do tipo de alimentação, do estado de saúde e da idade do animal, dos intervalos entre as ordenhas e do período da ordenha em que se toma a amostra para análise.

O teor de gordura do leite decresce durante as primeiras 4 a 6 semanas após o parto e, então, aumenta ao longo da lactação, especialmente no estágio final. Para qualquer animal, o conteúdo de gordura decresce cerca de 0,2% ao longo de sucessivas lactações (cerca de cinco lactações). Na prática, esse fator não tem efeito significativo sobre o teor de gordura do leite de mistura porque o rebanho contém animais de várias idades. A concentração de gordura (e de todos os outros constituintes do leite) decresce marcantemente quando há mastite pela alteração da capacidade de síntese da glândula mamária. Tal efeito é notável na mastite clínica, sendo menos intenso na mastite subclínica. O rendimento de leite também é reduzido quando a alimentação não é adequada, embora a concentração de gordura, em geral, aumente.

Dietas com baixos teores de fibras têm efeito considerável sobre o conteúdo de gordura do leite, com pouco efeito sobre o rendimento. Os ruminantes sintetizam a gordura láctea a partir de carboidratos. Assim, a adição de gordura à dieta causa pouco acréscimo no teor de gordura do leite. O teor de lipídeos do leite aumenta continuamente durante a ordenha enquanto as concentrações dos constituintes não gordurosos não mostram alterações. Se os intervalos entre as ordenhas não são uniformes, o rendimento de produção de leite é alto e o teor de gordura é menor após os intervalos mais longos. O conteúdo de sólidos não gordurosos não é influenciado pelo intervalo de ordenha.

Sabe-se que no Brasil a porcentagem do rebanho leiteiro com mastite subclínica é considerável. O estudo de Souto apontou que cerca de 36% dos animais avaliados no estado de São Paulo apresentavam resultados positivos ao teste de CMT (*California Mastitis Test*) e ao teste da caneca de fundo escuro, o que representa glândulas mamárias com processo inflamatório subclínico. No trabalho mais recente de Oliveira e cols. valores semelhantes de incidência de mastite subclínica foram relatados (33%). O processo inflamatório da glândula mamária pode ser originado por alguma falha de gerenciamento, incluindo nutrição, higiene, genética e condições ambientais.

Além da mastite, outros fatores podem trazer prejuízo às características do leite e, portanto, do creme de leite e seus derivados.

A presença e o crescimento de bactérias no leite afetam as características do creme de outros derivados. Os componentes químicos do leite podem ser degradados pela atividade metabólica bacteriana e por diversas enzimas secretadas pelas bactérias. Produtos dessas reações de degradação podem ter efeitos indesejáveis sobre a textura, o sabor e o aroma do leite.

A maioria dos micro-organismos presentes no leite cru é destruída quando o leite ou creme de leite é pasteurizado. A redução do tempo entre a produção e a pasteurização do produto e a manutenção de baixas temperaturas de estocagem ajudará no controle da degradação enzimática do leite cru por meio do crescimento de micro-organismos termossensíveis. Entretanto, alguns esporos e micro-organismos termodúricos podem sobreviver à pasteurização e afetar as características dos produtos lácteos processados. Micro-organismos termodúricos, tais como algumas espécies de *Streptococcus* e *Lactobacillus*, e organismos formadores de esporos, tais como *Bacillus*, podem multiplicar-se nos produtos lácteos pasteurizados, resultando em defeitos de sabor e degradação de proteínas e lipídeos. Psicrotróficos formadores de esporos representam um desafio particularmente difícil. Esses micro-organismos podem sobreviver à pasteurização, germinar e multiplicar-se em condições de refrigeração em que o leite, o creme de leite e seus derivados são estocados.

Vários micro-organismos encontrados no leite cru produzem enzimas que permanecem funcionais após tratamento térmico. Uma vez secretadas, tais enzimas apresentam potencial para degradar tanto os componentes do leite como os de seus derivados. Além disso, as condições de refrigeração, sob as quais o leite cru é estocado, são favoráveis ao crescimento de psicrotróficos, muitos dos quais produzem enzimas termossensíveis que, após o tratamento térmico, continuam a degradar o leite na ausência das células bacterianas viáveis. Uma variedade de micro-organismos psicrotróficos, incluindo *P. fluorescens*, *P. putida*, *P. fragi*, *P. putrefaciens*, *Acinetobacter* spp., *Achromobacter* spp., *Flavobacterium* spp., *Aeromonas* spp. e *Serratia marcescens* produzem proteases extracelulares termoestáveis. Muitos psicrotróficos, incluindo *P. fluorescens, P. fragi, P. putrefaciens, Achromobacter* spp., *Alcaligenes viscolactis, Acinetobacter* spp. e *Serratia marcescens*, produzem lipases extracelulares termoestáveis.

Há, ainda, a possibilidade de contaminantes químicos do leite estarem presentes também no creme de leite e seus derivados. Dentre essas substâncias, podem ser mencionados os medicamentos veterinários usados, os contaminantes presentes em pastagens (pesticidas) e na ração (dioxinas, toxinas fúngicas) e os contaminantes ambientais (metais pesados). Para eliminar ou reduzir os perigos químicos do leite e, portanto, do creme de leite e seus derivados, várias ações devem ser tomadas, segundo Alves e cols., além da aplicação correta das boas práticas veterinárias, que prevê o descarte do leite ordenhado dos animais submetidos a tratamento com antibióticos e carrapaticidas. Entre essas ações está o promissor uso de controles biológicos na substituição do uso de carrapaticidas. Também é importante o uso da dosagem correta de pesticidas agrícolas para reduzir a contaminação das fontes de água e dos vegetais que o gado consome *in natura* ou que serão usados para a produção de rações. As indústrias químicas precisam descartar seus resíduos ou efluentes, evitando a contaminação ambiental com substâncias perigosas à saúde como os metais pesados. Na produção industrial de ração, por sua vez, é importante empregar ingredientes ou aditivos na formulação que sejam livres de substâncias tóxicas que alterem a especificação de insumos para evitar casos como os da polpa cítrica contaminada com dioxina e rações com altos índices de micotoxinas.

O creme de leite apenas será matéria-prima adequada para a obtenção dos vários produtos que serão tratados neste capítulo se o leite usado em sua produção também o for. Para isso, o leite deve ser obtido de animais saudáveis, bem nutridos, usando ração ou pastagens sem contaminantes. O leite deve, ainda, ser ordenhado em condições de higiene adequadas e resfriado logo após a ordenha. O creme de leite deve ser separado e tratado termicamente no menor tempo. Assim, evitam-se grandes períodos de estocagem refrigerado do leite ou do creme cru, quando os micro-organismos antes mencionados podem produzir suas proteases e lipases que não são facilmente destruídas nos tratamentos térmicos usuais.

Produção de creme de leite e derivados no Brasil

A classificação dos diferentes tipos de creme de leite pode ser baseada no teor de gordura, no tratamento térmico a que é submetido e no fato de ter passado ou não por fermentação lática.

No mercado varejista brasileiro se encontra, predominantemente, o creme de leite UHT/UAT, seguido do creme de leite pasteurizado, ambos na sua versão não fermentada. Além do creme de leite UHT em embalagem cartonada e o creme de leite pasteurizado, no mercado há o creme de leite em lata, esterilizado e a nata. Em algumas regiões do País encontra-se o creme de leite, pasteurizado, com maior teor de gordura (chegando a 50%) com a denominação de nata, versão mais consumida nos estados do Sul. Dentre os produtos derivados de creme de leite, além de manteigas, manteigas de garrafa e gordura láctea, em nosso país é possível encontrar ainda creme para bater *chantilly*, com alguns poucos tipos e marcas a escolha do mercado institucional e varejista, e produtos importados como o "*chantilly* em aerossol".

Algumas preparações culinárias exigem o uso de creme azedo, produto bastante comum em vários países do mundo. No Brasil ainda é incipiente a fabricação desse creme.

Regionalmente, Soares e cols. citam ainda o "creme do sertão", que é um tipo de creme de leite produzido artesanalmente, sem emprego de processamento térmico, principalmente no Nordeste, sem fiscalização efetiva.

Quanto aos tipos de manteiga produzidos, estes se centram basicamente em manteiga com e sem sal, manteiga *light* e com teor regular de gordura e manteigas com adições de gorduras vegetais.

Neste tópico do capítulo serão tratadas as classificações para creme de leite e manteiga existentes na legislação brasileira e aquelas apontadas nas principais obras da ciência e tecnologia de laticínios.

Tipos de creme de leite e classificação

Segundo Smiddy e cols., os cremes podem ser classificados quanto ao seu teor de gordura (g/100 g) em creme para café *light* (< 10), creme para café (15-18), creme simples ou médio (15-25), creme ou creme integral (30-40) e creme duplo (45-50). Os produtos derivados de creme de leite também podem ser classificados quanto à sua função como *chantilly*, creme para café, licor cremoso ou pelo processamento recebido em creme pasteurizado, creme de leite UHT/ UAT, creme congelado, creme de leite em pó e creme azedo.

Por sua vez, na Portaria nº 146/1996, do Ministério da Agricultura, Pecuária e Abastecimento (MAPA), que aprovou os Regulamentos Técnicos de Identidade e Qualidade de vários produtos lácteos se destacam as classificações e os demais padrões constantes dos Anexos IV e V que regulamentam, respectivamente, creme de leite e creme de leite a granel de uso industrial. O creme de leite é classificado, no Anexo IV, de acordo com seu teor de gordura ou, como menciona a Portaria nº 146/1996, de acordo com seu conteúdo em matéria gorda em: creme de baixo teor de gordura ou creme leve ou semicreme (10 a 19,9 g gordura/100 g de creme), creme (20 a 49,9 g de gordura/100 g de creme) e creme de alto teor de gordura (mais de 50 g de gordura/100 g de creme). O creme cujo teor de matéria gorda seja superior a 40% m/m poderá ser designado "duplo creme". O creme cujo conteúdo de matéria gorda seja superior a 35% m/m poderá, opcionalmente, ser designado "creme para bater". O creme submetido ao processo de homogeneização deverá designar-se, além disso, como "homogeneizado". O creme de leite a granel para uso industrial não apresenta classificação.

A Instrução Normativa (IN) nº 23, de 30 de agosto de 2012, foi elaborada para normatizar o produto nata. Neste documento, a nata é definida como "o produto lácteo relativamente rico em gordura retirada do leite, que apresenta a forma de uma emulsão de gordura em água, homogeneizado ou não, e submetido a processo de pasteurização, mediante tratamento térmico e procedimentos tecnologicamente adequados, suficientes para destruir todos os micro-organismos patogênicos". A partir da regulamentação da nata, sua tecnologia de fabricação deve atender também às boas práticas de fabricação e às demais determinações estabelecidas na Portaria nº 368/1997. Entre as exigências da IN 23, pode-se destacar que o teor de gordura láctea deve ser de, no mínimo, 45% e a acidez de, no máximo, 0,2% (g ácido lático/100 g).

Tipos de manteigas e classificação

No mercado varejista do Brasil é possível encontrar manteiga com e sem sal, manteiga com teor reduzido de gordura e manteiga misturada à gordura vegetal hidrogenada. Esta última classe é também chamada, por autores como Wilbey, de manteiga espalhável, embora existam outros modos de melhorar a espalhabilidade da manteiga. Verifica-se que as manteigas com teor reduzido de gordura em nosso país têm redução de, pelo menos, 50% no teor de lipídeos e são, em geral, adicionadas de proteínas lácteas (concentrados proteicos de soro), inulina, polidextrose e/ou amido modificado. Algumas dessas manteigas *light* apresentaram teores elevados de fibra (inulina), o que é um diferencial importante para o produto. No mercado internacional, dependendo da tradição de consumo de produtos lácteos do país, há maior variedade de tipos de manteiga. Além dos tipos citados encontrados no Brasil, há manteiga feita de creme maturado, manteigas aromatizadas e os chamados *dairy spreads*. Embora não haja uma tradução literal para a língua portuguesa, ou mesmo produtos semelhantes com gordura láctea no Brasil, os *dairy spreads* podem ser descritos como emulsões contendo manteiga e outros ingredientes lácteos e não lácteos com consistência espalhável.

Segundo Wilbey, na Europa as manteigas são classificadas, quanto ao seu teor de gordura, em manteiga (80% a 90% de gordura), manteiga com ¾ de gordura (60% a 62% de gordura), manteiga com metade do teor de gordura (39% a 42% de gordura) e *dairy spreads* com x% de gordura (onde x deve indicar o teor de gordura do produto). Também de acordo com este autor, em países em que a quantidade de leite e, portanto, de creme não é suficiente para abastecer fábricas que produzam manteiga, encontra-se a chamada manteiga recombinada (*recombined butter*), que consiste em emulsões preparadas com óleos ou gorduras vegetais contendo leite desnatado fermentado e/ou salgado, ou soro de leite, e gordura láctea fundida. Em geral esses produtos são fabricados em indústrias de margarinas.

No Brasil, segundo o Anexo III da Portaria nº 146/1996, as manteigas podem ser classificadas em manteiga extra e manteiga de primeira qualidade. Essa classificação deve ser atribuída mediante avaliação sensorial que deve seguir normas da Federação Internacional de Laticínios (FIL), citadas no texto do documento legal. Cabe destacar aqui que, em função de a Portaria nº 146/1996 já apresentar alguns anos de vigência, o pessoal técnico interessado deve consultar a FIL para que possa obter as versões atualizadas da norma citada no texto da Portaria. Ainda de acordo com a Portaria nº 146/1996, podem ser comercializadas a "manteiga ou "manteiga sem sal", a "manteiga salgada" ou "manteiga com sal" e a "manteiga maturada".

No Brasil há, ainda, a manteiga de garrafa, que, apesar do nome, se assemelha-se fisicamente mais ao *butter oil* ou ao *ghee* do que à própria manteiga. Mesmo assim, os processos de fabricação desses produtos não são iguais. Segundo Iskander e cols., o *ghee* é produzido no Egito, na Índia, no Oriente Médio e em países da Ásia e difere do *butter oil* por ser preparado pelo aquecimento da manteiga a 140 °C, enquanto o *butter oil* é preparado pela fusão da manteiga a 80 °C. O *butter oil* é a forma anidra da gordura do leite bovino e é produzido, principalmente, na Europa e nos EUA, sendo exportado para vários países, inclusive o Brasil. Devido ao aumento do interesse do consumidor por produtos com teor reduzido de lactose, o interesse pelo *ghee* vem aumentado. O teor de lactose do *ghee* é extremamente baixo por ser um produto lácteo gorduroso que passou por processo de concentração da fase gordurosa ainda mais intenso que a manteiga.

Processos industriais

Neste item do capítulo serão abordadas as principais etapas dos processos de fabricação de creme de leite e seus derivados e os fundamentos tecnológicos a eles associados.

Tratamento da matéria-prima

Já que para todos os produtos abordados neste capítulo o creme de leite é a matéria-prima em questão, serão abordados a seguir os fundamentos tecnológicos para o preparo desse insumo.

A tecnologia básica para a preparação de creme de leite e derivados é universal para quase todos os produtos de creme industrializados. A tecnologia básica compreende as etapas de separação entre a fase creme e a fase leite, a padronização do creme para o teor de gordura desejado e o tratamento térmico do creme para aumentar sua vida de prateleira. Outro processo que ocorre após a separação – a homogeneização – é aplicado apenas para certos produtos de creme de leite em geral para aumentar a vida de prateleira ou melhorar a textura. Por exemplo, o creme que será usado para fabricação de manteiga e *chantilly* não deve ser homogeneizado. O creme de leite pode ser pasteurizado, esterilizado pelo sistema UHT/UAT ou esterilizado em latas. A seguir serão detalhadas as etapas de separação, padronização, tratamento térmico e a homogeneização do creme.

Separação

O creme era originalmente separado do leite integral por gravidade. O leite integral era deixado em repouso por um período durante o qual os glóbulos de gordura, menos densos que a fase desnatada do leite, formavam uma camada de creme que era manualmente removida. Para os padrões modernos, contudo, a separação gravitacional é ineficiente e a separação centrífuga é usada, sendo a força centrífuga gerada por rotação. Sob a influência da força centrífuga os sedimentos e os glóbulos de lipídeos são separados para o exterior ou o interior dos canais de separação, de acordo com sua densidade em relação à fase desnatada. As impurezas sólidas de alta densidade rapidamente saem do separado e são removidas no espaço para sedimentos. A separação entre o creme e o leite integral envolve a concentração dos glóbulos de gordura do leite, seguida da remoção do creme da fase desnatada, o que produz dois fluxos ou correntes de saída: de leite desnatado e de creme. A vazão do fluxo de creme corresponde a 10% do total de líquido da saída do equipamento.

O uso de separadores centrífugos possibilita separação rápida e eficiente e, embora forças centrífugas bastante intensas sejam aplicadas, nem todos os glóbulos de gordura são removidos. O leite desnatado, em geral, tem um residual de gordura de 0,1 g/100 g com glóbulos de gordura pequenos com menos de 0,1 µm de diâmetro.

Padronização

Como os separadores de creme tradicionais não apresentavam grande precisão no teor de gordura do creme separado, era necessário produzir, primeiramente, creme com alto teor lipídico. Esse creme era coletado e misturado em tanques de creme a partir dos quais era amostrado para análise. O método de Gerber era normalmente usado para determinar o teor de gordura do creme, que era reduzido pela adição de leite desnatado em um processo chamado de padronização. O objetivo da padronização é produzir creme com teor de lipídeos definido. Atualmente, a padronização acontece em linha e, em geral, é combinada com a separação. O equipamento que faz a padronização monitora automaticamente e controla o teor de gordura do creme. Na saída do separador as saídas de creme e leite desnatado são misturadas e a proporção de creme adicionada determina o teor de gordura do creme ou derivado produzido. Os sistemas de válvulas de controle e medidores de densidade e fluxo, juntamente com controles computadorizados, são usados para ajustar o teor de gordura do creme e do leite. É importante que o teor de gordura seja ajustado o mais próximo possível daquele definido para o produto, pois o excesso traz perdas econômicas, e teores abaixo daqueles determinados podem não atender às exigências legais. Durante a padronização a temperatura do creme pode estar acima de 40 °C e haver crescimento microbiano. Assim, é essencial que a padronização seja realizada o mais rápido possível. Da mesma maneira, a pasteurização (ou outro tratamento térmico) e o resfriamento devem acontecer logo após a padronização.

Tratamento térmico

Todos os produtos de creme são tratados termicamente, sobretudo para inativar microorganismos deteriorantes e patogênicos, além das enzimas. A inativação dos micro-organismos e das enzimas pelo calor confere segurança e aumenta a vida de prateleira desses produtos. Os efeitos do aquecimento dependem, principalmente, da intensidade do tratamento térmico. Para tratamento do creme, tanto a pasteurização HTST (*High Temperature Short Time*) como o tratamento UHT ou UAT são comumente aplicados. O alto teor de gordura do creme protege os micro-organismos no tratamento térmico, o que leva à necessidade de tratamento térmico mais intenso que aquele aplicado ao leite. Para a pasteurização HTST do creme o binômio 75 °C/15 s para creme contendo mais de 20 g/100 g de lipídeos é recomendado pela FIL. Esse tratamento resultará no creme de leite usado para fabricação de manteiga, manteiga de garrafa e outros derivados. Para produzir o creme de leite pasteurizado, após o tratamento HTST pode-se seguir a homogeneização. A maioria das células vegetativas, incluindo patogênicos, leveduras e fungos, é inativada pela pasteurização, mas algumas bactérias termodúricas, incluindo bactérias termodúricas esporuladas como *Bacillus* spp., resistem à pasteurização.

Quando o creme é tratado pelo sistema UHT as características físico-químicas e microbiológicas da matéria-prima são importantes por causa da maior vida de prateleira do produto. O processamento UHT do creme envolve tratamento térmico a 135 °C a 150 °C por poucos segundos, ocorrendo inativação dos micro-organismos patogênicos e deteriorantes com mudanças químicas, físicas e sensoriais mínimas. O tratamento UHT do creme não gera, necessariamente, um produto estéril, pois os esporos de *Bacillus* spp. podem resistir ao tratamento. As enzimas endógenas do leite, lipase lipoproteica e plasmina, causam lipólise e proteólise, respectivamente, durante a estocagem. Embora a lipase seja inativada pela pasteurização, a plasmina mantém atividade mesmo após o tratamento UHT. Além disso, algumas lipases e proteases bacterianas podem resistir a esse tratamento. A produção de enzimas bacterianas deve ser prevenida no creme que será tratado pelo sistema UHT. No tratamento UHT/UAT, graças ao aumento da temperatura de tratamento térmico e à redução do tempo de exposição (por exemplo, 4 segundos a 142 °C), taxas de letalidade bacteriana equivalentes ao tratamento térmico do creme de leite esterilizado nas latas podem ser alcançadas, com reduções significativas em mudanças químicas como a reação de Maillard. A vida de prateleira de creme de leite UHT é substancialmente mais curta que a do leite, mesmo quando a proteólise está ausente. Para creme UHT simples (18% de gordura), a principal reclamação do consumidor, segundo Muir e Banks, refere-se à formação de partículas ou agregados que flutuam quando o creme é adicionado ao café quente. O problema tem sido identificado como uma agregação induzida pelo cálcio e que pode ser contornada pelo uso balanceado de estabilizantes que interagem com o cálcio. Na prática comercial, adições de carbonato de sódio e citrato trissódico mostraram-se eficientes para estender o período em que começam a aparecer esses agregados no café quente. A maioria dos cremes de leite UHT, bastante comuns no Brasil, passam por homogeneização, exceto aqueles com indicação para uso para batimento e produção de *chantilly*. A temperatura de estocagem também apresenta efeito significativo na vida de prateleira do creme e não necessariamente sobre a estabilidade bacteriológica. A refrigeração aumenta marcantemente a vida de prateleira.

Quanto ao creme de leite esterilizado em latas, as deteriorações bacteriológica e enzimática não são comuns graças à intensidade do tratamento térmico. Diferentemente da manteiga e do leite em pó, a vida de prateleira do creme esterilizado é determinada por reações químicas que envolvem minerais e proteínas. O creme de leite esterilizado em latas pode ou não ser homogeneizado, dependendo da indicação de sua aplicação. Os sais de sódio de ortofosfato, carbonato e citrato são estabilizantes que inibem as interações cálcio-proteína com considerável sucesso. Além disso, a estocagem à temperatura de refrigeração tem efeitos benéficos. A separação de soro é quase completamente inibida e a viscosidade, aumentada. Há poucas alterações na textura do creme se ele é estocado a 6 °C, mas problemas consideráveis podem ocorrer se ele for congelado.

Homogeneização

O objetivo da homogeneização é prevenir ou, ao menos, minimizar o fenômeno da separação do creme. Essa separação é evitada pela redução do tamanho dos glóbulos de gordura, os quais levarão tempo muito longo para reagrupar-se, gerando a separação do creme. A seleção de parâmetros de homogeneização adequados influencia as características do creme e de derivados, proporcionando novas estruturas para os produtos fabricados com esses derivados de alto teor lipídico. Embora a homogeneização seja essencial para alguns tipos de creme, para os que serão para bater *chantilly* ou fabricar manteiga, ela não é indicada. O creme não deve ser homogeneizado para batimento de *chantilly*, pois as partículas pequenas de gordura dificultarão a formação da estrutura de espuma necessária para estabilização do *chantilly*. Já na fabricação de manteiga as pequenas partículas de gordura do creme homogeneizado inviabilizam a inversão de fase necessária para a produção de manteiga.

Após abordar as principais etapas da fabricação de creme de leite pasteurizado, UHT e esterilizado em latas, serão tratados a seguir os processos de fabricação de alguns derivados de creme de leite e suas etapas de produção.

Processamento de derivados do creme de leite

Neste tópico do capítulo serão tratados os processos de fabricação de creme para *chantilly*, *chantilly* em aerossol e licores cremosos, bem como as alterações sofridas durante a estocagem e as soluções tecnológicas para evitá-las.

Creme para *chantilly*

O *chantilly*, chamado por autores como Smiddy e cols. de creme batido, é valorizado pelos consumidores por seu sabor e textura, sendo considerado um produto de luxo. Esse produto é fabricado pela incorporação de ar ao creme até que adquira a estrutura de espuma, encontrando muitas aplicações em sobremesas e bolos.

A Figura 13.1 apresenta as etapas principais de produção de creme para *chantilly* pasteurizado e UHT. O creme é, primeiramente, padronizado para 30% a 40% de gordura. Os estabilizantes podem ser adicionados ao creme padronizado antes do tratamento térmico. A pasteurização do creme ocorre, em geral, a 80 °C, seguindo-se o resfriamento e a embalagem. Em função das características microbiológicas do leite e do creme cru, a vida de prateleira varia. Em alguns países, o creme pasteurizado para *chantilly* tem validade de menos de 3 semanas. O creme UHT para *chantilly* tem validade de alguns meses, sendo comum processá-lo a 135 °C por alguns segundos. Contudo, para que não haja separação de glóbulos de gordura no creme UHT para *chantilly*, ele precisa ser homogeneizado.

Durante o primeiro estágio do processo de batimento, ar é incorporado ao creme, formando uma espuma com bolhas de diâmetro de cerca de 150 μm. As bolhas de ar no creme aerado logo ficam cobertas por proteínas do leite que as estabilizam, evitando que colapsem. Grande proporção das proteínas na superfície das bolhas é de β-caseína, que está presente, na maior parte, na forma não micelar em função das baixas temperaturas em que o creme fica. Contudo, outras frações da caseína e das proteínas do soro também ficam na superfície das bolhas. Com a continuação do batimento, as bolhas de ar diminuem em tamanho, ficando, em média, com a metade do diâmetro inicial. Os glóbulos de gordura dispersam parte das proteínas da superfície da bolha e a MGG também se coloca nessa superfície, criando uma interface "ar-lipídeos". Se o batimento é prolongado, os glóbulos de gordura podem coalescer, formando uma rede que compromete a estrutura da espuma. A coalescência também pode acontecer pela presença de gordura cristalizada em grande quantidade.

Três parâmetros são comumente usados para caracterizar a capacidade de batimento do creme: o *overrun*, a firmeza do *chantilly* e o tempo de batimento. O *overrun* é a medida da quantidade de ar incorporado ao *chantilly* e pode ser calculado a partir da densidade do creme antes e após o batimento. Em medidas práticas, a densidade é substituída pelo peso de um certo volume antes e após o batimento. A firmeza do *chantilly* pode ser verificada por análises de textura (em texturômetros) e indica o grau de desenvolvimento da textura do produto. Para o consumidor, o *chantilly* mais firme é, em geral, preferido. O tempo de batimento do creme é definido como tempo necessário para que se alcançado o ponto final

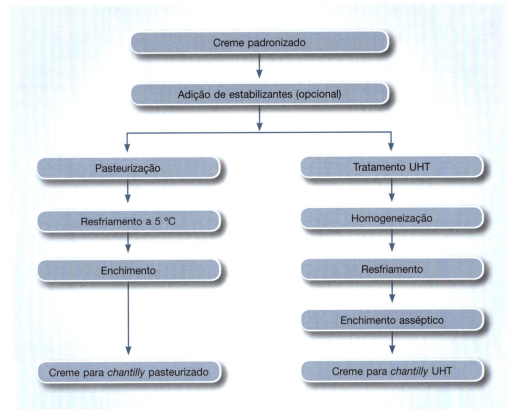

Figura 13.1 Etapas da fabricação de creme de leite para *chantilly*.

do processo de batimento. Em geral, esse ponto final é aquele de máximo *overrun* e máxima firmeza. A composição do creme, a presença de aditivos e as condições de processo influenciam o *overrun*, a firmeza e o tempo de batimento do creme para *chantilly*.

Há várias condições de processamento que influenciam as características de batimento de creme para *chantilly*. Para exemplificar, as características de batimento de determinado creme, obtido do mesmo leite, podem variar com o tipo de equipamento de separação do creme, com a temperatura de batimento, visto que o *overrun* aumenta com o aumento de temperatura. A homogeneização do creme, necessária para cremes UHT para *chantilly* aumenta o tempo de batimento e reduz o *overrun* e a firmeza; isso porque a MGG dos glóbulos de gordura homogeneizados é constituída, predominantemente, de caseínas que são menos suscetíveis à absorção na superfície da bolha de ar. Emulsificantes devem ser adicionados para melhorar as características de batimento do creme UHT. O tratamento térmico em si do creme UHT não afeta as propriedades de batimento, mas, por estar associado à homogeneização, obtém-se produto com características de batimento inferiores ao pasteurizado.

Quanto à composição do creme, o teor de proteína e gordura tem a maior influência sobre as características de batimento do *chantilly*. A redução do teor proteico do creme não influencia o *overrun*, mas reduz o tempo de batimento e a firmeza, enquanto o maior teor proteico produz o efeito oposto. Pequenas quantidades de proteína no creme (menos de 5 g/100 g) são necessárias para estabilizar as bolhas de ar no creme nos estágios iniciais do batimento. O fato de o teor proteico afetar o tempo de batimento e a firmeza do *chantilly* pode ser resultado da influência da concentração de proteína sobre a viscosidade do soro do creme. Assim, como a adição de estabilizantes afeta a viscosidade da fase soro do creme, estes têm papel similar ao das proteínas nas características de batimento.

Estabilizantes e emulsificantes podem ser adicionados para melhorar as propriedades de batimento do creme, devendo-se verificar os permitidos pelo País. Os emulsificantes são usados para melhorar a desestabilização e a coalescência dos glóbulos de gordura e reduzir o tempo de batimento. Os emulsificantes mais usados são mono e diglicerídeos, embora possam ser utilizados os fosfolipídeos do leitelho (ou *buttermilk*). Convém destacar, contudo, que o uso de leitelho em pó para contribuir com os fosfolipídeos emulsificantes aumenta o teor proteico do creme, o que pode trazer defeitos ao *chantilly*. Por sua vez, as razões para adição de estabilizantes são reduzir a separação de glóbulos de gordura durante a estocagem e melhorar a firmeza e a estabilidade do produto batido. O aumento da firmeza da espuma se deve ao aumento da viscosidade em função da presença do estabilizante. Estabilizantes são especialmente importantes para produtos com longa vida de prateleira como aqueles processados por tratamento UHT. Os estabilizantes mais comuns são polissacarídeos como carragenas, alginatos e amidos, embora poliamidas, como gelatina, possam ser usadas.

No Brasil, o creme de leite usado para produção de é o pasteurizado, com teor de gordura de 35%. Os cremes de leite UHT do mercado varejista têm, em sua maioria, teor de lipídeos de 20%, em média, o que não é adequado para batimento e obtenção de *chantilly*. Verifica-se que em nosso país muitos produtos chamados "creme tipo *chantilly*" são produtos que contêm gordura vegetal, emulsificantes e espessantes. Alguns desses produtos contêm proteínas lácteas, outros não. Tais "cremes para *chantilly*" não contêm gordura láctea e há versões refrigeradas em forma de aerossol, produtos para bater também refrigerados e em pó. Os cremes não lácteos contêm gordura vegetal e são considerados dentro da categoria de coberturas (ou *toppings*).

Chantilly em aerossol

A expressão "*chantilly* em aerossol" se refere ao creme aerado produzido por uma lata aerossol. A lata aerossol contém creme sob pressão, o qual é supersaturado com um gás, em geral óxido nitroso, que funciona como propelente. Ao pressionar o topo do bico, a lata aerossol abre, o creme é forçado através do bico e expande, formando uma espuma como resultado da despressurização. O *chantilly* aerossol pode ser produzido a partir de creme de leite ou de cremes não lácteos, estes últimos mais comuns no Brasil. Contudo, em função da temática deste capítulo, apenas o *chantilly* aerossol de creme de leite será considerado.

Antes do enchimento das latas, o creme padronizado é tratado termicamente. O tratamento UHT é mais usado por permitir maior vida de prateleira ao produto. A estabilizada microbiológica do *chantilly* em aerossol também é beneficiada pela presença do óxido nitroso. Após o tratamento térmico, o creme é homogeneizado a baixas pressões para evitar a separação de fases na estocagem. Por causa da homogeneização, são adicionados emulsificante, por exemplo, um monoglicerídeo, e estabilizantes (conforme abordado anteriormente). Também açúcares e aromatizantes podem ser adicionados.

Na sequência, o creme é envasado assepticamente em latas de alumínio ou outros materiais, seguindo-se o fechamento e selagem com a válvula. O propelente de grau alimentício óxido nitroso é inserido pela válvula, enquanto as latas são agitadas para melhor dispersão do gás no creme. A formação instantânea da espuma é bastante influenciada pela quantidade de gás dissolvida no creme. As vantagens óbvias do *chantilly* em aerossol são a velocidade e a facilidade de produção da espuma em quantidades controláveis. A espuma é caracterizada por *overrun* bastante grande de 400% a 600%, o que é cerca de quatro vezes maior que aquele do *chantilly* tradicional.

Licor cremoso

O licor cremoso é uma classe de bebidas com quantidades substanciais de ingredientes lácteos, como, por exemplo, 16% de gordura láctea e 3% de caseinato de sódio. Apenas para ilustração, o creme de leite *light* comercializado no Brasil contém cerca de 10% de gordura. Exemplos de licores cremosos são o Baileys Irish Cream® e o Saint Brendan's®, que usam uísque irlandês, e o Amarula®, que usa um destilado do fermentado de frutas sul-africanas marula.

A Figura 13.2 ilustra as etapas do processamento de licor cremoso (*cream liqueur*) apresentadas em Smiddy e cols. Embora não haja etapas universais para o processamento de licor cremoso, as etapas principais são a mistura dos ingredientes e a homogeneização do creme base. O caseinato de sódio pode ser dissolvido em água quente (~ 85 °C) e, em seguida, os outros ingredientes podem ser adicionados para produção do creme base. O etanol pode ser adicionado ao creme base antes ou após a homogeneização. A função da homogeneização é reduzir o tamanho do glóbulo de gordura, prolongando a estabilidade física do produto ao prevenir a separação do creme ou a formação de grumos. Um princípio básico para eficiência de homogeneização é que mais de 98% dos glóbulos de gordura tenham diâmetro inferior a 0,8 µm.

Como em outros produtos contendo creme, a estabilidade microbiológica e físico-química é aspecto importante na vida de prateleira de licores cremosos. As características microbiológicas ao longo da estocagem dos licores cremosos causam pouca preocupação, pois os micro-organismos patogênicos são incapazes de crescer nas concentrações de álcool e açúcar encontradas nesses produtos. No entanto, há alterações físico-químicas importantes na estocagem dos licores cremosos. Entre elas, destacam-se a separação de soro, a formação de precipitado e a formação de grumos de creme.

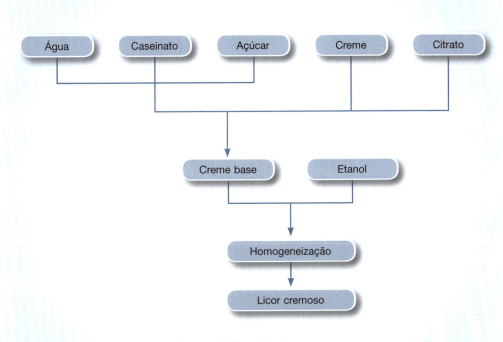

Figura 13.2 Etapas básicas de fabricação de licor cremoso.

Formação de grumos de creme

A formação de grumos de creme na região do pescoço da garrafa que não são reincorporados à bebida após agitação são resultado de homogeneização insuficiente. Como resultado, os glóbulos de lipídeos sobem para o topo e podem formar os grumos. A extensão da formação desses grumos está diretamente relacionada com a proporção de glóbulos grandes de lipídeos no produto e pode ser prevenida pelo aumento da pressão de homogeneização ou pelo aumento do número de passagens através do homogeneizador. A eficiência da homogeneização também pode ser aumentada e a separação de creme reduzida pela inclusão de pequenas quantidades (~ 0,5 g/100 g) de surfactantes de baixo peso molecular. A formação de grumos de creme parece ser intensificada em pH menores (pH < 6,0), em altas concentrações de íons cálcio, em baixas concentrações de emulsificantes e em ambientes de estocagem com grandes flutuações de temperatura.

Separação de soro

A gelatinização do licor cremoso resulta na sinérese e na separação de soro do produto. A vida de prateleira do licor cremoso, quando determinada pelo número de dias que o produto pode ser estocado a 45 °C antes de se verificar separação do soro, aumenta de modo sigmoidal com o aumento do pH. O uso de creme lavado (creme com menor teor de sólidos lácteos desengordurados) ou gordura láctea anidra melhora consideravelmente a estabilidade dos licores cremosos, bem como a adição de agentes quelantes de cálcio, como o citrato trissódico. Essas observações levam à conclusão de que a separação de soro se deve, principalmente, à concentração de íons cálcio nos glóbulos de gordura cobertos por caseína. A adição de citrato reduz a concentração de íons cálcio, aumentando em duas vezes a vida de prateleira dos licores cremosos. Também a substituição de caseinato por concentrado proteico de soro aumenta a estabilidade do produto provavelmente porque as proteínas do soro são menos suscetíveis à agregação na presença de cálcio do que as caseínas. Além disso, o uso de sorbitol em vez de sacarose aumenta a vida de prateleira do licor cremoso.

Formação de precipitado

Enquanto a adição de citrato ao licor cremoso melhora a estabilidade, evitando a separação de soro, pode causar um defeito: a formação de um precipitado granular contendo, principalmente, cálcio e citrato no fundo da garrafa. O precipitado é facilmente perceptível quando o produto é estocado a temperaturas inferiores a ambiente, pois a solubilidade do citrato de cálcio diminui com a temperatura. Assim, a quantidade de citrato adicionada ao licor cremoso deve ser ajustada para prevenir a separação de soro e minimizar a formação de precipitado.

Como se percebe, a produção de licor cremoso é um processo complexo que envolve o balanço entre as propriedades sensoriais desejadas e a estabilidade físico-química. Por exemplo, um licor cremoso estável com maior teor alcoólico pode ser preparado reduzindo-se o teor de sólidos totais do produto, o que, invariavelmente, afetará a percepção sensorial do produto. Por outro lado, o aumento do teor lipídico do licor melhora o corpo do produto, mas reduz sua estabilidade físico-química.

Creme azedo

Produtos contendo creme azedo ou fermentado são preparados pela fermentação de creme fresco e têm muitos usos, inclusive como condimento ou ingrediente em molhos em geral. O teor de gordura do creme azedo pode variar de 10 a 40 g/100 g. Um dos poucos exemplares de creme azedo comercializado no Brasil contém cerca de 23% de gordura e é produzido com fermento lático termofílico.

As etapas básicas para fabricação de creme de leite fermentado apresentadas em Smiddy e cols. estão ilustradas na Figura 13.3. Após separação e padronização do creme, o teor de sólidos pode ser aumentado e estabilizantes, como caseinatos ou hidrocoloides, podem ser adicionados para melhorar a textura e prevenir a sinérese. O creme é, então, aquecido a 85 °C a 95 °C por 15 segundos a 30 minutos, ou por poucos segundos a 120 °C a 130 °C. Ocorre, na sequência, a homogeneização. A homogeneização logo após o tratamento térmico proporciona melhor textura do produto do que quando realizada em etapas posteriores do processo. Para cremes de alto teor de gordura as pressões de homogeneização devem ser mantidas baixas para evitar a formação de grumos. Os glóbulos de lipídeos homogeneizados participam diretamente do processo de coagulação ácida e da

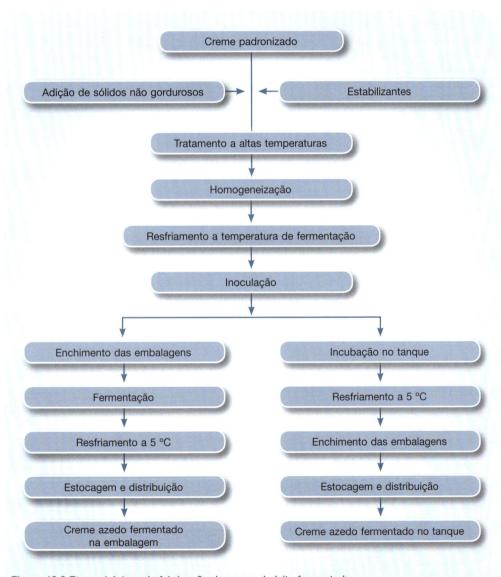

Figura 13.3 Etapas básicas de fabricação de creme de leite fermentado.

rede estrutural do produto fermentado. Após a homogeneização, o creme é resfriado à temperatura de inoculação, que varia de 20 °C a 40 °C. A fermentação é, então, iniciada pela adição de bactérias láticas mesofílicas. As culturas mesofílicas comumente usadas são *Lactococcus lactis* subsp. *lactis*, *Lactococcus lactis* subsp. *cremoris*, *Lactococcus lactis* subsp. *lactis* var. *diacetylactis* e *Leuconostoc mesenteroides* subsp. *cremoris*. Também o *Lactobacillus acidophilus* vem sendo bastante usado por seu *status* probiótico.

Processamento de manteigas

Alguns países têm longa tradição de consumo de produtos lácteos fermentados. Antigamente, as variações sazonais na produção de leite faziam com que o leite precisasse ser conservado nas propriedades rurais para ser usado no inverno frio e rigoroso. O leite era conservado como manteiga e seu subproduto, o leitelho (*buttermilk*), além de outros produtos lácteos fermentados tradicionais. A manteiga é, provavelmente, um dos produtos lácteos mais antigos, sendo produzida por concentração da gordura do leite e desestabilização da emulsão ou creme. Na fabricação de manteiga, a emulsão óleo em água do creme é convertida pelo processo de batimento (*churning*, em inglês) em emulsão água em óleo. Dependendo do tratamento do creme se obtém a manteiga doce ou a manteiga maturada. A manteiga pode também ser salgada ou não.

A conservação da gordura láctea pela sua conversão em manteiga envolve a separação entre o creme e o leite desnatado. O creme é submetido a uma inversão de fases por ruptura física da MGG. Quando a membrana é danificada, a superfície dos glóbulos de gordura perde sua estabilidade na fase aquosa e coalesce para formar grânulos ricos em gordura. Após lavagem com água limpa, que remove os sólidos lácteos, os grânulos são fisicamente tratados (malaxagem) para formar uma massa homogênea chamada de manteiga, que deve conter, pelo menos, 80% de gordura e, pelo menos, 16% de água na forma de pequenas gotas.

A Figura 13.4 apresenta as etapas básicas de fabricação de manteiga. O creme é separado do leite por centrifugação. Em geral, o leite cru é aquecido a mais de 40 °C para assegurar que toda a gordura esteja líquida, havendo, assim, menos danos pelo cisalhamento aos glóbulos de gordura. A temperatura ótima de separação é 63 °C. Temperaturas superiores causam desnaturação das proteínas do soro, o que, embora não influencie a fabricação de manteiga, pode ser prejudicial para o leite desnatado.

Pode-se classificar a fabricação da manteiga em processos contínuo e em batelada. Para a fabricação de manteiga pelo processo em batelada o creme pode ser separado com 35 a 40 g de gordura/100 g; já para o processo contínuo os teores devem ser de 40 a 48 g/100 g, dependendo do tipo de equipamento. A pasteurização do creme pode ser em batelada com temperaturas entre 63 °C e 66 °C por 30 minutos, embora a prática mais comum seja o tratamento HTST, citado anteriormente. Tratamentos térmicos muito severos devem ser evitados para esse produto a fim de minimizar a produção de sabores cozidos e a passagem de cobre da fase desnatada para a MGG. O cobre é um potente pró-oxidante a níveis de 10 ppb, sendo os níveis típicos da fase desnatado do leite de 20 ppb.

Os trocadores de calor a placas são bastante comuns. Contudo, para o processamento de creme que será usado para fabricação de manteiga, deve-se dimensionar o equipamento para reduzir ao máximo o cisalhamento. A mesma preocupação deve existir na seleção de bombas e outros elementos da tubulação para o transporte. Em unidades que processam creme também é importante que as gaxetas e outros elementos vedantes das tubulações sejam de materiais que não absorvam gordura, para evitar a contaminação. Wilbey citou os anéis de vedação de nitrila como adequados para este fim.

O creme doce para fabricação de manteiga é o mais simples de ser preparado. Após o tratamento térmico, o creme deve ser resfriado entre 3 °C e 5 °C e mantido por, pelo menos, 4 horas antes do batimento para a produção da manteiga. Isto é feito para que haja

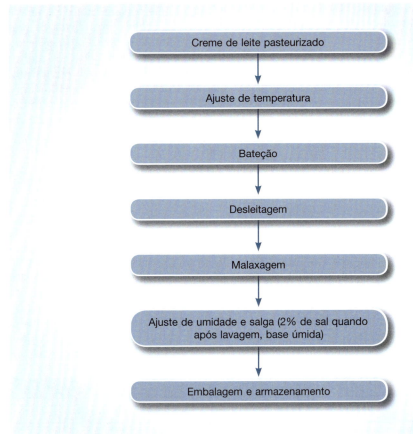

Figura 13.4 Etapas básicas de fabricação de manteiga.

tempo de haver a cristalização. Em algumas unidades de processamento esse período de espera pode ser até mesmo *overnight*.

Na produção de creme maturado ou fermentado para fabricação de manteiga, este é resfriado a 20 °C e fermentado por 12 a 18 horas. Em geral, o fermento é constituído por bactérias mesofílicas das espécies já citadas para creme azedo. A fermentação pode ocorrer até pH 5,3 para que aconteça a produção de diacetil. Nos países escandinavos e no nordeste da Europa a fermentação pode ser levada até pH 4,5-4,6, pois os consumidores preferem sabores ácidos mais intensos. Depois de resfriado, o creme deve ser mantido sob refrigeração por algumas horas, como o creme doce, para cristalização da gordura.

O controle da vida de prateleira da manteiga é multifatorial. A qualidade da matéria-prima é especialmente importante porque as gotas da fase aquosa presas na fase gordurosa podem permitir o crescimento bacteriano. Consequentemente, o tratamento térmico do leite cru deve ser eficiente e os níveis de enzimas extracelulares estáveis ao calor devem ser baixos. Segundo Muir e Banks, a contagem de psicrotróficos do leite cru não deve exceder 5×10^6 UFC/mL. Após o tratamento térmico, a contagem total de bactérias no creme deve ser inferior a 10^3 UFC/ml e de menos de 1 UFC/mL de levedura, fungo ou coliforme. A dispersão das gotas de água no interior da massa da manteiga deve ser mantida após sua obtenção. A coalescência das gotas na forma livre oferece condições para rápida deterioração mesmo quando a contaminação é baixa.

Ainda que em condições ótimas de produção a vida de prateleira da manteiga é limitada a temperatura ambiente. A oxidação é uma característica importante para a vida de prateleira. O problema não é tão grande quanto o esperado graças às temperaturas baixas usadas para estocagem. Em manteiga, leves sabores oxidados são esperados por muitos consumidores e esses sabores têm sua percepção diminuída pela adição de sal. Além disso, a vida de prateleira pode ser prolongada pela exclusão do oxigênio da embalagem. Vários tipos de embalagem com diferentes características de barreira são mundialmente empregadas para manteiga. No Brasil, no mercado varejista, a manteiga pode ser encontrada em potes plásticos, latas metálicas e blocos envoltos em filmes sem selagem.

A gordura láctea é líquida acima de 40 °C e completamente sólida abaixo de –40 °C. Entre esses extremos ela é uma mistura de cristais e óleo, sendo este a fase contínua. A natureza da cristalização é complexa porque há grande quantidade de triglicerídeos presentes. As propriedades da gordura láctea são a média das propriedades dos triglicerídeos que a constituem e não necessariamente dos ácidos graxos esterificados.

Manteiga de garrafa

A manteiga da terra, ou manteiga de garrafa, é obtida a partir do aquecimento do creme de leite a temperaturas entre 110 °C e 120 °C sob agitação até completa fusão e quase total eliminação da água, considerando-se o ponto final de aquecimento a interrupção da produção de bolhas, com precipitação da fase de sólidos não gordurosos sob forma densa e opaca, que constitui a borra e adquire coloração parda (café). A fase sobrenadante, oleosa e líquida, separada por decantação em temperatura ambiente é, em seguida, filtrada e envasada.

Padrões de qualidade

Creme de leite

A categoria de produtos de que este capítulo trata é regulamentada por alguns documentos legais no Brasil que serão citados e comentados a seguir. Merecem destaque, assim, a Portaria nº 146/1996, a Resolução nº 4/2000 e a IN 30/2001, todas regulamentações do Ministério da Agricultura.

No Anexo IV da Portaria 146/1996 estão os parâmetros a que o creme de leite pasteurizado, esterilizado ou UHT/UAT, homogeneizado ou não, devem atender. Essa norma define creme de leite como produto lácteo relativamente rico em gordura retirado do leite por procedimento tecnologicamente adequado que apresenta a forma de uma emulsão de gordura em água. De acordo com essa norma, o creme deve ser obtido a partir do leite de vaca e pode conter ingredientes opcionais sólidos lácteos não gordurosos em teores máximos de 2% (m/m), caseinatos em quantidades máximas de 0,1% (m/m) ou, no máximo, 1,0% (m/m) de soro em pó. Quanto aos requisitos químicos e físicos, o creme de leite deve apresentar teor máximo de acidez de 0,2% (m/m) ou 0,2 g de ácido lático/100 g de creme, além de atender aos teores lipídicos já citados.

Segundo a Portaria nº 146/1996, não é permitido o uso de nenhum aditivo ou coadjuvante para o creme pasteurizado. Já o creme esterilizado e o creme UHT poderão conter agentes espessantes e/ou estabilizantes (ácido algínico e seus sais de cálcio, sódio, potássio e amônio, carboximetilcelulose e seu sal de sódio, goma arábica, goma jataí ou algaroba, goma guar, goma xantana, carragenina e seus sais de sódio ou potássio, pectina e celulose microcristalina) em quantidade total não superior a 0,5% (m/m) no produto final. Poderão conter, também, sais estabilizantes (citrato de sódio; fosfatos mono, di ou tri de sódio, potássio ou cálcio; cloreto de cálcio e bicarbonato de sódio) em quantidade total não superior a 0,2% (m/m) no produto final.

Quanto ao creme de leite a granel para uso industrial, o Anexo VI da Portaria 146/1996 considera o creme transportado em volume de um estabelecimento industrial de produtos lácteos a outro que será processado e que não seja destinado diretamente ao consumidor final. Para essa categoria de creme de leite, a norma traz maior detalhamento sobre o que não deve conter, citando a ausência de matérias estranhas, colostro, sangue ou pus, antissépticos antibióticos, conservadores, neutralizantes, resíduos de hormônios, toxinas microbianas, resíduos de pesticidas e metais tóxicos em quantidades superiores às estabelecidas na legislação específica. Para o creme de leite a granel de uso industrial, a Portaria nº 146/1996 faz referência, ainda, a níveis de radioatividades que não devem ser superiores a 5 Bq/L para $Ce^{134} + Ce^{137}$, I^{131} e Sr^{90}. Essa mesma portaria cita para creme de leite apenas que deve haver "ausência de qualquer tipo de impurezas ou elementos estranhos".

Quanto aos parâmetros físico-químicos, a legislação brasileira vigente estabelece, para creme de leite a granel de uso industrial, teor mínimo de matéria gorda de 10 g/100 g de creme e teor máximo de acidez de 0,20 g de ácido lático/100 g. Para essa categoria de produto, a Portaria nº 146/1996 não admite nenhum tipo de aditivo ou coadjuvante. Esse tipo de creme de leite deve resfriado e mantido a temperatura não superior a 8 °C, em estabelecimentos industrializadores de produtos lácteos. Poderá, opcionalmente, ser submetido a termização (processo térmico que não inativa a fosfatase alcalina) ou pasteurização. A temperatura de chegada do creme não deve ser superior a 12 °C. Será admitida uma temperatura de chegada não superior a 15 °C quando o conteúdo da matéria gorda do creme superar 42% (m/m). Os requisitos sensoriais da norma são bastante genéricos tanto para creme de leite como para creme de leite a granel de uso industrial.

Características microbiológicas

Os padrões microbiológicos do creme de leite e de alguns de seus derivados são normatizados, principalmente, pela Portaria nº 146/1996, do Ministério da Agricultura, já citada. Contudo, creme de leite pasteurizado, UHT, manteiga e *butter oil* têm padrões microbiológicos também definidos por legislação do Ministério da Saúde, por intermédio da Agência Nacional de Vigilância Sanitária (ANVISA) em sua Resolução RDC nº 12/2001.

Quanto aos critérios microbiológicos da Portaria nº 146/1996, o creme de leite pasteurizado deve apresentar contagens de micro-organismos aeróbios mesófilos de 10^4 a 10^5 UFC/g, coliformes totais de 10 a 100 NMP/g, máximo de 10 NMP/g de coliformes a 45 °C/g e estafilococos coagulase-positivos entre 10 e 100 UFC/g. Por sua vez, o creme de leite UHT deve apresentar contagens máximas de aeróbios mesófilos (após incubação a 35 °C por 7 dias) de 100 UFC/g. Por outro lado, a RDC nº 12/2001 da ANVISA estabelece que creme de leite UHT, após 7 dias de incubação a 35 °C a 37 °C de embalagem fechada, não deve apresentar micro-organismos patogênicos e causadores de alterações físicas, químicas e organolépticas do produto, em condições normais de armazenamento.

Pesquisas sobre características de creme de leite no Brasil

Nesta parte do capítulo que trata de padrões de qualidade de creme de leite é importante citar alguns trabalhos de pesquisadores brasileiros que investigaram o assunto.

Stephani e cols. caracterizaram o creme de leite UHT comercializado no Brasil quanto ao seu aspecto físico-químico e às propriedades reológicas, buscando correlação entre os atributos avaliados. Esses autores avaliaram 27 amostras de nove marcas diferentes, sendo determinados os teores de gordura, proteína, extrato seco total e desengordurado, além de pH, viscosidade, consistência, separação de fase, fator de padronização e relação gordura-proteína. Os valores médios obtidos foram de 20,3% m/m de matéria gorda, 2,39% m/m de proteína, 28,53% m/m de extrato seco total, 8,18% m/m de extrato seco desengordurado (ESD) e 6,58 de pH. Nenhum dos produtos apresentou valores inferiores ao teor mínimo de 10% m/m de matéria gorda preconizado pela legislação. Sobre teor de gordura, esses autores esclareceram que cada fabricante é responsável por declarar a concentração desse constituinte do produto no painel frontal da embalagem. Foram observadas discordâncias em algumas marcas entre o valor declarado e o valor encontrado pela análise do teor de gordura. Contudo, os autores consideraram que a metodologia analítica utilizada pelas indústrias possui uma exigência de tempo-resposta curto, utilizando-se análises rápidas. O creme é analisado utilizando-se a metodologia de Gerber, pelo sistema de digestão e separação centrífuga em vidraria específica (butirômetro de creme). Essa técnica permite uma precisão máxima de 0,5% m/v (sendo a menor escala da vidraria de 1,0% m/v). Um erro de 0,5% m/v no teor de gordura do creme muitas vezes não é perceptível nem considerável por alguns analistas.

Quanto ao teor de proteínas do creme de leite UHT, Stephani e cols. destacaram que é um parâmetro extremamente influenciado pelo uso de leite em pó desnatado ou integral no momento da formulação do produto. Isso é comum, mas não obrigatório, e torna-se essencial quando é necessário repor ESD. Esse procedimento é facilmente observado em produtos com teor de gordura mais baixo, entre 13% m/m e 20% m/m de matéria gorda, pois é necessária complementação de sólidos nesses produtos. É rotina nas indústrias a utilização do leite em pó como agente regulador de geleificação nos cremes de baixo teor de gordura. Costuma-se trabalhar com ESD entre 7,5% m/m e 8,5% m/m nos cremes com 20% m/m de matéria gorda. A média dos produtos analisados foi de 8,18% m/m.

Stephani e cols. concluíram, com bases nos resultados obtidos, que o creme de leite UHT comercializado no Brasil apresenta composição físico-química bem diversificada, sendo o regulamento técnico do produto muito abrangente em relação aos parâmetros de composição. Dentro do espaço amostral empregado no trabalho não se observou correlação entre os parâmetros físico-químicos e reológicos, o que se deve provavelmente ao uso de polímeros biológicos empregados com a função de estabilização e espessamento.

O trabalho de Ribeiro Júnior e cols. também verificou as características físico-químicas e microbiológicas do creme de leite UHT. Foram avaliadas 14 marcas, sendo coletadas três amostras de cada marca, totalizando 42 amostras. Quanto ao teor de gordura, 26,19% das amostras analisadas não apresentaram a porcentagem de gordura expressa na embalagem do produto. Os outros 73,81% das amostras apresentaram a porcentagem esperada no rótulo ou valor superior. Na análise de acidez, não foram encontrados resultados superiores ao padrão estabelecido pela legislação. Na contagem de aeróbios mesófilos, apenas uma (2,38%) amostra apresentou contagem superior ao padrão de 100 UFC/g de creme estipulado pela Portaria nº 146/1996 do MAPA. Por outro lado, 73,80% das amostras estavam fora do padrão determinado pela ANVISA. O restante das amostras (23,80%) não apresentou nenhum crescimento. Das 110 colônias isoladas a partir de ágar BHI e nutriente, todas eram Gram-positivas, 48,2% eram bacilos, 41,8% eram cocos, 7,3% com morfologia sugestiva de levedura, 1,8% eram cocobacilos e 0,9% eram diplococos. Segundo esses autores, o problema mais frequentemente evidenciado pela pesquisa foram as porcentagens de gordura inferiores ao esperado na embalagem.

Cunha e cols. analisaram as características microbiológicas de 12 amostras de creme de leite UHT, além de bebidas lácteas, para comparar os resultados da técnica de ATP-Bioluminescência com a contagem bacteriana em meio PCA, BHI e em placas PetrifilmTMAC. Verificaram que apenas uma amostra de creme de leite UHT apresentou contagem de mesófilos aeróbios acima do padrão estabelecido pela legislação brasileira (< 100 UFC/mL) quando analisada em meio PCA (260 UFC/mL) e PetrifilmTMAC (108 UFC/mL), no tempo de 168 horas. Essa alta contagem de micro-organismos mesófilos aeróbios também foi detectada pela técnica de ATP-Bioluminescência (416 RLU).

Manteigas

A Portaria nº 146/1996 normatiza ainda os produtos manteiga, gordura láctea e gordura anidra de leite (*butter oil*), respectivamente, em seus Anexos III, V e VIII. Contudo, ainda sobre padrões de identidade e qualidade constantes da legislação brasileira, após a Portaria nº 146/1996, entraram em vigor a Resolução nº 4/2000, que traz os padrões para o produto denominado na mesma norma de manteiga comum para comercialização exclusiva no território nacional, e a IN 30/2001, que estabelece parâmetros para a manteiga da terra ou manteiga de garrafa, além de outros produtos.

O Anexo III da Portaria nº 146/1996 define manteiga como o produto gorduroso obtido exclusivamente pela bateção e malaxagem, com ou sem modificação biológica do creme pasteurizado derivado exclusivamente do leite de vaca, por processos tecnologicamente adequados. A matéria gorda da manteiga deverá estar composta exclusivamente de gordura láctea, sendo que o creme pasteurizado usado deve ser obtido a partir do leite de vaca. Como ingredientes opcionais, essa norma permite o uso de cloreto de sódio (2 g/100 g de manteiga para manteiga salgada) e de fermentos lácticos (mantega maturada). Quanto ao uso de aditivos, é permitida a adição dos corantes *Bixa orelana*, betacaroteno e cúrcuma ou curcumina e descolorantes clorofilina ou clorofilina cúprica, não havendo definição de limites. Podem ainda ser usados, em quantidade máxima de 2.000 mg/kg isolados ou combinados, os sais neutralizantes ortofosfato de sódio, carbonato de sódio, bicarbonato de sódio, hidróxido de sódio e hidróxido de cálcio.

Quanto às características físico-químicas, a referida Portaria determina como teor mínimo de lipídeos 82% para manteiga sem sal e 80% para a manteiga salgada. Quanto aos outros parâmetros, o teor máximo de umidade deve ser de 16%, o ESD 2%, a acidez máxima na gordura de 3 mM/100 g de matéria gorda e o índice de peróxido máximo de 1 mEq de peróxido/kg de matéria gorda.

Mais recentemente, em 2000, a Resolução nº 4/2000 instituiu o produto denominado manteiga comum para comercialização exclusiva no território nacional e estabeleceu especificações para o uso de creme ou gordura láctea proveniente do desnate do leite ácido e/ou do soro obtido da fabricação de queijos. Permitiu, ainda, o uso da denominação "manteiga de soro", quando se utilizar matéria-prima exclusivamente dessa fonte. Entre as especificações para o creme ou gordura láctea, estão valores máximos para acidez antes da neutralização, exigências de inspeção para o estabelecimento produtor do creme, exigências de tempo e temperaturas máximas para transporte (máximo de 10 °C ao chegar ao destino e tempo máximo de obtenção de 96 horas) e manutenção antes da pasteurização (5 °C por 24 horas). A quantidade máxima e os tipos de substâncias neutralizantes e corantes permitidos são os mesmos que a Portaria nº 146/1996 já determinava. A Resolução nº 4/2000 permite maior teor de sal na variedade salgada com máximo de 3% em vez de 2%, como estabelecia a Portaria nº 146/1996. Os parâmetros físico-químicos dessa norma de 2000 são semelhantes aos da norma para manteigas de 1996, excetuando-se que a primeira não determina valores para índice de peróxidos.

A Portaria nº 146/1996 normatiza ainda a gordura láctea que estará presente nos vários produtos tratados neste capítulo em seu Anexo V. Essa norma estabelece vários parâmetros físicos e químicos que a matéria gorda dos produtos lácteos e/ou a matéria gorda da base láctea dos produtos lácteos com adições deverá apresentar. Entre esses parâmetros estão o ponto de fusão da gordura que deve ficar entre 28 °C e 37 °C; o índice de refração a 40 °C, que deverá ser de 1.4520 a 1.4566; o índice de iodo (Wijs) de 28 a 38; o índice de Reichert Meissl de 24 a 36; o índice de Polenske de 1,3 a 3,7; e o índice de saponificação, de 218 a 235. Nesse Anexo V fica definida, ainda, a necessidade da determinação de gorduras vegetais na gordura de leite por cromatografia em camada delgada dos esteróis, que deve apresentar-se negativa. Todos os métodos de referência estão no texto desse documento legal. Contudo, o Anexo V já prevê a variabilidade de tipo e razões entre ácidos graxos da gordura láctea e afirma que, quando ficar demonstrado, com segurança, que esses valores não correspondem parcial ou totalmente aos obtidos da gordura láctea de uma determinada região leiteira, estes últimos poderão ser levados em conta como valores normais para a dita região, já que em função da alimentação do animal, entre outros fatores, pode ocorrer essa variação.

A gordura anidra de leite (ou *butter oil*) é um produto bastante usado na formulação de outros alimentos lácteos ou não. No Anexo VIII da Portaria nº 146/1996 são estabelecidas suas características. A norma define gordura anidra de leite (ou *butter oil*) como o produto gorduroso obtido de creme ou manteiga pela eliminação quase total de água e sólidos não gordurosos. Esse produto pode ainda ser designado como "matéria gorda anidra de leite", "*butter oil*" ou "gordura de manteiga desidratada", devendo sempre ser fabricado com creme obtido a partir de leite de vaca e/ou manteiga. Quanto às características físico-químicas, a norma define que o teor mínimo de gordura deve ser de 99,7%, o teor máximo de umidade deve ser de 0,2%, o índice de peróxido máximo deve ser de 0,35% meq/kg matéria gorda e acidez na gordura máx. 0,4% (g de ácido oleico/100 g de gordura). Para a gordura anidra de leite (ou *butter oil*) que será utilizada em produtos lácteos e na reconstituição de leite, não se admite o uso de aditivos. Contudo, para a gordura anidra de leite não destinada à elaboração de produtos lácteos são permitidos os antioxidantes butil hidroxanisol (BHA), butil hidroxitolueno (BHT), terbutil hidroxiquinona (TBHQ), propil, octil e dodecilgalatos, ésteres de ascorbilo e isoproprilcitrato ou citrato de monoglicerilo. Os limites máximos de adição variam de 100 a 500 mg/kg, dependendo do tipo de antioxidante. A norma aceita ainda o uso dos reguladores de acidez hidróxido de sódio, carbonato de sódio e bicarbonato de sódio para o *butter oil*.

A IN 30/2001 regulamenta, entre outros produtos, a manteiga da terra ou manteiga de garrafa, um produto típico do Brasil. Essa IN entende como manteiga da terra ou manteiga de garrafa o produto gorduroso nos estados líquido e pastoso, obtido a partir do creme de leite, pela eliminação quase total da água. A norma determina que o teor mínimo de lipídeos do produto deve ser de 98,5 g/100 g da amostra; além disso, o teor máximo de umidade deve ser de 0,3 g/100 g da amostra, os sólidos não gordurosos devem ser de, no máximo, 1,0 g/100 g e a acidez máxima deve ficar em 2,0% (em soluto alcalino normal).

Características microbiológicas

Quanto aos padrões microbiológicos para manteiga, a Portaria nº 146/1996 afirma que a manteiga deve apresentar contagens de coliformes totais menores ou entre 10 e 100 NMP/g, máximo de 10 NMP/g de coliformes a 45 °C/g, estafilococos coagulase-positivos menores ou entre 10 e 100 UFC/g e ausência de *Salmonella* sp./25 g. Já a Resolução nº 4/2000 para manteiga comum também exige que as contagens para bolores e leveduras esteja entre 10^3 e 10^4 UFC/g. A mesma Portaria define como gordura anidra de leite (ou *butter oil*) aceita para comercialização aquela que apresentar contagens de coliformes a 30 °C entre 10 e 100 NMP/g, contagens máximas de coliformes a 45 °C de 10 NMP/g e contagens de estafilococos coagulase-positivos entre 10 e 100 UFC/g.

Verificam-se algumas variações quanto à classe de micro-organismos que devem ser controlados para manteiga, gordura láctea (gordura anidra de leite ou *butter oil*) e creme de leite pasteurizado entre as normas citadas anteriormente e a RDC nº 12/2001 da ANVISA. Esta última estabelece máximo de 10 NMP/g de coliformes a 45 °C/g, máximo de 100 UFC/g de estafilococos coagulase-positivos e ausência de *Salmonella* sp./25 g para os produtos citados.

Embora sejam relevantes para as características sensoriais ou organolépticas do creme de leite e seus derivados, classes de micro-organismos como psicrotróficos e esporulados não são normatizadas pela legislação brasileira. Mesmo as contagens máximas de bolores e leveduras são previstas em poucos documentos legais que definem padrões microbiológicos para os produtos tratados aqui.

Pesquisas sobre características de manteigas no Brasil

Nesta parte do capítulo que trata de padrões de qualidade de manteigas são apresentados os resultados de alguns trabalhos de pesquisadores brasileiros que analisaram o assunto.

Sbampato e cols., avaliando manteigas comercializadas em Minas Gerais, verificaram que os teores de umidade encontrados variaram de 13,5% a 17%, estando 35% das amostras com umidade acima do máximo permitido – 16%. Esses autores também relataram que parte das amostras demonstrou contaminação acima do padrão legal por coliformes termotolerantes e por *Staphylococcus* coagulase-positivos.

Augusta e Santana analisaram 66 amostras de manteigas de sete marcas, sendo cinco nacionais e duas importadas adquiridas em quatro épocas diferentes de 1995 no estado do Rio de Janeiro. Do total das amostras analisadas, 34,8% estavam com teor de umidade (mL H$_2$O/100 g manteiga) acima do máximo permitido pela Portaria nº 146/96, que é de 16% para manteiga com sal. Isso mostra que não existe um controle de qualidade efetivo nas etapas de batedura e malaxagem na fabricação da manteiga. Do total das amostras analisadas, 15,2% apresentaram o índice de iodo (g I$_2$/100 g gordura) fora dos limites estabelecidos pela Portaria nº 146/96. O perfil cromatográfico mostrou que as amostras não estavam fraudadas com outro tipo de gordura, como poderiam fazer supor as variações do índice de iodo.

Reis-Filho e Iaria (1981) analisaram 105 amostras de manteiga de cinco diferentes marcas vendidas em supermercados da cidade de São Paulo, determinando as contagens de bactérias mesófilas, psicrófilas, proteolíticas, lipolíticas, coliformes a 35 °C e bolores e leveduras. As análises de coliformes a 35 °C variaram de 0 a 5,85 × 10^5/g. Com relação à quantificação das bactérias mesófilas e psicrófilas, ao cerca de 56% das amostras analisadas apresentaram valores superiores a 10^6/g para ambos os parâmetros. Para bolores e leveduras, as contagens variaram de 0 a 4,5 × 10^7/g, e mais de 54% das amostras apresentaram contagens superiores a 10^2/g.

Já em 1971 Brum apresentou resultados de análises de manteiga no Rio Grande do Sul quando apenas 50% das amostras estavam de acordo com os padrões físico-químicos determinados pela legislação da época para manteiga. Não havia na ocasião padrões microbiológicos legais estabelecidos, mas o autor detectou a presença de psicrotróficos (*Pseudomonas*, *Streptococcus* e *Achromobacter*) e leveduras (*Saccharomyces*) nas amostras avaliadas.

Soares e cols. avaliaram as características de manteigas de garrafa produzidas artesanal e industrialmente. Foram coletadas 20 amostras, aleatoriamente, no município de Mossoró, no Rio Grande do Norte, sendo 10 marcas artesanais e 10 industrializadas. Foram realizadas análises para a determinação do número mais provável (NMP) de coliformes totais e termotolerantes, entre outras análises microbiológicas. Na determinação de NMP de coliformes totais 10% das amostras, ambas industrializadas, tiveram resultados acima dos padrões. Já na determinação de NMP de coliformes termotolerantes, todas as amostras apresentaram-se dentro dos padrões permitidos pela legislação.

Conclusões

O conhecimento dos fundamentos físico-químicos, microbiológicos e bioquímicos relacionados com a fração lipídica do leite é essencial quando se pretende fabricar creme de leite e derivados. Além disso, esses fundamentos são relevantes para elaborar padrões de identidade e qualidade para tais produtos. Muito dos aspectos científicos aqui expostos têm origem em países europeus, nos EUA, no Canadá, na Nova Zelândia e em outras nações que há décadas, ou séculos, preocupam-se em estabelecer padrões de identidade bastante detalhados para os produtos lácteos.

Se o Brasil pretende se tornar um grande exportador de produtos lácteos, como já é em produtos cárneos, precisa contar com padrões de identidade e qualidade definidos pela legislação devidamente detalhados. Tais padrões devem, ainda, ser atualizados com maior frequência para que a regulamentação acompanhe as novas categorias de produtos criadas para atender às exigências do consumidor.

Igualmente para a melhoria da qualidade dos produtos lácteos do mercado interno é importante que os padrões de identidade e qualidade de creme de leite e derivados sejam devidamente detalhados.

BIBLIOGRAFIA

Alves ATS, Spadoti LM, Zacarchenco PB, Vieira MC. Leite como veículo de contaminantes. In: Antunes AEC, Pacheco MTB. Leite para adultos: mitos e fatos frente a ciência. São Paulo: Editora Varela. 2009; 133-176.

Augusta IM, Santana DMN. Avaliação da qualidade de manteigas tipo extra comercializadas no estado do Rio de Janeiro. Ciência e Tecnologia de Alimentos. 1998; 18(4):379-381.

Banks W, Muir DD, Wilson AG. Extension of the shelf life of cream-based liqueurs at high ambient temperatures. Intern J Food Sci Technol. 1981; 587-95.

Banks W, Muir DD. Effect of alcohol content on emulsion stability of cream liqueurs. Food Chemistry. 1985; 18(2):139-52.

Boor KJ, Brown DP, Murphy SC, Kozlowski SM, Bandler DK. Microbiologycal and chemical quality of raw milk in New York state. J Dairy Sci. 1998; 81(6):78-82.

Brasil. Ministério da Agricultura e do Abastecimento. Portaria nº 368, de 04 de setembro de 1997. Regulamento Técnico sobre as Condições Higiênico-sanitárias e de Boas Práticas de Fabricação para Estabelecimentos Elaboradores/Industrializadores de Alimentos. Diário Oficial da União, Brasília; 1997.

Brasil. Ministério da Agricultura, do Abastecimento e da Reforma Agrária. Instrução Normativa nº 30, de 26 de junho de 2001. Aprova os Regulamentos Técnicos de Identidade e Qualidade de Manteiga da Terra ou Manteiga de Garrafa; Queijo de Coalho e Queijo de Manteiga. Diário Oficial da União, Brasília; 2001. Seção 1, página 13.

Brasil. Ministério da Agricultura, do Abastecimento e da Reforma Agrária. Resolução nº 4, de 28 de junho de 2000. Institui o produto denominado "manteiga comum". Diário Oficial da União, Brasília; 2000, Seção 1, página 5.

Brasil. Ministério da Agricultura, do Abastecimento e da Reforma Agrária. Portaria nº 146, de 7 de março de 1996. Aprova os Regulamentos Técnicos de Identidade e Qualidade dos Produtos Lácteos. Diário Oficial da união, Brasília; 1996.

Brasil. Ministério da Agricultura, Pecuária e Abastecimento (MAPA). Instrução Normativa nº 23, de 30 de agosto de 2012. Regulamento Técnico de Identidade e Qualidade de Nata. Diário Oficial da União, Brasília; 2012.

Brum MA. Pesquisas dos agentes microbiológicos que mais frequentemente determinam alterações na manteiga durante a conservação. Rev Centro de Ciências Rurais. 1971; 1(4):87-100.

Cunha AF, Lage AD, Pereira e Araújo MM, Santos RDP, Resende GM et al. Avaliação da qualidade microbiológica de bebida láctea e creme de leite UAT por ATP-Bioluminescência. Arq Bras Med Vet Zootec. 2013; 65(2):595-600.

Douglas SA, Gray MJ, Crandall AD, Boor KJ. Characterization of chocolate milk spoilage patterns. J Food Protect. 2000; 63:516-21.

Early R. The technology of dairy products. Great Britain: Springer; 1998.

Fox PF, McSweeney PLH. Dairy Cemistry and Biocheistry. London: Blackie Academic & Professional; 1998.

Goff HD, Hill AR. Chemistry and physics. In: Hui YH (Ed.). Dairy science and technology handbook. Principles and properties. Vol. 1. USA: Wiley-VCH; 1992

Hayes MC, Boor K. Raw milk and fluid products. In: Marth E, Steele JL. (Eds.). Applied dairy microbiology. 2 ed. New York: Marcel Dekker, Inc., 2001: 59-76.

Huppertz T, Kelly AL. Physical chemistry of milk fat globules. In: Fox PH, McSweeney PLH (Eds.). Advanced dairy chemistry. Springer: New York; 2006.

International Dairy Federation (IDF). UHT cream. Document nº 315, p. 4-34. Brussels; 1996.

Iskander MH, Bayoumi SE, Shalabi, SI. Composition and storage stability of commercial anhydrous milk fat and hydrogenated oils. Intern J Food Sci Technol. 1985; 20(1):83-8.

Jensen RG, Clark RM. Lipid composition and properties. In: Wong NP, Jenness R, Keeney M, Marth EH. Fundamentals of dairy chemistry. 3 ed. Maryland: Aspen Publishers; 1999.

Juffs HS, Smith SRJ, Moss DC. Keeping quality of whipping cream stored in dispersers pressurized with nitrous oxide. Austr J Dairy Technol. 1980; 35:132-6.

Kaustinen EM, Bradley RL. Acceptance of cream liqueurs made with whey protein concentrate. J Dairy Sci. 1987; 70(12):2493-8.

Keenan TW, Mather IH, Dylewski PD. Physical equilibria: lipid phase. In: Wong NP, Jenness R, Keeney M, Marth EH. Fundamentals of dairy chemistry. 3 ed. Maryland: Aspen Publishers; 1999.

Kessler HG. Food engineering and dairy technology. German: Verlag A. Kessler; 1981.

Kieseker FG, Zadow JG. The whipping properties of homogenized and sterilized cream. Austr J Dairy Technol. 1973; 28:108-13.

Leporanta K. Developing fermented milks into functional foods. Innov Food Technol. 2001; 10:46-7.

Maubois JL, Carvalho AF. Ápice, decadência e retorno glorioso da gordura do leite. IT Ingredientes. 2010; 56-58.

Melsen JP, Walstra P. Stability of recombined milk-fat globules. Netherlands Milk Dairy J. 1989; 43:63-78.

Mottar JF. Effect on the quality of dairy products. In: McKellar RC. (Ed.). Enzymes of psychrotrophs in raw food. Boca Raton: CRC Press, 1989: 227-243.

Muir D, Banks JM. Factors affecting the shelf-life of milk and milk products. In: Smit G (Ed.). Dairy processing: improving quality. New York: CRC Press; 2003.

Needs EC, Huitison A. The contribution of milk serum proteins to the development of whipped cream structure. Food Struct. 1991; 10:353-60.

Noda M, Shiinoki Y. Microstructure and rheologycal behavior of whipping cream. J Food Texture. 1986; 17:189-204.

Ogden LV. Sensory evaluation of dairy products. In: Hui YH. Dairy science and technology handbook. Principles and properties. Vol. 1. USA: Wiley-VCH. 1992; 157-276.

Oliveira AJ, Moraes GF, Ferreira IC, Monteiro CP, Carvalho ADF. Mastite clínica e subclínica em pequenas propridades leiteiras no município de Araguari – MG. Vet Not. 2013; 19(1):7-13.

Quinn T. Dairy farm management. New York: Litton Educational Publishing; 1980.

Ralyea RD, Wiedmann M, Boor KJ. Bacterial tracking in a dairy production system using phenotypic and ribotyping methods. J Food Protect. 1998; 61:1336-40.

Rebhun WC. Doenças do gado leiteiro. São Paulo: Roca; 2000.

Reis-Filho SA, Iaria ST. Alguns grupos de microrganismos em manteigas vendidas no município de São Paulo. Rev Saúde Publ. 1981; 15:418-35.

Ribeiro Júnior JC, Beloti V, Tamanini R, Silva LCC. Avaliação da qualidade físico-química e microbiológica de cremes de leite UHT. Rev Inst Latic Cândido Tostes. 2012; 385(67):31-6.

Sbampato CG, Ferreira LH, Tavares M, Mendonça AT, Piccoli RH. Avaliação da qualidade físico-química e microbiológica da manteiga comum comercializada nas cidades de Três Corações e Varginha, MG. Higiene Alimentar. 2007; 21(151):93-6.

Smiddy MA, Kelly AL, Huppertz T. Cream and related products. In: Tamime AY (Ed.). Dairy fats and related products. Blackwell Publishing Ltda, publicado online: John Wiley and Sons. 2009; 61-85.

Soares KMP, Aroucha EMM, Góis VA, Abrantes MR, Rocha MOC, Silva JBA. Avaliação da qualidade microbiológica de manteigas de garrafa comercializadas no município de Mossoró, RN. Acta Vet Bras. 2009; 3(3):143-6.

Soares KMP, De Góis VA, Silva JBA, Bezerra NM. Qualidade do creme de leite artesanal. Semina: Ciências Agrárias. 2013; 34(6):2937-44.

Souto LIM. Associação entre o índice de mastite em rebanhos bovinos leiteiros e a qualidade microbiológica do leite cru no estado de São Paulo, Brasil. [tese de Doutorado em Medicina Veterinária]. São Paulo: Faculdade de Medicina Veterinária e Zootecnia da Universidade de São Paulo (FMVZ-USP); 2006.

Stauffer JE. Quality assurance and dairy processing. In: Hui YH. Dairy science and technology handbook. Applications science, technology, and engineering. Vol. 3. USA: Wiley-VCH. 1992; 1-76.

Stephani R, Neves HC, Neves EO, Souza AB, Perrone IT et al. Caracterização físico-química do creme de leite UHT comercializado no Brasil. Rev Inst Latic Cândido Tostes. 2011; 379(66):25-9.

Toussaint-Samat M. A history of food. USA: Wiley-Blackwell; 1994.

Vasavada PC, Cousin MA. Dairy microbiology and safety. In: Hui YH. Dairy science and technology handbook. Product manufacturing. Vol. 2. USA: Wiley-VCH. 1992; 301-426.

Walstra P, Jenness R. Dairy chemistry and physics. New York: Wiley; 1984.

Walstra P, Wouters JTM, Guerts TJ. Cream products. In: Walstra P, Walstra P, Wouters JTM, Geurts TJ. Dairy science and technology. 2 ed. Boca Raton: CRC Press, 2006: 441/466.

Weihrauch JL. Lipids of milk: deterioration. In: Wong NP, Jenness R, Keeney M, Marth EH. Fundamentals Of Dairy Chemistry. 3 ed. Maryland. Aspen Publishers; 1999.

Wilbey RA. Butter. In: Tamime AY (Ed.). Dairy fats and related products. Blackwell Publishing Ltda, publicado online: John Wiley and Sons. 2009; 86-107.

Zacarchenco PB, Van Dender AGF. Nata: mercado, tecnologia e a nova regulamentação. Rev Ind Alim. 2012; 98:62-5.

CAPÍTULO 14

Desidratados

Ítalo Perrone

Resumo

Neste capítulo serão abordadas as tecnologias relativas à produção de lácteos concentrados e desidratados. São produtos obtidos pela transferência de energia na forma de calor para o leite, com objetivo de promover a transferência da água do estado líquido para o estado de vapor e em seguida a sua separação do leite ou do soro, denominados, respectivamente, leite concentrado e soro concentrado. A essas matérias-primas pode ser adicionada sacarose, o que configura a tecnologia de produção do leite condensado e do doce de leite. As duas operações unitárias principais são a evaporação e a secagem, sendo abordadas neste capítulo a partir da descrição dos seus princípios básicos e pela descrição dos equipamentos associados a cada operação unitária. Os produtos apresentados são os de maior produção atualmente no Brasil: doce de leite, leite condensado, leite em pó e soro em pó. Cada produto é descrito a partir das definições das legislações vigentes do Ministério da Agricultura, Pecuária e Abastecimento (MAPA) e da Agência Nacional de Vigilância Sanitária (ANVISA). São apresentados também fluxogramas para ilustrar os processos produtivos de cada produto, nos quais é possível apresentar as principais tecnologias adotadas pelas indústrias de laticínios.

Produção de leites desidratados

A tecnologia de produtos lácteos concentrados e desidratados compreende todos os produtos lácteos obtidos pela evaporação da água por meio da transferência de energia na forma de calor. As principais operações unitárias envolvidas na produção e na padronização desses produtos lácteos são o tratamento térmico, a centrifugação, a separação por membranas, a homogeneização, a evaporação à pressão atmosférica ou reduzida, a cristalização e a secagem por atomização. Dentre essas operações unitárias destacam-se a evaporação a vácuo e a secagem por atomização.

Aspectos históricos

Marco Polo, no século XIII, relatou que soldados carregavam um leite desidratado que, antes de consumido, era adicionado de água e solubilizado com a ajuda do movimento dos cavalos e pela ação do calor proveniente do sol. Nicolas Appert, cientista francês e responsável pelo desenvolvimento da indústria de envase em latas, produziu leite desidratado na forma de tabletes em 1810 pela secagem lenta do leite em ar quente.

Em 1856, Gail Borden lançou o leite condensado Eagle Brand como alternativa aos produtos da época, que careciam de refrigeração e de técnicas de preservação eficientes. Esse novo produto teve papel importante na guerra civil americana e na diminuição da mortalidade infantil da época.

A farinha láctea, que combinava leite de vaca, farinha de trigo e açúcar, foi criada em 1866 por Henri Nestlé e lançada no mercado no ano seguinte.

O conceito de atomização de fluidos contra uma corrente de ar quente foi apresentado por Bassler em 1888, principalmente para a concentração de caldo de cana, glicose e leite. Em 1896, a Trufood Ltd descobriu as vantagens da pré-concentração, sugerindo-a para o leite anteriormente à secagem, com o objetivo de aumentar a solubilidade dos pós. Industrialmente, a aplicação significativa do *spray dryer* ocorreu nas indústrias de leite e de detergentes por volta de 1920. A secagem em dois estágios foi desenvolvida nos anos 1970, impactando tremendamente a capacidade das plantas e criando uma demanda mundial por leites em pó instantâneos.

De acordo com Walstra e cols., a evaporação do leite e do soro é aplicada com as finalidades de elaborar produtos concentrados como leite evaporado, leite condensado e iogurte concentrado, como uma etapa intermediária na fabricação de produtos lácteos em pó, visto que a eliminação da água por evaporação requer consumo energético muito menor do que a eliminação da água por dessecação e para produção lactose a partir da recristalização do soro.

Requisitos da matéria-prima

As matérias-primas empregadas devem atender aos requisitos exigidos pelos Regulamentos Técnicos de Identidade e Qualidade de cada produto. Regra geral são fatores determinantes para a qualidade de produtos lácteos concentrados e desidratados a estabilidade térmica e o teor de sólidos solúveis.

Produção de leites desidratados no Brasil

O primeiro carregamento de leite condensado desembarcou no Brasil em 1890 e a primeira fábrica de lácteos concentrados e desidratados foi inaugurada em 1921 na cidade de Araras.

Os últimos 10 anos foram importantes para a indústria de lácteos concentrados e desidratados no Brasil, pois ocorreu aumento no número de fábricas produtoras, bem como de produtos produzidos. Crescimento considerável se deu na produção de leite condensado, que passou a ser fabricado por maior número de laticínios. A adaptação de tecnologias para a produção de soro em pó convencional e desmineralizado e de concentrados proteicos de leite e de soro também se destacou como uma grande tendência para essa indústria nacional.

Tipos de leites desidratados

Os principais produtos lácteos concentrados e desidratados são o doce de leite, o leite condensado, o leite evaporado, o leite e o soro em pós. Ao conjugar a tecnologia dos

Tabela 14.1 Composição média dos principais produtos lácteos concentrados e desidratados

Produto	Sólidos (g/100 g)	Proteínas (g/100 g)	Sacarose (g/100 g)	Fator de concentração
Leite	Mín. 11,4[1]	Mín. 2,9[1]	-	1
Leite evaporado	28,5[2]	8,2[2]	-	2,4
Doce de leite em pasta	Máx. 70[3]	Mín. 5[3]	45 a 50	2,2
Leite condensado	73,8[2]	8,4	44 a 45	1,7 a 2,2
Leite em pó integral	96,5[4]	25[2]	-	8,4
Leite em pó desnatado	96[4]	29,5[2]	-	11,4
Soro em pó	96	9[2]	-	14 a 15

[1] MAPA. Instrução Normativa nº 51/2002.
[2] Walstra e cols., 2001.
[3] MAPA. Portaria nº 354/97.
[4] MAPA. Portaria nº 369/97.

evaporadores e da secagem por atomização com as tecnologias de separação por membranas, é possível a obtenção de concentrados e isolados proteicos de soro e leite, bem como permeados e lactose em pó.

Na Tabela 14.1 é apresentada a composição média dos principais produtos lácteos concentrados e desidratados.

Processos industriais

O processamento industrial de produtos lácteos concentrados e desidratados consiste no tratamento térmico, na padronização da matéria-prima, na evaporação a vácuo, na cristalização da lactose (em leite condensado, soro e permeado concentrados) e na secagem por atomização.

Tratamento térmico

O tratamento térmico possui como objetivo principal assegurar a ausência de micro-organismos patogênicos nos produtos, entretanto também é empregado para obtenção de características específicas nos produtos. Pode-se intensificar um tratamento térmico objetivando-se ganho de viscosidade em leite condensado ou aumento do prazo de validade de leite em pó industrial. De maneira análoga, é possível minimizar o tratamento para aumentar solubilidade e ganho de funcionalidade em lácteos desidratados. O tratamento térmico impacta a velocidade das reações químicas, a dispersão dos constituintes entre a fase contínua e a fase coloidal, a cinética enzimática, a estabilidade das proteínas e a viscosidade dos produtos.

De acordo com Walstra e Jenness, as principais modificações causadas pela aplicação da energia na forma de calor ao leite são a eliminação de gases, incluindo $CO_{2(g)}$, sendo que a diminuição do $O_{2(g)}$ é importante para a velocidade das reações de oxidação e para o posterior desenvolvimento de algumas bactérias. O aumento na quantidade de fosfato coloidal e diminuição na concentração de $[Ca^{2+}]_{(aq)}$ na fase contínua afeta a isomerização da lactose, que sofre uma degradação parcial, formando lactulose e ácidos orgânicos, impactando a diminuição do pH do leite e aumentando o valor de sua acidez, acarretando a insolubilização de grande parte das proteínas do soro pela desnaturação, o que diminui a solubilidade de produtos desidratados. Também contribui para inativação de enzimas e para reações entre as proteínas e a lactose, especialmente a reação de Maillard, tendo como consequência a diminuição da lisina disponível, a formação de grupos sulfidrila livres e o escurecimento dos produtos. Pode promover a agregação das micelas de caseína, ocasionando coagulação e a formação de lactonas e metilcetonas a partir da gordura.

Padronização da matéria-prima

A padronização da composição do produto final concentrado ou desidratado pode ser conseguida por meio da utilização de fatores de padronização. Os principais fatores de padronização são: razão entre o teor de gordura e o teor de sólidos não gordurosos (SNG), conteúdo de proteínas totais nos SNG, conteúdo de lactose nos SNG, razão entre teor de proteína total e de lactose, razão entre teor de caseína e de albumina e razão entre teor de sais e de proteína.

O fator de padronização mais empregado é o *reference factor* (RF), que consiste, que consiste na porcentagem de gordura (%Gd) do produto dividida pela sua porcentagem de sólidos não gordurosos (%SNG). Na produção do leite em pó integral com 26 %m/m de gordura e com 71% de SNG o valor do RF desejado é de 0,3662. Para que se obtenha esse valor de RF, pode-se adicionar leite desnatado ou creme ao leite a ser processado. A quantidade de leite desnatado ou creme pode ser determinada pela equação de Van d' Berg.

$$Q = \frac{[(RF \times SNGli) - Gdli\,] \times QLp}{[Gdld - (RF \times SNGld)]}$$

Onde:
Q = massa de creme ou de leite desnatado a ser adicionada (kg)
RF = fator de padronização desejado no produto concentrado ou desidratado
SNGli = teor sólidos não gordurosos do leite integral (%m/m)
SNGld = teor sólidos não gordurosos de leite desnatado ou creme (%m/m)
Gdli = teor gordura do leite integral (%m/m)
Gdld = teor de gordura do leite desnatado ou do creme (%m/m)
QLp = quantidade de leite a ser padronizada

Evaporação a vácuo

A evaporação a vácuo consiste na retirada de água por meio do fornecimento de energia na forma de calor ao soro sob uma pressão inferior à pressão atmosférica. Esse processo promove a evaporação em temperaturas entre 40 °C e 75 °C, o que minimiza as modificações causadas aos constituintes do soro por causa do aquecimento. A evaporação a vácuo possibilita que o soro seja concentrado a teores de sólidos láticos entre 52 %m/m e 60 %m/m, com um custo energético por quilograma de água evaporada até 20 vezes inferior ao processo de retirada de água em *spray dryer*. Os evaporados tubulares de película descendente são os mais empregados nos laticínios e podem ser acoplados a sistemas para finalização da concentração e para o resfriamento rápido do produto concentrado, denominado *flash cooler*.

As principais partes de um evaporador a vácuo são a calândria, o separador líquido/vapor, o condensador e a bomba de vácuo. O conjunto de calândria e separador recebe o nome de efeito de evaporação; assim, um equipamento que apresente cinco calândrias e cinco separadores líquido vapor é um evaporador de cinco efeitos. Na Figura 14.1 é apresentado um esboço de um evaporador a vácuo, sendo evidenciada suas principais partes.

A calândria consiste em um trocador de energia na forma de calor composto por tubos internos e uma carcaça externa que envolve esses tubos. Pelos tubos é passado o produto a ser concentrado e por fora deste e dentro da carcaça é passado o meio de aquecimento (vapor ou evaporado). Uma calândria para testes-piloto pode ser constituída por três

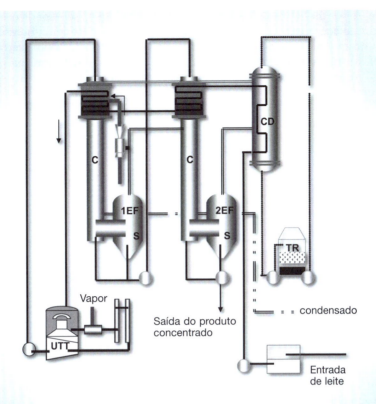

Figura 14.1 Esboço de um evaporador a vácuo, evidenciando suas principais partes. C: calândria; S: separador líquido vapor; EF: efeito; UTT: unidade de tratamento térmico; TR: torre de resfriamento; CD: condensador.

tubos, um evaporador industrial contém aproximadamente 200 tubos por calândria e um evaporador acoplado a um sistema de recompressão mecânica de vapores pode conter até 1.200 tubos por calândria. Os tubos internos de uma calândria têm função de permitir a transferência de energia na forma de calor do meio de aquecimento para o produto em ebulição, com o único intuito de promover a passagem da água do estado líquido para o gasoso. Os separadores líquido vapor são diretamente ligados às calândrias e têm função de promover a separação do produto concentrado do evaporado produzido. O condensador juntamente com a bomba de vácuo são responsáveis pela diminuição da pressão em todo o equipamento.

Cristalização da lactose

Segundo Holsinger, a lactose pode ocorrer em duas formas cristalinas nos produtos lácteos, α-hidratada e β-anidra, ou como uma mistura vítrea amorfa de alfa e beta lactose. A forma estrutural da α-lactose pode ser convertida na forma estrutural beta por meio da mudança na posição da hidroxila e do hidrogênio no grupo redutor. Essa mudança na rotação na conformação espacial é denominada mutarrotação. Uma solução de lactose em seu estado de equilíbrio a 25 °C possui 62,25% de sua lactose na forma beta e 37,75% na forma alfa. As formas beta e alfa possuem propriedades físicas distintas. Para a mutarrotação, segundo Walstra e Jenness, o coeficiente Q_{10} é igual a 2,8 e a energia de ativação da reação é de 75 kJ mol⁻¹. Esses mesmos autores relatam que, sob condições de elevada concentração de açúcares, como em leite condensado e doce de leite, ocorre uma diminuição significativa na taxa de mutarrotação. As frações de alfa e betalactose possuem solubilidades distintas e a mutarrotação torna-se um fator importante na cristalização. Segundo Whittier, quando um excesso de alfalactose é colocado em água a temperatura de 15 °C, uma quantidade definida, de aproximadamente 7 g/100 g, é dissolvida, sendo definida como a solubilidade verdadeira da forma alfa. O aumento da solubilidade, com o passar do tempo, deve-se à mutarrotação, pois a forma alfa é convertida a beta, tornando a solução insaturada em relação à alfalactose. Desse modo, maior quantidade de alfalactose pode ser dissolvida. O processo continua até que o ponto final de equilíbrio seja alcançado – aproximadamente 17 g/100 g. De acordo com Holsinger, a betalactose, sob condições similares, apresenta solubilidade inicial sensivelmente mais elevada, de cerca de 50 g/100 g. Segundo Walstra e cols., se betalactose é adicionada à água, o processo de solubilização inicia-se muito rápido, porém torna-se mais lento com o passar do tempo. Como consequência da mutarrotação, forma-se mais alfalactose do que o limite de solubilidade da solução, acarretando cristalização da forma alfa. Nessas condições, a solubilidade depende em parte do equilíbrio de mutarrotação, da velocidade de dissolução e da velocidade de mutarrotação. De acordo com Walstra e cols., quando a concentração de lactose na solução é 2,1 vezes o valor de saturação, produz-se rapidamente a cristalização espontânea, provavelmente porque a nucleação primária é homogênea. Quando a concentração de lactose é menor que 1,6 vez o valor da saturação, geralmente é necessária a adição de sementes de cristais para induzir a cristalização. O solvente e a presença de sais ou sacarose influenciam a solubilidade da lactose. Segundo Whittier, em uma solução contendo sacarose próxima ao seu ponto de saturação, a solubilidade da lactose é reduzida à metade do que seria em uma solução sem sacarose. Concentrações de sacarose entre 40 e 70 %m/v produzem uma redução na solubilidade da lactose entre 40% e 80%.

Segundo Walstra e cols., para evitar a agregação e o aparecimento de arenosidade nos produtos lácteos, os cristais de lactose devem ser inferiores a 10 μm. Holsinger afirma que para os cristais produzirem uma textura arenosa, devem exceder o tamanho de 16 μm. Hunziker afirma que em leite condensado os cristais não devem exceder 10 μm e que, quando superam 30 μm, tornam o produto arenoso.

Secagem por atomização

De acordo com Knipschildt e Andersen, o método de secagem é o mais importante método de conservação de lácteos, pois a utilização dessa técnica possibilita a conversão do leite ou soro em leite ou soro em pó com perdas nutricionais mínimas. Há três tipos principais de sistemas de secagem em utilização pelas indústrias. Na secagem em único estágio, emprega-se apenas a câmara de secagem para transformar o leite ou soro concentrados em pó, o que produz um pó particulado caracterizado pela baixa solubilidade em água. Na secagem em dois estágios, além da câmara de secagem, emprega-se o fluidizador, acarretando obtenção de um pó aglomerado, com características superiores de solubilidade. A associação de dois fluidizadores com capacidade de evaporação junto à câmara de secagem caracteriza o processo de secagem em três estágios e em intensa aglomeração do pó.

Processamento de leites concentrados

Doce de leite

O processo de fabricação do doce de leite consiste no aquecimento do leite juntamente com o açúcar e o redutor de acidez até que sejam alcançadas as características desejadas no produto final, normalmente avaliada pelo emprego de um refratômetro. É possível obter essas características desejadas com diferentes tempos de processamento, de 30 minutos a 4 horas, dependendo do equipamento e dos ingredientes utilizados. Desse modo, não existe uma tecnologia ou receita universal. O doce de leite pode ser produzido de quatro maneiras principais: fabricação artesanal; fabricação em tachos por batelada; fabricação em tachos de forma contínua; fabricação em evaporadores a vácuo e em tacho.

Serão abordados os três últimos processos de fabricação por representarem a maior parte do doce produzido no País. A tecnologia de fabricação do doce de leite consiste na evaporação da água por aplicação indireta de energia na forma de calor em evaporadores a vácuo ou em tachos. O processo de fabricação pode ser esquematizado conforme a Figura 14.2.

A mistura do leite com a sacarose e os demais ingredientes e aditivos é denominada de calda. Esta é submetida à evaporação contínua da água por meio da troca indireta de energia na forma de calor com vapor oriundo de caldeiras, com pressão entre 800 e 900 kPa. O vapor empregado no processo é transformado em condensado de vapor (água a 85 °C a 90 °C).

A água do leite que é retirada no estado gasoso recebe o nome de evaporado, sendo necessária sua remoção rápida do equipamento a fim de evitar sua incorporação à calda por meio da condensação. Assim, necessita-se no equipamento de fabricação de um exaustor para retirada do evaporado formado. Durante a evaporação ocorre a constante agitação da calda por meio de agitadores mecânicos a uma velocidade entre 72 e 80 rpm, sendo fundamental para minimizar a formação de depósitos na parede do equipamento trocador de energia na forma de calor. O tempo de processo pode variar de 30 minutos a 4 horas, dependendo da relação entre a área de troca de energia na forma de calor e o volume de leite, bem como da pressão de vapor utilizada.

Anteriormente ao aquecimento são adicionados ao leite o açúcar e o redutor de acidez. O redutor de acidez mais utilizado é o bicarbonato de sódio, cuja função é atuar como

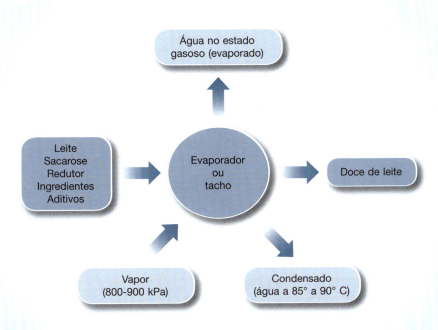

Figura 14.2 Esquematização de um processo para produção de doce de leite.

estabilizante por gerar uma reserva de alcalinidade, evitando que o leite venha a precipitar durante o aquecimento. Possui ainda a função de controlar indiretamente a intensidade da coloração do doce, por acelerar a reação de escurecimento.

No início da fabricação a calda possui grande quantidade de água e baixa viscosidade, o que facilita a evaporação. O aquecimento deve ser suficiente para possibilitar o aumento na viscosidade e a produção de compostos escuros que irão definir a coloração do doce.

O término da evaporação é determinado pela utilização de um refratômetro, esse indica o grau de concentração atingido no processo. Uma relação prática determina que 66° a 68° Brix representam um doce com aproximadamente 70% de sólidos totais.

A maioria dos refratômetros faz leituras entre 15 °C e 40 °C, o que implica necessidade do resfriamento da amostra do doce até a faixa de leitura indicada. Existe uma tabela para correção do valor lido no aparelho de acordo com a temperatura de análise. Assim, uma leitura realizada fora da faixa correta de temperatura acarreta valor duvidoso, comprometendo a determinação correta do ponto. O doce de leite em pasta apresenta ponto na faixa de 66° a 68° Brix e o doce em barra ponto entre 84° a 88° Brix. Na Figura 14.3 é apresentado um esquema sobre a determinação do ponto em doce de leite e em doce de leite para confeitaria.

No momento da determinação do ponto em doce de leite as intensidades de cor e de viscosidade estão muito próximas das que serão apresentadas pelo produto durante o prazo de validade. Nesse mesmo momento um doce para confeitaria não possui uma viscosidade próxima da desejada, pois os espessantes empregados ainda não produziram o pico de viscosidade.

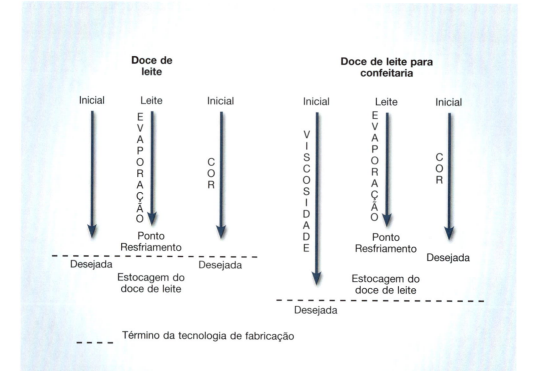

Figura 14.3 Esquematização do ponto em doce de leite e em doce de leite para confeitaria.

Atributos tecnológicos para o controle da produção de doce de leite

Durante a produção do doce de leite alguns atributos tecnológicos devem ser controlados por motivos de regulamentação, custos, segurança operacional, segurança alimentar e padronização do produto final. Serão apresentados os principais atributos tecnológicos dentro de cada um dos cinco motivos apresentados que justificam o seu controle.

Atributos de regulamentação

Neste item deve-se observar quais os ingredientes e aditivos permitidos para uso na tecnologia de fabricação do doce de leite, bem como as respectivas concentrações de aplicação. Outro ponto de controle é a composição do produto final.

De acordo com o Regulamento Técnico para Fixação de Identidade e Qualidade de Doce de Leite aprovado pela Portaria nº 354, de 4 de setembro de 1997, do MAPA, entende-se por doce de leite o produto, com ou sem adição de outras substâncias alimentícias, obtido por concentração e ação do calor à pressão normal ou reduzida do leite ou leite reconstituído, com ou sem adição de sólidos de origem láctea e/ou creme e adicionado de sacarose (parcialmente substituída ou não por monossacarídeos e/ou outros dissacarídeos). Desse modo, durante a produção do doce de leite, devem-se empregar somente sólidos de origem láctea como complementos à matéria-prima (leite ou leite reconstituído), não sendo permitido o uso de outras fontes de proteínas ou gorduras não lácteas. O máximo de sacarose a ser adicionado é de 30% sobre o volume de leite, podendo esta ser parcialmente substituída em até 40% por mono ou dissacarídeos. Da mesma maneira permite-se a adição de amido ou amido modificado em concentração máxima de 0,5% sobre o volume de leite. São ingredientes opcionais: creme de leite, sólidos de origem láctea, cacau, chocolate, coco, amêndoas, amendoim, frutas secas, cereais e/ou outros produtos alimentícios isolados ou misturados em uma proporção entre 5% e 30% m. m^{-1} do produto final.

É importante ressaltar que aditivos serão admitidos por intermédio dos ingredientes opcionais de conformidade com o Princípio de Transferência dos Aditivos Alimentares (*Codex Alimentarius.* Vol. 1A, 1995, Seção 5.3) e sua concentração no produto final não deverá superar a proporção que corresponda à concentração máxima admitida no ingrediente opcional e, quando se tratar dos aditivos indicados no Regulamento Técnico específico, não deverá superar os limites máximos autorizados por ele. O doce de leite poderá ser denominado "Doce de Leite para Sorveteria" ou "Doce de Leite para Sorveteria com _____" segundo corresponda e quando for destinado à elaboração de sorvetes. Essa denominação de venda é obrigatória quando o produto é adicionado de corante caramelo (INS 150 a,b,c,d). O doce que tenha sido adicionado de aditivos espessantes/estabilizantes e/ou umectantes apresentados na Tabela 14.2 deve ser denominado "Doce de Leite para Confeitaria".

Quando o doce de leite for exclusivo para uso industrial como matéria-prima para elaboração de outros produtos alimentícios e contenha uma concentração de ácido sórbico e/ou seus sais de sódio, potássio ou cálcio superior a 600 mg.kg^{-1} até 1.000 mg.kg^{-1} (ambos expressos em ácido sórbico), deverá obrigatoriamente indicar no rótulo a expressão "Exclusivo Para Uso Industrial".

A composição do produto final também é regulamentada e seu controle é necessário na indústria. Na Tabela 14.3 são apresentados os valores exigidos para cada atributo.

O controle do teor de umidade do produto final é realizado por meio da determinação do teor de sólidos solúveis ao se empregar um refratômetro. Essa determinação ocorre ao final da produção e caracteriza o ponto do processo, ou seja, momento no qual se deve encerrar a evaporação da água do doce de leite ao se interromper o fornecimento de vapor

Tabela 14.2 Aditivos permitidos para a produção de doce de leite para confeitaria

Aditivos	Função	Concentração máxima no produto final
Ácido sórbico e seus sais de sódio, potássio ou cálcio	Conservador	600 mg.kg^{-1} (em ac. sórbico) 1.000 mg.kg^{-1} em ácido sórbico em doce de leite para uso industrial exclusivo
Natamicina em superfície livre	Conservador	1 mg.dm^2
Lactato de cálcio	Texturizante	b.p.f.
Aromatizante de baunilha, vanilina e/ou etil vanilina isolada ou em mistura	Aromatizante	b.p.f.
Citrato de sódio	Estabilizante	b.p.f.
Sorbitol	Umectante	5 g. 100^{-1} g
Caramelo (INS 150 a,b,c,d)	Corante	b.p.f.
Ácido algínico	Esp./Est.	5.000 mg.kg^{-1}
Alginato de amônio	Esp./Est.	5.000 mg.kg^{-1}
Alginato de cálcio	Esp./Est.	5.000 mg.kg^{-1}
Carragenas incluídas furcelarana e seus sais de sódio e potássio	Esp./Est.	5.000 mg.kg^{-1}
Pectina e pectina amidada	Esp./Est.	5.000 mg.kg^{-1}
Alginato de potássio	Esp./Est.	5.000 mg.kg^{-1}
Alginato de propilenoglicol	Esp./Est.	5.000 mg.kg^{-1}
Alginato de sódio	Esp./Est.	5.000 mg.kg^{-1}
Agar	Esp./Est.	5.000 mg.kg^{-1}
Carboximetilcelulose	Esp./Est.	5.000 mg.kg^{-1}
Carboximetilcelulose sódica	Esp./Est.	5.000 mg.kg^{-1}
Metilcelulose	Esp./Est.	5.000 mg.kg^{-1}
Metiletilcelulose	Esp./Est.	5.000 mg.kg^{-1}
Hidroxipropilcelulose	Esp./Est.	5.000 mg.kg^{-1}
Goma arábica	Esp./Est.	5.000 mg.kg^{-1}
Goma xantana	Esp./Est.	5.000 mg.kg^{-1}
Goma garrofin	Esp./Est.	5.000 mg.kg^{-1}
Goma caraia	Esp./Est.	5.000 mg.kg^{-1}
Goma gellan	Esp./Est.	5.000 mg.kg^{-1}
Goma tadragante	Esp./Est.	5.000 mg.kg^{-1}
Goma konjak	Esp./Est.	5.000 mg.kg^{-1}
Gelatina	Esp./Est.	5.000 mg.kg^{-1}
Celulose microcristalina	Esp./Est.	5.000 mg.kg^{-1}

b.p.f.: segundo boas práticas de fabricação; Esp./Est.: espessante/estabilizante.
Observação: esses estabilizantes/espessantes, quando utilizados em mistura, não poderão ter quantidade superior a 20.000 mg.kg^{-1} do produto final.

Tabela 14.3 Atributos de composição centesimal permitidos para doce de leite

Requisito	Doce de leite	Doce de leite com creme	Método de análise
Umidade g/100 g	Máx. 30,0	Máx. 30,0	FIL 15B: 1998
Matéria gorda g/100 g	6,0 a 9,0	> 9,0	FIL 13C: 1987
Cinzas g/100 g	Máx. 2,0	Máx. 2,0	AOAC 15ª Ed. 1990 – 930.30
Proteína g/100 g	Mín. 5,0	Mín. 5,0	FIL 20B: 1993

ao tacho. Segundo Santiago e cols., a relação que existe entre o teor de sólidos solúveis e o teor de sólidos totais para o doce de leite em pasta é expressa pela Equação 1:

$$TSTD = 0{,}8891 \times (TSSD) + 8{,}5976 \ (R^2 = 0{,}9847; P < 0{,}0001) \qquad (1)$$

Onde:
TSTD = teor de sólidos totais do doce de leite em pasta
TSSD = teor de sólidos solúveis do doce de leite em pasta
R^2 = coeficiente de correlação linear
P = significância estatística do modelo

Na Tabela 14.4 é apresentado o resultado da aplicação da Equação 1 em diferentes valores de sólidos solúveis no doce de leite em pasta.

O controle do teor de gordura no doce de leite é realizado por meio da padronização do teor de gordura do leite. Estima-se que, para uma fabricação tradicional de doce de leite em pasta, o teor mínimo de gordura no leite deve ser de aproximadamente 2,6 %m/m. O processo de padronização do leite ocorre nas centrífugas padronizadoras e consiste na

Tabela 14.4 Relação entre o teor de sólidos solúveis e o teor de sólidos totais em doce de leite em pasta segundo a Equação 1

Teor de sólidos solúveis no doce de leite em pasta (° Brix)	Teor de sólidos totais no doce de leite em pasta calculado pela Equação 1 (%m/m)
68,5	69,5
69,0	69,9
69,5	70,4
70,0	70,8
70,5	71,3
71,0	71,7
71,5	72,2
72,0	72,6
72,5	73,1

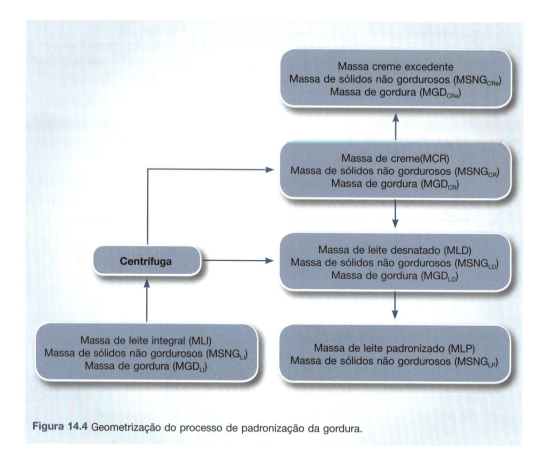

Figura 14.4 Geometrização do processo de padronização da gordura.

incorporação controlada de parte do creme ao leite desnatado proveniente do processo de centrifugação. Uma geometrização desse processo é apresentada na Figura 14.4.

Durante a centrifugação do leite integral ocorre a formação do creme e do leite desnatado, que pode ser adicionado de parte da massa do creme visando à obtenção de leite padronizado com o teor de gordura desejado. O somatório das massas de creme excedente e de leite padronizado deve ser igual ao somatório das massas de leite desnatado e de creme, e este deve ser igual à massa de leite integral. O raciocínio anterior pode ser definido como o balanço de massa global do processo, entretanto o mesmo pode ser aplicado aos SNG e a gordura. Essas análises não levam em consideração pequenas perdas de massa inerentes ao processo de centrifugação. Assim, os raciocínios apresentados podem ser sintetizados nas Equações 2, 3 e 4.

$$MLI = MCR + MLD = MCRe + MLP \qquad (2)$$
$$MSNGli = MSNGcr + MSNGld = MSNGcre + MSNGlp \qquad (3)$$
$$MGDli = MGDcr + MGDld = MGDcre + MGDlp \qquad (4)$$

Onde:
MLI = massa de leite integral
MCR = massa de creme
MLD = massa de leite desnatado
MCRe = massa de creme excedente

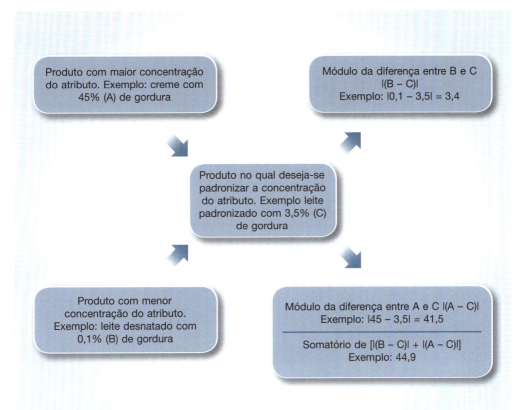

Figura 14.5 Quadrado de Pearson aditivo.

MLP = massa de leite padronizado
MSNGli = massa de sólidos não gordurosos do leite integral
MSNGcr = massa de sólidos não gordurosos do creme
MSNGld = massa de sólidos não gordurosos do leite desnatado
MSNGcre = massa de sólidos não gordurosos do creme excedente
MSNGlp = massa de sólidos não gordurosos do leite padronizado
MGDli = massa de gordura do leite integral
MGDcr = massa de gordura do creme
MGDld = massa de gordura do leite desnatado
MGDcre = massa de gordura do creme excedente
MGDlp = massa de gordura do leite padronizado

Durante a padronização pode-se buscar determinar as massas de leite desnatado, leite integral e creme que devem ser misturadas no intuito de obter o leite padronizado ao final do processo. Para tal, emprega-se o quadrado de Pearson aditivo como ferramenta de cálculo, apresentado na Figura 14.5.

De acordo com o quadrado de Pearson, a proporção de misturas de massa entre o creme e o leite desnatado para a obtenção de leite padronizado obedece à seguinte relação:

3,4 partes de creme + 41,5 partes de leite desnatado =
44,9 partes de leite padronizado

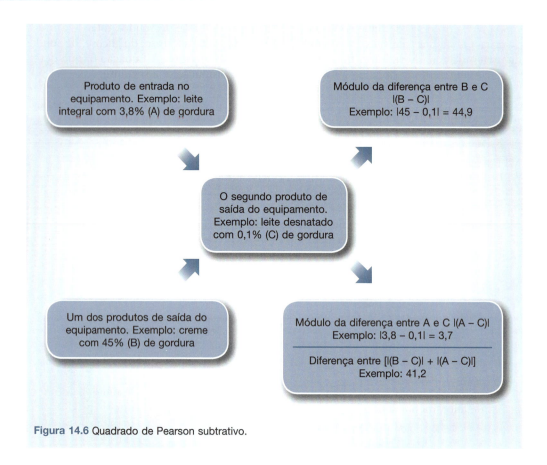

Figura 14.6 Quadrado de Pearson subtrativo.

Por meio dessa relação é possível realizar a padronização mantendo-se um volume final de leite padronizado ou sem a manutenção desse volume.

Durante a padronização pode-se buscar determinar as massas de leite desnatado e creme formadas a partir da massa de leite integral empregado no início do processo de centrifugação. Para tal, emprega-se o quadrado de Pearson subtrativo como ferramenta de cálculo, apresentado na Figura 14.6.

Atributos de custos

É importantíssimo ponto de controle industrial uma vez que está diretamente relacionado com a viabilidade financeira da produção do doce de leite. Por meio da aplicação dos conceitos do balanço de massa é possível prever a quantidade de produto final, que deve ser maximizada objetivando-se a redução dos custos de produção. Durante o processo de fabricação do doce de leite os ingredientes são adicionados ao evaporador e, após a retirada da massa de água desejada, determina-se o final da fabricação por meio da determinação do ponto. O somatório da massa de todos os ingredientes adicionados ao evaporador é igual à soma da massa de água evaporada e a massa de doce de leite obtida. A Equação 5 relaciona a massa dos ingredientes com a massa de água evaporada e a massa de doce:

$$MLI + MLD + MS + MSC + MG + MR + ME = MAE + MDL \qquad (5)$$

A massa do doce de leite pode ser dividida entre a massa de sólidos totais e a massa de água. Os sólidos totais no doce compreendem a massa de sacarose, de glicose, de sólidos de origem láctea, de redutor de acidez e a massa de espessante. A Equação 6, que determina a quantidade de doce de leite ao final de uma produção, é a seguinte:

$$MDL = \frac{[(MLI \times \%SLLI) + (MLD \times \%SLLD) + (MS \times \%SLS) + (MSC + MR + ME) + (MG \times \%SG)]}{\%STDL} \qquad (6)$$

Onde:
MLI = massa de leite integral (kg) ou volume de leite (L)
%SLLI = porcentagem de sólidos láticos do leite integral expressa em m/m ou em m/v
MLD = massa de leite desnatado (kg) ou volume de leite desnatado (L)
%SLLD = porcentagem de sólidos láticos do leite desnatado expressa em m/m ou em m/v
MS = massa de soro (kg) ou volume de soro (L)
%SLS = porcentagem de sólidos láticos do soro expressa em m/m ou em m/v
MSC = massa de sacarose (kg)
MR = massa de redutor (kg)
ME = massa de espessante (kg)
MG = massa de glicose (kg)
%SG = porcentagem de sólidos da glicose (kg)
%STDL = porcentagem de sólidos totais do doce de leite expressa em m/m

A análise da Equação 6 indica os pontos que devem ser controlados para um maior rendimento de fabricação:

- *Controle do teor final de umidade:* quanto maior o teor final de umidade do doce de leite, menor será o denominador da equação e maior quantidade de produto será obtida. Entretanto, deve-se ressaltar que a legislação estipula um máximo de umidade (30%) e que, dependendo das características desejadas no produto final (p. ex., consistência), teores elevados de umidade não são desejados.
- *Seleção de matérias-primas:* quanto maior for o teor de sólidos solúveis no leite, no soro e no leitelho, maior será a quantidade de produto final obtida. Elevado teor de sólidos solúveis também impactam favoravelmente na diminuição do tempo de evaporação e, desse modo, na redução dos gastos com vapor.

O tacho para fabricação do doce de leite é ponto crítico na qualidade do produto final, e o seu correto funcionamento e operação é determinante para o custo final do processamento. O estudo realizado por Ramón Molina Valle em 1984, intitulado "Racionalização do uso do óleo de combustível nas indústrias de laticínios", apresenta importantes pontos de controle durante a fabricação do doce de leite. Nas Tabelas 14.5 e 14.6 são apresentadas

Tabela 14.5 Perdas energéticas para o ambiente através da parede externa da camisa do tacho

Espessura do isolamento (in)	Perda de energia na forma de calor (kcal/h)	Eficiência do isolante (%)	Temperatura da superfície externa (°C)
Sem isolamento	1162,0	0,0	110
1"	177,0	84,7	53,5
1½"	139,0	88,0	47,0
2"	113,5	90,0	42,5

Tabela 14.6 Perdas energéticas no tacho de fabricação de doce de leite

Atributo avaliado	kcal.h^{-1}	%
Energia total fornecida na forma de calor pelo vapor	48.352,5	100,0
Energia perdida no condensado	9.435,0	19,5
Energia perdida pela válvula de segurança	6.447,0	13,3
Energia perdida pela falta de isolamento	1.048,5	2,2
Total		35

as perdas energéticas decorrentes de diferentes espessuras de isolamento da camisa de vapor, perdida pela válvula de segurança e perdida no condensado.

Em muitas fábricas o condensado de vapor é reaproveitado como água quente para limpeza de utensílios e para a produção de vapor, acarretando economia de combustível na caldeira.

Segurança operacional

A base da tecnologia de produção do doce de leite consiste na evaporação da água por meio da aplicação de energia na forma de calor em equipamentos denominados evaporadores. Os evaporadores mais empregados na indústria de doce de leite são os tachos, equipamentos de utilização simples e de manutenção barata, mas que requerem controles no intuito de aumentar a sua vida útil e a segurança dos seus operadores. É possível realizar a fabricação de doce com o tempo de concentração variando de 30 minutos a até 6 horas de duração com o mesmo volume de leite. Isso mostra o quão importante é a escolha do equipamento, pois esse fator pode impactar falta de competitividade de uma indústria produtora de doce de leite. As principais partes de um tacho e suas respectivas funções são:

- *Manômetro:* instrumento medidor da pressão do interior da camisa de vapor. Peça importante no controle do tempo de fabricação e obrigatória para a segurança do processo. Cada equipamento foi construído para uma capacidade máxima de pressão de vapor na qual trabalha de modo seguro. Assim, é imperioso que os operadores controlem a pressão de trabalho visando evitar acidentes. Em algumas fábricas são instaladas válvulas na linha de vapor que alimenta os tachos para controle da pressão de entrada, o que aumenta a segurança de todo o processo.
- *Purgador:* elimina o condensado da camisa de vapor, aumentando a eficiência do processo de troca de energia na forma de calor.
- *Eixo-Agitador:* promove a movimentação da calda durante o processo de concentração, homogeneizando a temperatura, facilitando a evaporação da água e impedindo a queima do produto. Normalmente a rotação dos tachos varia entre 74 e 80 rpm.
- *Caixa redutora:* reduz a rotação do motor e transfere movimento para o eixo-agitador.
- *Camisa de vapor:* promove o aquecimento indireto do leite, a partir da circulação do vapor. Está instalada a aproximadamente um terço da altura do tanque.
- *Válvula de segurança:* proteção contra sobrepressão na camisa de vapor; abre e expele vapor quando a pressão do tacho está acima da pressão segura de trabalho do equipamento. É importante que essa válvula esteja funcionando corretamente e que receba manutenção periódica.

- *Válvula redutora de pressão:* mantém constante a pressão na camisa de vapor, evitando, principalmente, valores acima da pressão de segurança para trabalho do tacho.
- *Exaustor:* acelera o processo de concentração, visto que retira o evaporado proveniente do aquecimento, evitando sua condensação.
- *Tampa:* a tampa do tacho de doce de leite é geralmente um complemento do equipamento que todas as empresas fabricantes enviam, juntamente com ele, no momento da compra.

Inocuidade do alimento

De acordo com Timm e cols., a possibilidade de bactérias patogênicas em doce de leite não pode ser excluída, apesar de esse produto apresentar baixa atividade de água pela alta concentração de carboidratos. Segundo Alais, o doce de leite propicia, além do desenvolvimento de fungos filamentosos e leveduras osmofílicas, a multiplicação de *Staphylococcus* resistentes à alta pressão osmótica do meio, sendo estes potenciais produtores de enterotoxinas causadoras de intoxicação alimentar. Sousa e cols. analisaram doces de leite produzidos a partir de leite de búfala na Ilha de Marajó e enumeraram alta contagem de leveduras. Os fungos filamentosos e as leveduras são importantes indicadores das condições higiênicas do ambiente de produção de alimentos. Além disso, podem estar associados a produção de metabólitos tóxicos e deterioração de alimentos. Segundo Evangelista, as leveduras podem alterar muitos produtos lácteos, como queijos, manteiga, doces e leites condensados, por sua ação sobre a lactose, resultando na produção de CO_2, que dá origem a um *off flavor* pelo processo fermentativo, além de estufamento da embalagem, mas sua patogenicidade em alimentos é praticamente desconhecida. Timm e cols. estudaram a qualidade microbiológica de 28 amostras de doce de leite fracionado em porções, para serem vendidos a granel, em supermercados na cidade de Pelotas e isolaram *Salmonella* de uma das amostras. Em um estudo com doces de leite artificialmente inoculados, Hentges e cols. recuperaram isolados de *L. monocytogenes, Salmonella thyphimurium, E. coli* O157:H7 e *S. aureus* após 30, 30, 5 e 10 dias de inoculação, respectivamente. Assim, o ambiente de processamento, a temperatura e o tempo de envase e a higienização eficiente dos equipamentos empregados, principalmente os de envase, devem ser controlados. Os critérios microbiológicos para doce de leite, segundo a Portaria nº 354 do MAPA, são apresentados na Tabela 14.7.

Os critérios analisados para o doce de leite segundo a RDC nº 12, de 2001, da ANVISA são apresentados na Tabela 14.8.

Padronização do produto final

Na indústria de produtos lácteos concentrados e desidratados a padronização da composição final é determinante para a consolidação das tecnologias, uma vez que auxilia o controle de atributos sensoriais e reológicos, impactando também no processo de envase e acondicionamento em embalagens com massa de produto previamente definida. A padronização dessas tecnologias ocorre por meio da utilização de fatores de padronização, sendo o RF o mais empregado. Consiste na porcentagem de gordura (%Gd) do produto final

Tabela 14.7 Critérios Microbiológicos e tolerâncias para doce de leite segundo MAPA

Micro-organismos	Critério de aceitação (UFC/g)
Staphylococcus coagulase-positivo/g	n = 5 c = 2 m = 10 M = 100
Fungos e lLeveduras/g	n = 5 c = 2 m = 50 M = 100

Tabela 14.8 Regulamento técnico sobre padrões microbiológicos para alimentos segundo a ANVISA

Grupo de alimentos	Micro-organismo	Tolerância para amostra indicativa (UFC/g)	Tolerância para amostra representativa n c m M
Doce de leite, com ou sem adições, exceto os acondicionados em embalagem hermética ou a granel	Coliformes a 45 °C/g	50	5 2 10 50
	Staphylococcus coagulase-positivo/g	100	5 2 10 100
	Salmonella spp./25 g	aus	5 0 aus -

aus = ausência do micro-organismo.

dividida pela sua porcentagem de sólidos não gordurosos (%SNG). Na produção do doce de leite com 8 %m/m de gordura e com 18 %m/m de SNG o valor do RF desejado é de 0,4444. Para alcançar esse valor de RF pode-se adicionar leite desnatado ou creme ao leite a ser processado. Caso o RF do leite a ser empregado na fabricação do doce de leite seja numericamente inferior ao RF desejado no produto final, então se deve fazer uma adição de creme ao leite. Se o RF do leite a ser empregado na fabricação for superior ao RF do produto final, então se deve adicionar leite desnatado ao leite. Exemplificando para obtenção de um doce de leite com RF de 0,4444, deve-se adicionar leite desnatado toda vez de o RF do leite a ser empregado na fabricação for maior do que 0, 0,4444 (adição de leite desnatado se RFleite > 0,4444) e deve-se adicionar creme toda vez que o RF do leite a ser empregado na fabricação for menor do que 0,4444 (adição de creme se RFleite < 0,4444). A quantidade de leite desnatado ou creme (MCLD) pode ser determinada pela Equação 7 de Van d' Berg.

$$MCLD = \frac{[(RF * SNGli) - Gdli]}{[Gdld - (RF * SNGld)]} * QLp \qquad (7)$$

Onde:
MCLD = massa de creme ou de leite desnatado a ser adicionada (kg)
RF = fator de padronização desejado no doce de leite
SNGli = teor de sólidos não gordurosos do leite integral (% m/m)
SNGld = teor de sólidos não gordurosos de leite desnatado ou creme (% m/m)
Gdli = teor de gordura do leite integral (% m/m)
Gdld = teor de gordura do leite desnatado ou do creme (% m/m)
QLp = quantidade de leite a ser padronizado

Exemplo: Deseja-se produzir doce de leite com 8 %m/m de gordura e 18 %m/m de SNG. O leite de partida é constituído por 10.000 L com 3,2 %m/v de gordura e com 8,2% m/v de SNG. Deseja-se determinar qual a quantidade leite desnatado ou creme de deve ser adicionado.

A primeira etapa para resolução desse problema consiste na determinação dos RF do doce de leite e do leite de partida. Desse modo, temos que o doce de leite possui RF = 0,4444 (8/18) e leite de partida possui RF = 0,3902. Como o RF do leite de partida é menor do que o RF desejado, então se deve fazer a adição de creme ao leite, calculada pela Equação 7. Consideremos creme com 50% m/v de gordura e com 5,5% de SNG.

$$MC = \frac{[(0,4444 * 0,082) - 0,032]}{[0,5 - (0,4444 * 0,055)]} * 10.000 = 93,1 \text{ L de creme com 50\% m/v de gordura}$$

Outro fator empregado na tecnologia é o fator de concentração. Este fator é usado para determinar em quantas vezes o volume do leite foi reduzido durante a fabricação do doce de leite, ou para determinar em quantas vezes a concentração de cada constituinte do leite foi aumentada. Ao empregarmos somente leite na fabricação do doce de leite, o fator de concentração iguala-se ao rendimento em massa de leite por massa de doce de leite. O fator de concentração é definido pela Equação 8.

$$FC = TSLD/TSLL \qquad (8)$$

Onde:
FC = fator de concentração
TSLD = teor de sólidos láticos no doce de leite
TSLL = teor de sólidos láticos no leite

Por meio da Equação 8, é possível determinar a composição do doce de leite ao se conhecer a composição inicial do leite, bastando-se multiplicar os teores iniciais dos constituintes pelo fator de concentração. Exemplos de aplicação são apresentados na Tabela 14.9.

Leite condensado

Em 1914 o então professor da Universidade de Purdue Otto Hunziker escreveu no prefácio do seu livro *Condensed Milk and Milk Powder* o seguinte texto:

"Os pontos motivadores desta publicação foram os inúmeros e persistentes pedidos por informação definida e segura no tópico condensação de leite e leite em pó, originárias de fábricas deste país e de terras estrangeiras; em parte por interessados em embarcar neste negócio; em parte por estações experimentais estaduais e nacionais as quais necessitavam investigar defeitos em leites condensados; por escolas laticinistas interessadas em ministrar conteúdos nesta área; pelos departamentos de alimentos estaduais e nacionais, procurando por informações relativas às possibilidades e limitações de produção, em seus esforços para formular e estabelecer padrões e regulamentações; e por químicos comerciais na necessidade de métodos confiáveis de análise destes produto[s especiais".

O crescimento da área de lácteos concentrados e desidratados no Brasil nos últimos anos e a expectativa de crescimento econômico do País nos coloca em uma realidade muito próxima à realidade descrita pelo professor Hunziker em 1914, ou seja, grande procura por informações tecnológicas, de composição e de padronização de leite condensado por diferentes setores da sociedade, desde industriais interessados em desenvolver linhas de processamento, passando pelos cursos técnicos e superior na área de alimentos, chegando até aos órgãos de inspeção e fiscalização.

A tecnologia de lácteos concentrados e desidratados tem importante papel nas indústrias de laticínios, estando presente em fábricas de pequeno até grande porte. Os processos de evaporação a vácuo, cristalização e secagem são os pilares dessas tecnologias. Serão apresentadas neste capítulo as principais tecnologias para obtenção do leite condensado.

Histórico da tecnologia de produção do leite condensado

Neste tópico serão apresentados fatos relevantes na evolução do leite condensado e do leite evaporado, pois são produtos semelhantes e a evolução dessas duas tecnologias de fabricação ocorreu em grande sintonia.

A necessidade de preservar alimentos por longos períodos é antiga e remonta à época de Napoleão, que, diante da necessidade de enviar alimento para os campos de batalha, ofereceu um prêmio para aquele que desenvolvesse um método satisfatório de conservação.

Tabela 14.9 Composição final calculada para o doce de leite a partir de diferentes tecnologias de fabricação

Ingredientes e aditivos	%	Unidade	Formulação 1	2	3	4	5	6
Leite		kg	300	300	300	255	225	195
• Extrato seco total (EST)	12,2	kg	36,6	36,6	36,6	31,1	27,5	23,8
• Lactose	4,8	kg	14,4	14,4	14,4	12,2	10,8	9,4
• Gordura	3,5	kg	10,5	10,5	10,5	8,9	7,9	6,8
• Proteínas	3,1	kg	9,3	9,3	9,3	7,9	7,0	6,0
• Sais	0,8	kg	2,4	2,4	2,4	2,0	1,8	1,6
Soro		kg	0	0	0	45	75	105
• EST	6,7	kg	0	0	0	3,0	5,0	7,0
• Lactose	5,3	kg	0	0	0	2,4	4,0	5,6
• Gordura	0,3	kg	0	0	0	0,14	0,23	0,32
• Proteínas	0,8	kg	0	0	0	0,36	0,6	0,84
• Sais	0,3	kg	0	0	0	0,14	0,23	0,32
Ingredientes								
• Sacarose		kg	60	60	90	60	60	60
• Redutor de acidez		kg	0,3	0,3	0,3	0,3	0,3	0,3
• Espessante		kg	0	1,5	1,5	1,5	1,5	1,5
Doce de Leite		kg	138,4	140,6	183,4	137,0	134,7	132,3
• Teor de sólidos láticos na mistura leite e soro		kg	12,2	12,2	12,2	11,4	10,8	10,3
• Fator de concentração do processo			2,17	2,13	1,64	2,19	2,23	2,27
• Massa de água evaporada no processo		kg	221,9	221,2	208,4	224,8	227,1	229,5
• Teor de sólidos solúveis		° Brix	69	69	69	69	69	69
• Teor de sólidos totais		%	70	70	70	70	70	70
• Teor de sacarose		%	43,3	42,7	49,1	43,8	44,6	45,3
• Teor de sólidos láticos		%	26,4	26,0	19,9	24,9	24,1	23,3
• Teor de lactose		%	10,4	10,2	7,9	10,7	11,0	11,3
• Teor de gordura		%	7,6	7,5	5,7	6,6	6,0	5,4
• Teor de proteínas		%	6,7	6,6	5,1	6,0	5,6	5,2
• Teor de sais		%	1,7	1,7	1,3	1,6	1,5	1,4

O vencedor foi Nicholas Appert, considerado o pai dos primeiros tratamentos térmicos para alimentos. Seus experimentos foram explicados mais tarde por Louis Pasteur, que demonstrou a existência e o comportamento dos micro-organismos.

Enquanto isso, experimentos na preservação de leite por evaporação e adição de açúcar eram conduzidos na França e na Inglaterra. É de 1813 a primeira patente de um equipamento de processamento de leite evaporado e é a partir desse momento que começa a longa história do processamento de leites concentrados.

Gail Borden (1801-1874) é considerado o inventor do leite condensado no ano de 1856. A ideia de um produto facilmente transportável, enlatado, estável e à base de leite recorreu a Gail Borden durante uma longa viagem transatlântica em 1852, na qual as vacas que eram transportadas a bordo adoeceram gravemente, ficando impossibilitadas de produzir leite, e uma criança morreu por falta do aimento. O processo de produção do leite condensado foi patenteado por Gail Borden em 1856, e a companhia Borden Milk Products foi fundada em 1857. Os relatos dizem que Borden não obteve sucesso imediato após o lançamento do produto, evidenciado pelo fato de suas duas primeiras fábricas terem falido, principalmente porque o produto coagulava e apresentava aspecto de queimado. A melhora de qualidade do produto veio com a utilização de panelas a vácuo empregadas para concentrar suco de fruta. Esse novo produto teve papel importante na guerra civil americana e na diminuição da mortalidade infantil da época.

Apesar da existência de equipamento adequado, ainda foram necessários mais de 70 anos para que o produto fosse comercializado em ampla escala. Somente em 1885, nos EUA, tiveram início a produção e a comercialização industrial de leite evaporado e leite condensado.

O segundo salto significativo na melhoria desse processo foi a aplicação da homogeneização em 1909, que surgiu para estabilizar a emulsão e retardar a separação de gordura. Esse processo resultou em um substancial aumento no tempo de estocagem que o produto podia ser mantido sem haver alterações físicas, além de melhorar a aceitação por parte dos consumidores.

O passo seguinte na evolução do processamento de leite evaporado foi a introdução do processo contínuo em 1922. Após a Segunda Guerra Mundial houve nova mudança nos equipamentos, que passaram a apresentar múltiplos efeitos. Também as máquinas de envase foram modernizadas, o que possibilitou o aumento no rendimento industrial. Já em 1954 os produtos passaram a ser esterilizados antes do envase.

Desde então não ocorreram grandes mudanças nos princípios básicos de processamento do leite condensado. No entanto, os equipamentos estão em constante evolução para se tornarem cada vez mais eficientes tanto energeticamente quanto em termos de produtividade.

Historicamente, observa-se que no leite condensado é essencial que a viscosidade não saia muito de certos limites. Ele deve ser suficientemente viscoso para dar ao leite uma consistência cremosa e lisa, mas que não se torne, em nenhum estágio, tão espesso que não escorra facilmente. Entretanto, naturalmente ocorre no leite condensado aumento gradual da viscosidade, podendo em alguns casos alcançar consistência parecida com um gel, o que compromete a saída do produto da lata.

Observa-se também que o produto deve apresentar um fluxo contínuo de escoamento, mas deve ser viscoso o suficiente para evitar a decantação da lactose e a separação da gordura durante a estocagem. Quando o aumento de viscosidade chega ao estágio de gelatinização, o produto não é mais considerado adequado para muitos usos. A deterioração no sabor algumas vezes acompanha as mudanças na viscosidade.

Os tipos de aumento de viscosidade que ocorrem no leite condensado têm causas diversas, as quais podem ser distinguidas por uma avaliação superficial e são descritas em diferentes trabalhos na literatura sobre a tecnologia de produção desse produto. O primeiro, chamado de espessamento por tempo de permanência, aparentemente causa mudanças somente na viscosidade do leite, com sabor e odor permanecendo normais. O aumento de viscosidade acontece uniformemente pela lata e não há mudança de *"flavor"*. O outro tipo, referido como espessamento bacteriano, apresenta etapas distintas. O processo é gradual e começa com pontos espessos, passando a um produto com dificuldade de escoamento, até chegar a sólido, de maneira que seja possível inverter a lata sem a saída do conteúdo. O espessamento não é uniforme em toda a lata, mas usualmente começa no topo e gradualmente se estende para baixo até que toda a lata seja afetada. Com o aumento desse espessamento, há desenvolvimento de acidez e odor frutal característico, bem como sabor desagradável. Essa espécie de coalhada tem textura pastosa e, quando misturada com água, permanece na como pontos insolúveis. Essa é uma maneira simples de se diferenciar o processo microbiano daquele causado por elevada temperatura e estocagem. A literatura relata um teste simples empregado no controle de qualidade das primeiras fábricas de leite condensado: uma porção do produto é diluída com água e aquecida. Se houver separação de uma "coalhada", o processo é microbiano. Descreve-se que micro-organismos que produzem grande quantidade de ácido não necessariamente vão causar espessamento no produto, não sendo a produção de ácido por si só a responsável por esse defeito. Também é possível que alguns micro-organismos que não são capazes de fermentar nem sacarose nem lactose produzam espessamento. Isso indica que o processo de espessamento causado por micro-organismos pode ser causado por enzimas proteolíticas. O micro-organismo que foi mais relacionado com esse problema é o *Staphylococcus pyogenes albus*.

Apesar de hoje esse defeito não ser mencionado, há vários relatos e estudos no início do século XX sobre a ocorrência de um defeito que foi denominado como presença de "botões de mofo". Estes eram pontos coagulados, marrom-avermelhados, com bordas regulares, com aparência de um botão. Possuía a consistência firme o suficiente para ser removido da superfície do leite condensado. Apresentavam tamanho médio de aproximadamente 1,3 cm, podendo variar de 0,6 a 2,0 cm. O leite em si não era seriamente alterado, seja no aroma seja no seu valor como alimento, mas a aparência da lata, quando aberta, era desagradável, causando a sua rejeição pelos consumidores. As análises do defeito no produto indicaram que os botões eram causados por mofos. O acompanhamento do desenvolvimento no produto confirmou que esses botões são derivados do crescimento de uma colônia de mofo na superfície do leite. Ao que tudo indica, o mofo tem vida curta e o botão é um subproduto do crescimento. O botão é formado pelo endurecimento da caseína, provavelmente por ação enzimática, e que continua a desenvolver depois que a colônia cessa o seu crescimento. A avaliação do crescimento também indica que o oxigênio é o agente inibidor. Latas defeituosas, com microfuros têm crescimento por toda superfície, não sendo formados verdadeiros botões. Em latas com ausência de microfuros, o oxigênio é consumido em aproximadamente 2 semanas e o crescimento do mofo para, por ele ser aeróbio estrito. As hifas se desintegram lentamente até que típico botão não haja mais evidência da colônia, sendo essa a razão para a dificuldade de se determinar a origem do defeito com base na análise isolada do botão. Dentre vários mofos testados, somente *Aspergillus repens* foi capaz de produzir botões típicos.

A análise da formação desse defeito também nos dá indícios do motivo pelo qual ele não é mais um problema atual nas indústrias. A tecnologia de fabricação de leite condensado, bem como os equipamentos utilizados para o tratamento térmico e o envase evoluíram muito no último século. As condições higiênicas das fábricas e das embalagens, bem como as condições de envase também mudaram bastante. Hoje os produtos são envasados em latas sem *headspace* e há novos sistemas de envase e novas embalagens disponíveis no mercado, como é o caso do envase asséptico em embalagens cartonadas. Também ocorreram mudanças nas temperaturas de tratamento, permitidas em parte pela melhoria dos equipamentos e processos.

As etapas tecnológicas para produção do leite condensado não tornam o produto estéril, o que justifica a necessidade de preocupação com a contaminação microbiana do produto. A faixa de temperatura em que o leite condensado é evaporado não é suficiente para garantir a segurança biológica do produto. Por isso a temperatura de pré-aquecimento é tão importante nesse processo. Apesar de algumas pessoas negligenciarem esse problema por considerarem o produto pouco suscetível ao desenvolvimento microbiano, em função de características tais como pressão osmótica e atividade de água (aw), estudos recentes têm mostrado que os produtos no mercado apresentam contaminações acima das preconizadas pela lei e até mesmo de micro-organismos potencialmente patogênicos.

Estudos também indicam que uma percentagem de açúcar em solução aquosa superior a 61,5 tem efeito inibitório no desenvolvimento de muitos micro-organismos, enquanto abaixo desse valor esse desenvolvimento é favorável. A variação do teor de sólidos do leite em produtos próximos a essa faixa de açúcar aparentemente não afeta o desenvolvimento microbiano.

Dos sólidos do leite, uma quantidade considerável de lactose inicialmente está em solução no leite fluido e seria esperado um efeito aditivo ao da sacarose na pressão osmótica final do produto. Entretanto, o leite condensado configura solução saturada de lactose em água, o que acarreta a cristalização desse açúcar e formação de uma nova fase fora da fase na qual ocorre o desenvolvimento microbiano. Dessa maneira, mesmo com a variação de sólidos do leite, o percentual de lactose em solução em água é sempre o mesmo a dada temperatura. Como outros constituintes do leite não afetam significativamente a pressão osmótica, variações nos sólidos lácteos na padronização não afetam o desenvolvimento bacteriano no produto final. De modo geral, a maior parte dos micro-organismos é destruída pelas temperaturas empregadas no tratamento térmico anterior à evaporação, o que indica a necessidade de controle rigoroso da tecnologia com vista em evitar a pós-contaminação. Alguns micro-organismos causadores de espessamento em leite condensado são *coccus*, capazes de inverter e destruir sacaros, e produzir considerável quantidade de ácido.

A temperatura de armazenamento tem grande impacto nas mudanças de viscosidade do produto. Estudos relatam que a manutenção do produto a temperaturas de 10° C não causa produz efeito significativo na viscosidade por até 110 dias. A manutenção da temperatura entre 20° e 30° C causa um ligeiro aumento na viscosidade, enquanto a 37° C a viscosidade apresenta grande variação.

Há relatos de variação da viscosidade atribuída à quantidade de produto dentro da embalagem final. Quando o produto é armazenado em recipientes grandes, para uso industrial, pode haver variação da viscosidade entre áreas distintas da embalagem. Após 76 dias de armazenamento, o leite condensado em recipientes de 30 galões (aproximadamente 114 litros) apresentou diferentes viscosidades em partes diferentes do barril, sendo a viscosidade no centro menor do que a apresentada pelo produto em contato com a parede.

Outro ponto relativo ao controle de qualidade do leite condensado historicamente levado em consideração pelas indústrias é o efeito da composição centesimal inicial do leite sobre a viscosidade do produto. Observa-se que um leite concentrado a elevado teor de sólidos torna-se espesso em um curto período de tempo. A tendência de um leite desnatado a se tornar espesso evidentemente não é uma relação direta com a concentração de sólidos lácteos, porém aumenta mais rapidamente quando a concentração se torna maior (aproximadamente 26% a 28% de sólidos no leite desnatado). A tendência ao espessamento aumenta com a concentração de SNG, mas não em relação direta.

Considerando-se os constituintes isoladamente, gordura e lactose não apresentam consideráveis alterações na viscosidade se suas concentrações são variáveis dentro de um limite bastante restritivo. As proteínas, por outro lado, têm um papel diferente por seu estado coloidal e instabilidade ao calor. Estudos de concentração de leite com frações proteicas diferentes mostram que o leite original apresenta um aumento de viscosidade muito rápido

– naquele em que a fração de caseína foi removida, o aumento foi consideravelmente mais lento; e naquele contendo somente lactose e sais, a baixa viscosidade inicial foi mantida. Experimentos adicionais indicam que a caseína é o fator mais determinante na viscosidade de leite condensado. A caseína é o constituinte principal no que concerne à produção de viscosidade. A coagulação de caseínas do leite é uma reação endotérmica e a absorção de energia na forma de calor vem da precipitação de cálcio e magnésio nas formas de fosfatos e citratos. A albumina se torna um fator de espessamento somente quando a temperatura de pré-aquecimento é superior à sua temperatura de desnaturação.

Diversos relatos da literatura descrevem que há períodos no ano em que o leite condensado fica particularmente mais instável, e as variações na composição são apontadas como a principal causa. A principal alteração na composição do leite que tem sido observada é a variação na concentração de albumina, podendo esse ser o fator para maior espessamento do produto.

A temperatura de aquecimento a qual o produto foi submetido também tem grande impacto na viscosidade. Temperaturas mais altas apresentam viscosidades finais mais altas. A tendência ao espessamento é intensamente aumentada pelo uso de temperaturas elevadas durante o pré-aquecimento. Ao adotar tratamento térmico de 63° C por 20 a 30 minutos, a viscosidade do produto é baixa e o aumento na sua magnitude durante a estocagem é bastante reduzido. No entanto, quando a viscosidade do leite condensado é baixa, há uma tendência de separação da gordura. Temperaturas superiores a 82° C tornam o produto consideravelmente menos estável, enquanto temperaturas acima da ebulição tornam o leite menos susceptível ao espessamento. Entretanto, temperaturas elevadas podem causar o escurecimento excessivo do produto ao ser estocado a 37° C. O aumento no tempo do tratamento térmico impacta em maior tendência ao espessamento. O binômio tempo e temperatura é atributo importante para controle de qualidade do leite condensado. Entretanto, a importância das temperaturas de pré-aquecimento e estocagem diminui consideravelmente quando leite e açúcar são pré-aquecidos separadamente. A homogeneização afeta o aumento da viscosidade inicial, mas seu efeito não é apreciável no aumento progressivo da viscosidade durante o armazenamento do produto. O resfriamento do leite concentrado após a evaporação, realizado rápida ou lentamente, não impacta no aumento da viscosidade do produto final com o tempo.

As latas de leite condensado processadas com as tecnologias mais antigas continham uma considerável porção de ar, da qual o oxigênio desaparecia em torno de 2 semanas. Reações químicas com a participação do oxigênio são esperadas nessas condições de envase, contudo os estudos não apresentaram correlação dessas reações com variação na viscosidade do produto.

A concentração de sacarose no leite condensado influencia a viscosidade final após a fabricação, mas não apresenta efeito significativo com o aumento da viscosidade durante o armazenamento. Indiretamente, possui efeito conservante, prevenindo a gelificação proveniente do desenvolvimento microbiano.

O momento durante a tecnologia no qual a sacarose é adicionada impacta diretamente a viscosidade final e a sua variação durante a estocagem. Quando leite e açúcar são pré-aquecidos juntos, o espessamento durante a estocagem é maior do que no produto em que o xarope foi adicionado próximo ao final da concentração do produto. Por outro lado, esse produto apresenta baixa viscosidade, o que aumenta a possibilidade de separação de gordura. A opção para o momento de adição da sacarose mais vezes descrito na literatura ocorre juntamente ao leite anteriormente a evaporação.

Trabalhos científicos mostram que a condutividade elétrica do leite altera significativamente durante as etapas de fabricação do leite condensado. A primeira grande alteração acontece com a adição do açúcar que causa considerável diminuição na condutividade. Com o pré-tratamento térmico (88° C por 10 minutos), há ligeira diminuição, seguida de um considerável decréscimo com a concentração. A diminuição do pH causa um espessamento mais rápido do leite condensado, enquanto um aumento diminui essa tendência. A magnitude desse efeito sugere dependência da estabilidade original do leite. A adição de sais não altera a estabilidade de um leite originalmente estável. Por outro lado, a adição de citrato de sódio ao leite instável, seja antes do pré-aquecimento ou no produto acabado, estabiliza o leite. A adição de fosfato dissódico tem efeito estabilizante discreto quando acrescido antes do pré-aquecimento.

O teste do álcool não apresenta correlação com a estabilidade do leite condensado ao espessamento pelo tempo. Mudanças na condutividade elétrica não podem ser correlacionadas com a estabilidade do leite durante o espessamento pelo tempo.

A presença de cristais de lactose perceptíveis ao paladar no leite condensado é um dos problemas mais relatados na literatura. Em alguns produtos lácteos a cristalização pode ser prevenida. Em outros, isso é impossível ou não aplicável, sendo necessário focar na limitação do tamanho dos cristais a magnitudes imperceptíveis. A cristalização da lactose sempre ocorre durante o processamento do leite condensado, sendo mais frequente, ou se tornando perceptível, durante o período de armazenamento após a produção.

A presença de cristais de lactose em produtos lácteos constitui um defeito quando seu tamanho é tal que cria textura arenosa, quando eles tendem a sedimentar e formar um depósito, quando sua presença muda as características físicas do produto ou de qualquer dos seus ingredientes, ou quando interferem no uso do produto.

A sedimentação de cristais de lactose durante a estocagem é função do tamanho do cristal, da viscosidade e do tempo. Se a técnica de cristalização for satisfatória, a sedimentação pode ser evitada ajustando-se a viscosidade por intermédio das condições de pré-aquecimento e quantidade de sólidos lácteos não gordurosos, lembrando-se sempre da tendência de espessamento com o tempo e as condições de estocagem tais como a temperatura. Grandes variações na temperatura ambiente de estocagem causam crescimento no tamanho dos cristais pela solubilização dos pequenos cristais e subsequentemente crescimento dos grandes, uma vez que as mudanças de temperatura alteram a solubilidade da lactose.

Questões econômicas podem levar ao interesse de substituição parcial da sacarose por açúcar de milho (dextrose). A substituição parcial da sacarose por xarope de milho em leite condensado gera um escurecimento mais acelerado do que no produto contendo somente sacarose. Esse escurecimento também é favorecido pelas variáveis já conhecidamente responsáveis por maior escurecimento do produto, tais como temperaturas maiores de estocagem (32° C) e pelo emprego de temperaturas mais elevadas no pré-aquecimento (entre 85° e 93° C). Essas alterações de consistência são mais perceptíveis nos produtos contendo xarope de milho de alta conversão do que em produtos adicionados somente de sacarose. O espessamento progressivo é influenciado pelo tipo de açúcar. A adição de sacarose impacta menor intensidade o espessamento, sendo mais afetado pela dextrose e ainda mais pelo xarope de milho com alta conversão. Como conservante, apesar de ser esperado que o poder da dextrose seja maior que o da sacarose, na prática o que se observa é que a baixas concentrações a sacarose pode exercer até mais atividade conservante que a dextrose e, em elevadas concentrações, os açúcares apresentam aproximadamente a mesma atividade conservante. Esse resultado pode ser explicado por estudos que mostram que esses açúcares não apresentam a pressão osmótica calculada teoricamente.

Essa substituição não apresenta desvantagens na aplicação desse produto em panificação. Entretanto, na produção de sorvete, o açúcar de milho é questionável pela sua formação de coloração amarronzada, pelo aumento físico da viscosidade e pela cristalização desse açúcar durante a estocagem. A cristalização de dextrose no produto não é desejável e dificulta sua utilização em sorveteria. Isto também ocorre durante a estocagem do leite condensado. A dextrose é menos solúvel que a sacarose, especialmente a baixas temperaturas. Desse modo, parece mais sensata a substituição parcial da sacarose. Apesar de ser possível substituir aproximadamente 75% da sacarose por açúcar de milho atingindo cristalização após 130 dias de estocagem a 4,5° C, é recomendada substituição de 50%. Nessas condições, não houve cristalização da dextrose no produto após 3 meses de estocagem a 4,5° C.

Outro ponto destacado na literatura a ser avaliado na tecnologia e no controle de qualidade do leite condensado é a cor. Métodos que podem ser empregados incluem a avaliação visual por provadores treinados, a medida da absorbância ou a análise de cor com o auxílio de um colorímetro. O valor da absorbância do leite condensado, registrado como a medida da formação de pigmentos marrons, aumenta gradualmente durante a estocagem, sendo menos intenso em temperaturas inferiores a 30° C e mais pronunciado acima de 45° C. A alteração de cor não é afetada pela presença de gordura. A absorbância não varia uniformemente com a concentração de hidroximetilfurfural (HMF) na faixa usual de temperaturas de estocagem. Isso era de se esperar, uma vez que o HMF é apenas um composto intermediário no meio da grande quantidade de reações que compõe a reação de Maillard e não contribui diretamente para a cor do produto, enquanto a absorbância é considerada representativa da concentração de pigmentos marrons.

Tecnologias para produção do leite condensado

As tecnologias empregadas para a produção do leite condensado consistem em uma sequência de operações unitárias interligadas, das quais as principais são: centrifugação, tratamento térmico, evaporação a vácuo e cristalização.

Um exemplo de fluxo industrial do leite para produção do leite condensado obedece às seguintes etapas: seleção e recebimento do leite, clarificação, resfriamento, estocagem do leite cru, padronização do teor de gordura e ajuste do fator de padronização (RF), adição de açúcar, tratamento térmico, evaporação a vácuo, resfriamento e cristalização, envase e estocagem. Um fluxograma ilustrativo da tecnologia de produção do leite condensado é apresentado na Figura 14.7.

As matérias-primas comumente empregadas na fabricação do leite condensado são o leite fluido, entre 12% e 13,5% de sólidos láticos, o leite concentrado, entre 40% e 50% de sólidos láticos, o leite em pó, entre 96,5% e 97% de sólidos láticos, ou combinações entre essas três matérias-primas. A utilização de leite concentrado ou leite em pó aumenta a capacidade de produção da fábrica, uma vez que uma fábrica projetada e dimensionada para trabalhar evaporando leite fluido terá maior rendimento tecnológico ao empregar matéria-prima concentrada. Fábricas de grande porte tendem a trabalhar com uma recepção de parte do leite na forma fluida e outra parte de leite concentrado, possibilitando o recebimento de leite de regiões mais distantes da fábrica e aumentando significativamente a produção. O leite em pó como matéria-prima configura interessante opção tecnológica, uma vez que possibilita minimizar os efeitos da flutuação de preços do leite fluido que ocorre durante o ano. Contudo, a qualidade do leite em pó a ser empregado é determinante para o processamento e para as características do produto final. Características como partículas queimadas, solubilidade e oxidação de gordura devem ser consideradas, assim como a inserção da etapa de homogeneização visando à maior padronização do produto final.

Pode-se empregar membrana de osmose reversa para realizar a pré-concentração do leite, anteriormente à evaporação a vácuo. A associação da tecnologia de membranas com a de evaporação a vácuo possibilita redução no gasto energético com vapor, uma vez que o princípio de concentração adotado em sistemas de osmose reversa não necessita de mudança de estado físico da água. O leite é concentrado para uma faixa entre 18% e 20% de sólidos láticos por emprego de osmose reversa e, após a adição de sacarose, segue para o evaporador a vácuo, que fará a concentração até o teor final de sólidos desejado.

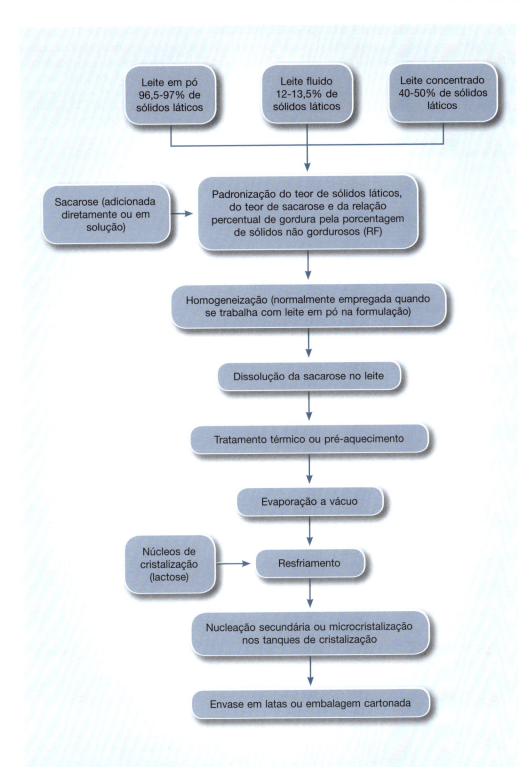

Figura 14.7 Fluxograma ilustrativo da tecnologia de produção do leite condensado.

A seleção da matéria-prima consiste em harmonizar a qualidade desejada pela indústria, os preceitos legais e a disponibilidade de leite no mercado. Para a obtenção do leite condensado são atributos importantes de qualidade: estabilidade térmica do leite, teor de gordura, teor de proteínas, teor de proteínas no extrato seco total e teor total de sólidos láticos. Outro ponto importante de controle é a qualidade do açúcar, principalmente em produto que será homogeneizado, uma vez que muitas impurezas podem ser encontradas em açúcar de baixa qualidade, sendo comum nas fábricas um setor para diluição, filtração e centrifugação do açúcar denominado xaroparia. Ainda não é usual o emprego de açúcar líquido na produção industrial de leite condensado, uma vez que é necessário baixo teor de inversão da sacarose e elevado teor de sólidos solúveis. O emprego de glicose também não é usual, uma vez que problemas de coloração e de viscosidade podem ocorrer no produto final.

A sacarose pode ser adicionada ao leite anteriormente ao tratamento térmico e à concentração, ou pode ser adicionada ao final da evaporação do leite como xarope. O primeiro mecanismo produz um leite condensado com maior viscosidade ao final da fabricação e com maior aumento relativo na viscosidade durante o tempo de estocagem. As indústrias no Brasil empregam em maior frequência a adição da sacarose ao leite anteriormente ao tratamento térmico e à concentração.

A etapa de padronização da relação entre o teor de gordura e o teor de SNG (RF) é determinante na indústria de produtos lácteos concentrados e desidratados para a consolidação das tecnologias, uma vez que auxilia no controle de atributos sensoriais e reológicos, impactando também o processo de envase e acondicionamento em embalagens com massa de produto previamente definida. Deve-se conhecer a composição desejada do leite condensado para que o RF seja utilizado. Na produção de um leite condensado com 8,5 %m/m de gordura e com 18,5 %m/m de SNG, o valor do RF desejado é de 0,4594. Para alcançar esse valor de RF, durante a etapa de padronização, pode-se adicionar leite desnatado ou creme ao leite a ser processado.

A etapa de tratamento térmico tem como objetivos a destruição de micro-organismos, a inativação de enzimas, o fornecimento de leite com temperatura igual ou superior à de ebulição da água no primeiro efeito ao evaporador e a promoção de modificações químicas, que no leite condensado estão relacionadas com o perfil de viscosidade desejado no produto final. Um detalhamento dos objetivos do tratamento térmico do leite é apresentado, a saber:

- *Garantir a segurança dos produtos:* destruição de patógenos como *Mycobacterium tuberculosis*, *Coxiela burnetti*, *Staphylococcus aureus*, *Salmonella* spp., *Listeria monocytogenes* e *Campylobacter jejuni*.
- *Aumentar a conservação:* destruição de micro-organismos adulterantes e seus esporos. Inativação enzimática (auto-oxidação de lipídeos). Evita-se o desnate espontâneo pela inativação das aglutininas.
- *Promover propriedades específicas aos produtos:* aumento da estabilidade térmica anteriormente à evaporação e à esterilização em leites evaporados e condensados. Inativação de inibidores bacterianos como as imunoglobulinas e o sistema lactoperoxidase-CNS-H_2O_2.

Diversos autores apresentam as principais modificações causadas pelo aquecimento:
- Eliminação de gases: CO_2, eliminação de O_2 afetando reações de oxidação.
- Aumento da quantidade de fosfato de cálcio coloidal e diminuição da quantidade na fase contínua.
- Isomerização da lactose: produção de ácido, principalmente ácido fórmico, processo conhecido como acidez total desenvolvida (ATD) e produção de lactulose.
- Hidrólise dos ésteres fosfóricos da caseína e de fosfolipídios, acarretando maior quantidade de fosfato inorgânico.

- Redução do pH causado pelo deslocamento do equilíbrio salino para a fase coloidal, isomerização da lactose e pela hidrólise dos ésteres fosfóricos.
- Desnaturação das proteínas do soro e insolubilização delas.
- Transferência de cobre do plasma para a gordura, o que aumenta o risco de auto-oxidação.

A classificação dos tratamentos térmicos realizada com base na intensidade do tratamento requer especial atenção para quais são os micro-organismos destruídos e as enzimas inativadas. Assim, a literatura descreve seis tratamentos principais: termização, pasteurização, pasteurização alta, esterilização, ultrapasteurização ou esterilização comercial e pré-aquecimento.

A termização é o tratamento térmico de intensidade menor do que a pasteurização lenta, usualmente 60 °C a 69 °C por 20 segundos. O objetivo desse tratamento é destruir bactérias, especialmente psicrotróficos, evitando/minimizando a produção de lipases e proteases termorresistentes que podem causar deterioração de produtos lácteos. Exceto pela destruição de microbiota vegetativa e inativação parcial de algumas enzimas, a termização não causa modificações irreversíveis no leite. O processo de termização não é usual na produção do leite condensado.

A pasteurização é o tratamento térmico cuja intensidade é capaz de inativar a enzima fosfatase alcalina. Pode empregar os binômios 63 °C por 30 minutos ou 72 °C por 15 segundos. Todos os micro-organismos patogênicos, fungos filamentosos e leveduras são destruídos e quase a totalidade da microbiota vegetativa, assim como muitas enzimas são inativadas. O *flavor* do leite é alterado, pequena quantidade de proteínas do soro é desnaturada e a aglutinação a frio e as propriedades bacteriostáticas são pouco afetadas. O emprego de 75 °C por 20 segundos causa desnaturação de imunoglobulinas, acarretando diminuição da capacidade de aglutinação pelo frio e da atividade bacteriostática. No Brasil, o Regulamento Técnico de Identidade e Qualidade do Leite Pasteurizado estipula que o tratamento térmico deve ocorrer na faixa de temperatura de 72 °C a 75 °C durante 15 a 20 segundos em equipamento de pasteurização a placas dotado de painel de controle com termorregistrador e termorregulador automáticos, válvula automática de desvio de fluxo, termômetros e torneiras de prova, seguindo-se resfriamento imediato em aparelhagem a placas até temperatura igual ou inferior a 4 °C e envase em circuito fechado no menor prazo possível, sob condições que minimizem contaminações. Esse tratamento térmico é adotado quando se objetiva produzir um leite condensado de viscosidade mais baixa e com menor tendência à elevação dessa propriedade durante o armazenamento.

A pasteurização alta é o tratamento térmico no qual ocorre a inativação da enzima lactoperoxidase, para o qual 85 °C por 20 segundos são suficientes, entretanto temperaturas próximas a 100 °C são empregadas. Em tese, todos os micro-organismos vegetativos são destruídos, exceto os esporulados. Muitas enzimas são inativadas, mas a proteinase do leite (plasmina) e algumas proteinases e lipases microbianas não são completamente inativadas. A maior parte das propriedades bacteriostáticas do leite é destruída e parte das proteínas do soro, desnaturada. Desenvolve-se sabor de cozido, entretanto não há mudanças significativas no valor nutricional do leite. A estabilidade do produto à auto-oxidação da gordura é aumentada. Essa intensidade de tratamento térmico é a mais empregada nas indústrias de leite condensado brasileiras, uma vez que promove características de viscosidade, *flavor* e cor satisfatórias ao padrão dessas fábricas.

É comum nas fábricas de leite condensado a adoção de tratamentos térmicos específicos com ampla gama de combinações de tempo e temperatura e que não se enquadram nos binômios apresentados anteriormente.

A etapa de homogeneização do leite é opcional em tecnologias nas quais se emprega leite como matéria-prima, entretanto é bastante difundida entre as fábricas que trabalham com misturas de leite, leite concentrado e leite em pó, tendo papel importante na solubilização do leite em pó e na viscosidade final do leite condensado. Há relatos na literatura que atribuem à homogeneização a capacidade de diminuição do rompimento dos glóbulos de gordura durante a evaporação a vácuo, principalmente em evaporadores de película decrescente.

A homogeneização consiste em forçar a passagem do leite através de um pequeno orifício, ligeiramente maior do que o diâmetro do glóbulo de gordura, a velocidades entre 100 e 250 m.s^{-1}, submetidos a pressões no primeiro estágio que variam entre 13.789 e 20.684 kPa (2.000 a 3.000 psi) e no segundo estágio a aproximadamente 3.447 kPa (500 psi). Após a homogeneização ocorre a diminuição dos glóbulos de gordura para diâmetros inferiores a 2 m, e estima-se que quando ocorre a diminuição desses glóbulos a diâmetros inferiores a 1 μm há aumento de quatro a seis vezes na área interfacial entre a gordura e a água. A membrana original do glóbulo de gordura é insuficiente para recobrir essa maior área alcançada; assim, a nova membrana do glóbulo de gordura consiste basicamente em caseína na qual estão associadas algumas proteínas do soro.

Algumas teorias tentam explicar as causas da ruptura dos glóbulos de gordura durante a homogeneização. Uma das mais aceitas explica o mecanismo por meio de quatro fatores: cisalhamento, cavitação, explosão e impacto. O cisalhamento resulta da diferença de velocidade que se observa na corrente líquida quando forçada através de um pequeno orifício, resultando em atrito entre as partículas do produto. A ruptura por cisalhamento ocorre apenas em escoamento com gradiente de cisalhamento elevado; as partículas junto às paredes da válvula são dotadas de pouca velocidade, tendendo para zero, enquanto as partículas no centro da lâmina de escoamento são de velocidade máxima. A cavitação corresponde à implosão das bolhas de vapor que se formam no líquido logo na saída da válvula homogeneizadora, causando a ruptura dos glóbulos de gordura. A cavitação ocorre somente quando a pressão do líquido é superior à do vapor gerado. A formação de vapor pela cavitação depende da presença de núcleos gasosos e, desse modo, a retirada de gases do leite influi negativamente sobre a cavitação. A explosão do glóbulo de gordura possivelmente aconteça com a saída brusca do leite da câmara de alta pressão, através da válvula homogeneizadora, para a câmara de baixa pressão. O impacto ocorre quando o glóbulo, dotado de grande velocidade, colide com a parede sólida do anel de impacto da válvula homogeneizadora.

A etapa de evaporação a vácuo do leite causa o aumento no teor de sólidos até a magnitude desejada no produto final, diminui a atividade de água, contribuindo para a conservação do leite condensado, e promove a saturação da lactose, tornando o meio propício à cristalização desejada da lactose. A concentração acarreta também a maior saturação dos sais de cálcio no meio, aumentando o deslocamento do equilíbrio para a fase coloidal. A maior concentração dos constituintes no produto acelera a velocidade de algumas reações químicas que ocorrem entre eles – destaca-se a reação de Maillard. A concentração ocorre em evaporadores a vácuo, normalmente de múltiplos efeitos ao qual há acoplado um finalizador (finisher) e um sistema de resfriamento para o produto final (trocador de energia na forma de calor indireto ou câmara a vácuo). A concentração ocorre até o teor de sólidos final desejado, o que pode ser controlado por meio da densidade do produto. As Equações 9 e 10 possibilitam o cálculo da densidade do produto final.

$$D15 = \frac{1}{\frac{\%GD}{0,93} + \frac{\%SNG}{1,608} + \frac{\%SAC}{1,589} + \%\text{água}} \quad (9)$$

Onde:
D15 = densidade a 15 °C
%GD = percentual de gordura no leite condensado
%SNG = percentual de SNG no leite condensado
%SAC = percentual de sacarose no leite condensado
%água = percentual de água no leite condensado

A Equação 10 determina a densidade do leite condensado a 15 °C, entretanto a sua determinação pode ocorrer a temperaturas diferentes, o que implica necessidade de correção do valor. A Equação 10 apresenta a correção que deve ser realizada.

$$DTD = D15 - [(TD - 15) * 0{,}0006] \quad (10)$$

Onde:
DTD = valor da densidade na temperatura desejada
D15 = densidade a 15 °C
TD = temperatura desejada

De posse desse valor para densidade, é possível programar o finalizador (*finisher*) de modo a controlar pequenas variações na densidade do produto (quando inferior ao valor desejado). No finalizador podem ser instalados densímetros de linha que informarão continuamente o valor da densidade do produto na saída do último efeito. Caso essa densidade esteja inferior ao valor desejado, o sistema calcula qual a quantidade de vapor deverá ser enviada ao finalizador no intuito de padronizar o valor da densidade do produto. O finalizador possui uma entrada independente de vapor, objetivando controlar a densidade do produto final.

Um esboço de linha para processamento do leite condensado é apresentado na Figura 14.8.

A Figura 14.8 apresenta uma linha para o processamento de leite condensado que consiste em uma unidade de tratamento térmico, um evaporador de três efeitos com termocompressor acoplado entre o primeiro e o segundo efeito, um finalizador, um sistema de resfriamento do leite condensado por meio do princípio *flash* para o resfriamento (*flash cooler*) e um tanque para cristalização da lactose.

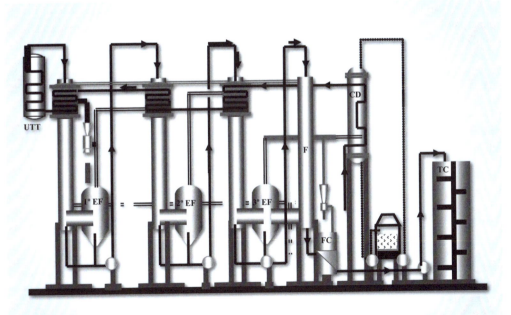

Figura 14.8 Esboço de uma linha de processamento de leite condensado (1º EF: primeiro efeito; 2º EF: segundo efeito; 3º EF: terceiro efeito; UTT: unidade de tratamento térmico; CD: condensador; F: *finisher*; FC: *flash cooler*; TC: tanque para cristalização da lactose no leite condensado).

Microcristalização da lactose, cristalização forçada ou cristalização por nucleação secundária

A padronização, a identidade e a qualidade do leite condensado estão intimamente ligadas à sua textura. Uma textura arenosa é indesejável e normalmente está ligada ao aparecimento de cristais de lactose perceptíveis, ou seja, com tamanho superior a 16 µm. O processo de microcristalização é uma ferramenta muito usada para controlar o número e o tamanho dos cristais de lactose no produto.

A cristalização pode ser definida como a formação de partículas sólidas dentro de uma fase homogênea, podendo ocorrer a partir do vapor, de um líquido em fusão ou de uma solução. A formação de cristais a partir de uma solução pura obedece a dois passos: o surgimento de uma nova partícula, denominada núcleo, e o crescimento deste. A barreira de energia a ser vencida nesse processo é necessária à nucleação, e a força motriz para os dois passos é a supersaturação.

A nucleação é processo no qual pequenos agregados cristalinos estáveis se formam na solução e pode se dar em duas etapas: nucleação primária e nucleação secundária. Na nucleação primária um número de partículas em fluxo, de tamanho superior ao limite crítico, é gerado, em sua maioria, em regiões de elevada supersaturação, como ao redor das superfícies de resfriamento e nas zonas de ebulição. Na nucleação secundária uma quantidade de partículas geradas, como resultado da presença do crescimento de cristais matrizes, induz a formação de novos cristais.

Na nucleação primária, o surgimento de novas partículas ocorre sem a influência de qualquer interferente, como presença de sólidos diversos, contato com a parede do equipamento ou partículas diminutas de qualquer natureza, sendo o resultado de flutuações locais, de dimensões moleculares, em uma fase homogênea e que se baseia na união de moléculas ou partículas formando agregados.

Na nucleação secundária, a presença de um cristal na solução supersaturada induz a formação de mais cristais, os quais não se formariam espontaneamente, sendo fortemente influenciada pela agitação do meio.

Assim, são fatores determinantes para a cristalização em leite condensado: o teor final de lactose na solução, a temperatura do produto, a adição de núcleos de cristalização e a agitação.

O teor final de lactose em solução dependerá do teor inicial da lactose e da quantidade de água no produto final. O controle da concentração de sólidos no leite condensado ao final do processo é determinante para uma cristalização adequada.

A diminuição da temperatura do produto implica decréscimo na solubilidade da lactose, favorecendo a cristalização. Essa etapa de resfriamento consiste em abaixamento da temperatura entre 20 °C e 28 °C, para que ocorra a saturação da lactose na solução, e adição, sob agitação, de núcleos de cristalização. O resfriamento pode ser realizado em sistemas conhecidos como *flash cooler*, nos quais o leite condensado entra a uma temperatura superior à de ebulição da água na pressão do equipamento. Desse modo, a energia cinética das moléculas é transformada em energia potencial para a mudança da água do estado líquido para o estado de vapor, e consequentemente a temperatura é reduzida rapidamente. O resfriamento rápido possibilita nucleação natural mais intensa, que, em conjunto com os núcleos adicionados, possibilita a formação dos cristais de lactose desejados.

O processo apresentado é denominado cristalização forçada ou induzida, microcristalização ou cristalização por nucleação secundária e consiste em três ações: resfriamento controlado do leite condensado, adição de núcleos de cristalização (lactose em pó) e agitação constante.

Normalmente é empregada alfa lactose em pó como núcleo de cristalização e esta possui tamanho médio entre 1 e 10 µm. A quantidade de lactose em pó empregada varia de 0,01% a 0,05% sobre a massa de produto a ser cristalizado. A velocidade e a uniformidade da agitação são fundamentais para a homogeneidade dos cristais formados no leite condensado.

Processamento de leite em pó e soro em pó

Os lacteos desidratados classicamente mais produzidos pelas indústrias de laticínios são o leite em pó e o soro em pó. São classificados como produtos de primeira geração, pois empregam apenas evaporadores a vácuo e *spray dryers* para a sua obtenção. Os produtos podem ser classificados, quanto a solubilidade, em convencional e instantâneo.

Leite em pó

O leite em pó é um dos principais lácteos concentrados produzidos no Brasil, podendo ser obtido como pó particulado ou aglomerado, também conhecidos como leite em pó convencional e leite em pó instantâneo. O consumidor anseia por um leite em pó facilmente solúvel e que, após sua dissolução, apresente características sensoriais do leite *in natura*. O leite em pó instantâneo visa atender a consumidores mais exigentes quanto à praticidade e à qualidade.

Diversos fatores estão relacionados com a obtenção de um leite em pó instantâneo, dentre os quais podemos destacar teor de gordura livre, densidade da partícula, aglomeração, intensidade do tratamento térmico, presença de lactose amorfa, tipo de atomizador e do equipamento de secagem empregado.

A instantaneidade pode ser definida como a capacidade que o produto apresenta em dissolver-se por completo em poucos segundos. Para que se obtenha um produto com uma boa e rápida reconstituição, ele deverá apresentar alguns fenômenos essenciais durante esse processo:

- *Molhabilidade ou umectabilidade:* é a propriedade do pó em absorver água. Nesse processo a fase gasosa (ar ocluso) dos aglomerados é substituída por água, iniciando-se o processo.
- *Submergibilidade ou penetrabilidade:* é a habilidade do pó em submergir na água após ter sido molhado, sendo influenciada pela densidade das partículas, da composição físico-química e da quantidade de ar ocluso.
- *Dispersão:* é a propriedade de se distribuir em partículas individualizadas em toda a superfície da água, sem a formação de grumos.
- *Solubilidade:* é a completa dissolução das partículas dispersas.

Soro em pó

Graças às pressões econômicas e ambientais, a maior parte das fábricas de queijo busca processos para o aproveitamento e recuperação de todos os sólidos láticos. Há 30 anos especulava-se que algum dia o queijo tornar-se-ia subproduto da produção de soro, e, para algumas fábricas produtoras de queijo em grande escala, esse dia chegou. Hoje o aproveitamento do soro é possível graças ao avanço no conhecimento de suas funcionalidades, o que possibilitou seu emprego em mais produtos alimentícios, incluindo bebidas. O soro já foi considerado matéria-prima de aproveitamento oneroso para a indústria de laticínios, entretanto, com as regulamentações ambientais que proíbem o descarte de produtos com elevada demanda biológica de oxigênio, com as comprovações científicas do valor nutricional de seus constituintes e com o desenvolvimento de técnicas de fracionamento, o soro é amplamente requisitado como ingrediente ou como precursor de ingredientes na indústria de alimentos. Os sistemas de membranas permitem a separação do leite e do soro em diversas frações. É possível o aproveitamento do soro na forma de lactose, soro em pó, concentrados proteicos com elevados teores de proteínas (próximos a 89%), isolados proteicos enriquecidos com β-lactoglobulina ou α-lactoalbumina, ou na forma de componentes isolados como glicomacropeptídeo e lactoferrina. Segundo Henning e cols., os EUA concentram aproximadamente 30% da produção mundial de queijos, com produção anual estimada em 3,9 × 10⁹ kg de soro, o que consome um terço de toda produção americana de leite. De acordo com Schuck e cols., a produção anual de queijos na França é de aproximadamente 1,8 × 10⁶ toneladas e no mesmo período são produzidos aproximadamente 285 × 10³ toneladas de soro em pó. O Brasil caracteriza-se como importador de soro em pó, e entre os meses de janeiro e setembro de 2010 importou 23.993 mil toneladas do produto e no ano de 2009, 31.297 mil toneladas; nos mesmos períodos a exportação foi de 3.722 mil toneladas e 3.884 mil toneladas.

Segundo o Codex Alimentarius, entende-se por soro em pó o produto obtido pela desidratação do soro ou soro ácido mediante processos tecnologicamente adequados, apto para a alimentação humana. Conforme Westergaard, o soro em pó possui a composição média apresentada na Tabela 14.10.

As principais operações unitárias que podem estar envolvidas na produção do soro em pó são a separação por membranas, a evaporação a vácuo, a cristalização e a secagem em *spray dryer*. A osmose reversa pode ser empregada como fase inicial de retirada de água do soro, sendo caracterizada pelo baixo consumo de energia. Na Figura 14.9 é apresentado um esboço de uma linha para processamento de soro em pó na qual são apresentadas a evaporação a vácuo, a cristalização e a secagem em *spray dryer*.

No processamento de soro é fundamental que se busque uma elevada concentração de sólidos láticos ao final da evaporação (acima de 55% de sólidos láticos), no intuito de minimizar o gasto energético na câmara de secagem e, principalmente, visando à saturação do produto em relação à lactose, o que favorecerá a etapa posterior de cristalização.

O processo de secagem de lácteos implica formação de lactose no estado amorfo que é altamente higroscópica. Segundo Hynd, o soro em pó tende a absorver água do ar ambiente, acarretando agregação de partículas coloidais do produto durante o armazenamento, e a substituição de parte da lactose amorfa por lactose cristalina, como resultado da cristalização do soro concentrado, transforma o soro em um produto não higroscópico. De acordo com Fox e McSweeney, no intuito de aumentar o prazo de conservação do soro em pó, deve-se realizar controle da acidez do soro, da cristalização da lactose e da

Tabela 14.10 Composição média e características físico-químicas do soro em pó

Característica físico-química ou constituinte	Concentração
Sedimentos	Máximo 200 mg/L⁻¹
pH (após dissolução)	Mínimo 6,3
Acidez titulável (após dissolução)	Máximo 0,12%
Ácido lático	Máximo 200 mg/L⁻¹
Gordura	Máximo 0,05%
Lactose	70% a 74%
Proteínas	Mínimo 12%
Cálcio	Máximo 300 mg/L⁻¹
Magnésio	Máximo 100 mg/L⁻¹
Cloro	Máximo 1.200 mg/L⁻¹
Gases incondensáveis	Máximo 0,02%

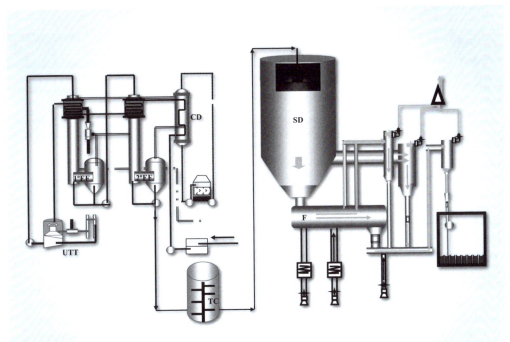

Figura 14.9 Esboço de uma linha para processamento de soro em pó (1º EF: primeiro efeito; 2º EF: segundo efeito; UTT: unidade de tratamento térmico; CD: condensador; TC: tanque para cristalização da lactose no soro concentrado; SD: *spray dryer*; F: fluidizador).

temperatura do ar de saída câmara de secagem. As curvas de sorção, conforme Jouppila e Roos, são drasticamente afetadas pela presença de lactose amorfa. Segundo Masters, o soro em pó, quando obtido sem prévia cristalização, é um pó muito fino, higroscópico e com grande tendência à agregação de partículas coloidais, o que se deve à presença de lactose em estado vítreo ou amorfo. De acordo com Knipschildt e Andersen, a cristalização do soro concentrado pode ser realizada pela adição de núcleos de cristalização, lactose microcristalina ou soro em pó, seguida de agitação e controle da temperatura. Segundo Schuck, as propriedades dos produtos lácteos desidratados são influenciadas por fatores que envolvem as condições de operação dos equipamentos, as características da matéria-prima e as condições de estocagem.

O aprimoramento da qualidade de produtos lácteos desidratados, governado pelo histórico de tempo e temperatura, envolve um grande entendimento do processo por meio de abordagens físico-químicas, termodinâmicas e cinéticas. De acordo com Schuck e cols., a quantidade máxima de umidade em um produto lácteo desidratado deve ser definida pelo valor da atividade de água, sendo desejado um valor próximo a 0,2. Conforme Roos, elevadas temperaturas empregadas durante a secagem, em associação à presença de água residual nos estágios finais da secagem produzem a pegajosidade, a agregação de partículas coloidais e a adesão do soro em pó ao equipamento. Segundo Hardy, no caso de produtos lácteos desidratados, as suas propriedades (fluidez, estabilidade ao armazenamento e solubilização) são intrinsecamente dependentes do modo e da intensidade das interações químicas da água com os outros constituintes e essa dependência é bem representada pelas isotermas de sorção. Na Tabela 14.11 são apresentados alguns atributos de processamento para secagem de leite desnatado, integral e soro.

Tabela 14.11 Atributos de secagem para produtos lácteos

Produto lácteo	Teor de sólidos totais no soro concentrado (%m/m)	Temperatura do ar de entrada no *spray dryer* (°C)	Temperatura do ar de saída no *spray dryer* (°C)
Leite integral	47-50	175-240	70-90
Leite desnatado	47-52	175-240	75-90
Soro	40-60	180-250	80-95

De acordo com Schuck e cols., ao se produzir soro em pó, deve-se controlar a temperatura do ar de saída da câmara de secagem para que seja sempre inferior a 100 °C, no intuito de evitar a transformação de lactose amorfa em lactose cristalina, o que acarreta aglomeração e adesão do produto no equipamento. Segundo Masters, a secagem do soro sem o pré-tratamento da cristalização pode ser realizada por meio de bicos de atomização operando com pressão de 20 MPa (200 bar), sendo alimentados por soro concentrado entre 42 e 45 %m/m de sólidos totais, utilizando-se temperatura do ar de entrada entre 170 °C e 180 °C e de saída entre 85 °C e 90 °C, no intuito de se obter um pó entre 3 e 4 %m/m de umidade final. Conforme Písecký, a secagem de soro pré-cristalizado em *spray dryer* de único estágio deve ser conduzida por meio de concentração do soro entre 48 e 55 %m/m, emprego de temperatura de entrada entre 180 °C e 200 °C e temperatura do ar de saída em 92 °C. Segundo Vuataz, o processo de secagem do leite e de seus derivados foi desenvolvido empregando-se uma base mais empírica e tecnológica do que em conceitos da ciência dos materiais alimentícios, o que pode ser desenvolvido por meio de diagramas de fases, curvas de sorção e análise da composição físico-química. O desenvolvimento de atributos operacionais e tecnológicos para o processamento do soro em pó são necessários para um eficiente projeto de equipamentos na indústria de concentrados e desidratados nacional. Equipamentos e linhas de processo bem projetados contribuirão para maior competitividade dessas indústrias nos mercados nacional e internacional, bem como melhor aproveitamento do soro.

Armazenamento

O armazenamento de lácteos concentrados e desidratados deve levar em consideração as características de cada produto. Leite condensado e doce de leite podem apresentar o defeito da formação de cristais de lactose perceptíveis ao paladar. O armazenamento desses produtos a temperaturas de refrigeração aceleram o aparecimento do defeito; assim, deve-se preferencialmente armazená-los à temperatura ambiente.

Produtos lácteos desidratados podem sofrer modificações durante o armazenamento relacionadas com a cristalização da lactose. Esse fenômeno acarreta a diminuição da solubilidade, o escurecimento e a agregação de partículas coloidais. Armazenamento a temperaturas superiores a 50 °C e o contato com ambientes úmidos aceleram a cristalização da lactose.

Embalagens

O doce de leite deverá ser envasado com materiais adequados para as condições de armazenamento e que confiram proteção apropriada contra a contaminação.

Os leites em pó, segundo o seu Regulamento Técnico de Identidade e Qualidade, deverão ser envasados em recipientes de um único uso, herméticos, adequados para as condições previstas de armazenamento e que confiram proteção apropriada contra a contaminação.

Desidratados

Padrões de qualidade

O leite condensado e o soro em pó ainda não possuem Regulamento Técnico de Identidade e Qualidade, por isso serão apresentados os parâmetros para doce de leite e leite em pó.

Segundo a Portaria nº 354, de 1997, o doce de leite pode ser produzido a partir de leite ou leite reconstituído e adicionado de no máximo 30 %m/m de sacarose. São ingredientes opcionais creme, sólidos de origem láctea, mono e dissacarídeos que substituam a sacarose em no máximo 40 %m/m, amidos e amidos modificados em uma proporção não superior a 0,5 %m/m, cacau, chocolate, coco, amêndoas, amendoim, frutas secas, cereais e/ou outros produtos alimentícios isolados ou misturados em uma proporção entre 5 e 30 %m/m do produto final. São coadjuvantes de tecnologia a betagalactosidase (lactase), bicarbonato de sódio, o hidróxido de sódio, o hidróxido de cálcio e o carbonato de sódio. Todos esses coadjuvantes podem ser empregados segundo boas práticas de fabricação.

Segundo o Regulamento Técnico de Identidade e Qualidade, entende-se por leite em pó o produto obtido por desidratação do leite de vaca integral, desnatado ou parcialmente desnatado e apto para a alimentação humana, mediante processos tecnologicamente adequados. Pode ser classificado quanto ao teor de gordura em integral ($\geq$ 26,0%), parcialmente desnatado (entre 1,5% e 25,9%) e desnatado (< 1,5%). De acordo com a intensidade do tratamento térmico aplicado ao leite durante o processamento, o leite em pó desnatado é classificado em: de baixo tratamento térmico, cujo conteúdo de nitrogênio da proteína do soro não desnaturada é $\geq$ 6,00 mg/g (ADMI 916); de médio tratamento térmico, cujo conteúdo de nitrogênio da proteína do soro não desnaturada está compreendido entre 1,51 e 5,99 mg/g (ADMI 916); e de alto tratamento térmico, cujo conteúdo de nitrogênio da proteína do soro não desnaturada é 1,50 mg/g (ADMI 916). De acordo com a sua umectabilidade e dispesibilidade, pode-se classificar em instantâneo ou não instantâneo.

Coleta de amostras

A coleta de amostras de doce de leite deve obedecer aos procedimentos recomendados na norma FIL 50 C: 1995.

Para o leite em pó serão seguidos os procedimentos correspondentes na norma FIL 50B: 1985.

Características microbiológicas

Nas Tabelas 14.12 e 14.13 são apresentados os parâmetros microbiológicos estipulados pela legislação para doce de leite e leite em pó.

Tabela 14.12 Critérios microbiológicos e de tolerância para doce de leite

Micro-organismo	Critério de aceitação (Codex, Vol H Cac/Rpc31/1983)	Categoria I.C.M.S.F	Métodos de ensaio
Sthaphylococcus coagulase-positivo/g	n = 5 c = 2 m = 10 M = 100	8	FIL 145: 1990
Fungos filamentosos e leveduras/g	n = 5 c = 2 m = 50 M = 100	5	FIL 94 B; 1990

Tabela 14.13 Critérios microbiológicos e de tolerância para leite em pó

Micro-organismo	Critério de aceitação (Codex, Vol H Cac/Rpc31/1983)	Categoria I.C.M.S.F	Métodos de ensaio
Micro-organismos aeróbicos mesófilos estáveis por grama	n = 5 c = 2 M = 30.000 M = 100.000	5	FIL 100A: 1987
Coliformes a 30 °C por grama	n = 5 c = 2 m = 10 M = 100	5	FIL 73A: 1985
Coliforme a 45 °C por grama	n = 5 c = 2 m < 3 M = 10	5	APHA 1992 (Cap. 24)
Sthaphylococcus coagulase-positivo por grama	n = 5 c = 2 M = 10 m = 100	8	FIL 60A: 1978
Salmonella em 25 g	n = 10 c = 0 m = 0	11	FIL 93A: 1985

Características físico-químicas e sensoriais

O doce de leite deverá apresentar consistência cremosa ou pastosa, sem cristais perceptíveis sensorialmente. A consistência poderá ser mais firme no caso do doce de leite para confeitaria ou para sorveteria. Poderá, ainda, apresentar consistência semissólida ou sólida e parcialmente cristalizada quando a umidade não supere 20 %m/m, caracterizando o doce de leite em barra. Deve apresentar cor castanho-caramelada proveniente da reação de Maillard. No caso de doce de leite para sorveteria, a cor poderá corresponder ao corante adicionado. O sabor e o odor devem ser característicos, sem sabores e odores estranhos.

Os requisitos de identidade e qualidade para o doce de leite são apresentados na Tabela 14.14.

O leite em pó deverá conter somente as proteínas, os açúcares, as gorduras e outras substâncias minerais originárias do leite e nas mesmas proporções relativas, salvo quando ocorrerem modificações originadas por um processo tecnologicamente adequado. Deve apresentar aspecto de um pó uniforme sem grumos. Não deve conter substâncias estranhas macro e microscopicamente visíveis. Possuir cor branco-amarelada, sabor e odor agradáveis, não deve ser rançoso e deve ser semelhante ao leite fluido. Nas Tabelas 14.15 e 14.16 são apresentados os requisitos físico-químicos de qualidade e de solubilidade para o leite em pó.

Pesquisas na área de lácteos desidratados

Diversas pesquisas são realizadas atualmente na área de produtos lácteos desidratados, contando com fortes equipes de pesquisadores em diferentes países. As principais linhas de pesquisa nessa área são: avanços na tecnologia de produção de lácteos desidratados (separação por membranas, evaporação a vácuo, secagem por *spray*, fluidização e

Tabela 14.14 Requisitos de identidade e qualidade para o doce de leite

Requisito	Doce de leite	Doce de leite com creme	Método de análise
Umidade g/100 g	Máximo 30,0	Máximo 30,0	FIL 15B: 1988
Matéria gorda g/100 g	6,0 a 9,0	Maior de 9,0	FIL 13C: 1987
Cinzas g/100 g	Máximo 2,0	Máximo 2,0	AOAC 15ª Ed. 1990 - 930.30
Proteína (g/100 g)	Mínimo 5,0	Mínimo 5,0	FIL 20B: 1993

Tabela 14.15 Requisitos físico-químicos de qualidade para leite em pó

Requisitos	Integral	Parcialmente desnatado	Desnatado	Métodos de análise
Matéria gorda (%m/m)	≥ 26,0	1,5 a 25,9	< 1,5	FIL 9C: 1987
Umidade (%m/m)	Máximo 3,5	Máximo 4,0	Máximo 4,0	FIL 26: 1982
Acidez titulável (mL NaOH 0,1 mol. L^{-1} em 10 g SNG)	Máximo 18,0	Máximo 18,0	Máximo 18,0	FIL 86: 1981
Índice de solubilidade (mL)	Máximo 1,0	Máximo 1,0	Máximo 1,0	FIL 81: 1981
Leite de alto tratamento térmico	–	–	Máximo 2,0	FIL 129A: 1988
Partículas queimadas (máximo)	Disco B	Disco B	Disco B	ADMI 916

Tabela 14.16 Requisitos de solubilidade para leite em pó

Requisitos	Integral	Parcialmente desnatado	Desnatado	Métodos de análise
Umectabilidade máxima (s)	60	60	60	FIL 87: 1979
Dispersabilidade (%m/m)	85	90	90	

estocagem); soro e seus derivados (principalmente sobre lactose e sua cristalização); engenharia de processo e tecnologias alternativas visando à economia e ao reaproveitamento de energia; propriedades dos lácteos desidratados e reatividade (análises caracterização e comportamento durante a granulação e reidratação); e aspectos nutricionais de lácteos desidratados (propriedades físico-funcionais e valor nutricional de lácteos desidratados). A Federação Internacional de Laticínios (FIL) desde o ano de 2001 realizou cinco simpósios internacionais (Rennes, na França, em 2001; Cork, na Irlanda, em 2004; São Francisco, nos EUA, em 2007; Melbourne, na Austrália, em 2009; e Saint Malo, na França, em 2012) sobre produtos lácteos desidratados por *spray dryer* e um simpósio específico sobre a lactose e seus derivados (Moscou, na Rússia, em 2007), o que indica um cenário internacional favorável à produção e à pesquisa na área em questão.

O avanço na aplicação e nas tecnologias de membranas impulsionam as pesquisas e os desenvolvimentos nessa área de pesquisa. A obtenção de produtos lácteos desidratados com funcionalidades específicas a aplicação industrial implica no desenvolvimento de novos produtos a partir do fracionamento dos constituintes do leite e do soro. O *cracking* do leite em diferentes formas desidratadas e estáveis levou a um aumento súbito no uso de produtos lácteos intermediários.

Parisot e Remond estudaram o tempo de residência em evaporadores como uma ferramenta no desenvolvimento de novos equipamentos. O tempo de residência é a chave para aplicação de modelos cinéticos e, desse modo, prever as propriedades dos produtos concentrados. O objetivo do estudo é proporcionar melhores condições de processamento para o controle da desnaturação proteica, da digestibilidade dos pós, da reação de Maillard, entre outras. Vignolles e cols. estudaram a estrutura supramolecular da gordura em lácteos desidratados e determinaram que essa propriedade pode ser empregada para ajustar as temperaturas empregadas durante o processo de secagem por *spray*. Gaiani e cols. estudaram o efeito da temperatura de secagem na composição superficial de lácteos proteicos desidratados. Os resultados indicam uma concentração de lipídeos na superfície das partículas para todos os pós e uma concentração de proteínas para alguns tipos de produtos. Independentemente da temperatura empregada, os lipídeos e as proteínas se concentram na superfície e a lactose se concentra no interior das partículas. O enriquecimento dessa superfície é altamente afetado pelas temperaturas de secagem. Foi encontrada uma correlação direta entre a concentração de lipídios na superfície dos pós e a sua molhabilidade. Patel e cols. estudaram as vantagens e as desvantagens do processo de simulação unidimensional da secagem por atomização "cocorrente". Esse método é uma técnica usada para avaliação dos parâmetros de operação e das propriedades dos produtos anteriormente à realização de testes em escala industrial, com a grande vantagem de realizar cálculos rapidamente com relativa simplicidade. O trabalho apresenta um exemplo de aplicação dessa técnica no processamento do leite em pó. O aproveitamento do soro corresponde a grande parte da rentabilidade do processo de fabricação dos queijos. A secagem de soro e de seus derivados constitui desafios à ciência e à tecnologia, uma vez que o comportamento dos produtos durante a secagem e o armazenamento é distinto do comportamento do leite. Jelen descreveu o comportamento e as aplicações industriais da cristalização da lactose durante o processamento de soro e de seus derivados. Nesse trabalho apresentou as principais propriedades físico-químicas que afetam a cristalização da lactose, em especial o equilíbrio mutarrotacional, a solubilidade, o perfil e a forma dos cristais. Perrone e cols. estudaram a cristalização da lactose em soro concentrado com gordura. Apresentaram as equações empíricas que descrevem a cristalização da lactose no soro concentrado a aproximadamente 59° Brix, objetivando uma cristalização mínima de 70%, o que configura importante e vital propriedade de controle na produção de soro em pó. No intuito de minimizar os efeitos da cristalização da lactose durante a secagem e o armazenamento de soro buscam-se empregar substâncias com a capacidade de elevar a temperatura de transição vítrea da matriz láctea, dentre as quais podemos destacar a maltodextrina. Potes e Roos estudaram a cristalização e a fluidez de sistemas formados por lactose e maltodextrina. A formulação de produtos infantis é um grande mercado para as indústrias de produtos desidratados. O entendimento dos efeitos da formulação e do processamento sobre as características desses produtos constituem uma importante e necessária linha de pesquisa. Dupont e cols. investigaram o efeito do aquecimento durante a produção de alimentos infantis sobre a estrutura da caseína e principalmente sobre a resistência dessa fração proteica a condições simuladas de digestão. Concluíram que o tratamento térmico do leite antes do processo de secagem por *spray* aumenta significativamente a resistência dessa fração proteica ao processo de digestão em condições simuladas da digestão por crianças. Segundo esse estudo, as áreas da proteína que apresentavam modificações pós-translacionais e elevada hidrofobicidade foram as de maior resistência à digestão.

BIBLIOGRAFIA

Alais C. Ciencia de laleche. Principio de técnica lechera. Barcelona: Editorial Reverte; 1985.

Balança comercial brasileira do ano de 2011. Disponível em: http://www.milkpoint.com.br/mercado/estatisticas/estatisticas-lacteas-71231n.aspx.. Acesso em: 06 de dezembro de 2013.

Brasil. MAPA. Instrução Normativa nº 51, de 20 de setembro de 2002. Aprova os Regulamentos Técnicos de Produção, Identidade e Qualidade do Leite Tipo... Diário Oficial da União, Brasília, 2002. Seção 1, página 13.

Brasil. MAPA. Portaria nº 354, de 08 de setembro de 1997. Aprova o Regulamento Técnico para Fixação de Identidade e Qualidade de Doce de Leite. Diário Oficial da União, Brasília, 1997. Seção 1, páginas 19685-19686.

Brasil. MAPA. Portaria nº 369, de 04 de setembro de 1997. Regulamento Técnico de Identidade e Qualidade de Leite em Pó. Disponível em: www.agricultura.gov.br. Sislegis, legislação, Portarias.Acesso em: 09 de março de 2010.

Brasil. Agência Nacional de Vigilância Sanitária ANVISA). Resolução RDC nº 12, de 2 de janeiro de 2001. Dispõe sobre o Regulamento Técnico sobre Padrões Microbiológicos para Alimentos, revogando a portaria SVS/MS nº 451, de 19 de setembro de 1997, publicado no DOU de 2 de julho de 1998. Diário Oficial(da União, Brasília, 2001. Disponível em: http://www.anvisa.gov.br/legis/resol/12_01.rdc.htm. Acesso em: 6 de agosto de 2013.

Codex Alimentarium. CODEX STAN A-15-1995, Ver. 1-2005. Disponível em: www.inmetro.gov.br/credenciamento/palestras/RegulamentacaoTecnica.pdf. Acesso em: 09 de março de 2013.

Doan FJ. Problems of lactose crystallization in concentrated milk products. J Dairy Sci. 1958; 41(2):325-30.

Downs PA. A study of the organisms causing thickening of sweetened condensed milk. J Dairy Sci. 1925; 8(4):344-69.

Evangelista J. Tecnologia de alimentos. 2 ed. São Paulo: Atheneu; 1994.

Fox PF, McSweeney PLH. Dairy chemistry and biochemistry 1 ed. London: Thomson Science;1998.

Franco BDGM, Landgraf M. Microbiologia dos alimentos. 3 ed. São Paulo: Atheneu; 2008.

Gernigon G, Schuck P, Jeantet R. Processing of mozzarella cheese wheys and stretchwaters: a preliminary review. Dairy Sci Technol. 2010; 90:27-46.

Giraldo-Zuninga AD. Propriedades funcionais e nutricionais das proteínas do soro de leite. Rev Inst Latic Cândido Tostes. 2002; 57(325):35-46.

Hall CW, Hedrick.I. Drying milk and milk products. Westport: Avi Publisher; 1971.

Hardy J. Water activity and hydration of milk powders. In: First International Symposium on Spray Drying of Milk Products. Rennes, France, 2001.

Henning DR, Baer RJ, Hassan AN. Major advances in concentrated and dry milk products, cheese, and milk fat-based spreads. J Dairy Sci. 2006; 89:1179-88.

Hentges D, Silva DT, Dias PA, Conceição RCS, Zonta MN et al. Pathogenic microorganism survival in dulce de leche. Food Control. 2010; 21:1291-3.

Holsinger VH. Physicol and chemical properties of lactose. In: Fox PF. Advanced dairy chemistry. 2 ed. London: Chapman & Hall, 1997: 1-38.

Hui YH. Dairy science and tecnology handbook. Vol. 2. California: Wisley-VCH; 1993.

Hunziker OF. Condensed milk and milk powder. 5 ed. Illinois: La Grange; 1949.

Hynd J. Drying of whey. J Soc Dairy Technol. 1980; 33(2):52-5.

Jeantet R, Ducept F, Dolivet A, Méjean S, Schuck P. Residence time distribution: a tool to improve spray-drying control. Dairy Sci Technol.2008; 88:31-43.

Knipschildt ME, Andersen GG. Drying of milk and milk products. In: Robinson RK. Advances in milk processing. Vol. 1. London: Chapmam & Hall, 1994: 159-254.

Leite JLB, Siqueira KB, Carvalho GR, Fortes LRLS. Comércio internacional de lácteos. Juiz de Fora: Templo Gráfica e Editora; 2008.

Marin M. Séchage lactosérums et derives: role du lactose et de la dynamique de l'eau. Le Lait. 2004; 84:243-68.

Martinez E, Hough G, Contarini A. Sandiness prevention in dulce de leche by seeding with lactose. J Dairy Sci. 1990; 73(3):612-6.

Masters K. Spray drying in practice. 1 ed. Denmark: SprayDryConsult International ApS; 2002.

Milkpoint. Estatísticas. Disponível em: http://www.milkpoint.com.br/estatisticas/Expotacoes_Brasileiras.htm. Acesso em: 26 de novembro de 2013.

Nickerson TA. Lactose. In: Webb BH, Johnson AH, Alford JA. Fundamentals of dairy chemistry. Vol. 1. Westport: AVI Publishing, 1974: 273-324.

Parfitt EH. The development of the evaporated milk industry in the United States. J Dairy Sci. 1956; 39(6):838-42.

Patel AA, Gandhi H, Singh S, Patil GR. Shelf-life modeling of sweetened condensed milk based on kinetics of Maillard browning. J Food Proc Preserv. 1996; 20(6):431-51.

Perrone IT, Silva PHF, Vargas PIR, Fontes LBA, Faria LMGC, Avaliação do método prático de determinação de viscosidade por escoamento e suas correlações com a composição do leite condensado. Rev Inst Latic Cândido Tostes. 2008; 63(362):17-21.

Perrone, IT, Stephani R, Neves BS. Doce de Leite. Aspectos Tecnológicos. 1 ed. Juiz de Fora: Do Autor; 2011.

Písecký J. Handbook of milk powder manufacture. Copenhagen: Niro A/S; 1997.

Ramsey RJ, Tracy PH, Ruehe HA. The use of corn sugar in the manufacture of sweetened condensed skimmilk. J Dairy Sci. 1933; 16(1):17-32.
Rice FE, Downs PA. Sweetened condensed milk. I. Bacterial thickening. J Dairy Sci. 1923; 6(6):532-48.
Rogers LA, Dahlberg AO, Evans AC. The cause and control of "buttons" in sweetened condensed milk. J Dairy Sci. 1920; 3(2):122-33.
Roos YH. Importance of glass transition and water activity to spray drying and stability of dairy powders. In: First International Symposium on Spray Drying of Milk Products. Rennes, France, 2001.
Santiago BCF, Inacio Junior GA, Nepomuceno MR, Claudio TEM, Faria LMGC et al. Correlação entre Sólidos Solúveis, Umidade e Atividade de Água e Determinação de Amiláceos em Doce de Leite. In: 26º Congresso Nacional de Laticínios, 2009, Juiz de Fora. Anais do 26º Congresso Nacional de Laticínios. Juiz de Fora: EPAMIG, 2009.
Schuck P, Bouhallab S, Durupt D, Vareille P, Humbert JP et al. Séchage dês lactosérums et derives: role du lactose et de la dynamique de l'eau. Le Lait. 2004; 84 :243-68.
Schuck P, Jeantet R, Carvalho AF. Cristalização da lactose e secagem de soro. Curso ministrado na Disciplina TAL 795 Ciência e tecnologia de leite e derivados. Universidade Federal de Viçosa; 2010.
Shuck P, Dolivet A, Méjean S, Jeantet R. Relative humidity of outlet air: the key parameter to optimize moisture content and water activity of dairy powders. Dairy Sci Technol. 2008; 88:45-52.
Shuck P. Spray drying of milk products: state of art. In: First International Symposium on Spray Drying of Milk Products. Rennes, France, 2001.
Silva PHF, Perrone IT, Colombo M, Coelho JS, Determinação e avaliação de viscosidade, teor de sólidos solúveis e atividade de água em leite condensado. Rev Inst Latic Cândido Tostes. 2008; 63(362):22-5.
Sousa CL, Neves ECA, Cameiro CAA, Farias JB, Peixoto MRS. Avaliação microbiológica e físico-química de doce de leite e requeijão produzidos com leite de búfala na Ilha de Marajó – PA. Bol CEPPA. 2002; 20(2):191-202.
Stebnitz VC, Sommer HH. The age thickening of sweetened condensed milk. IV. The effect of salts. J Dairy Sci. 1935; 19(2):101-15.
Stebnitz VC, Sommer HH. The age thickening of sweetened condensed milk. I. Seasonal variations. J Dairy Sci. 1935; 18(11):757-68.
Stebnitz VC, Sommer HH. The age thickening of sweetened condensed milk. II. Effect of forewarming condition. J Dairy Sci. 1935; 18(12):805-10.
The J.M. Smucker Company – About Eagle Brand® Sweetened Condensed Milk Hystory, 2011. Disponivel em http://www.eaglebrand.com/history. Acessado em março de 2010.
Tiba R. Teoria da secagem na industrialização de leite em pó instantização – secagem de soro. Primeiro Curso de Concentrados e Desidratados. p. 5.23-5.24, 1984.
Timm CD, Conceição RCS, Coelho FJO, Roos TB., Tejada TS et al. Avaliação microbiológica de doce de leite pastoso. Rev Inst Adolfo Lutz. 2007; 66(3):275-7.
Tracy PH, Edman G. The use of enzyme-converted corn sirup in the manufacture of bulk sweetened condensed milk. J Dairy Sci. 1942; 25(9):765-75.
Troy HC, Sharp PF. α and β lactose in some milk products. J Dairy Sci. 1930; 13(2):140-57.
Valle RM. Racionalização do uso do óleo de combustível nas indústrias de laticínios. 1984; 184f. Dissertação (Mestrado em Engenharia Mecânica) – Departamento de Engenharia Mecânica, Universidade Federal de Minas Gerais, Belo Horizonte.
Varnam AH, Sutherland JP, Leche y productos lácteos. Zaragoza: Editora Acribia; 1995.
Vilela SC. Cifra de transição em queijos. Informativo Hala Biotec CHR Hansen. nº 108, agosto/setembro, 2009.
Vuataz G. The phase diagram of milk: a new tool for optimizing the drying process. Le Lait. 2002; 82:485-500.
Walstra P, Geurts TJ, Noomen A, Jellema A, Boekel MAJS. Ciência de la leche y tecnología de los produtos lácteos. Zaragoza: Editorial Acribia; 2001.
Walstra P, Jenness R. Química y física lactológica. Zaragoza: Editorial Acribia; 1984.
Webb BH, Hufnagel CF. The effect of conditions of storage on the viscosity of sweetened condensed milk. J Dairy Sci. 1948; 31(1):21-30.
Westergaard V. Tecnologia de la leche en polvo – evaporación y secado por atomización. Copenhague: Niro A/S; 2001.
Whittier EO. Lactose and its utilization: a review. J Dairy Sci. 1944; 27(7):505-29.
Zadow JG. Utilization of milk components: whey. In: Robinson RK. Advances in milk processing. Vol. 1. London: Chapmam & Hall, 1994: 313-374.

SEÇÃO 5

Comércio de Leite e Derivados

CAPÍTULO 15

Normas para Comercialização de Leites e Derivados

Maria Beatriz Tassinari Ortolani
Juliano Gonçalves Pereira

Resumo

Os consumidores de hoje em dia estão cada vez mais exigentes e rigorosos com a qualidade dos produtos que consomem. O preço não é mais o único item a ser considerado em uma compra; também a preocupação com a inocuidade, componentes nutricionais e sensoriais são igualmente exigidos. A fim de garantir que a comercialização de leite e derivados não comprometa a qualidade do produto recém-fabricado, a fiscalização é obrigatória. O cuidado com o alimento, principalmente o refrigerado, vai desde embalagem e rotulagem, transporte da fábrica ao comércio, recepção, armazenamento a conservação e formas de apresentação. Com frequência, são feitas coletas de amostras para análises físico-químicas, sensoriais e microbiológicas para que haja uma certificação de que o produto está dentro dos padrões estabelecidos por lei. A fiscalização acontece em diferentes esferas – federal, estadual e municipal –, passando pelo Ministério da Agricultura, Pecuária e Abastecimento (MAPA), Agência Nacional de Vigilância Sanitária (ANVISA) e também pelo próprio estabelecimento comercial na figura do responsável técnico. Tudo com o objetivo de garantir qualidade e, principalmente, inocuidade ao alimento para que não haja nenhum comprometimento da saúde pública.

Responsabilidade de fiscalização

Quando se fala em comercialização de produtos de origem animal, obrigatoriamente há dois lados envolvidos: o de quem vende e o de quem compra.

De um lado a indústria que promove a venda dos produtos com base nos preceitos estabelecidos pelo MAPA, que, dentre outras atribuições, fiscaliza o processo de produção dos produtos de origem animal e exige que estes sejam produzidos de acordo com os Regulamentos Técnicos de Identidade e Qualidade. Do outro lado, está o estabelecimento comercial, que deve estar alinhado com as normas e leis estabelecidas pela ANVISA, órgão do Ministério da Saúde.

A fiscalização do MAPA, por meio do Serviço de Inspeção Federal (SIF) inserido nas indústrias de alimentos, visa à garantia da produção de alimentos livres de contaminantes biológicos, físicos e químicos fornecidos à população brasileira bem como daqueles que serão exportados, fortalecendo o setor produtivo nacional e favorecendo a inserção do Brasil no mercado internacional.

Já a ANVISA, criada pela Lei nº 9.782, de 26 de janeiro de 1999, por sua vez, tem como objetivo promover a proteção da saúde da população por intermédio do controle sanitário da produção e da comercialização de produtos e serviços submetidos à vigilância sanitária, inclusive dos ambientes, dos processos, dos insumos e das tecnologias a eles relacionados. Além disso, a ANVISA exerce o controle de portos, aeroportos e fronteiras e a interlocução junto ao Ministério das Relações Exteriores e as instituições estrangeiras para tratar de assuntos internacionais na área de vigilância sanitária.

Histórico das legislações vigentes

As atividades ligadas à vigilância sanitária foram estruturadas, nos séculos XVIII e XIX, para evitar a propagação de doenças nos agrupamentos urbanos que estavam surgindo. A execução dessa atividade exclusiva do Estado, por meio da polícia sanitária, tinha como finalidade observar o exercício de certas atividades profissionais, coibir o charlatanismo, fiscalizar embarcações, cemitérios e áreas de comércio de alimentos.

No final do século XIX houve uma reestruturação da vigilância sanitária impulsionada pelas descobertas nos campos da bacteriologia e terapêutico nos períodos que incluem as duas Grandes Guerras. Após a II Guerra Mundial, com o crescimento econômico, os movimentos de reorientação administrativa ampliaram as atribuições da vigilância sanitária no mesmo ritmo em que a base produtiva do País foi construída, bem como conferiram destaque ao planejamento centralizado e à participação intensiva da administração pública no esforço desenvolvimentista.

A partir da década de 1980, a crescente participação popular e de entidades representativas de diversos segmentos da sociedade no processo político, moldaram a concepção vigente de vigilância sanitária, integrando, conforme preceito constitucional, o complexo de atividades concebidas para que o Estado cumprisse o papel de guardião dos direitos do consumidor e provedor das condições de saúde da população.

Fazendo um apanhado de toda a cadeia produtiva do leite, é possível perceber que desde a produção, o produtor de leite deve cumprir com instruções que fixam os requisitos mínimos de produção, identidade e qualidade do leite, como prevê a Instrução Normativa (IN) nº 62 atualizada pela IN nº 07, em 2016.

Ao passar pela indústria, para ser transformado em produto final, há várias regulamentações para a produção regular, tais como os Regulamentos Técnicos de Identidade e Qualidade (RTIQ), as Boas Práticas de Fabricação (BPF), os Procedimentos Operacionais Padrões (POP) e a Análise de Perigos e Pontos Críticos de Controle (APPCC).

Depois que chegam ao comércio, há outras normativas que garantem ao consumidor a compra de um produto em condições perfeitas de consumo. E, ao final, o consumidor ainda está protegido pelo Código de Proteção e Defesa do Consumidor.

Recepção de leite e derivados em estabelecimentos comerciais

Não há uma legislação nacional específica para a recepção de leite e derivados no comércio; na prática, as ações tomadas pelos estabelecimentos são baseadas em legislações estaduais e/ou municipais que normatizam as BPF da produção até a distribuição que os estabelecimentos comerciais devem obedecer.

A etapa de recepção é constituída basicamente pela conferência do produto recebido, ação que deve ocorrer em área limpa e coberta de forma que a qualidade das mercadorias não seja comprometida pela ação da chuva ou do sol.

O veículo que faz o transporte das unidades de produção até os estabelecimentos comerciais, antes do deslocamento, são previamente inspecionados na indústria pelo Serviço de Inspeção, de modo a verificar as condições mínimas de higiene, garantindo, assim, um transporte que não prejudique a qualidade e a segurança dos alimentos. No momento da chegada ao comércio, já sob responsabilidade do comerciante, deve ser observado se o veículo e os produtos apresentam condições adequadas de higiene e conservação e no momento da descarga os produtos devem ser inspecionados seguindo critérios predefinidos, observando parâmetros como data de produção e validade, denominação de venda, número do lote, registro no órgão oficial de fiscalização, integridade e higiene da embalagem e temperatura do produto, que não deve exceder 10° C ou conforme especificação do fabricante. Alguns queijos, como o provolone e o parmesão, podem ficar expostos à temperatura ambiente, desde que essa indicação conste no memorial descritivo do produto. Leite UHT também pode ficar exposto à temperatura ambiente.

Nesse setor devem ser realizadas análises sensoriais (cor, odor, sabor, aparência e textura), devendo ser enviadas amostras para controles microbiológico e físico-químico quando necessário. Os produtos que apresentarem desvios no momento da recepção devem ser devolvidos no ato de sua conferência ou acondicionados em locais devidamente identificados que não comprometam a qualidade dos demais produtos armazenados.

Após a conferência, os produtos devem ser identificados com etiquetas facilmente visíveis que forneçam dados, principalmente o prazo de validade, que facilitem o controle de envio ao setor de vendas. Após a identificação, os produtos devem ser enviados às câmaras de estocagem, não devendo permanecer no setor de recepção mais que 30 minutos.

Todos os procedimentos realizados na recepção devem ser registrados em planilhas e estas enviadas ao responsável técnico do estabelecimento para avaliação e adoção de medidas corretivas, caso necessário.

Armazenamento e comercialização

As áreas destinadas ao armazenamento de leite e derivados devem estar higienizadas e ter área suficiente para abrigar de forma organizada todos os produtos. Geralmente, logo que é recebido, o leite pasteurizado é enviado ao setor de venda. Recomenda-se, para o leite pasteurizado refrigerado (leite de saquinho), a lavagem prévia da embalagem antes da exposição ao consumidor.

Nas câmaras de estocagem, os produtos devem ser agrupados em estrados, prateleiras ou similares com altura mínima de 25 cm do solo e distância de 40 cm entre pilhas e parede e 60 cm do forro. Essa disposição facilita a circulação do ar frio, o controle de pragas, movimentação para retirada de produtos e a higienização da câmara. A disposição na área de armazenamento deve ainda obedecer às identificações feitas na recepção, de modo que os produtos com data de fabricação mais antiga sejam posicionados para serem enviados à comercialização antes que os produtos com data de fabricação mais recente (*first in first out*, ou o primeiro que entra é o primeiro que sai).

As câmaras devem ser construídas com material de fácil limpeza, impermeável e resistente. Não devem possuir ralos e a porta de entrada deve possibilitar a manutenção da temperatura interna, devendo permanecer fechada e sendo aberta somente quando necessário. O sensor de temperatura dentro da câmara deve ser instalado no local mais quente da câmara e o termostato no lado externo, permitindo a leitura da temperatura interna sem que haja a abertura da porta. Para um controle mais efetivo, a aferição da temperatura deve ser realizada diariamente, utilizando, além do termostato, um termômetro a *laser* calibrado a fim de se aferir a temperatura em vários pontos do equipamento. A manutenção da temperatura até no máximo 7° C (ideal de 4° C) é imprescindível para a conservação de leite e derivados, e todo problema técnico com relação a esse parâmetro deve ser registrado e solucionado imediatamente.

Ao serem enviados para as gôndolas, onde ficarão os expostos, deve ser observada a temperatura do equipamento, e, ao se fazer o abastecimento, deve-se respeitar a disposição dos produtos, não sobrecarregando as prateleiras de modo a permitir a circulação do ar frio. Embalagens de iogurtes, leites fermentados, manteigas, sobremesas lácteas e requeijões são propositadamente fabricadas com contornos que permitem a passagem do frio entre uma embalagem e outra. Da mesma maneira, os cuidados com manutenção, higienização e conservação dos equipamentos devem ser minuciosamente monitorados a fim de evitar irregularidades que afetem a qualidade dos produtos. O acúmulo de água sobre as embalagens é um indício de mau funcionamento dos equipamentos, sendo que não é permitido o desligamento dos equipamentos de refrigeração com o objetivo de economizar energia. Quando da higienização desses equipamentos, antes do desligamento, os produtos devem ser enviados para outros equipamentos de refrigeração para manter as baixas temperaturas. Embalagens violadas e que permitam a exposição do produto ao ambiente devem ser retiradas imediatamente da venda.

Para o controle do prazo de validade dos produtos expostos à venda, é necessária a utilização de ferramentas de monitoria (planilhas, *checklists* etc.) que alertem quando o prazo de validade está expirando, e esses registros dão início logo na recepção dos produtos. Esse monitoramento permite retirar dos locais de venda produtos que estão próximos à data de vencimento, o que viabiliza a troca junto aos fornecedores. Além disso, a retirada da venda de produtos vencidos ou próximos ao vencimento assegura a não comercialização de produtos que infrinjam o Código de Defesa do Consumidor.

Formas de conservação e apresentação

O método de conservação para leite e derivados no comércio é a refrigeração, e, como já citado, essa etapa deve ser rigorosamente monitorada a fim de manter as características dos produtos.

Leite pasteurizado, ricota, creme de leite fresco, leite fermentado, queijo e manteiga são produtos que merecem atenção maior pela relação que a baixa temperatura exerce na manutenção das características microbiológicas e físico-químicas e, consequentemente, na qualidade final. Já para produtos que passaram por tratamento térmico à alta temperatura (leite UHT, creme de leite UHT), desidratação parcial ou total (doce de leite, leite em pó e leite condensado) e queijos maturados são estáveis microbiologicamente por conta dos tratamentos aplicados durante a sua produção, podendo, assim, ser mantidos à temperatura ambiente respeitando-se o prazo de validade determinado pelo fabricante desde que a embalagem esteja em perfeito estado de conservação.

Segundo a Resolução RDC nº 91, de 11 de maio de 2001, embalagem para alimentos é o artigo que está em contato direto com alimentos, destinado a contê-los, desde a sua fabricação até a sua entrega ao consumidor, com a finalidade de protegê-los de agentes externos, de alterações e de contaminações, assim como de adulterações. A ANVISA é responsável pela fiscalização das informações nutricionais do produto e o Instituto Nacional de Metrologia, Normalização e Qualidade Industrial (INMETRO) pelo tamanho da embalagem.

As embalagens dos produtos devem ser feitas de tal maneira que o consumidor não toque diretamente no alimento, não sendo toleradas embalagens reaproveitáveis, devendo o comerciante providenciar embalagem adequada e nova.

Fiscalização de leite e derivados comercializados

Formas de atuação

A fiscalização dos produtos nos pontos de vendas é de responsabilidade da ANVISA, seja na gôndola do supermercado ou em feiras livres.

Há legislações de âmbitos federal, estadual e municipal. Dependendo do objetivo comercial, é preciso avaliar em quais leis se enquadram a atividade. As leis federais são válidas para todo o território nacional, já as estaduais são específicas do Estado em questão, assim como as municipais são correlacionadas ao Município.

Essa fiscalização é baseada na avaliação da forma em que o produto está disposto nos pontos de comercialização, sendo, nesse momento, avaliada primeiramente a rotulagem obrigatória e tomando-se amostras, caso necessário.

Avaliação da rotulagem obrigatória

Um ponto importante que dever ser observado durante a fiscalização dos produtos lácteos dispostos no comércio são as informações contidas nos rótulos dos alimentos.

A rotulagem é uma forma simples de comunicação entre quem produz e quem consome e também uma maneira de as indústrias atraírem a atenção dos consumidores no momento da escolha dos alimentos nos gôndolas.

Legalmente, os rótulos dos alimentos dispostos nos estabelecimentos comerciais devem conter dados relacionados com a produção e as características dos alimentos (valor nutricional, porcentagem de gordura, ausência ou baixo teor de açúcar), formando, assim, os componentes essenciais para a escolha no momento da compra. Nesse sentido, a legislação brasileira garante o direito do consumidor de saber exatamente o que está comprando, fazendo a indústria alimentícia seguir uma série de regras para a confecção dos rótulos que serão colocados nas embalagens de seus produtos.

Primeiramente, é importante observar no rótulo o número de registro e o selo dos Serviços de Inspeção Federal, Estadual ou Municipal, o que garante a produção de acordo com requisitos sanitários e as BPF. Devem, ainda, conter informações que permitam ao consumidor identificar o fabricante e o local onde a produto foi elaborado; tais informações são importantes para o consumidor ter o conhecimento de sua procedência e ter claramente um meio que possibilite o contato com o fabricante quando necessário. Além disso, o rótulo deve demonstrar os ingredientes e as quantidades que compõem o produto, as informações nutricionais contidas em uma tabela nutricional e a denominação de venda de acordo com os Regulamentos Técnicos de Identidade e Qualidade do MAPA que caracteriza e classifica os mais variados produtos lácteos.

Os rótulos devem conter prazo de validade, devendo apresentar pelo menos o dia e o mês, quando o prazo de validade for inferior a 3 meses, ou o mês e o ano, para produtos que tenham prazo de validade superior a 3 meses. Outra informação importante é número do lote ou partida de produção, pois essa codificação industrial, que faz parte do controle na produção, é primordial para que, caso haja algum problema, o produto possa ser recolhido ou analisado pelo lote ao qual pertence.

Ainda, os rótulos dos produtos perecíveis devem conter as instruções para a conservação nas fases de transporte, comercialização e consumo. As condições para a conservação serão estabelecidas pelas indústrias, de acordo com as técnicas industriais que adotarem, de modo a oferecer orientação segura para que o alimento não se torne impróprio para consumo ao longo da cadeia de produção e comercialização.

Não devem apresentar palavras ou qualquer representação gráfica que possa tornar a informação falsa, que possa induzir o consumidor ao erro ou demonstrar propriedades que não possuam. Rótulos não devem destacar a presença ou ausência de componentes que sejam próprios de alimentos de igual natureza.

Os alimentos cujos rótulos forem encontrados sem as indicações obrigatórias ou que apresentem as incoerências deverão ser apreendidos e prontamente ser instaurado um processo no qual a empresa produtora responderá legalmente pela infração sanitária.

Coleta de amostras

As metodologias para amostragem, coleta, acondicionamento e transporte das amostras de produtos lacteos para análises devem obedecer ao disposto na Resolução RDC nº 12, de 2 de janeiro de 2001.

Deve-se proceder à coleta de amostras dos alimentos em suas embalagens originais não violadas, observando-se a quantidade mínima de 200 g ou 200 mL por unidade amostral. No caso de investigação de doenças transmissíveis por alimentos (DTA), devem ser coletadas as sobras dos alimentos efetivamente consumidos pelos afetados.

No caso de alimentos comercialmente estéreis, cada unidade da amostra indicativa deve ser composta de no mínimo três unidades do mesmo lote, para fins analíticos. Da mesma maneira, quando se tratar da aplicação do plano de amostragem estatística, deve-se efetuar a coleta de, no mínimo, três conjuntos de unidades amostrais.

Dispensa-se a coleta da amostra sempre que o produto estiver alterado e ou deteriorado. E entende-se por produto alterado ou deteriorado o que apresenta alterações sensoriais e/ou reações físicas ou químicas em decorrência da ação de micro-organismo. Nesses casos, as intervenções legais e as penalidades cabíveis não dependem das análises nem de laudos laboratoriais. Excetuam-se os casos em que a amostra estiver implicada em casos de DTA para rastreamento de micro-organismos patogênicos ou toxinas.

A amostra deve ser enviada ao laboratório devidamente identificada e em condições adequadas para análise, especificando as seguintes informações: a data, a hora da coleta, a temperatura no momento da coleta e transporte, o motivo da coleta, a finalidade e o tipo de análise, as condições da amostra no ponto da coleta e outros dados que possam auxiliar as atividades analíticas.

No laboratório, a amostra é submetida à inspeção para avaliação das condições para a realização da análise microbiológica.

Nas seguintes situações, a análise não deve ser realizada, expedindo-se laudo referente à condição da amostra:

- Quando os dados que acompanham a amostra revelarem que ela, no ponto de coleta, encontrava-se em condições inadequadas de conservação ou acondicionamento
- Quando a amostra embalada apresentar sinais de violação.
- Quando a amostra não embalada na origem tiver sido coletada e/ou acondicionada e/ou transportada em condições inadequadas.
- Quando a amostra apresentar alterações ou deterioração visível.
- Quando a identificação da amostra não cumprir com o procedimento.

Exceções são aceitas quando a amostra estiver implicada em casos de DTA para rastreamento de micro-organismos patogênicos ou toxina. A amostra deve vir acompanhada de relatório adicional com informações que possibilitem direcionar a determinação analítica pertinente.

Padrões de qualidade

Na avaliação da qualidade do leite, devem-se levar em consideração características sensoriais, nutricionais, físico-químicas e microbiológicas, sabor agradável, alto valor nutritivo, ausência de agentes patogênicos e contaminantes, reduzida contagem de células somáticas e baixa carga microbiana.

Características microbiológicas do leite

Por sua composição, o leite e seus derivados são considerados alimentos dos mais completos em termos nutricionais e, por essa razão, fundamentais para dieta humana. Essa característica composicional, aliada a um pH próximo à neutralidade e alta atividade de água, constituem excelente substrato para o desenvolvimento de uma grande diversidade de micro-organismos, inclusive os patogênicos.

Desse modo, a qualidade do leite costuma ser uma constante preocupação para técnicos e autoridades ligados à área de saúde, principalmente pelo risco de veiculação de micro-organismos relacionados com surtos de doenças de origem alimentar (DTA).

As exigências para as características microbiológicas dos produtores lácteos constam na RDC nº 12.

A seguir são dispostas algumas considerações sobre os grupos de micro-organismos pesquisados:

- A denominação de "coliformes a 45° C" é equivalente às denominações "coliformes de origem fecal" e "coliformes termotolerantes". Caso seja determinada a presença de *Escherichia coli*, deve constar no laudo analítico.
- A determinação de clostrídio sulfito redutor a 46° C tem por objetivo a indicação de *Clostridium perfringens*. Caso seja determinada a sua presença, deve constar o resultado no laudo analítico. São caracterizadas por bactérias do grupo clostrídio sulfito redutor as que apresentarem desenvolvimento de colônias sulfito redutoras a 46° C por 24 horas; anaeróbios; bastonetes Gram-positivos.
- A enumeração de estafilococos coagulase-positivos tem por objetivo substituir a determinação de *Staphylococcus aureus*. A determinação da capacidade de produção de termonuclease e, quando necessário, a de toxina estafilocócica das cepas isoladas, pode ser realizada a fim de se obterem dados de interesse à saúde pública.
- A determinação de *Pseudomonas aeruginosa* consta como *P. aeruginosa* nos padrões específicos.
- A determinação de *Vibrio parahaemolyticus* consta como *V. parahaemolyticus* nos padrões específicos.
- Quando os resultados forem obtidos por contagem em placa, estes devem ser expressos em UFC/g ou mL (unidades formadoras de colônias por grama ou mililitro). Da mesma maneira, devem indicar NMP/g ou mL (número mais provável por grama ou mililitro), quando forem obtidos por essa metodologia.
- A abreviatura aus significa ausência. A abreviatura pres significa presença. O símbolo < significa menor que.
- O resultado da determinação de *Salmonella* sp., *Listeria monocytogenes* deve ser expresso como Presença ou Ausência na alíquota analisada.
- Quando da elucidação de DTA, os resultados devem especificar o número de células viáveis do micro-organismo agente da doença.

Interpretação do resultado

Na emissão do laudo analítico, a conclusão e interpretação dos resultados das análises microbiológicas devem ser comparadas com os valores estabelecidos pela RDC 12 da ANVISA. De acordo com essa comparação, há:

- *Produtos em condições sanitárias satisfatórias:* aqueles cujos resultados analíticos estão abaixo ou igual aos estabelecidos para amostra indicativa ou amostra representativa.

- *Produtos em condições sanitárias insatisfatórias:* aqueles cujos resultados analíticos estão acima dos limites estabelecidos para amostra indicativa ou amostra representativa, ou aqueles cujos resultados analíticos demonstram a presença ou a quantificação de outros micro-organismos patogênicos ou toxinas que representem risco à saúde do consumidor.

Características físico-químicas do leite

As análises físico-químicas sinalizam também a qualidade do leite. A quantificação dos teores de gordura, proteína, lactose e sólidos desengordurados permite avaliar a qualidade nutricional e integridade dos componentes do leite e seus derivados, além de possibilitar o enquadramento dentro dos requisitos mínimos determinados pelos Regulamentos Técnicos de Identidade e Qualidade.

A determinação da densidade e do índice crioscópico permite verificar a ocorrência de fraudes, como desnate prévio ou adição de água. Para avaliar a eficiência do beneficiamento, a pesquisa das enzimas peroxidase e fosfatase alcalina possibilitam verificar se o leite foi submetido à temperatura máxima para que seus componentes permaneçam íntegros, principalmente as proteínas, que se desnaturam acima de 80° C.

Características sensoriais do leite

As características sensoriais são as características percebidas pelo paladar, pelo olfato e pela visão. Por meio desses sentidos é possível observar aspecto, sabor, odor, cor, e aroma do leite.

O leite fresco possui sabor levemente adocicado e agradável, essencialmente graças à alta quantidade de lactose. Além disso, os outros elementos do leite, inclusive as proteínas que são insípidas, participam de alguma maneira, direta ou indiretamente, na sensação de sabor. Pode ocorrer mudança no sabor do leite por várias causas, em que estas estão relacionadas fundamentalmente com o manejo dos animais e como o leite é processado, pois, mesmo depois da pasteurização e da embalagem, o leite ainda pode absorver sabores indesejáveis. O teor de gordura também influencia o sabor do leite, pois, normalmente, quanto maior o teor de gordura mais saboroso o leite será.

O leite possui odor suave, levemente ácido, e esse odor lembra mais ou menos o animal que o produziu e ele recém-ordenhado tem odor relacionado com o ambiente de ordenha, o que desaparece logo depois. Os principais elementos que influenciam o odor do leite são provenientes de alimentos, meio ambiente, utensílios que entram em contato com o leite e micro-organismos.

Odores desagradáveis do leite podem ser eliminados durante a pasteurização pelo aerador. Nesse equipamento o leite levemente aquecido é turbilhonado de tal modo que as substâncias voláteis que conferem odor desagradável sejam evaporadas.

A cor característica do leite (branco-amarelada opaca) se deve principalmente à dispersão da luz pelas micelas de caseína, sendo que os glóbulos de gordura dispersam a luz, mas pouco contribuem para a cor branca do leite. A cor amarelada do leite se deve a substâncias lipossolúveis (caroteno e a riboflavina).

O leite deve ter aspecto líquido, homogêneo, formando uma camada de gordura na superfície quando deixado em repouso. Não pode conter substâncias estranhas, devendo estar sempre limpo.

Particularidades de derivados específicos de leite

Doce de leite, leite condensado e leite em pó

No comércio, a designação de venda do doce de leite segue alguns requisitos de acordo com a tecnologia de produção. Quanto ao teor de gordura, o doce de leite é classificado em doce de leite e doce de leite com creme. Ainda, de acordo com a adição ou não de outras substâncias alimentícias, é classificado em doce de leite ou doce de leite sem adições e doce de leite com adições. Essas características é que servirão de base para a denominação dos produtos dispostos para a venda no comércio. Os doces de leite podem ser adicionados de ingredientes opcionais tais como chocolate, coco e ameixa e o produto deve ser rotulado de modo a demonstrar o ingrediente adicionado (p. ex., doce de leite com chocolate).

O doce de leite deve apresentar consistência cremosa ou pastosa, sem cristais perceptíveis sensorialmente. Essa consistência poderá, ainda, ser semissólida ou sólida e parcialmente cristalizada quando a umidade não superar 20%. A cor deverá ser castanho-caramelado, proveniente da reação de Maillard. Deve ainda apresentar odor e sabor característicos, sem sabores ou odores estranhos ao produto.

Com relação aos requisitos físico-químicos, o doce leite deve apresentar umidade máxima de 30%, gordura entre 6% e 9%, cinzas com máximo de 2,0% e um mínimo de 5% de proteína.

Leite em pó

O leite em pó é classificado de acordo com o teor de gordura em leite em pó integral (≥ 26% de gordura), parcialmente desnatado (entre 1,5% e 25,9%) e desnatado (< 1,5%), e de acordo com a sua umectabilidade e dispesibilidade pode-se classificar em instantâneo ou não. Assim, com base nessas características, o produto deve ser designado leite em pó integral, leite em pó parcialmente desnatado ou leite em pó desnatado acrescido de "instantâneo" se assim o for.

O leite em pó deve ter como componente obrigatório o leite, ter aspecto de pó uniforme sem grumos, não apresentando qualquer substância estranha visível macro ou microscopicamente. Deve apresentar cor branca, sabor e odor semelhantes aos do leite e possuir as mesmas características físico-químicas do leite e nas mesmas proporções relativas, podendo conter lecitina como emulsionante, e, no caso de antiumectantes, estes podem ser utilizados apenas em máquinas de venda automática. Deve ser envasado hermeticamente em recipiente de uso único, de modo a garantir a preservação do produto e evitar a contaminação.

Queijos

Os queijos são classificados de acordo com o conteúdo de matéria gorda em extragordo ou duplo creme (quando contenham o mínimo de 60%), gordos (entre 45,0% e 59,9%), semigordo (entre 25,0% e 44,9%), magros (entre 10,0% e 24,9%) e desnatados (menos de 10,0%). Com relação à umidade, são classificados em queijo de baixa umidade (queijo de massa dura – umidade até 35,9%), queijos de média umidade (queijo de massa semidura – umidade entre 36,0% e 45,9%), queijos de alta umidade (queijo de massa branda ou "macios" – umidade entre 46,0% e 54,9%) e queijos de muita alta umidade (queijo de massa branda ou "mole" – umidade não inferior a 55,0%).

A denominação de venda no comércio incluirá a palavra queijo seguida do nome da variedade correspondente, sempre que responda às características da variedade de que trata, especificadas em um padrão individual.

Com relação ao ingrediente obrigatório, deve ser obrigatoriamente constituído de leite e/ou leite reconstituído (integral), semidesnatado, desnatado e/ou soro lácteo. Os ingredientes opcionais incluem cultivos de bactérias lácteas ou outros micro-organismos específicos, cloreto de sódio, cloreto de cálcio, caseína, caseinatos, sólidos de origem láctea, condimentos ou outros ingredientes opcionais permitidos somente conforme o previsto, explicitamente, nos padrões individuais definidos para variedade de queijo.

Manteiga

A denominação de venda pode constituir as designações manteiga ou manteiga sem sal, manteiga salgada ou manteiga com sal, obedecendo à adição ou não de cloreto de sódio, e ainda manteiga maturada, se passar pelo processo de maturação.

O ingrediente obrigatório para produção de manteiga é o creme de leite pasteurizado obtido a partir do leite, podendo conter ingredientes opcionais como cloreto de sódio, produzindo a manteiga com sal, ou fermentos láticos, quando a manteiga passar pelo processo de maturação.

Deve obedecer as seguintes características sensoriais: consistência sólida, pastosa à temperatura de 20° C, de textura lisa e uniforme, untosa, com distribuição uniforme de água (umidade), cor branca-amarelada, sem manchas ou pontos de outra coloração, sabor e odor suaves, característicos e sem odor e sabor estranhos.

Os parâmetros físico-químicos da manteiga devem obedecer a um total de no mínimo 82% de matéria gorda quando a manteiga é sem sal e 80% quando salgada, umidade máxima de 16%, extrato seco desengordurado máximo de 2%, acidez máxima de 30° C e índice de peróxido máximo de 1 mEq de peróxido/kg de matéria gorda.

Durante a produção da manteiga permite-se a adição de corantes naturais ou sintéticos, idênticos aos naturais, em quantidades suficientes para obter o efeito desejado. Permite-se, ainda, adição de neutralizantes ortofosfato de sódio, carbonato de sódio, bicarbonato de sódio, hidróxido de sódio e hidróxido de cálcio em uma quantidade máxima de 2.000 mg/kg isolados ou combinados.

Creme de leite

O creme de leite é classificado de acordo com o teor de gordura em creme de baixo teor de gordura ou leve (10% a 19,9% de gordura), creme (10% a 49,9% de gordura) e creme de alto teor de gordura (mais de 50% de gordura).

O ingrediente obrigatório é o creme obtido a partir do leite, podendo ter como ingredientes opcionais sólidos lácteos não gordurosos em uma quantidade máxima de 2%, caseinatos no máximo 0,1% ou soro lácteo em pó no máximo 1,0%. Deve apresentar cor branca ou levemente amarelada e sabor e odor característicos, suaves, não rançosos, nem ácidos, sem sabores ou odores estranhos.

O creme de leite deverá ser conservado, permanentemente, em câmara fria com temperatura inferior ou igual a 5° C, com o objetivo de manter suas características. Excetuam-se os cremes esterilizados e UHT, que poderão ser conservados à temperatura ambiente. Os cremes pasteurizados, esterilizado e UHT deverão ser envasados em recipientes aptos para estar em contato com alimentos e que confiram proteção contra a contaminação do produto.

Não é permitida a adição de nenhum aditivo ou coadjuvante para o creme pasteurizado. O creme esterilizado e o creme UHT poderão conter os agentes espessantes e/ou estabilizantes permitidos pela legislação, isoladamente ou em mistura, em quantidade total não superior a 0,5% no produto final. Poderão conter, também, os sais estabilizantes permitidos, isoladamente ou em mistura, em quantidade total não superior a 0,2% no produto final.

Leites fermentados

Com relação ao conteúdo de matéria gorda, os leites fermentados são classificados em: com creme (base láctea com no mínimo 6% de gordura), integrais (mínimo 3%), parcialmente desnatados (máximo 2,9%) e desnatados (máximo 0,5%). Quando em sua elaboração tenham sido adicionados ingredientes opcionais não lácteos, antes, durante ou depois da fermentação, até um máximo de 30%, classificam-se como leites fermentados com adições (açúcar, amidos, aromatizantes).

Na composição dos leites fermentados, devem ser utilizados leite e cultivos de bactérias específicas para a produção dos diferentes tipos, podendo ser adicionados de ingredientes opcionais tais como leite concentrado, creme, manteiga, frutas, vegetais, cereais, chocolate, não devendo ultrapassar (isoladamente ou combinados) a proporção de 30% no produto final.

Devem ter consistência firme, pastosa, semissólida ou líquida, cor branca ou de acordo com a substância alimentícia e/ou corante adicionado e odor e sabor característicos ou de acordo com a substância alimentícia e/ou substância aromatizante/saborizante adicionada.

Responsabilidade técnica em estabelecimentos comerciais

O responsável técnico tem como atribuição exercer a responsabilidade técnica de um empreendimento, trabalhando na preservação da saúde, da segurança e do bem-estar da população, bem como agir em favor da prevalência do interesse público sobre o privado na empresa em que atua.

Para alcançar esse objetivo, esse profissional deve ter como norma de conduta ético-profissional a preocupação prioritária com o controle de qualidade e a garantia do consumidor. Por isso, ele é obrigado a prestar contas aos órgãos governamentais ligados à sua área de atuação e ao Conselho de fiscalização de sua categoria. Também é importante registrar que ele responde por suas ações e omissões no exercício da responsabilidade técnica nos termos da legislação vigente, que é de ordem pública.

Tem o dever de aprovar e de rejeitar produtos e serviços destinados ao consumidor, sendo indispensável na efetiva participação das decisões técnicas da empresa à qual presta serviços especializados. Esse profissional pode, inclusive, responder civil e criminalmente caso haja negligência, imprudência e imperícia, ou omissão.

O responsável técnico dos estabelecimentos que industrializam, manipulam, beneficiam, embalam e armazenam leite e/ou derivados, quando no exercício de suas funções, deve:

- Ter conhecimento técnico da área a que se propõe ser responsável.
- Estabelecer as condições mínimas de infraestrutura e funcionamento dos equipamentos.
- Garantir o cumprimento dos memoriais descritivos, quando da elaboração de um produto, atentando para as atualizações de procedimentos tecnológicos.
- Orientar a aquisição de matéria-prima, aditivos, conservantes e embalagens legalmente aprovadas, bem como o seu uso correto e legal.
- Ter conhecimento sobre origem, mecanismo de ação, validade e poder residual dos desinfetantes e demais produtos químicos utilizados.
- Estabelecer o programa integrado de controle de pragas e roedores.
- Estar ciente dos programas de controle de qualidade dos produtos e das normas de BPF.
- Assegurar os padrões das embalagens e do armazenamento para a conservação do produto final.
- Orientar sobre os cuidados no transporte e na comercialização dos produtos.
- Orientar e treinar a equipe de trabalhadores da empresa, ministrando-lhes ensinamentos necessários à sua segurança e ao bom desempenho de suas funções, especialmente práticas higiênico-sanitárias e manipulação de produtos.
- Fazer cumprir todas as normas de segurança do trabalhador e certificar-se de que todos os equipamentos estejam em plenas condições de uso e disponíveis ao pessoal treinado para a sua utilização.

- Trabalhar em consonância com os serviços oficiais de inspeção e vigilância sanitária, visando à produção de alimento de boa qualidade.
- Notificar as autoridades sanitárias das ocorrências de interesse à saúde coletiva.
- Assegurar a qualidade e a quantidade adequadas da água utilizada na indústria.
- Orientar o tratamento e o uso racional de efluentes e resíduos orgânicos.
- Adotar medidas preventivas e reparadoras a possíveis danos ao meio ambiente provocados pelo estabelecimento.
- Garantir o destino dos produtos condenados, conforme determinação do Serviço Oficial de Inspeção.
- Conhecer os aspectos legais a que está sujeito o estabelecimento, especialmente quanto a regulamentos e normas específicos (Anexo I).

BIBLIOGRAFIA

Brasil. Lei Federal nº 1.283, de 18 de dezembro de 1950. Lei sobre a inspeção industrial e sanitária dos produtos de origem animal. Diário Oficial da União, Brasília, 19/12/1950, Seção 1, página 18161.

Brasil. Ministério da Agricultura. Secretaria Nacional de Defesa Agropecuária. Laboratório Nacional de Referência Animal. Métodos analíticos oficiais para controle de produtos de origem animal e seus ingredientes: II – Métodos físicos e químicos (LANARA). Brasília; 1981.

Brasil. Portaria nº 146, de 07 de março de 1996. Regulamentos Técnicos de Identidades e Qualidades de Produtos Lácteos. Diário Oficial da União, Brasília, 11/03/1996, Seção 1, página 3977.

Brasil. Portaria nº 368, de 04 de setembro de 1997. Regulamento Técnico sobre as Condições Higiênico-Sanitárias e de Boas Práticas de Elaboração para Estabelecimentos Elaboradores/Industrializadores de Alimentos. Diário Oficial da União, Brasília, 08/09/1997, Seção 1, página 19697.

Brasil. Portaria nº 46, de 10 de fevereiro de 1998. Manual genérico de procedimentos para APPCC em indústrias de produtos de origem animal. Diário Oficial da União, Brasília, 16/03/1998, Seção 1, página 24.

Brasil. Resolução nº 10, de 10/05/2003. Programa de Procedimentos Padrão de Higiene Operacional (PPHO) nos Estabelecimentos de Leite e Derivados. Diário Oficial da União, Brasília, 28/05/2005, Seção 1, páginas 4-5.

Brasil. Resolução RDC nº 12, de 2 de janeiro de 2001. Regulamento Técnico sobre Padrões Microbiológicos para Alimentos. Diário Oficial da União, Brasília, de 10/01/2001, páginas 4-7; 18-24.

Brasil. Resolução RDC nº 91, de 11 de maio de 2001. Regulamento Técnico – Critérios Gerais e Classificação de Materiais para Embalagens e Equipamentos em Contato com Alimentos constante do Anexo desta Resolução. Diário Oficial da União, Brasília, de 15/05/2001, páginas 1-5.

Brasil. Regulamento da Inspeção Industrial e Sanitária de Produtos de Origem Animal. Aprovado pelo Decreto nº 9.013, de 29/03/2017. Diário Oficial da República Federativa do Brasil, DF, 30/03/17, Seção 1, p. 3-27.

Conselho Regional de Medicina Veterinária do Estado de Minas Gerais (CRMV-MG). Manual de Responsabilidade Técnica. Belo Horizonte, 79 p. Disponível em: http://www.crmvmg.org.br/manual/pdf/manualrt.pdf. Acesso em: 17 de fevereiro de 2014.

Eduardo MBP, de Miranda ICS. Saúde & Cidadania – Vigilância Sanitária. p. 3. São Paulo, 1998. Portal da Agência Nacional de Vigilância Sanitária, História da Vigilância Sanitária no Brasil. Disponível em: http://www.anvisa.gov.br/institucional/historia.htm. Acesso em: 15 de fevereiro de 2014.

São Paulo. Portaria CVS nº 5, de 09 de abril de 2013. Regulamento Técnico de Boas Práticas para Estabelecimentos Comerciais de Alimentos e para Serviços de Alimentação. Diário Oficial do Estado de São Paulo, São Paulo, 19/04/2013, Seção 1, páginas 32-35.

Anexo I Regulamentos e normas específicos da responsabilidade técnica

Lei nº 7.889	23/11/1989	Dispõe sobre as inspeções sanitária e industrial dos produtos de origem animal e dá outras providências
Lei nº 8.078	11/09/1990	Dispõe sobre a proteção do consumidor e dá outras providências
Lei nº 11.812	23/01/1995	Dispõe sobre a inspeção e a fiscalização sanitárias de produtos de origem animal e dá outras providências (legislação estadual)
Lei nº 10.674	16/05/2003	Obrigatoriedade da advertência de "contém glúten" ou "não contém glúten"
Lei federal nº 11.265	03/01/2006	Regulamenta a comercialização de alimentos para lactentes e crianças de primeira infância e também a de produtos de puericultura correlatos
Lei federal nº 11.474	15/052007	Altera a Lei nº 10.188, de 12 de fevereiro de 2001, que cria o programa de arrendamento residencial – institui o arrendamento residencial com opção de compra – e a Lei nº 11.265, de 3 de janeiro de 2006, que regulamenta a comercialização de alimentos para lactentes e crianças de primeira infância e também a de produtos de puericultura correlatos
Decreto nº 30.691	29/03/1952	Aprova o novo regulamento da inspeção industrial e sanitária de produtos de origem animal
Decreto nº 1.255	25/06/1962	Fica alterado o regulamento da inspeção industrial e sanitária de produtos de origem animal, aprovado pelo Decreto nº 30.691, de 29 de março de 1952
Decreto nº 66.183	05/02/1970	Regulamenta o Decreto-Lei nº 923, de 10 de outubro de 1969, que dispõe sobre a comercialização do leite cru
Decreto nº 38.691	10/03/1997	Baixa o regulamento da inspeção e fiscalização sanitária dos produtos de origem animal (legislação estadual)
Resolução MAPA nº 04	28/06/2000	Institui o produto denominado "manteiga comum", para comercialização exclusiva no território nacional, que deverá atender, provisoriamente, às seguintes especificações de qualidade
Resolução MAPA nº 07	28/11/2000	Oficializa os critérios de funcionamento e de controle da produção de queijarias para seu relacionamento junto ao Serviço de Inspeção Federal
Resolução MAPA nº 02	19/11/2002	Estabelece critérios para o uso da indicação "longa vida" na rotulagem de produtos lácteos submetidos a tratamento térmico pelo processo UHT
Resolução DIPOA/SDA nº10	22/05/2003	Institui programa genérico de procedimentos padrão de higiene operacional (PPHO) a ser utilizado em estabelecimentos de leite e derivados
Resolução RDC nº 359 – ANVISA	23/12/2003	Regulamento técnico de porções de alimentos embalados para fins de rotulagem nutricional
Resolução RDC nº 360 – ANVISA	23/12/2003	Regulamento técnico sobre rotulagem nutricional de alimentos embalados

(Continua)

Anexo I Regulamentos e normas específicos da responsabilidade técnica (continuação)

Resolução RDC nº 163 – ANVISA	17/08/2006	Regulamento técnico para rotulagem de alimentos embalados – complemento das Resoluções nºs 359 e 360, de 23/12/03
Resolução RDC nº 259 – ANVISA	20/09/2002	Regulamento técnico para rotulagem de alimentos embalados
Resolução RDC nº 123 – ANVISA	12/05/2004	Altera o subitem 3.3 do Anexo da Resolução nº 259, de 20/09/02 – Regulamento Técnico para Rotulagem de Alimentos Embalados
Portaria MAPA nº 68	30/05/1995	Estabelece a identificação mediante cores na rotulagem dos diversos tipos de leite (faixa 1 cm de espessura)
Portaria MAPA nº 368	04/09/1997	Aprova o regulamento técnico sobre as condições higiênico-sanitárias e de boas práticas de fabricação para estabelecimentos elaboradores/industrializadores de alimentos
Portaria MAPA nº 146	07/03/1996	Regulamento técnico de identidade e qualidade de queijos Regulamento técnico geral para a fixação dos requisitos microbiológicos de queijo Regulamento técnico de identidade e qualidade de manteiga Regulamento técnico de identidade e qualidade de creme de leite Regulamento técnico de identidade e qualidade de gordura láctea Regulamento técnico de identidade e qualidade de creme de leite granel de uso industrial Regulamento técnico de identidade e qualidade de caseinatos alimentícios Regulamento técnico de identidade e qualidade de gordura anidra de leite (ou butter oil). Regulamento técnico de identidade e qualidade de leite fluido a granel de uso industrial Regulamento técnico de identidade e qualidade da caseína alimentar Regulamento técnico de identidade e qualidade de leite em pó Regulamento técnico de identidade e qualidade do leite UHT (UAT)
Portaria MAPA nº 352	04/11/1997	Regulamento técnico de identidade e qualidade do queijo minas frescal
Portaria MAPA nº 27	13/01/1998	Regulamento técnico referente à informação nutricional complementar
Portaria MAPA nº 353	04/11/1997	Regulamento técnico de identidade e qualidade dos queijos parmesão, parmesano, sbrinz, reggiano e reggianito
Portaria MAPA nº 354	04/11/1997	Regulamento técnico de identidade e qualidade do doce de leite
Portaria MAPA nº 355	04/11/1997	Regulamento técnico de identidade e qualidade do queijo em pó
Portaria MAPA nº 356	04/11/1997	Regulamento técnico de identidade e qualidade do queijo processado ou fundido, processado pasteurizado e processado ou fundido UHT (UAT)

(Continua)

Anexo I Regulamentos e normas específicos da responsabilidade técnica (*continuação*)

Portaria MAPA nº 357	04/11/1997	Regulamento técnico de identidade e qualidade do queijo ralado
Portaria MAPA nº 358	04/11/1997	Regulamento técnico de identidade e qualidade do queijo prato
Portaria MAPA nº 359	04/11/1997	Regulamento técnico de identidade e qualidade do queijo requeijão ou *requesón*
Portaria MAPA nº 360	04/11/1997	Regulamento técnico de identidade e qualidade do queijo *danbo*
Portaria MAPA nº 361	04/11/1997	Regulamento técnico de identidade e qualidade do queijo *tilsit*
Portaria MAPA nº 362	04/11/1997	Regulamento técnico de identidade e qualidade do queijo *tybo*
Portaria MAPA nº 363	04/11/1997	Regulamento técnico de identidade e qualidade do queijo *pategrás sandwich*
Portaria MAPA nº 364	04/11/1997	Regulamento técnico de identidade e qualidade do queijo *mozzarella* (muçarela)
Portaria MAPA nº 365	04/11/1997	Regulamento técnico de identidade e qualidade do queijo *tandil*
Portaria MAPA nº 366	04/11/1997	Regulamento técnico de identidade e qualidade de massa para elaborar queijo *mozzarella* (muçarela)
Portaria MAPA nº 369	04/11/1997	Regulamento técnico de identidade e qualidade de leite em pó
Portaria MAPA nº 370	04/11/1997	Inclusão do citrato de sódio no regulamento técnico de identidade e qualidade do leite UHT (UAT)
Portaria MAPA nº 372	04/11/1997	Regulamento técnico de identidade e qualidade de margarina
Portaria MAPA nº 46	10/02/1998	Institui o sistema de análise de perigos e pontos críticos de controle (APPCC) a ser implantado, gradativamente, nas indústrias de produtos de origem animal sob o regime do Serviço de Inspeção Federal (SIF), de acordo com o manual genérico de procedimentos
Portaria IMA nº 549	25/11/2002	Estabelece procedimentos para análise fiscal de produtos de origem animal
Portaria IMA nº 581	30/04/2003	Dispõe sobre responsabilidade técnica nas indústrias de manipulação de produtos de origem animal
Portaria IMA nº 600	23/07/2003	Aprova o manual de normas higiênico-sanitárias e tecnológicas para leite e produtos lácteos
Portaria IMA nº 912	12/06/2008	Dispõe sobre rotulagem de produtos de origem animal
Portaria IMA nº 973	09/02/2009	Dispõe sobre responsabilidade técnica nas indústrias de manipulação de produtos de origem animal
Portaria IMA nº 1.046	09/02/2010	Dispõe sobre a obrigatoriedade de implementação de programas de autocontrole em estabelecimentos de produtos de origem animal

(*Continua*)

Anexo I Regulamentos e normas específicos da responsabilidade técnica (*continuação*)

Portaria IMA nº 1.059	27/04/2010	Dispõe sobre a produção e o beneficiamento do leite de cabra para fins de consumo humano
Portaria INMETRO nº 25	02/02/1986	Dizeres obrigatórios para uso em queijos e requeijão em que a indicação de peso líquido não é possível
Portaria INMETRO nº 67	31/03/1989	Indicação do peso líquido em leites fermentados e demais derivados
Portaria INMETRO nº 157	19/08/2002	Regulamento técnico metrológico que estabelece o modo de expressar o conteúdo líquido a ser utilizado nosprodutos pré-medidos.
Instrução Normativa MAPA nº 04	01/03/2004	Altera a Portaria nº 352, de 04/09/1997; corrige a classificação do queijo minas frescal
Instrução Normativa MAPA nº 42	20/12/1999	Altera o Plano Nacional de Controle de Resíduos em Produtos de Origem Animal (PNCR) e os Programas deControle de Resíduos em carne (PCRC), mel (PCRM), leite (PCRL) e pescado (PCRRP)
Instrução Normativa MAPA nº 37	31/10/2000	Regulamento técnico de produção, identidade e qualidade do leite de cabra
Instrução Normativa MAPA nº 53	29/12/2000	Regulamento técnico de identidade e qualidade do queijo *petit suisse*
Instrução Normativa MAPA nº 30	26/06/2001	Regulamento técnico de identidade e qualidade da manteiga da terra ou manteiga de garrafa Regulamento técnico de identidade e qualidade do queijo de coalho Regulamento técnico de identidade e qualidade do queijo de manteiga Regulamento técnico de identidade e qualidade da manteiga da terra ou manteiga de garrafa, queijo de coalho, queijo de manteiga
Instrução Normativa MAPA nº 24	04/04/2002	Regulamento técnico de identidade e qualidade do queijo regional do norte ou queijo tropical de uso industrial
Instrução Normativa MAPA nº 51	18/09/2002	Regulamento técnico de produção, identidade e qualidade de leite tipo A Regulamento técnico de produção, identidade e qualidade de leite tipo B Regulamento técnico de produção, identidade e qualidade de leite tipo C Regulamento técnico de produção, identidade e qualidade de leite cru refrigerado Regulamento técnico de produção, identidade e qualidade de leite pasteurizado Regulamento técnico de produção, identidade e qualidade da coleta de leite cru refrigerado e seu transporte a granel
Instrução Normativa MAPA nº 22	24/11/2005	Aprova o regulamento técnico para rotulagem de produto de origem animal embalado
Instrução Normativa MAPA nº 16	23/08/2005	Regulamento técnico de identidade e qualidade de bebida láctea
Instrução Normativa MAPA nº 26	12/06/2007	Regulamento técnico de identidade e qualidade de leite aromatizado

(*Continua*)

Anexo I Regulamentos e normas específicos da responsabilidade técnica (*continuação*)

Instrução Normativa MAPA nº 27	12/06/2007	Regulamento técnico de identidade e qualidade de leite em pó modificado
Instrução Normativa MAPA nº 28	12/06/2007	Regulamento técnico de identidade e qualidade de composto lácteo
Instrução Normativa MAPA nº 45	23/10/2007	Regulamento técnico de identidade e qualidade de queijo azul
Instrução Normativa MAPA nº 46	23/10/2007	Regulamento técnico de identidade e qualidade de leites fermentados
Instrução Normativa MAPA nº 9	08/04/2009	Regulamento técnico de atribuição de aditivos e seus procedimentos de controle da *Listeria monocytogenes* em produtos de origem animal prontos para o consumo
Queijo minas artesanal		
Lei nº 14.185	31/01/2002	Dispõe sobre o processo de produção do queijo minas artesanal e dá outras providências (legislação estadual)
Lei nº 14.987	14/01/2004	Reabre o prazo para o cadastramento que trata o §1º do art. 3º da Lei nº 14.185 (legislação estadual)
Lei nº 19.492	13/01/2011	Altera dispositivos da Lei nº 14.185, de 31 de janeiro de 2002, que dispõe sobre o processo de produção do queijo minas artesanal e dá outras providências (legislação estadual)
Decreto nº 42.645	05/06/2002	Aprova o regulamento da lei nº 14.185/02 que dispõe sobre o processo de produção do queijo minas artesanal
Portaria IMA nº 517	14/06/2002	Estabelece normas de defesa sanitária para rebanhos fornecedores de leite para produção do queijo minas artesanal
Portaria IMA nº 518	14/06/2002	Dispõe sobre requisitos básicos para instalações, materiais e equipamentos para a fabricação do queijo minas artesanal
Portaria IMA nº 818	12/12/2006	Regulamento técnico de produção do queijo minas artesanal (Anexos I ao X)
Decreto nº 9.013	29/03/2017	Regulamento da Inspeção Industrial e Sanitária de Produtos de Origem Animal. Regulamenta queijarias

CAPÍTULO 16

Comércio Informal de Leite e Derivados no Brasil

Vanerli Beloti

Resumo

O Brasil está entre os cinco maiores produtores de leite do mundo, mas ainda tem sérios desafios a vencer quanto à qualidade do produto. Além dos problemas que costumeiramente envolvem a produção de leite e comprometem sua qualidade, o comércio de leite *in natura* no País, apesar de proibido desde 1952, é uma realidade disseminada. Embora o consumo desse tipo de produto venha diminuindo, ainda representa 20% a 30% do leite produzido no País, dependendo da região e dos critérios de qualificação de informalidade. Leite informal é todo o leite que não é inspecionado, no entanto a proibição é quanto à comercialização do produto e não de seu consumo dentro das propriedades leiteiras, que são milhares no País. Por isso as variações nas porcentagens do leite considerado informal. O problema, apontado por especialistas e órgãos de inspeção e vigilância sanitária, é que o leite e seus derivados não pasteurizados e não inspecionados podem transmitir doenças e estão sujeito a fraudes. Além disso, o leite informal compete desonestamente com o produto formal, não paga impostos, taxas, encargos, não tem gastos com o controle de qualidade e, por vezes ainda, é fraudado.

Caracterização de comércio informal

O comércio informal de leite e derivados abrange os produtos vendidos diretamente aos consumidores por produtores ou atravessadores. Na produção informal, as condições costumam ser precárias, não há controle da saúde dos animais em produção, frequentemente não há refrigeração do leite nem tratamento térmico apropriado para eliminar os micro-organismos patogênicos ou qualquer controle de qualidade. Nenhum órgão de inspeção é responsável por este produto.

Como agravante, participam dessa cadeia intermediários que compram o leite dos produtores e vendem aos consumidores. Apesar de contarem com a confiança dos compradores, os intermediários frequentemente fraudam o leite com grande quantidade de água, neutralizam o leite para que suporte o longo caminho da distribuição em temperatura ambiente sem acidificar ou adicionam peróxido de hidrogênio e outros conservantes para controlar o crescimento de bactérias deteriorantes.

O leite cru é distribuído em garrafas pet, mas também em embalagens de polietileno como os saquinhos tradicionais ou saquinhos transparentes como os de água. Outra apresentação frequente são os saquinhos de plástico fechados com um nó e expostos à venda ao lado de saquinhos de leite pasteurizado, pelo mesmo preço, por um preço maior ou menor, conforme a clientela. Galões de 5 e 10 litros são utilizados para venda a panificadoras e outros estabelecimentos produtores de alimentos que utilizam leite.

O lucro é a principal razão para a permanência de produtores e intermediários na informalidade. Sem qualquer despesa com beneficiamento, embalagens corretas, controle de qualidade e impostos, o lucro é incomparavelmente maior do que o obtido com o fornecimento a um laticínio. Outro fator que incentiva a clandestinidade é que a legalização da atividade demanda licenças, investimentos, taxas, projetos, regras a seguir, visitas de fiscais, balancetes e uma série de outras atividades burocráticas.

O leite informal representa um perigo à saúde da população não somente por estar cru, mas também por estar sujeito a problemas de segurança, qualidade e fraudes grosseiras.

Produção nacional de leite e leite inspecionado

Há diferentes maneiras de calcular a quantidade de leite comercializado informalmente e, como decorrência, os percentuais atribuídos ao consumo de leite informal também variam.

A estimativa mais simples considera apenas a diferença percentual entre a quantidade de leite produzido no País e a quantidade de leite que entra nas indústrias com serviços de inspeção para beneficiamento. Teoricamente, o leite que não chegou à indústria está no mercado informal.

Em 2008, por exemplo, a produção de leite no Brasil foi de 27,5 bilhões de litros, enquanto o volume de leite inspecionado foi de 19,2 bilhões de litros, 70% do volume total. Em 2013, a produção foi de 33,3 bilhões de litros de leite e 23,2 bilhões de litros foram inspecionados. O leite informal correspondeu a 30,3%, ou seja, a produção aumentou e a informalidade também.

Mediante esse cálculo, chega-se a uma porcentagem na qual se inclui como leite informal a quantidade de leite consumido nas propriedades produtoras de leite, que são milhares no Brasil. No entanto, é importante lembrar que a proibição é para comercialização de leite cru. A princípio, não há impedimento para que, nas propriedades produtoras, o leite para consumo do pessoal da propriedade seja o ali produzido. É frequente também a produção informal de derivados como nata, coalhada, doce de leite, manteiga e queijos nas propriedades rurais, e, novamente, consumir esses produtos é uma opção dos indivíduos da propriedade. A proibição é quanto à comercialização desses produtos.

Ainda há uma pequena porcentagem de leite produzido que não é beneficiado por não alcançar padrões mínimos de qualidade, é descartado do volume inspecionado e às vezes aproveitado como informal. Esse percentual também ajuda a confundir as estatísticas, aumentando a diferença entre leite produzido e leite beneficiado.

De qualquer modo, o consumo de leite informal no Brasil é considerável.

Responsabilidade de fiscalização

O segmento da cadeia do leite que compreende a produção na propriedade leiteira até a saída do produto da indústria, está sujeito a órgãos da agricultura, nas esferas federal, estadual e municipal. Quando o produto chega ao comércio, passa a ser fiscalizado por órgãos da saúde, a Vigilância Sanitária.

Ministério da Agricultura × Ministério da Saúde

A legislação brasileira entende que o Ministério da Agricultura, Pecuária e Abastecimento (MAPA) e seus correlatos nas esferas estadual e municipal são responsáveis por atestar e assegurar a qualidade e a segurança dos produtos até o final do prazo de validade. Na cadeia do leite, uma série de parâmetros de qualidade, físico-químicos e microbiológicos devem ser avaliados para concluir que o produto pode ser enviado ao consumo e que tem condições de manter suas características em parâmetros de normalidade até que se esgote a validade. A legislação maior sobre o assunto no país é a Instrução Normativa (IN) nº 62 do MAPA.

Uma vez no comércio, a Vigilância Sanitária, que integra o Ministério da Saúde, é que fiscaliza os produtos e as condições de exposição ao consumo. A Vigilância tem como foco principal a segurança dos produtos, uma vez que a qualidade já deve estar previamente assegurada. Cabe à Vigilância verificar também as condições de exposição dos alimentos ao consumo, um ponto delicado da cadeia e que está frequentemente envolvido com a deterioração precoce dos alimentos.

Essas diferentes atribuições dos órgãos da agricultura e da saúde refletem-se no estabelecimento de parâmetros específicos para o controle de qualidade em cada esfera. Os parâmetros microbiológicos de qualidade na indústria envolvem a pesquisa de aeróbios mesófilos, coliformes a 30 °C e a 45 °C e a presença de *Salmonella* sp., ao passo que pela legislação da Vigilância Sanitária, apenas os coliformes 45 °C, que têm correlação com a presença de patógenos, são pesquisados.

No leite informal, a fiscalização da produção é difícil. Os serviços de inspeção atuam somente nos estabelecimentos que se cadastram e podem fazer exigências aos produtores vinculados a essas indústrias. Tecnicamente, é difícil proibir a produção pressupondo que sua comercialização será irregular. Onde se pode intervir é na comercialização efetiva do leite cru, e esse passo já faz parte das atribuições da Vigilância Sanitária.

Leite e derivados comercializados informalmente

No Brasil, é frequente o hábito de consumir produtos não inspecionados. Sobretudo na periferia das cidades e em cidades pequenas, a comercialização de produtos informais ocorre com naturalidade e os produtos mais variados são entregues nos domicílios ou expostos ao consumo em estabelecimentos comerciais e feiras livres. Carnes bovina, suína, de aves e de peixe, leite e queijos, sem qualquer indicação de origem, são adquiridos pelos consumidores sem maiores preocupações. Queijos feitos com leite cru são considerados produtos artesanais e chegam a ter maior valor agregado. No entanto, as evidências mostram que, geralmente, esses produtos têm péssima qualidade e oferecem risco à saúde dos consumidores.

Qualidade de leite e derivados comercializados informalmente

Vários pesquisadores, de todo o País, demonstram a péssima qualidade do leite cru e de derivados vendidos na rua, em feiras e, às vezes, em padarias e mercados. Enormes contagens de coliformes, excesso de acidez e adição de água são alterações frequentes no leite comercializado cru.

Apesar disso, em diversas pesquisas, o principal motivo apontado pelos consumidores para a compra do produto é a qualidade. Os consumidores imaginam que o leite cru vem diretamente da fazenda e que, portanto, é puro e isento de fraudes atribuídas à indústria, demonstrando uma visão um pouco romântica a respeito do produto.

Os consumidores apontam, ainda, a facilidade de aquisição, com a entrega domiciliar e o melhor preço como razões para sua aquisição.

Qualidade microbiológica e segurança do leite e derivados comercializados informalmente

O leite, como todo produto cru, traz a contaminação introduzida no processo de obtenção. Tal contaminação progride rapidamente quando não há refrigeração, situação comum no comércio clandestino onde, após a ordenha, o produto é distribuído em temperatura ambiente, de casa em casa, em um processo que pode levar horas. Temperatura ambiente no Brasil frequentemente é sinônimo de calor e altas temperaturas, o que favorece ainda mais a proliferação bacteriana.

Além disso, como não há controle da saúde dos animais nesse tipo de produção e, no Brasil, zoonoses como a brucelose e tuberculose ainda estão presentes, o leite cru e seus derivados são potencialmente perigosos para quem os consome *in natura*.

Quanto ao leite, apesar do risco inerente ao produto cru, a grande maioria dos consumidores tem o hábito de ferver o leite, o que não recupera a qualidade, mas torna o produto seguro do ponto de vista microbiológico. No entanto, queijos e outros derivados feitos com leite cru, apesar de carrear, e às vezes concentrar e amplificar a presença de patógenos, não têm como receber esse tratamento térmico doméstico, tornando-se mais perigosos do que o próprio leite.

Nos queijos frescos, como o minas frescal e o queijo de coalho, amplamente consumidos em todo o País, as altas concentrações de coliformes ficam evidentes por conferirem ao produto um aspecto rendado, com pequenos orifícios, decorrentes do gás produzido pelos coliformes, que atestam a má qualidade do produto. No entanto, sobretudo no queijo de coalho consumido em quase todas as refeições no Norte e Nordeste do País, a alta acidez promovida pelos próprios coliformes e pelas bactérias ácido láticas (BAL) têm efeito protetor no produto. As BAL são completamente adaptadas ao crescimento no leite e seus derivados e utilizadas como culturas iniciantes para a produção de derivados que envolvem a fermentação. Essas bactérias são conhecidas antagonistas a patógenos, e, além de ácido, produzem outras substâncias, como peróxidos e bacteriocinas, que inibem o crescimento de outros micro-organismos.

Como no Norte e no Nordeste a população aprecia produtos fortemente ácidos, entre eles o queijo de coalho e a manteiga de garrafa, o risco da presença de patógenos é menor. De fato, muitos pesquisadores demonstram as altas contaminações do produto por coliformes e aeróbios mesófilos, mas relatos de patógenos são bem menos frequentes. Também raras são as manifestações de doenças adquiridas pelo consumo do produto.

A manteiga é um alimento relativamente seguro, uma vez que apenas poucos bolores e leveduras conseguem se multiplicar em um alimento que disponibiliza apenas gordura para o crescimento microbiano. No entanto, alguns patógenos, entre eles *Brucella* sp., têm afininidade por gordura e permanecem agregados a ela, de modo que, se o leite de animal brucélico for desnatado, ficará praticamente isento dessa bactéria e o creme de leite e a manteiga concentram esse patógeno. Como são alimentos consumidos crus, tornam-se potencialmente perigosos na veiculação de *Brucella abortus*, o agente causador da brucelose.

O leite e principalmente seus derivados também estão relacionados com a veiculação da tuberculose. Como a doença é frequente tanto em humanos como entre os bovinos, as transmissões ocorrem em duas vias, de humanos a bovinos e de bovinos diretamente a humanos, ou por intermédio do leite, de derivados e, menos frequentemente, pela carne.

As gastroenterites estão entre as doenças mais frequentemente associadas ao consumo de leite ou seus derivados. As gastroenterites podem ser promovidas por enterotoxinas produzidas nos alimentos, ou pela ingestão de micro-organismos toxinfecciosos. No caso do leite, as gastroenterites são mais frequentemente provocadas pelas enterotoxinas presentes no produto. *Staphylococcus* enterotoxigênicos são os produtores de toxina mais frequentes no leite, e mais raramente *Bacillus cereus*. Como não raro as enterotoxinas são resistentes à temperatura, o produto cru e o pasteurizado têm chances parecidas de provocar problemas.

Na verdade, a amplitude dos surtos provocados por leite pasteurizado e mesmo tratado por *Ultra High Temperature* (UHT) é bem maior do que a dos surtos decorrentes do consumo de leite e queijos crus graças às diferenças na escala de produção. No entanto, nas produções que visam à comercialização na informalidade, em decorrência de falta de higiene, refrigeração e controle de mastite que têm o S. aureus como um dos princiapais agentes etiológicos, as condições são favoráveis a uma maior frequência de contaminação do leite e produção de enterotoxinas.

Qualidades sensorial e físico-química

As características sensoriais de um produto não devem ser avaliadas fora do contexto social e geográfico, isso porque, diferentemente das características físico-químicas e microbiológicas, as sensoriais são subjetivas e as preferências dos consumidores são bastante variáveis. Ainda que se trate de um mesmo país, como o Brasil, os hábitos alimentares da população variam muito entre o Norte e o Sul, por exemplo. No Norte e no Nordeste os alimentos apreciados são de sabor mais forte, mais ácido, mais apimentado e com nível de oxidação de gorduras mais acentuado do que os tolerados no Sul do País. Por exemplo, a manteiga com os 20 a 30 °D de acidez determinados por lei é apreciada no Sul, mas considerada doce em sabor no Nordeste, que até pouco tempo consumia o produto com 60 a 100 °D.

Sabores e aromas que lembram curral, vacas e o ambiente de ordenha são facilmente transferidos ao leite produzido sem práticas de higiene, detectáveis aos paladares mais exigentes, mas imperceptíveis quando o hábito de consumo do leite com essas características é frequente. Esses consumidores, ao se depararem com um leite obtido corretamente, tendem a considerá-lo fraco e sem gosto.

Diante disso, é difícil utilizar como argumento para coibir o consumo de leite e derivados crus as características sensoriais.

Já quanto às características físico-químicas, as alterações básicas são facilmente detectáveis pelas provas do controle de qualidade. No leite e derivados crus destinados à comercialização na informalidade, graças à falta de refrigeração, a característica que mais se altera é a acidez. Promovida por micro-organismos, a acidez decorre da produção de ácido lático a partir da lactose e é o metabolismo microbiano predominante em temperatura ambiente. Então, quanto mais micro-organismos, maior a acidez.

A acidez excessiva acaba coagulando o leite e, muitas vezes, na distribuição domiciliar do leite cru, para evitar que o leite acidifique demasiadamente ou mesmo coagule antes do final das entregas, os produtores e os distribuidores recorrem a outras práticas ilícitas. Para controlar a acidez ou o crescimento microbiano, utilizam-se fraudes como a neutralização e a conservação do produto pela adição de substâncias como soda, peróxido de hidrogênio, formol e hipoclorito, entre outras, comprometendo ainda mais a qualidade do leite.

A adição de água é outra fraude frequente no leite comercializado cru, o que seria facilmente detectável se houvesse controle de qualidade. Da mesma maneira o desnate, realizado pelos produtores no leite cru, com o objetivo de obter gordura para a fabricação de manteiga.

Outras práticas indesejáveis também podem ocorrer com o leite cru, entre elas a adição de urina, reconstituintes de densidade e crioscopia e a presença de resíduos de antibióticos utilizados no tratamento dos animais, sem respeito aos prazos de carência.

Resíduos químicos

Resíduos químicos no leite cru estão frequentemente relacionados com a presença de organofosforados e carbamatos utilizados como praguicidas em alimentos fornecidos aos animais ou no seu tratamento. No entanto, os resíduos químicos não são exclusividade do leite distribuído cru. O produto enviado para usinas de beneficiamento têm semelhante chance de contaminação e detecção, uma vez que a pesquisa desses princípios não faz parte do controle de qualidade na indústria, determinado pela legislação. Apenas antibióticos têm sua pesquisa determinada, mas mesmo assim fica a critério da indústria o princípio a ser pesquisado, pois não é obrigatória a pesquisa de todos eles.

Aspectos fiscais do comércio informal de leite e derivados

Apesar de proibido, o comércio de leite cru é de difícil controle, e para isso colaboram alguns fatores. O apoio dos consumidores é o primeiro problema a ser vencido pelas autoridades, que têm dificuldades para convencer sobre a má qualidade e os riscos oferecidos pelo produto.

As dimensões territoriais do País são, sem dúvida, outro grave problema que, associado à carência de pessoal nos órgãos de fiscalização e às inúmeras atribuições do pessoal existente, torna a atuação pontual e pouco eficiente.

Há casos de campanhas desestimulando o consumo de leite e derivados crus, realizadas com sucesso por universidades e pelos próprios órgãos de fiscalização, que obtêm grande sucesso, mas é necessário o comprometimento das autoridades. Nos casos em que o Ministério Público apoia as ações o sucesso é maior. No entanto, principalmente nas pequenas cidades, muitas vezes, há interferência do poder executivo ou do legislativo que, para preservar seus eleitores, tomam partido dos comerciantes informais, ignorando os riscos à saúde da população.

Muito importante seria que os produtos pasteurizados ou tratados por ultra-alta temperatura, oferecidos como alternativa aos crus, apresentassem sempre boa qualidade. A conhecida fragilidade da qualidade dos produtos industrializados compromete a convicção dos consumidores em mudar seus hábitos.

Outro aspecto importante do comércio informal diz respeito às sonegações fiscais. O produto informal compete desonestamente por preço com os produtos industrializados que recolhem impostos e têm encargos com funcionários

BIBLIOGRAFIA

Bramley AJ, McKinnon CH. The microbiology of raw milk. In: Robinson RK. Dairy microbiology: the microbiology of milk. 2 ed. New York: Elsevier Science, 1990: 163-207.

Brasil. Decreto nº 30.691, de 29 de março de 1952. Regulamenta a Lei nº 1.283, de 18 de dezembro de 1950, que institui o Regulamento da Inspeção Industrial e Sanitária de Produtos de Origem Animal. Diário Oficial da União, Rio de Janeiro, 07/07/1952, Seção 1, página 10.785.

Brasil. Ministério da Agricultura, Pecuária e Abastecimento (MAPA). Instrução Normativa nº 62, de 29 de dezembro de 2011. Aprova o Regulamento Técnico de Produção, Identidade e Qualidade do Leite Tipo A, o Regulamento Técnico de Identidade e Qualidade de Leite Cru Refrigerado, o Regulamento Técnico de Identidade e Qualidade de Leite Pasteurizado e o Regulamento Técnico da Coleta de Leite Cru Refrigerado e seu Transporte a Granel. Diário Oficial da União, Brasília, 30/12/2011, Seção 1, n. 251, página 6.

Fagan EP, Beloti V, Barros MAF, Muller EE, Nero LA et al. Avaliação e implantação de boas práticas nos principais pontos de contaminação microbiológica na produção leiteira. Semina: Ciências Agrárias. 2005; 26(1):83-92.

Franco BDGM, Landgraf M. Microbiologia dos alimentos. 2 ed. São Paulo: Atheneu; 2007.

Germano PML, Germano MIS. Higiene e vigilância sanitária de alimentos. 3 ed. São Paulo: Livraria Varela; 2008.

Jay JM. Microbiologia de alimentos. 6 ed. Porto Alegre: Artmed; 2005.

Kan CA, Meijer GAL. The risk of contamination of food with toxic substances present in animal feed. Animal Feed Science and Technology. 2007; 133:84-108.

Nero LA, Mattos MR, Beloti V, Barros MAF, Ortolani MBT et al. Autochthonous microbiota of raw milk with antagonistic activity against Listeria monocytogenes and Salmonella enteritidis. J Food Safety. 2009; 29:261-70.

Santana EHW, Beloti V, Barros MAF, Moraes LB, Gusmão VV et al. Contaminação do leite em diferentes pontos do processo de produção: I. Microrganismos aeróbios mesófilos e psicrotróficos. Semina: Ciências Agrárias. 2001; 22(2):145-54.

Santana EHW, Beloti V, Müller EE, Barros MAF, Moraes LB et a. Milk contamination in different points of the dairy process. II. Mesophilic, psychrotrophic and proteolytic microorganisms. Semina: Ciências Agrárias. 2004; 25(4):349-58.

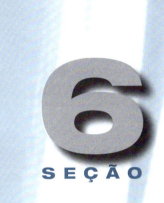

SEÇÃO 6

Ferramentas de Controle

CAPÍTULO 17

Higiene na Produção

Ana Lucia do Amaral Vendramini

Resumo

O domínio de conhecimentos sobre a higienização no setor leiteiro tem como objetivo que tanto as matérias-primas quanto os produtos alimentícios derivados do leite atendam às especificações legais, microbiológicas, químicas e físicas. Também promove o aumento da vida útil desses alimentos, auxilia a redução dos custos relativos à inadequação de produtos contaminados, além de minimizar o risco de eventuais contaminações. Este capítulo apresenta as condições higiênicas necessárias para a produção de leite e derivados, seguros e adequados para o consumo, abordando a higienização na ordenha e no beneficiamento. Inclui as propriedades e os métodos de aplicação de detergentes e desinfetantes, detalhando aspectos da higiene ambiental, dos animais, dos manipuladores e de equipamentos e utensílios. O capítulo é finalizado apresentando o histórico das exigências legais e as normas da legislação sanitária para o setor, incluindo modelos de procedimentos padrão de higiene operacional.

Princípios gerais de higienização

O controle sanitário na área de alimentos visa a proteção e saúde da população, assim as matérias-primas destinadas à produção de alimentos devem atender às condições higiênico-sanitárias de modo a garantir que o produto final não ofereça riscos à saúde humana. Logo, todo estabelecimento que produz, industrializa, fraciona, armazena ou transporta alimentos deve manter as melhores condições higiênico-sanitárias possíveis de maneira a obter alimentos seguros.

No processamento industrial de alimentos a manutenção das condições higiênico-sanitárias se constitui requisito essencial. A higienização é uma operação que se divide em duas etapas: limpeza e desinfecção. A limpeza é a operação de remoção de impurezas como terra, resíduos de alimentos, sujidades em geral, enquanto a desinfecção é a operação de redução, por método físico ou agente químico, do número de micro-organismos a um nível que não comprometa a segurança do alimento. Quanto antes realizar os procedimentos de limpeza, mais fácil e barata será a remoção das sujidades.

Higiene, limpeza e desinfecção ou sanitização são termos complementares. A higiene é o conjunto de medidas, incluindo a limpeza e a desinfecção ou sanitização, que, aplicado na produção de alimentos, tem por finalidade assegurar ao consumidor um produto final sadio. Exemplificando, a limpeza implica remoção de sujidades de utensílios, equipamentos, instalações e ambiente, enquanto a desinfecção ou sanitização pode ser entendida como um conjunto de procedimentos higiênico-sanitários para garantir a obtenção de superfície, equipamentos e ambientes com características adequadas de limpeza e baixa carga microbiana residual.

A carga microbiana contaminante do produto final é o somatório dos micro-organismos presentes na matéria-prima e daqueles que se agregam ao longo das várias etapas do processo, principalmente em função do contato com superfícies e equipamentos, intensidade e condições de manuseio, qualidade da água e do ar, além de fatores ambientais diversos. A contaminação gerada pelo contato indevido de insumos, superfícies, ambiente, pessoas ou produtos contaminados é denominada "contaminação cruzada".

Nesse contexto, a adoção de programas bem elaborados de sanitização industrial representa um auxílio valioso para assegurar a obtenção de produtos finais de boa qualidade higiênico-sanitária. Os procedimentos de higienização não devem interferir nas propriedades nutricionais nem sensoriais dos alimentos, mas garantir a preservação das características desejáveis.

Os produtos utilizados na higienização devem apresentar autorização dos órgãos responsáveis. No caso da limpeza das instalações, o que inclui banheiro, sala de ordenha e sala de leite, o produto é classificado como saneante e precisa ter o registro ou notificação da Agência Nacional de Vigilância Sanitária (ANVISA). Por outro lado, a limpeza dos equipamentos de ordenha e de tanques, os produtos precisam ter "Autorização de Utilização do Produto" (AUP), emitida pelo Ministério da Agricultura, Pecuária e Abastecimento (MAPA), assim um produto destinado para a limpeza dos equipamentos não pode ser usado para a limpeza das instalações e vice-versa.

Compostos químicos de detergentes e sanitizantes

As operações de limpeza são normalmente efetuadas com o uso de detergentes e desinfetantes ou sanitizantes.

Detergentes são definidos como produtos químicos utilizados para a remoção de sujeira, gordura e restos de alimentos encontrados em uma superfície. Já os desinfetantes são produtos químicos que reduzem a contaminação microbiana para um nível aceitável.

Os detergentes devem ter como propriedades a capacidade de remover completamente a sujeira da superfície; não ser corrosivos à superfície de equipamentos; dissolver facilmente na água; fácil de enxaguar, além de apresentar segurança e economia no uso.

Os detergentes utilizados comercialmente contêm componentes que exercem funções que facilitam ou melhoram o processo de limpeza, conforme listados e apresentados na Tabela 17.1. Os detergentes podem apresentar simultaneamente as funções de dispersão, dissolução, emulsificação, enxaguagem, inibidor de corrosão, penetração, sequestrante, quelante, suspensão, tamponante e umectante, compreendidos conforme as descrições.

- *Dispersão:* fracionamento dos agregados de resíduos em pequenas partículas, facilitando sua remoção e enxágue.
- *Dissolução:* as partículas insolúveis de resíduos reagem quimicamente com os agentes de limpeza, solubilizando-as em água. A saponificação é a solubilização de gorduras e a peptização a de proteínas.

Tabela 17.1 Atividades dos detergentes segundo suas funções

Funções	Alcalino forte	Alcalino fraco	Polifosfatos	Ácidos fracos	Ácidos forte	Agentes tensoativos
Dispersante	++	+++	+	+	0	+++
Dissolvente	++++	+++	++	+++	+++	+
Emulsificante	+	++	++	0	0	++++
Inibidor de corrosão	++++	+++	0	++	+++	0
Molhante	+++	+++	++	+	0	++++
Peptizante	++++	+++	+	++	+++	0
Saponificante	++++	+++	0	0	0	+
Sequestrante	0	+	++++	0	0	0
Umectante	+	++	+	+	0	++++

++++: extrema; +++: elevada; ++: média; +: baixa; 0: nula.

- *Emulsificação:* mantém os resíduos na forma dispersa, em solução, sem aglomeração ou depósitos. A emulsão formada deve ser suficientemente estável para permitir um completo enxágue sem haver a redeposição desses componentes.
- *Enxaguagem:* garante que os depósitos de sujidades e as soluções sejam removidos pela água.
- *Inibidor de corrosão:* compostos usados para atenuar o efeito de ácidos e álcalis fortes sobre a superfície dos equipamentos. Dentre essas substâncias, destacam-se o silicato de sódio (Na_2SO_3), que protege superfícies de alumínio do ataque de álcalis; o sulfito de sódio, que protege superfícies estanhadas da ação de álcalis; e bases nitrogenadas, utilizadas contra o poder corrosivo do ácido (à medida que o resíduo é removido, deixando o metal limpo, o inibidor recobre a superfície dando uma proteção parcial).
- *Penetração:* a entrada de um líquido em uma superfície porosa ou através de fissuras, orifícios ou pequenos canais.
- *Quelante:* permite a uma solução de limpeza redissolver sais precipitados de cálcio e de magnésio.
- *Sequestrante:* substâncias químicas que se combinam com os sais de cálcio e magnésio, como no caso das águas duras, formando componentes solúveis em água ou precipitados.
- *Suspensão:* mantém em suspensão a sujidade não solúvel, impedindo o depósito das partículas sobre a superfície limpa.
- *Tamponante:* promove a estabilidade do pH da solução de limpeza, ou seja, resiste a variações do pH. Nesse caso, a alcalinidade ou a acidez da solução pouco se modificam, apesar de pequenas adições de água, de álcalis ou de ácido.
- *Umectante ou molhante:* os componentes da formulação promovem a redução da tensão superficial das soluções favorecendo a penetração do detergente nas sujidades.

Os agentes dos detergentes são classificados em tensoativos, alcalinos, ácidos e polifosfatos.

Tensoativos

Modificam a tensão superficial da água e conferem ao detergente as funções molhante, penetrante, de suspensão, lavagem e dispersante. Estes podem ser *aniônicos*, ou seja, dissociam-se em solução e o íon negativo é a forma ativa (p.ex., alquil benzeno sulfonato de sódio); *catiônicos*, ou seja, dissociam-se em solução, sendo o íon positivo a forma ativa (p.ex., quaternário de amônio, que também possui ação bactericida, mas baixo poder de detergência); *não iônicos*, ou seja, apresentam poder detergente, não se ionizam em solução aquosa, são lipossolúveis e comumente empregados nas formulações destinadas à limpeza *clean in place* (CIP), descrita a seguir, por formarem pouca espuma, apresentarem capacidade umectante e facilitarem a enxaguagem (p.ex., alquil etoxilados); *anfóteros*, ou seja, possuem grupos aniônicos e catiônicos na mesma molécula, apresentando propriedades aniônicas em meio alcalino e propriedades catiônicas em meio ácido.

Os agentes tensoativos aniônicos e catiônicos são incompatíveis, já que se combinam formando compostos insolúveis, sendo este um dos motivos para não misturar, de forma caseira, diferentes detergentes.

Alcalinos

Favorecem a ação dissolvente sobre resíduos orgânicos (alimentos sólidos, à base de carne, leite ou pescado) e fornecem boa capacidade emulsionante. São exemplos: hidróxido de sódio ou soda cáustica (NaOH), o mais forte e o mais utilizado na limpeza de equipamentos de aço inoxidável; carbonato e o bicarbonato de sódio; metassilicato, o ortossilicato e p-sesquissilicato de sódio.

Os detergentes alcalinos fortes, compostos prioritariamente por hidróxido de sódio, convertem-se, em contato com o CO_2 do ar, em carbonatos (2 NaOH + CO_2 → 2 Na + CO_3 + H_2O).

Esses carbonatos depositam-se sobre superfície dos equipamentos, a menos que haja na formulação agentes de suspensão ou sequestrante, neste caso o fosfato trissódico.

Quando são utilizadas soluções detergentes que entrarão em contato com as mãos, o carbonato e o bicarbonato de sódio têm a preferência, por causa da baixa alcalinidade dessas substâncias.

O metassilicato e o ortossilicato de sódios são efetivos na remoção das sujidades pesadas, além de possuírem boa capacidade tamponante e de enxaguagem.

Ácidos

Os detergentes ácidos são mais utilizados para retirar incrustações, tanto para remoção de depósitos de sais (inorgânicos), tais como os sais de cálcio e magnésio, conhecidos como "pedra de leite", quanto de compostos proteicos desnaturados. Tais incrustações são eliminadas por meio da dissolução por ação dos detergentes ácidos à base de ácido nítrico (mais utilizado), ácido fosfórico e ácido glucônico. Estes são corrosivos a certos metais e, assim, devem ser usados em conjunto com inibidores de corrosão (silicato de sódio). A reação de dissolução dos sais e dos compostos proteicos desnaturados durante a operação de limpeza ácida devem ser feita nos equipamentos de aço inox, ao menos uma vez por semana. Os ácidos utilizados isoladamente nas condições normais de uso não têm nenhum efeito sobre os resíduos orgânicos. Entretanto, quando agentes umectantes adequados são combinados com os ácidos em solução, é fornecido algum poder detergente.

Fosfatos

Os polifosfatos são convertidos em ortofosfatos e, assim, reagem com a dureza da água. Entre os ortofosfatos, o mais importante é o fosfato trissódico, agente de suspensão e sequestrante (evita o depósito ou aglomeração de sais nas superfícies). Os polifosfatos são facilmente enxaguáveis, bons agentes peptizantes, defloculantes, dispersantes, emulsificantes e de suspensão. No entanto, a presença de fosfatos simples, sob condições alcalinas, pode provocar a ocorrência de fosfato tricálcico, que é insolúvel, e, portanto, podem ocorrer incrustações sobre as superfícies.

Os detergentes utilizados na remoção dos resíduos aderidos às superfícies devem ser de baixo custo, atóxicos e pouco poluentes, além de apresentarem propriedades de maneira a exercer suas diversas funções. Entretanto, nenhum composto isoladamente preenche em grau ótimo todas as propriedades desejáveis; assim, os detergentes são especialmente formulados para cada necessidade, sendo à base de compostos alcalinos, neutros, ácidos e/ou tensoativos. A Tabela 17.2 apresenta os componentes dos alimentos, as características de remoção e solubilidade das sujidades e ainda recomenda o tipo de detergente adequado para a remoção.

Por outro lado, os desinfetantes, segundo a ANVISA, são formulações que têm na sua composição substâncias microbicidas e apresentam efeito letal para micro-organismos não esporulados, eliminando 100% das células vegetativas, mas não eliminam os esporos bacterianos, que são os mais resistentes à desinfecção.

Os sanitizantes, também denominados esterilizantes, são formulações cuja composição apresenta substâncias microbicidas e apresentam efeito letal para micro-organismos esporulados e não esporulados, assim têm como função reduzir a contaminação microbiológica até um nível seguro. Existem duas classes de sanitizantes: os que não requerem enxágue, para superfície que tem contato com alimentos, e os utilizados em superfícies que não têm contato com alimentos.

Segundo a Portaria nº 15, de 23 de agosto de 1988, da ANVISA, os produtos saneantes domissanitários com ação antimicrobiana somente serão registrados e autorizados para uso mediante a comprovação de sua eficácia aos fins propostos, por meio de análise prévia realizada com o produto acabado e nas diluições de uso indicadas pelo fabricante.

Os sanitizantes utilizados para superfícies que tenham contato com alimentos e aprovados pelos órgãos legais são os produtos à base de cloro, dióxido de cloro, iodóforos, ácidos carboxílicos, ácidos peracéticos, combinações de peracéticos e biguamida polimérica.

Os sanitizantes à base de oxidantes (cloro ativo, peróxido de hidrogênio, ácido peracético e iodo) destroem irreversivelmente os sistemas biológicos das células dos micro-organismos. A diferença da efetividade baseia-se nos diferentes potenciais de oxidação. A Tabela 17.3 apresenta as principais categorias dos sanitizantes químicos comumente utilizados nas indústrias de alimentos e compara as suas vantagens e desvantagens.

Tabela 17.2 Componentes dos alimentos e características das sujidades

Componentes	Remoção	Solubilidade	Tipo de detergente recomendado
Carboidratos	Fácil	Solúveis em água	Alcalino
Lipídeos	Difícil	Insolúveis em água Solúveis em álcali	Alcalino
Proteínas	Muito difícil	Insolúveis em água Solúveis em álcali Ligeiramente solúveis em ácido	Clorado, alcalino
Sais minerais mono e polivalentes	Variável	Solubilidade em água variável Solúveis em ácido	Ácido

Tabela 17.3 Vantagens e desvantagens dos principais sanitizantes químicos utilizados nas indústrias de alimentos

Produto	Vantagens	Desvantagens
À base de cloro	Eficiente para muitos tipos de micro-organismos (amplo espectro); não espuma; não provoca resistência por parte dos micro-organismos se a concentração ideal é sempre usada; aplicado em sistemas de limpeza CIP, imersão, aspersão e nebulização; barato	Corrosivo em altas concentrações e na forma de vapor; matéria orgânica reduz eficiência; não adequado para uso em filtros que contenham celulose; o pH e a alta temperatura afetam sua eficiência, sendo adequado soluções neutras ou alcalinas e água fria; irritante para os olhos e a pele, além de agressivo para o meio ambiente
À base de iodo	A coloração indica sua presença e concentração; menos corrosivo a metais que o cloro; eficiente sobre uma ampla gama de micro-organismos; mais eficaz que o cloro em concentrações mais baixas; aplicado em limpeza CIP, imersão, aspersão e manual, além da desinfecção de mãos; é coadjuvante na dissolução de depósitos minerais	Potencialmente gerador de sabor e odor; eficiência é sensível à temperatura e, em pH > 5, ocorre queda drástica de atividade; menos eficaz que o cloro na presença de esporos bacterianos; resíduos de matéria orgânica reduzem a sua eficácia; contém fosfatos; pode manchar plástico; gera espuma dependendo das condições de circulação
Compostos de amônio quaternário	Baixa toxicidade, não têm odor nem cor e não são irritantes; tolerância moderada à matéria orgânica; eficientes sobre uma grande faixa de pH (6 a 10); muito eficientes contra micro-organismos Gram-positivos e apresentam atividade antimicrobiana residual; adequado para superfícies em contato com alimentos; aplicados a todo o tipo de materiais nas limpezas por imersão, aspersão e manual	Alguns tipos apresentam baixa atividade contra coliformes e a maioria dos micro-organismos Gram-negativos; produzem espuma dependendo das condições de circulação; neutralizáveis por ação de certos detergentes surfactantes; sensibilidade moderada à temperatura; deixam filme residual sobre as superfícies
Ácido peracético	Seguro para uso sobre filtros de éster de celulose e superfícies em contato com os alimentos; espectro de destruição muito grande; ativo em uma ampla faixa de pH e temperatura; baixa toxicidade; não corrosivo em aço inoxidável; não mancha; não produz espuma; não contém fosfato; baixas concentrações de uso, sendo de custo moderado; praticamente inodoro nas condições de uso	Corrosivo a cobre e latão, porém menos agressivo do que o cloro; concentrado tem odor pungente de vinagre e provoca irritações e queimaduras; decomposição rápida na presença de metais e matéria orgânica
Compostos anfotéricos	Aplicados sob condições neutras e alcalinas a todo tipo de material e adequados para superfícies em contato com alimentos; não transmitem sabores ou odores; baixa toxicidade; não irritantes; utilizados em sistemas de limpeza CIP, imersão, aspersão, nebulização e manual	Atividade reduzida em condições ácidas; requerem dosagens elevadas; formam espuma; custo médio a alto; não cumprem com os requisitos de eficácia norte-americanos para higienização de superfícies em contato com os alimentos

(Continua)

Tabela 17.3 Vantagens e desvantagens dos principais sanitizantes químicos utilizados nas indústrias de alimentos (*continuação*)

Produto	Vantagens	Desvantagens
Biguanidinas poliméricas	Ativas em meios ácidos, neutros e alcalinos; aplicáveis a todo tipo de materiais; adequadas para superfícies em contato com os alimentos; utilizadas em sistemas de limpeza CIP, imersão, aspersão, nebulização e manual	Não cumprem com os requisitos de eficácia norte-americanos para higienização de superfícies em contato com os alimentos; são incompatíveis com surfactantes aniônicos; eficácia fraca para fungos, custo médio/alto; atividade reduzida na presença de restos de sujidade orgânica
Glutaraldeído	Ativo em meio neutro e alcalino; aplicável a todo o tipo de material; amplo espectro; aplicado na limpeza de glicóis e águas doces na indústria leiteira, no tratamento de água, no controle de formação de fungos em equipamentos de tratamento térmico/refrigeração	Mais lento e de menor eficácia em condições ácidas; é absorvido por material poroso; tóxico em elevadas concentrações
Isotiazolinonas	Ativas em meios ácido, neutro e alcalino; amplo espectro; manutenção da atividade por um longo período	Utilize apenas em superfícies não destinadas ao contato com os alimentos
Fenóis	Utilizados em sistemas de lubrificação e tratamento de água; rapidamente absorvidos por muitos tipos de materiais	Atividade germicida variável, tóxicos, irritantes, geram maus odores; utilize apenas em superfícies não destinadas ao contato com os alimentos
Peróxido de hidrogênio	Utilizado em todo o tipo de material; recomendado para o enchimento asséptico de bebidas; os produtos de decomposição não são agressivos nem tóxicos (água e oxigênio)	Eficaz a altas temperaturas e concentrações elevadas; desestabilizado pela presença de contaminantes metálicos

Os compostos inorgânicos de cloro inibem os sistemas enzimáticos da glicólise, possuem amplo espectro de ação, mas a faixa de pH ideal é estreita (6,8 a 8,2), reagem com matéria orgânica inativando sua ação bactericida, são corrosivos em meio ácido e reagem liberando gás cloro (tóxico).

O iodóforo penetra a parede celular, promovendo a destruição da estrutura proteica, possui amplo espectro de ação (inclusive *Listeria monocytogenes*), reage com matéria orgânica, mas não tanto quanto o cloro, sendo sensível a temperatura superior a 40°C, corrosivo e causa manchas em algumas borrachas, plásticos, botas, teflon e acrílico.

Os compostos de amônio quaternário agem sobre a membrana citoplasmática alterando a permeabilidade da célula do micro-organismo, possuem caráter catiônico, o que ocasiona formação de espuma, são estáveis, apresentam ação desodorizante e residual, são altamente eficazes contra bactérias Gram-positivos, bolores e leveduras, mas apresentam eficácia moderada com os micro-organismos Gram-negativos.

O ácido peracético é um forte oxidante com atuação na parede celular e no interior da célula microbiana, o que danifica o sistema enzimático causando a destruição do micro-organismo. Não necessita de enxágue posterior à aplicação, apresenta amplo espectro de ação, é seguro para o meio ambiente (degrada-se em oxigênio e ácido acético), não espumante, possui boa tolerância à matéria orgânica e odor irritante.

Os princípios ativos dos grupos aldeídos, fenólicos, álcoois, glicóis e biguanidas (cloridrato de pilo-hexametileno biguanida) poderão ser utilizados em locais, equipamentos e utensílios que não entrem em contato direto com os alimentos. A biguanida polimérica possui ação sobre a membrana do micro-organismo, atua em ampla faixa de pH, com amplo espectro de ação, não é irritante nem corrosiva, possui ação residual e, dependendo da dosagem, não necessita de enxágue.

Os sanitizantes são aplicados na última fase dos programas de limpeza. Tal aplicação pode ser na forma de aspersão, circulação, espuma ou névoa. Se o tempo que finaliza a sanitização até a hora que começa a produção excede 4 horas, deve se realizar uma nova sanitização.

Os sanitizantes são mais eficientes quando aplicados em superfícies limpas, sob condições físicas e químicas (temperatura, concentração, tempo de contato, pH) adequadas e controladas, em classe microbiana (bactérias, vírus, fungos) específica e quando é conhecida também a quantidade inicial de micro-organismos presentes.

O sanitizante ideal apresenta amplo espectro de atividade, eliminação rápida, é fácil de preparar e solubilizar em água, estável sob temperatura ambiente, tolerante a sujidades, à água dura (água rica em sais de cálcio e magnésio) e à temperatura, não tóxico, não prejudicial ao ambiente, não corrosivo, econômico e seguro para o uso. No entanto, ainda não é possível um único produto apresentar todas essas características.

Além dos sanitizantes químicos, também são utilizados a luz ultravioleta (UV) na higienização de embalagens e por vezes o oxônio, gerado eletricamente *in loco*, portanto não armazenado, com forte ação oxidante, meia-vida de 20 minutos em água sob pH 6, sendo reduzido a oxigênio.

A RDC nº 14, de 28 de fevereiro de 2007, aprova o Regulamento Técnico para Produtos Saneantes com Ação Antimicrobiana harmonizado no âmbito do Mercado Comum do Cone Sul (MERCOSUL) e descreve que somente será permitido o uso de substâncias saneantes constantes da lista do Code of Federal Regulation nº 21, parágrafo 178.1010, e as da Diretiva nº 98/8/CE, obedecendo às respectivas restrições e suas atualizações.

Sequência de limpeza em laticínios

A recomendação de limpeza em laticínios é utilizar diariamente produtos alcalinos clorados na lavagem principal. Esses produtos removem e eliminam resíduos orgânicos, como a gordura e os restos de leite, impedindo o aparecimento de focos de contaminação por bactérias. Ao menos uma vez por semana é preciso alternar o produto com um detergente ácido. Nesse caso, o objetivo é a remoção de pedra de leite e minerais presentes nas ordenhadeiras, resfriadores de leite e instalações. A periodicidade pode variar de acordo com a orientação dos fabricantes dos equipamentos para evitar a corrosão e o desgaste químico das peças; além disso, neutraliza os resíduos do detergente alcalino clorado e promove longevidade dos componentes em geral. O baixo pH minimiza a multiplicação bacteriana entre as ordenhas, mas, por outro lado, os detergentes à base de ácidos inorgânicos são corrosivos, enquanto os à base de ácidos orgânicos, quando aplicados de acordo com as recomendações de uso, não são corrosivos em aço inoxidável, vidro, plástico nem borracha.

Nos sistemas de higienização, após a aplicação de detergentes e enxágue, são aplicados os desinfetantes ou sanitizantes.

A desinfecção ou sanitização pode ocorrer por meios físicos ou químicos. Os métodos físicos são calor (vapor a 77 °C/15 minutos; 93 °C/5 minutos; direto/1 minuto ou ar quente a 90 °C/5 minutos) ou luz UV utilizada em certas áreas de processamento, em locais específicos de laboratório e também nas embalagens plásticas de leite. Os métodos químicos são mais econômicos e à base de compostos clorados, iodados, clorexidina, ácido peracético, quaternário de amônio, peróxido de hidrogênio e ácidos carboxílicos, conforme descritos.

Na ação dos desinfetantes, atenção especial deve ser dada à formação de biofilmes. Esclarecendo, as células microbiológicas aderidas às superfícies são chamadas de sésseis, enquanto aquelas livres e dispersas são denominadas planctônicas. Um biofilme corresponde a uma comunidade de células sésseis formadas em qualquer tipo de superfície, tais como aço inoxidável, borracha, náilon, alumínio e teflon, sendo aderidas a um substrato, embebidas em uma matriz de polímeros extracelulares, na qual existem diferenciados fenótipos, metabolismos, fisiologias e transcrições genéticas. Certos micro-organismos, patogênicos e/ou deterioradores, presentes em alimentos podem facilmente formar ou fazer parte da comunidade de micro-organismos presentes em um biofilme, ficando mais protegidos, adaptando-se e suportando condições rigorosas de estresse como temperatura, pH e turbilhonamentos. As bactérias alteram-se fisicamente, soltando filamentos que aderem entre si e também à superfície. As bactérias em um biofilme não são efetivamente removidas com os procedimentos normais de limpeza, chegando a ser mil vezes mais resistentes em comparação com as que se encontram em estado livre, por isso é fundamental a desinfecção.

Sistema de higienização

O sistema de higienização é a reunião de princípios e métodos coordenados de modo a contribuir para a garantia das condições higiênico-sanitárias necessárias à obtenção e à industrialização de alimentos seguros para o consumo. Para a aplicação de um método de higienização são considerados o tipo, a quantidade e as condições de resíduos, o material de constituição do equipamento ou a natureza da superfície (madeira, vidro, concreto, tinta, borracha, plástico, aço inox), os produtos químicos que serão utilizados, a dureza da água e, por fim, os padrões requeridos.

Qualquer que seja o método de limpeza escolhido, os fatores básicos para higienização são tempo e ações térmica, mecânica e química. Uma vez que os detergentes não atuam instantaneamente, é necessário um tempo de contato para que o detergente penetre a sujidade e a solte da superfície. As faixas de temperaturas em que se devem empregar os agentes de limpeza e desinfecção são aquelas de melhor efetividade para os fins a que se designam e preconizadas na concepção dos produtos recomendados. Entendem-se por ação mecânica todas as formas de movimentação física empregadas no processo, sejam esfregação, agitação, turbilhonamento, jateamento, dentre outras. Essa operação acelera o processo de limpeza química, facilitando a dispersão e a remoção das sujidades. A ação química ocorre por lixiviação (arraste por agente cáustico), saponificação (reação entre um álcali e ácidos graxos formando sabões), peptização (cisalhamento de proteínas), emulsificação (mistura entre dois líquidos imiscíveis, tais como água em óleo), dispersão (suspensão de sujidades sólidas e pigmentarias), quelagem/sequestração (impedimento de deposição/redeposição de sais de cálcio, magnésio, ferro e outros). Para ocorrência das ações químicas desejadas, é necessária uma composição balanceada de matérias-primas químicas que cumpram as funções simultaneamente, reduzindo o número de operações e o gasto de tempo e mão de obra.

Métodos de aplicação, manuseio e estocagem de detergentes e desinfetantes

Basicamente são utilizados oito métodos de limpeza e aplicação de detergentes e desinfetantes, nas condições descritas conforme segue:

Limpeza manual

A limpeza manual inicia-se com pré-lavagem (com água morna, de preferência); lavagem com solução detergente (com ajuda de esponja ou escova); enxágue; desinfecção ou sanitização (o agente sanitizante deve ser adequado ao material e pode ser aplicado por aspersão ou imersão); e enxágue final, para remoção do sanitizante, se necessário.

É o método mais empregado em indústrias alimentícias e geralmente utilizado por meio de esponjas e escovas na limpeza de peças, utensílios, pisos, superfícies externas e internas de equipamentos, balanças, mesas de corte e formatação, esteiras transportadoras etc.

Limpeza por imersão

O processo consiste em pré-lavagem das peças, com água morna, de preferência; lavagem por imersão em tanques ou recipientes, contendo solução detergente apropriado (por cerca de 15 minutos), que pode ser agitado para aumentar a ação mecânica; enxágue, com água para remoção do detergente; aplicação de um método físico ou de solução sanitizante adequada, por imersão ou aspersão, seguido de enxágue final.

Esse método é bastante utilizado na limpeza ou desinfecção de peças e utensílios de difícil acesso à limpeza manual, mas que entram em contato com o alimento e geralmente é realizado após a desmontagem dos equipamentos e tubulações tais como válvulas, conexões, registros, motores de bomba, bicos de máquinas entupidores etc.

Limpeza mecânica

Utiliza máquinas próprias que produzem jatos de alta pressão, removendo mecanicamente as sujidades. Muito utilizado para limpar equipamentos, utensílios grandes, latões, superfícies, pisos, paredes etc. O processo consiste em pré-lavagem com jato de água, de preferência morna; lavagem com detergente; enxágue com água; uso de sanitizante adequado, caso necessário.

O método de limpeza mecânica com máquinas lava-jato tipo túnel é empregado na lavagem de latões de leite, latas de conserva, caixas plásticas, peças e utensílios. Os detergentes utilizados em máquinas lava-jato devem apresentar as características de não atacar o material que está sendo limpo; evitar incrustações inorgânicas nas superfícies internas dos latões, caixas e instrumentos; proporcionar lavagem com nível reduzido de espuma; evitar incrustações de sais que causam a dureza da água no compartimento de lavagem, bem como nos bicos aspersores das máquinas; não atacar plástico nem a tinta de impressão das caixas plásticas e latões.

Limpeza com espuma

Esse método é utilizado nas grandes indústrias na limpeza geral de pisos, paredes, mesas e equipamentos de processamentos. O gerador de espuma é composto de um corpo, um registro de ar e uma mangueira. Deve ser ligado na linha de água, na linha de ar e no recipiente com solução de produtos. Quando a água é ligada, ela arrasta a solução e, em seguida, liga-se o ar e direciona-se a mangueira para onde se deseja aplicar a espuma.

Limpeza por circulação – *cleaning in place*

O procedimento do sistema CIP consiste em uma etapa de pré-lavagem (circulação de água fria ou a 38° a 46°C); limpeza com detergente alcalino (circulação de soluções à base de soda); enxágue (circulação da água); limpeza com detergente ácido (circulação de ácido nítrico); enxágue (circulação de água); sanitização, por circulação de agente sanitizante (solução clorada); e enxágue final, que deve ser feito pela passagem de água por todo sistema, quando necessário.

Esse método de limpeza, utilizado em equipamentos que possibilitam a circulação das soluções em circuito fechado, sem necessidade de desmonte tais como cozinhadores, ordenhadores, misturadores, evaporadores/concentradores, pasteurizadores, centrífugas e tubulações em geral, é recomendado para equipamentos que utilizam alta temperatura durante o processo industrial, devendo os detergentes utilizados apresentar características específicas de alto poder saponificante, umectante/emulsionante, peptizantes/dispersantes e baixa formação de espuma.

No caso de limpeza do equipamento de ordenha pelo sistema CIP, acoplar as unidades de ordenha ao sistema de limpeza logo após a ordenha. Fazer a pré-limpeza mediante enxágue com água morna (40 °C a 65 °C) até que a água esteja saindo limpa (sem resíduo de leite) pela tubulação de descarte. Essa etapa consome mais de 60 L de água, que não é circulada. A limpeza inicia com a circulação, durante 10 minutos, de solução de detergente alcalino clorado (diluído conforme indicação do fabricante – por exemplo: 300 mL de detergente para 40 L de água a 65 °C). Ao final da limpeza a temperatura não pode ser inferior a 40 °C. Drenar o sistema e preparar a solução ácida (conforme recomendação do fornecedor), circular durante 5 minutos com água a 40 °C. Drenar o sistema antes de aplicar o sanitizante, também preparado conforme instruções do fornecedor, circular durante 5 minutos e drenar o sistema. A limpeza das partes externas do equipamento é realizada manualmente com escovas e solução detergente neutra diluída conforme instruções do fabricante.

Máquinas de alta pressão

Esse método é utilizado em indústrias alimentícias na limpeza geral e em equipamentos de processamento, com algumas precauções por causa da alta pressão, que poderá danificar as partes eletroeletrônicos dos equipamentos de processamento. A máquina lava jato industrial de alta pressão é constituída de bomba, mangueira e pistola de alta pressão, tubeira em inox, tanque e filtro de detergente, válvula dosadora, bico atomizador e cabo elétrico com tomada e plugue. Geralmente possui uma vazão nominal (L/h) que varia de 800 a 1.200 e pressão máxima de 145 bar/2.100 psi; pode apresentar-se com ou sem serpentina de aquecimento e o consumo de detergente varia conforme o modelo. No caso das partes internas serem constituídas de liga de cobre e bronze, não é recomendável o uso de detergentes cáusticos.

Equipamentos *spray* – baixa pressão

Esses equipamentos são compostos de bicos de pressão alta e baixo volume (PABV) ou bicos de baixa pressão e alto volume (BPAV). São utilizados em indústrias alimentícias para limpeza/desinfecção de superfícies externas e/ou internas de equipamentos tais como: tanques maturados, misturadores, trituradores, batedeiras, tanques de processo em fábricas de queijo, tanques de estocagem, caminhões tanque, pisos, paredes etc.

Equipamento de nebulização ou atomização

Esse método é utilizado nas indústrias alimentícias com a finalidade de desinfecção ambiental, em caso de alta contaminação microbiana no ar, que pode contaminar os alimentos, afetando sua qualidade, e provocar doenças aos manipuladores. Basicamente consiste em, após a higienização de equipamentos, utensílios, pisos e paredes, nebulizar (de dentro para fora) um sanitizante no ambiente ou nas câmaras de maturação/estocagem (quando vazias) através de um injetor de ar comprimido. Manter a sala fechada por 24 horas ou conforme instruções do fornecedor. Higienizar novamente o ambiente antes de iniciar o processamento.

Os detergentes e desinfetantes são produtos químicos e, como tais, devem ser estocados e manipulados cuidadosamente. Manter os produtos em sua embalagem original (com os dizeres de rotulagem de fácil visualização) e bem fechada, em local limpo, organizado, seco, iluminado e arejado, fora das áreas de produção ou ordenha, longe dos alimentos e à temperatura ambiente (não superior a 32 °C), independentemente do estado físico, líquido, sólido (pó) ou semissólido (pastoso). Produtos com características químicas diferentes devem ser armazenados separadamente. Nunca misture detergente alcalino clorado com ácido, pois estes podem reagir e formam gases letais à saúde humana. Para evitar degradação, os produtos clorados não podem ficar sob a ação prolongada da luz nem expostos a altas temperaturas. Quando o produto contém solvente ou qualquer outro composto inflamável, deve ser estocado longe de fontes de calor para evitar riscos de incêndio. Após a utilização dos produtos, suas embalagens devem ser inutilizadas e jamais reaproveitadas para outros fins.

A utilização de equipamentos de proteção individual (EPI), tais como óculos de segurança, luvas de borracha e aventais impermeáveis é imprescindível no manuseio dos produtos, principalmente corrosivos, ácidos e alcalinos.

Teste de avaliação da eficiência da higienização

Vários métodos são usados na detecção e no monitoramento da carga microbiana de superfícies envolvidas na produção de alimentos. Os métodos convencionais incluem amostragens utilizando *swab*, placa de contato e água de lavagem, enquanto a técnica mais recente é de bioluminescência. Esses métodos são úteis para análise da contaminação em superfícies de equipamentos, utensílios ou mesmo na detecção da microbiota de manipuladores.

O método *swab* consiste na coleta da amostra com auxílio de um pincel de fios de linho (uma haste com algodão estéril em apenas um dos lados) que, em seguida, é colocada em uma solução estéril e enviada para o laboratório de análises microbiológicas.

A placa de contato trata da técnica de inoculação por contato utilizando placas do tipo RODAC (*replicate organism direct agar contact*), ou seja, uma pequena placa de vidro ou de metal adicionada de um meio de cultura específico para os micro-organismos que se pretende avaliar, como contagem total (*plate count agar* [PCA]), contagem de enterobactérias ou para contagem de bolores e leveduras. Estima-se que o contato direto do meio de cultura com a superfície do material que se deseja monitorar recolha 0,1% do total de micro-organismos presentes.

Em alguns casos em que é difícil a aplicação do *swab* ou da placa de contato para a verificação do processo de limpeza e desinfecção, tal como na limpeza CIP, utiliza-se a técnica de filtração em membrana da água de lavagem final, que é uma alternativa para determinar a existência de micro-organismos pela incubação em ágar.

Apesar da elevada confiabilidade das análises microbiológicas, esses métodos são lentos e não permitem identificar os problemas a tempo de corrigi-los antes do processo. A técnica de bioluminescência apresenta grande aceitação na indústria de alimentos. Esse método baseia-se na detecção de adenosina trifosfato ([ATP] presente em todas as células, vivas ou mortas) na superfície testada. O brilho da luz emitida é proporcional à quantidade de matéria orgânica e de bactérias presentes, indicando o nível de sujidade orgânica, o que facilita a verificação do nível de higiene e da eficácia das atividades de higienização. No entanto, a técnica não distingue o brilho gerado por células de bactérias ou por resíduos de alimentos, sendo necessários ainda os ensaios microbiológicos para determinar a eficiência da limpeza e a eliminação da contaminação microbiana.

Por outro lado, no teste de eficácia de desinfetantes são utilizadas as metodologias da Association of Official Analytical Chemists (AOAC) ou métodos adotados pelo European Committee for Standardization (CEN) (https://www.cen.eu). Quando não existirem métodos das instituições citadas, a autoridade sanitária competente analisa, caso a caso, os métodos de avaliação da eficácia apresentados pelos fabricantes.

Higiene na ordenha

Na maioria das instalações leiteiras, as vacas são ordenhadas três vezes ao dia, sempre com horários determinados. As condições gerais de higiene, especialmente de currais, estábulos, locais da ordenha e demais dependências que tenham relação com a produção do leite, além de armazenamento, transporte e manutenção dos equipamentos, são essenciais na atividade leiteira.

Para que a produção de leite apresente melhor qualidade microbiológica, ou seja, menores índices de contagem bacteriana total (CBT), expressa em unidades formadoras de colônia (UFC/mL), e de contagem de células somáticas, é preciso que a fazenda tenha infraestrutura adequada para a atividade. O manejo da ordenha tem relação direta com a evolução da CBT do leite. Considerando-se que a contaminação pode acontecer em qualquer uma das fases do processo, a atenção deve ser permanente. Qualquer falha na observação dos requisitos e dos procedimentos mínimos de higiene pode resultar em expressivos aumentos da CBT, com consequente perda da qualidade e danos financeiros ao produtor. Os cuidados incluem deste as condições do ambiente até o tempo de permanência da vaca na sala de ordenha.

Os cuidados relativos à higiene devem ser os mesmos tanto para a ordenha mecânica quanto para a manual, o que difere são as fontes de contaminação. Assim, na ordenha mecânica há risco de contaminação pela falta de higiene e limpeza de equipamentos e teteira, enquanto na ordenha manual o risco vem da falta de higiene do ordenhador.

As principais fontes de contaminação durante o processo de ordenha são: o meio ambiente, a quantidade e qualidade da água, a higiene do ordenhador, a limpeza dos equipamentos, a limpeza dos animais, as práticas da manipulação de desinfetantes dentro da propriedade rural e o tempo de permanência do animal na sala de ordenha.

O local da ordenha deve ser longe de fonte de poeira, limpo, seco e sem odores desagradáveis.

As características da água destinada aos procedimentos de limpeza e ao consumo dos animais apresentam relação direta com a evolução da qualidade microbiológica do leite. Ela não pode ser um veículo de patógenos para a superfície dos equipamentos, para as glândulas mamárias nem para o leite.

A água deve atender às características de potabilidade estabelecidas pelo Ministério da Saúde (MS), o que inclui baixa contaminação microbiológica, pH e dureza ideais. O padrão definido pelo Conselho Nacional de Meio Ambiente indica limite máximo 1.000 coliformes termotolerantes em cada 100 mL de amostras, concentração máxima de 10 mg de nitrato por litro de água (10 ppm) e os valores de pH entre 6,0 e 9,0. É indispensável usar sempre água potável, clorada e com temperatura entre 70° a 90°C para auxiliar a remoção da gordura.

O ordenhador deve apresentar boa saúde, bons hábitos higiênicos, vestimenta adequada, além de um bom nível de informação.

Os animais devem estar saudáveis e limpos, com os pelos ao redor do úbere e da vassoura da cauda cortados. Realizar a limpeza apenas da região inferior do úbere. Em casos de sujidades extremas, limpar todo o úbere e secar.

A sequência da linha de ordenha pode iniciar-se com os animais de primeira cria seguidos dos animais sem histórico de mastite e ordenhadas de acordo com o número de crias. Os animais com mastite subclínica ou com mastite clínica devem ser excluídos do rebanho.

Os materiais em contato com o leite devem estar convenientemente limpos e desinfetados no momento da ordenha e adequadamente higienizados após utilizado. Evitar resíduos de matéria orgânica e de agentes sanitizantes nos equipamentos e utensílios. Todo vasilhame empregado no acondicionamento de leite, na ordenha, na coleta ou para mantê-lo em depósito deve ser de aço inoxidável, alumínio ou ferro estanhado, de perfeito acabamento e sem falhas, com formato que facilite sua lavagem e esterilização. A borracha é difícil de ser lavada. O aço inoxidável e o vidro são mais fáceis. O plástico é adequado, desde que não seja arranhado nem submetido a temperaturas elevadas.

O filtro de celulose deve ser trocado após as ordenhas de cada horário. Não utilize filtro de pano, que não é propriamente lavado ou higienizado, podendo ser uma fonte de contaminação, pois, apesar de melhorar o aspecto visual do leite, retirando partículas maiores, age diluindo as colônias a toda a produção. Em seguida à filtração, o resfriamento deve ser rápido e homogêneo.

Higiene ambiental na obtenção do leite

A higiene ambiental da unidade produtora de leite inclui a qualidade da água (fresca, limpa e abundante), as condições da via de acesso para circulação de caminhões, as condições de construção das instalações para os animais, incluindo o seu conforto e a sua segurança, as fossas assépticas para destino dos resíduos, o ambiente de espera e descanso dos animais, a área de banho, o pé dilúvio antes da ordenha, a área de ordenha e a área de armazenamento do leite.

Os acessos à propriedade e ao tanque de resfriamento devem estar totalmente desimpedidos, sem obstáculos, para permitir trânsito e manobras de veículos, portanto é necessária a manutenção preventiva das vias dentro e fora da fazenda. Nesse último caso, em parceria com os órgãos locais responsáveis por tal acesso, como a prefeitura da cidade.

Especial atenção deve ser considerada no período de chuvas intensas, pois os buracos das vias de acesso são escondidos pelas poças de água e o agito do leite durante o transporte interfere na qualidade final do produto.

O momento da ordenha deve oferecer ambiente de conforto para o animal, ser limpo, fresco, tranquilo, protegido da chuva, sol, vento e ter piso antiderrapante e de fácil limpeza, peças de apoio em inox, lisas e arredondadas. Também deve ser evitada a entrada de pessoas estranhas ao local e ausência de pragas (insetos e roedores) e de outros animais (cães, gatos, aves etc.). Por vezes, durante a ordenha é utilizado o som de músicas agradáveis que evitam o estresse e minimizam os ruídos estranhos.

Higiene dos animais durante a ordenha

A espécie microbiológica mais comumente isolada de tetos e úberes é *Pseudomonas fluorescens*. As principais estratégias para diminuir a população bacteriana na superfície dos tetos são: medidas preventivas para evitar contato dos tetos com lama e fezes, desinfecção e secagem dos tetos antes da ordenha.

Para tanto, a sequência das etapas de higiene dos animais antes da ordenha são:
1. *Lavagem dos tetos:* lavar com a menor quantidade de água possível somente os tetos. O úbere também deve estar seco para impedir que escorra água suja para a teteira.
2. *Aplicação de desinfetante:* mergulhar completamente os tetos em uma solução desinfetante, em geral na concentração de 3% de solução de iodo (ou conforme a indicação do fabricante) e mantê-los imersos entre 20 e 30 segundos para reduzir a carga microbiana presente.
3. *Teste de mastite ou teste da caneca:* esse procedimento é obrigatório para todos os animais em todas as ordenhas, pois na ordenha não pode ser colocado animal com mastite, para evitar a transmissão de um animal para outro. Em vacas com bezerro ao pé, isso deve ser feito antes de deixar o bezerro mamar. Inicia-se o teste lançando-se os três primeiros jatos de leite de cada teta em uma caneca de fundo escuro (preto). Isso contribui para a descontaminação, uma vez que os primeiros jatos contêm mais micro-organismos que os demais. O uso da caneca escura facilita a visualização da presença de grumos, o que indica que o animal apresenta mastite clínica. Nesse caso ele é excluído da ordenha. O teste da caneca deve ser feito após a higienização das tetas das vacas com solução de 3% de iodo.

4. *Secagem dos tetos:* secar completamente os tetos, com o uso de uma toalha de papel para cada animal, evitando-se que o leite seja contaminado pelo resíduo do desinfetante. Tetos secos evitam que a teteira escorregue e ocorra queda da pressão durante a ordenha mecânica.
5. *Colocar o conjunto de ordenha:* tão logo se executem os processos de higienização das teteiras com imersão em solução clorada a 200 ppm, o conjunto deve ser colocado no úbere e frequentemente observado. O tempo entre o preparo do animal até o início da ordenha deve ser de 1 a 1,5 minuto, para não haver a retenção de leite no úbere. A ordenha completa ocorre em até 7 minutos. Assim que o fluxo de leite terminar, influenciado pelo hormônio ocitocina (responsável pela descida do leite), o conjunto deve ser retirado, pois a longa permanência do conjunto no úbere, já esgotado, pode causar danos aos tetos e lesão na glândula mamária pela sobreordenha.
6. *Aplicação de desinfetante:* mergulhar apenas a ponta dos tetos em uma solução desinfetante (iodo a 3%), para selar a ponta dos tetos, secar com toalha descartável, evitando-se, assim, a entrada no úbere de bactérias causadoras de mastites.

Higiene dos ordenhadores

O ordenhador e todos os funcionários ocupados com operações nas dependências de ordenha devem estar com saúde, asseado, sem perfume, cremes, colônias ou maquiagem, com uniformes brancos limpos completos (macacão ou camisa ou jaleco sem botão nem bolso, calça e botas), sem rasgos, partes descosturadas ou furos e acessórios, gorros limpos ou touca descartável com os cabelos presos, mãos e braços lavados e unhas cortadas.

Os atos higiênicos são atos limpos, seguro e saudáveis, importantes para garantir a não contaminação pelo manipulador; assim, nunca mascar chiclete ou chupar balas, manter na boca palito de dente ou fósforo, manter lápis, cigarros ou outros objetos atrás da orelha, fumar, cuspir, comer ou beber no local da ordenha.

É fundamental a lavagem completa e correta das mãos. Todas as vezes que cabelos, nariz, boca, ouvidos, lixo, equipamentos sujos, sanitários, alimentos crus e materiais contaminados são tocados com as mãos, estas devem ser lavadas. A higiene inicia com o umedecer das mãos, seguido da aplicação de detergente neutro sem odor, esfregando-se a palma, o dorso e o antebraço, entre dedos, polegar, unha e ponta dos dedos, articulação, punhos e, depois de enxaguar as mãos, enxugar com toalha de papel descartável não reciclada ou ar quente.

Higiene de equipamentos e utensílios da ordenha

Na ordenha mecânica até mesmo os equipamentos mais sofisticados podem correr riscos de contaminação. Para evitar que os eventuais resíduos de leite sequem e produzam crostas dentro de mangueiras e tubulações, a lavagem com uma boa turbulência tem que ocorrer logo após a ordenha.

A limpeza do equipamento de ordenha (teteiras) deve ser realizada tão logo termine a ordenha de cada vaca. Antes de passar para a próxima vaca, o equipamento deve ser lavado com água corrente e mergulhado na solução de água clorada (200 ppm), obedecendo às recomendações do fabricante do equipamento.

No final de cada ordenha, além de lavar e desinfetar os equipamentos, faça também a higiene completa da sala de ordenha. É necessário usar água de boa qualidade e na temperatura correta (condições anteriormente citadas), além de produtos químicos dentro do prazo de validade, nas concentrações ou quantidades indicadas e de fornecedor idôneo. Utilizar desinfetantes e detergentes somente o necessário, na quantidade certa, para garantir as condições de higiene e a rentabilidade da atividade leiteira; além disso, o excesso de produto pode provocar corrosões e desgastes desnecessários. Uma vez por semana os componentes dos conjuntos de ordenha (teteiras) e mangueiras devem ser desmontados e escovados.

No caso de equipamentos com mais de quatro conjuntos de ordenha é preciso um injetor de ar. A recomendação é usar apenas 5 litros de água por conjunto de ordenha, o que favorece o volume de ar durante a lavagem nas tubulações. A lavagem deve ocorrer respeitando-se a seguinte ordem: pré-lavagem com água morna (para já aquecer a tubulação), sem recirculação; lavagem principal com água quente (70° a 90° C) e detergente alcalino, que deverão circular por 5 a 10 minutos no equipamento; no enxágue final, pode ser adicionado um terço da dosagem normal de detergente ácido, sem secar ou esgotar totalmente a água. A presença do detergente ácido manterá as tubulações protegidas até a próxima utilização. Da mesma maneira, o transferidor de leite também é higienizado.

Antes de começar uma nova ordenha, é preciso enxaguar rapidamente o equipamento para retirar eventuais resíduos.

Para não comprometer a qualidade do leite, convém providenciar a troca das teteiras no prazo recomendado pelos fabricantes, em geral, a cada 2.500 vacas ordenhadas ou a cada 6 meses, o que acontecer primeiro. Os equipamentos utilizam materiais diferentes, o que significar recomendações diferentes.

A limpeza do tanque resfriador deve ser feita após a retirada do leite pelo caminhão da coleta, com detergente alcalino ou ácido, conforme recomendado pelo fabricante, e com água quente (70° a 90° C). Esfregue as paredes internas e o fundo do tanque resfriador com escovão de cerdas arredondadas e coloridas, isso porque, no caso de algum fio se soltar após o uso contínuo, é mais fácil de ser visualizado e removido.

Além de limpos, os equipamentos precisam estar em plena condição de uso, sendo fundamental a manutenção preventiva da bomba de vácuo, do regulador de vácuo, dos pulsadores, da bomba de leite e das condições gerais dos demais itens dos equipamentos. Convém lembrar que as partes de borracha que entram em contato com o leite devem ser trocadas no mínimo uma vez por ano.

As superfícies internas do equipamento de ordenha e do tanque de expansão podem ter resíduos de leite, que proporcionam condições para o crescimento bacteriano. Atenção para locais de difícil limpeza, como tubulações em fundo cego, conexões e superfícies irregulares, que dificilmente são limpas apenas com circulação de solução detergente. O uso de soluções detergentes em altas temperaturas (70 °C a 80 °C) elimina a grande maioria das bactérias mesófilas e psicrófilas (capazes de crescer em temperaturas inferiores a 7 °C).

Se o enxágue final da limpeza do equipamento for feito com água não tratada, os micro-organismos terão pouco efeito imediato sobre a carga microbiana total do leite, mas pode haver intensa multiplicação desses micro-organismos em possíveis resíduos de leite nas superfícies internas do equipamento, causando o aparecimento de grande quantidade de bactérias psicrotróficas no leite. Enxaguar o equipamento com solução desinfetante antes da ordenha é uma medida eficaz para a redução da população microbiana em geral.

Armazenamento da matéria-prima (leite após a ordenha)

A sala de armazenamento é o local de resfriar e estocar temporariamente o leite até o momento da coleta ou envio para as empresas processadoras. Após a ordenha, o leite deve ser filtrado e direcionado imediatamente para o armazenamento em tanques de refrigeração. O leite armazenado deve alcançar a temperatura de 4 °C no máximo 3 horas após a ordenha. Na sala de leite deve ser mantido um termômetro digital com termopares para verificar periodicamente a eficiência do equipamento de refrigeração. Observação: não se deve utilizar termômetro de vidro com mercúrio.

A refrigeração do leite na propriedade e seu transporte em caminhões isotérmicos são de fundamental importância para a manutenção da qualidade, pois quanto maior o tempo de armazenamento do leite resfriado, maiores as chances de multiplicação microbiana, em especial dos micro-organismos psicrotróficos.

Geralmente, esta microbiota se torna predominante no leite resfriado e armazenado a 4 °C após 2 a 3 dias, sendo as principais bactérias as dos gêneros *Pseudomonas* spp., *Bacillus* spp., *Serratia* spp., *Listeria* spp., *Yersinia* spp., *Lactobacillus* spp., *Flavobacterium* spp., *Corynebacterium* spp., *Micrococcus* spp. e *Clostridium* spp.

Ainda que a maioria dos psicrotróficos seja destruída pela pasteurização, o tratamento térmico tem pouco efeito sobre as enzimas proteolíticas e lipolíticas por eles produzidas, pois são termorresistentes. Assim, mesmo após a destruição das bactérias psicrotróficas por pasteurização ou ultrapasteurização, as enzimas que elas produziram durante seu crescimento continuam a agir, degradando respectivamente proteínas e gordura, reduzindo o prazo de validade e alterando sabor e odor do leite, além de reduzir o rendimento industrial dos produtos que dependem desses componentes, como queijos (por perda de consistência na formação de coágulos) e leite longa vida, iogurtes, leite em pó e outros (por geleificação ou gelatinização).

As principais fontes de bactérias psicrotróficas para o leite são: a superfície externa dos tetos, as superfícies internas dos equipamentos de ordenha, sistemas de resfriamento e transporte do leite e a água utilizada para limpeza de tetos, utensílios e equipamentos que têm contato com o leite.

As bactérias psicrotróficas predominam em situações em que há deficiência de higiene na ordenha, problemas de limpeza e sanitização do equipamento de ordenha associados a resfriamento marginal do leite (resfriamento a temperatura entre 5 °C e 15 °C), ou quando o tempo de estocagem é demasiadamente longo.

O local de resfriamento e armazenamento deve apresentar condições que garantam a qualidade e a segurança do leite e que permitam o trabalho, de modo seguro e higiênico, do transportador que irá realizar a coleta do leite. A sala deve possuir água corrente tratada, com pias para a higienização das mãos e dos equipamentos utilizados pelo transportador para a coleta do leite e das amostras para análises laboratoriais. Próximo à pia devem estar toalha de papel e sabonete líquido para uso dos responsáveis pela coleta e pelo transporte do leite. A sala também deve ser protegida contra a entrada de animais e pessoas estranhas, ter iluminação adequada (não disposta acima do tanque, para que não haja riscos de contaminação física do leite, caso a lâmpada venha a quebrar), estar em condições (pisos e paredes) que evitem o acúmulo de sujidades e permitam a fácil limpeza do ambiente, além de conter pontos de drenagem com canaletas limpas regularmente ou saídas de esgoto com sifão para facilitar o bom escoamento da água, evitando o excesso de umidade e o acúmulo da água.

É necessário ficar atento a oscilações ou quedas de energia, que ocorrem principalmente nos períodos de chuva. O corte no fornecimento de energia pode comprometer a qualidade do leite armazenado nos tanques de resfriamento, tornando-o impróprio para a coleta. Para tanto, é preciso ter especial atenção na manutenção das instalações elétricas da propriedade.

Higiene em edifícios e instalações

Edifícios e instalações dos laticínios devem ser projetados de maneira que seu fluxo de operações possa ser realizado nas condições higiênicas, desde a chegada da matéria-prima, durante o processo de produção, até a obtenção do produto final. As dependências de beneficiamento, industrialização e envase devem ser localizadas em áreas isentas de odores indesejáveis, fumaça, pó e outros contaminantes, além de preferencialmente não serem expostas a inundações, serem afastadas de outras construções para abrigo de animais e apresentar completo isolamento da área de ordenha, sendo permitida a condução do leite da ordenha em circuito fechado, através de tubulação menos extensa possível.

As características de construção civil devem atender às condições exigidas pelo Serviço de Inspeção Federal (SIF) para uma usina de beneficiamento. Nas áreas de manipulação de alimentos, os pisos devem ser de material resistente ao trânsito, impermeáveis, laváveis e antiderrapantes, não possuir frestas e serem fáceis de limpar ou desinfetar. Os líquidos devem escorrer até os ralos (que devem ser do tipo sifão ou similar), impedindo a formação de poças. As paredes devem ser revestidas de materiais impermeáveis, laváveis e de cores claras. Devem ser lisas, sem frestas, fáceis de limpar e desinfetar, até uma altura adequada para todas as operações. Os ângulos entre as paredes e o piso e entre as paredes e o teto devem ser abaulados herméticos para facilitar a limpeza. Nas plantas, deve-se indicar a altura da parede que será impermeável. O teto deve ser constituído e/ou acabado de modo a impedir o acúmulo de sujeira e reduzir ao mínimo a condensação e a formação de mofo, além de ser fácil de limpar. As janelas e outras aberturas devem ser construídas de maneira a evitar o acúmulo de sujeira, e as que se comunicam com o exterior devem ser providas de proteção antipragas. As proteções devem ser de fácil limpeza e boa conservação. As portas devem ser de material não absorvente e de fácil limpeza. Escadas, elevadores de serviço, monta-cargas e estruturas auxiliares, como plataformas, escadas de mão, rampas, devem estar localizadas e construídas de modo a não serem fontes de contaminação. Nos locais de manipulação de alimentos, todas as estruturas e os acessórios elevados devem ser instalados de maneira a evitar a contaminação direta ou indireta dos alimentos, da matéria-prima e do material de embalagem por gotejamento ou condensação e a não dificultem as operações de limpeza.

Para a fabricação de produtos lácteos devem ser previstas as instalações e equipamentos exigidos em normas ou Regulamentos Técnicos do MAPA. Dentre estes, destaca-se a câmara frigorífica: com capacidade compatível com a produção da granja, a câmara deve ser situada anexa à dependência de beneficiamento e em fluxo lógico em relação ao local de envase e à expedição. São aceitas câmaras pré-moldadas ou construídas em outros materiais, desde que de bons acabamento e funcionamento. As aberturas devem ser de aço inoxidável, fibra de vidro ou outro material adequado. A câmara deve possuir termômetro de leitura para o exterior e assegurar a manutenção do leite em temperatura máxima de 4° C e os demais produtos, conforme indicação tecnológica.

As dependências de recepção e sanitização de caixas plásticas devem ser localizadas anexas às dependências de beneficiamento e envase, com as mesmas características físicas relativas ao pé direito, ao piso, às paredes e ao teto, porém isoladas, mas com abertura suficiente para passagem das caixas lavadas. Na sua localização deve ser levada em conta a posição do local de envase, de modo que ofereçam facilidade ao fluxo de caixas lavadas até este local. As suas dimensões devem ser suficientes para comportar tanques ou máquinas para lavagem e oferecer espaço para a guarda da quantidade de caixas em uso. Os tanques devem ser construídos em alvenaria, revestidos com azulejos ou outro material adequado. Não se permite o uso de tanques tipo caixas de cimento-amianto. Devem ser providas de instalação de água sob pressão. No local de descarga das caixas a cobertura deve ser projetada para o exterior, de modo a oferecer abrigo ao veículo.

A área de expedição dos produtos acabados deve ser localizada levando-se em conta a posição das câmaras frigoríficas e a saída do leite e dos demais produtos do estabelecimento. Deve estar separada da recepção de caixas plásticas, considerada "área suja", bem como ser provida de cobertura com dimensões para abrigo dos veículos em operação.

Os laboratórios de controle de qualidade devem estar devidamente equipados para a realização dos controles físico-químico e microbiológico do leite e dos demais produtos. Devem ter áreas específicas e compatíveis com os equipamentos a serem instalados, com o volume de trabalho a ser executado e com as características das análises. Podem ser localizados no prédio principal ou dele afastados. As características físicas da construção, relativas a piso, paredes, portas e janelas devem observar às mesmas da dependência de beneficiamento e envase, com exceção do pé direito, que pode ser inferior, e do forro, que deve estar presente, exigindo-se na sua confecção material apropriado, de fácil limpeza e conservação.

A fonte de abastecimento de água deve assegurar um volume total disponível correspondente à soma de 100 litros por animal a ordenhar e 6 litros para cada litro de leite produzido. Deve ser de boa qualidade e apresentar, obrigatoriamente, as características de potabilidade fixadas no Regulamento da Inspeção Industrial e Sanitária de Produtos de Origem Animal (RIISPOA). Deve haver equipamento automático de cloração como medida de garantia de sua qualidade microbiológica, independentemente de sua procedência;

Sempre que necessário, realizar o tratamento completo da água (floculação, sedimentação, filtração, neutralização e outras fases). Os reservatórios de água tratada devem ser situados com o necessário afastamento das instalações que lhes possam trazer prejuízos e mantidos permanentemente tampados e isolados por cerca. Diariamente deve ser feito o controle da taxa de cloro.

Todas as dependências da granja destinadas a produção e abrigo de animais devem ter mangueiras com água sob pressão, além de água quente nas seções de sanitização, beneficiamento, industrialização e envase, bem como na de limpeza de caixas plásticas. As mangueiras existentes nessas seções devem ser mantidas em suporte metálico. A água de recuperação utilizada na refrigeração somente pode ser reutilizada na produção de vapor.

As dependências da granja destinadas a abrigo, alimentação ou confinamento de animais e a dependência para ordenha devem ser providas de canaletas de fundo côncavo, com largura, profundidade e inclinação suficientes para fácil escoamento das águas e resíduos orgânicos, os quais, obrigatoriamente, devem ser conduzidos por tubulação para fossas esterqueiras devidamente afastadas, não sendo permitida a deposição em estrumeiras abertas. Nas demais seções, a rede de esgotos deve apresentar canaletas de fundo côncavo ou ralos sifonados ligados a sistemas de tubulações para condução e eliminação, não se permitindo o deságue direto das águas residuais na superfície do terreno, devendo, no seu tratamento, ser observadas as prescrições estabelecidas pelo órgão competente. As instalações sanitárias devem ter sistemas de esgotos independentes.

Higiene ambiental e eliminação de pragas

A higiene ambiental considera que a produção primária de alimentos não deve ser realizada em áreas nas quais a presença de substâncias potencialmente perigosas pode levar a um nível inaceitável. Dentre elas, inclui a contaminação de solo, ar, água, ração, fertilizantes, pesticidas, substâncias veterinárias e a presença de pragas (insetos, roedores, aves, animais, vegetais ou fungo) que possam ocasionar danos materiais ou contaminações com riscos a saúde, segurança e qualidade dos produtos na unidade produtora.

O ar ambiente merece considerações adicionais, pois algumas vezes passa despercebido e pode ser veículo de doenças, ocasionando até mesmo a morte. Portanto, convém observar fluxo, circulação, temperatura, umidade, odores, contaminantes biológicos e partículas em suspensão. A periódica limpeza e sanitização de filtros e equipamentos de ar-condicionado individuais e centrais, além dos dutos condutores de ar insuflado ou aspirado, com a possível existência de pressões negativas ou positivas, deve ser feita com empresas registradas com reconhecida competência.

O controle de pragas deve ser feito por profissionais credenciados de empresas especializadas e devidamente respeitadas e registradas. O monitoramento e a inspeção de indícios de focos (evidência ou existência concentrada de pragas em um determinado local) têm como base o registro das ocorrências, a análise da eficiência do programa e a implantação de ações preventivas e corretivas.

A presença de insetos, roedores e aves no laticínio é indesejável, uma vez que, além de atuarem como possíveis vetores de micro-organismos patogênicos, podem contaminar os alimentos de forma macroscópica ou microscópica, com a presença de animais ou insetos, em qualquer fase de desenvolvimento, vivos ou mortos, inteiros ou em partes (fragmentos), sendo reconhecidos como vetores mecânicos, além dos parasitos ou mesmo seus excrementos. Além disso, pode acrretar perdas econômicas consideráveis do produto e de suas embalagens, em virtude da sua danificação.

O controle de pragas deve ocorrer tanto de modo preventivo, mediante educação dos funcionários e efetivação das boas práticas de fabricação, quanto de modo corretivo, com uso de barreiras, armadilhas e controle químicos. As indicações básicas e medidas preventivas para o efetivo controle das principais pragas (moscas, baratas, ratos e aves) são:

- Telagem das janelas, proteção de portas, drenos e outras aberturas, de maneira a eliminar possíveis pontos de entrada de insetos.
- Limpeza frequente das áreas vizinhas à unidade de produção, principalmente com relação a mato, resíduos de alimentos, depósitos de equipamentos velhos, pneus etc.
- Remoção de todo o material residual resultante da operação industrial para área apropriada e distante da unidade de processamento.
- Localização e remoção de ninhos, orifícios, excrementos.
- Emprego de raticidas e inseticidas com base em um programa adequado de controle de insetos e roedores e que leve em consideração as consequências do emprego desses produtos tóxicos, de modo que não contaminem alimentos, equipamentos e instalações.
- Controle da entrada de matérias-primas e embalagens (caixas, rótulos, filmes plásticos, etiquetas) de maneira a garantir que não trarão animais para o interior da área de processamento.
- Remoção sistemática do lixo e manutenção dos arredores, sendo as áreas cuidadas (lavadas e/ou tratadas com inseticidas).
- Lâmpadas fluorescentes na parte externa devem ser substituídas pelas lâmpadas de luz de sódio para não atrair insetos noturnos para as instalações.
- Instalar cortinas de ar nas portas de maior movimentação, quando aplicável.

No caso de presença constante de moscas, o uso de armadilha luminosa ajuda o controle. As principais exigências para sua instalação e uso são: número suficiente para cobrir a área; troca de lâmpada a cada ano e limpeza semanal das bandejas; instalação a cerca de 4 m da porta de entrada, a uma altura que não possa ser visualizada pelos insetos voadores do lado de fora; instalação em ponto que não incida sobre os olhos dos operadores e que não esteja sobre a área de processamento que corra risco de cair sobre os produtos, apesar da bandeja para recolhimento dos insetos mortos.

No caso da presença de baratas, principalmente duas espécies são encontradas em nosso ambiente, a *Periplaneta americana*, de maior tamanho, muito comum em ralos e bueiros, e a *Blatella germanica*, de menor tamanho, encontradas no interior de ladrilhos quebrados, paredes, equipamentos e que são bem mais difíceis de serem eliminadas (se reproduzem mais rapidamente e são de mais difícil acesso para o combate). O combate a essa praga pode se dar da seguinte maneira: tratando-se esgotos e bueiros externos; fazendo-se uma limpeza adequada das superfícies, de um modo geral, para eliminação de qualquer tipo de resíduo de alimento; procurando-se fechar as frestas e buracos nas áreas de processamento que servem de local de abrigo para baratas; removendo-se adequadamente o lixo (conforme foi indicado para as moscas); vedando-se (com borrachas) a parte inferior das portas de acesso; e monitorando-se o ambiente.

No caso de presença de roedores, existem três tipos comumente encontrados nos ambientes de indústria: o rato comum (*Rattus rattus*), a ratazana (*Rattus norvegicus*) e o camundongo (*Mus musculus*), todos de hábito noturno. Para a proliferação de roedores, são necessárias três condições: água (córregos, esgotos, rios etc.), abrigo (esgoto, entulhos, sacarias, vegetação etc.) e alimento (lixo com resíduos de alimentos, restos de comida espalhados no ambiente). Ações que podem contribuir no combate são: verificar e comunicar à empresa especializada se há sinais de roedores, mediante observação visual da presença de fezes, sinais de danos (roeduras), cheiro e manchas de urina; não permitir pontos de entradas de roedores tais como ralos sem proteção de telas, sifão, portas e janelas malvedadas, calhas, forros; eliminar a presença de entulhos e caixas; manter grama aparada, eliminar mato e trepadeiras até o telhado nas paredes externas da fábrica; na área de estocagem (almoxarifado), manter uma distância mínima de 30 cm entre parede e suportes com insumos e produtos e distância mínima de 20 cm entre o piso e a base do suporte.

As principais técnicas de combate a roedores são: armadilhas com a captura do roedor vivo em gaiolas, alçapões ou ratoeiras (estas últimas não devem ser usadas em área de processo); iscas de produtos anticoagulante que devem ser colocadas em locais estratégicos, como nas áreas de acesso às instalações, às canaletas e aos forros, além de vários pontos de modo a cercar a unidade, mas não podem ser colocadas em áreas de processamento e devem ser usadas dentro de comedouros ou porta-iscas, mapeados, controlados e indicado "Cuidado! Veneno"; por último, o ultrassom, aparelhos que emitem som de baixa frequência, irritando o roedor, que não consegue permanecer na área, mas deve ser associado a outro tipo de combate.

Pombos e pequenos pássaros (pardais, cambaxirras etc.) podem causar diversos problemas de contaminação na unidade, especialmente de origem fecal. Como principais medidas preventivas de controle podem ser citados: uso de telas e a vedação nos locais de acesso como telhas, calhas e janelas; uso de molas em portas, para permanecerem sempre fechadas; ausência de resíduos de alimentos na área externa; uso de telas ou cortinas nos vãos de entrada e uso de aparelho ultrassom para aves.

Higiene dos manipuladores

Grande parte das contaminações em uma indústria de alimentos origina-se da falta de higiene dos próprios funcionários. Todas as pessoas que tenham contato com matérias-primas, alimentos em processo, produto acabado, equipamentos e utensílios devem ter muita atenção às boas práticas de higiene pessoal e comportamento no trabalho, a seguir descritas, para proteger os alimentos de contaminações físicas, químicas e microbiológicas:

- Tomar banho diariamente e enxugar-se com toalha limpa.
- Manter cabelos e bigodes aparados e limpos, rosto barbeado. Preferencialmente não usar bigode, mas, caso tenha, este não deve ultrapassar os cantos da boca e as costeletas não devem ultrapassar a parte inferior das orelhas.
- As unhas devem ser mantidas aparadas (curtas), limpas e livres de qualquer tipo de esmalte.
- Manter as mãos sempre limpas.
- Os dentes devem ser escovados após cada refeição.
- Ao usar luvas, higienizar as mãos antes de colocá-las.
- Nos ambientes de trabalho, usar touca ou rede para cobrir os cabelos e protetores de barba e/ou bigode.
- Anéis, brincos, colares, pulseiras, amuletos e outras joias não são permitidos durante o trabalho pelos seguintes motivos: as joias das mãos não podem ser adequadamente desinfetadas, já que os micro-organismos podem esconder-se dentro e debaixo delas; existe o perigo de que partes das joias se soltem e caiam no produto; as joias pessoais apresentam risco para a segurança pessoal e integridade dos produtos e equipamentos.

- É proibido o uso de cílios e unhas postiças.
- Os uniformes brancos devem ser mantidos limpos e passados, em bom estado, sem rasgos, partes descosturadas ou furos, devem ser trocados diariamente, devem ser de cor clara, sem bolsos acima da cintura, sem botões (jalecos presos com velcro ou com botões embutidos).
- Quando o trabalho propiciar que o uniforme se suje rapidamente, usar avental plástico limpo para aumentar a proteção contra a contaminação do produto.
- O uso de máscara para boca e nariz é recomendável para os casos de manipulação direta dos produtos sensíveis à contaminação. Após a recolocação da máscara, proceder à higienização das mãos.
- Os tampões de ouvido utilizados contra ruídos ou os óculos protetores devem estar atados entre si por um cordão que passe por trás do pescoço, para evitar que se soltem e caiam sobre o produto.
- Os empregados que usarem lentes de contato devem tomar cuidado para prevenir a sua possível queda no produto.
- Os calçados usados durante o trabalho (botas e sapatos) devem ser fechados, impermeáveis, mantidos limpos, sanitizados e em boas condições.
- Informar ao supervisor sempre que apresentar alterações de saúde ou estado físico. Ao apresentar problemas de diarreia e vômito, inflamações, infecções ou afecções na pele, feridas, resfriado ou outra anormalidade que possa originar contaminação microbiológica do produto, do ambiente ou de outros indivíduos, a pessoa deve ser direcionada a outro tipo de trabalho que não seja a manipulação de alimentos.
- A prática de coçar a cabeça e/ou corpo, introduzir os dedos no nariz, orelhas e boca deve ser evitada. Havendo necessidade de fazê-la, higienizar as mãos antes de reiniciar os trabalhos.
- Antes de tossir ou espirrar, afastar-se do produto que esteja manipulando, cobrir a boca e o nariz com lenço de papel ou tecido; depois, higienizar as mãos para prevenir a contaminação.
- Não é permitido mascar chicletes, ou manter na boca palitos de dente, fósforos, doces ou similares durante a permanência na área de trabalho. Tampouco é permitido manter lápis, cigarros ou outros objetos atrás da orelha.
- Não é permitido fumar nas áreas de fabricação e estocagem.
- Os hábitos de higiene das mãos e de comportamento no trabalho também são de grande importância para evitar contaminação. As mãos devem ser lavadas com água e sabão líquido, esfregando-as por 30 segundos a 1 minuto. Enxaguar e, logo após, desinfetar com solução de álcool a 70% ou bactericida registrado e controlado pelos órgãos competentes. Essa etapa pode ser dispensada quando o sabão líquido contiver agente bactericida. Deve fazer a higienização de mãos e antebraços antes do início do trabalho, na troca de atividade e, especialmente, ao retornar dos sanitários, antes de manipular produtos processados e utensílios/equipamentos higienizados. Para a secagem das mãos utilize toalha de papel descartável não reciclado, ar quente ou álcool. Deve ser evitada a utilização de pano de algodão para enxugar as mãos durante o trabalho, tampouco devem ser secas no uniforme.
- A guarda de roupas e pertences pessoais deve ocorrer em locais próprios e adequados, ou seja, nos vestiários com armários limpos e bem conservados. Não guarde alimentos no armário, não deposite as roupas e os pertences em lugares nos quais alimentos ou ingredientes estejam expostos, ou em áreas usadas para limpeza de equipamentos e utensílios, ou mesmo sobre equipamentos utilizados no processo.

- As áreas de trabalho devem ser mantidas limpas e organizadas todo o tempo. Cada coisa em seu lugar, para que objetos de outros setores não contaminem o produto ou os equipamentos durante o processamento do alimento. Além disso, um trabalhador que opera na área de produtos crus não deve prestar serviços no mesmo dia em áreas de produtos que serão processados ou embalados.

Higiene de equipamentos e utensílios no beneficiamento

Para facilitar a higienização e a realização das operações de beneficiamento e envase do leite, a área de industrialização deve dispor de equipamentos em aço inoxidável, de bom acabamento, além de sistema automático de circuito fechado, constituído de refrigerador a placas para o leite proveniente da ordenha, tanque regulador de nível constante provido de tampa, bombas sanitárias, filtro padronizador, centrífuga, pasteurizador, tanque isotérmico para leite pasteurizado e máquinas de envase. Não é aceito pelo SIF o resfriamento do leite pasteurizado pelo sistema de tanque de expansão. O pasteurizador deve ser de placas e possuir painel de controle, termorregistrador automático, termômetros e válvula automática de desvio de fluxo, bomba positiva ou homogeneizador, sendo que a refrigeração a 4° C após a pasteurização deve ser feita igualmente em seção de placas.

No conjunto de equipamentos é obrigatório o emprego de homogeneizador, se a validade do produto for superior a 24 horas. Os equipamentos devem ser localizados de acordo com o fluxo operacional, com o espaçamento entre si, entre as paredes e divisórias, que proporcione facilidades de operação e sanitização.

Todos os equipamentos e utensílios nas áreas de manipulação de alimentos, que possam entrar em contato com estes, devem ser de materiais que não transmitam substâncias tóxicas, odores nem sabores e que sejam não absorventes e resistentes à corrosão e capazes de resistir a repetidas operações de limpeza e desinfecção. As superfícies deverão ser lisas e estar isentas de imperfeições (fendas, amassaduras etc.) que possam comprometer a higiene dos alimentos ou sejam fontes de contaminação. As superfícies devem ser lisas e isentas de imperfeições (fendas, amassaduras ou ranhuras profundas) para que não sejam fontes de contaminação. Deve ser evitado o uso de madeiras ou outros materiais de difícil higienização.

Todo equipamento, após a utilização, deve ser cuidadosamente lavado e sanitizado. Além disso, convém verificar a temperatura da água, atentar às quantidades de produtos utilizados na limpeza, observar a data de vencimento dos produtos e se as condições de armazenamento estão adequadas, conforme indicado pelo fornecedor; utilizar produtos de limpeza de fornecedor e qualidade confiáveis (registrados nos órgãos legais) e acompanhar o funcionamento dos equipamentos de limpeza, fazendo manutenção preventiva.

Implantação de procedimentos de higiene

A princípio e, em atendimento as práticas internacionais de higiene para elaboração de produtos alimentícios, as empresas brasileiras devem seguir os acordos estabelecidos no Código Internacional Recomendado de Práticas e Princípios Gerais de Higiene dos Alimentos (CAC/RCP I-1969, Rev. 3, 1997). No entanto, em termos de fiscalização, um programa de higienização deve atender às exigências legais estabelecidas pelos Procedimentos Operacionais Padrão (POP) e pelos Procedimentos Padrão de Higiene Operacional (PPHO), conforme descritos respectivamente pelo MS e pelo MAPA.

Tanto os POP quanto os PPHO devem ser escritos de maneira clara, objetiva e adequada, indicando o modo e a frequência das operações rotineiras de realização das atividades de limpeza e desinfecção específicas na produção, armazenamento e transporte de alimentos. A realização desses procedimentos deve ser registrada em documentos específicos (planilhas de controle), caracterizando a padronização e garantia da qualidade, para gerar rastreabilidade e confiabilidade no processo produtivo. Assim, como forma de verificar a adequabilidade dos planos de higienização estabelecidos e o seu efetivo cumprimento, o programa deve contemplar a realização das atividades de monitoramento e validação periodicamente para avaliar a eficácia das atividades descritas e executadas O monitoramento inclui inspeção e avaliação visual antes do início da produção; análises microbiológicas de superfícies em contato com os alimentos e do meio ambiente, além das análises físico-químicas das soluções.

Segundo o MS, os estabelecimentos produtores ou industrializadores de alimentos devem desenvolver, implementar e manter oito POP; destes, cinco são relativos à higienização: higienização de instalações, equipamentos, móveis e utensílios; controle da potabilidade da água; higiene e saúde dos manipuladores; manejo dos resíduos; controle integrado de vetores e pragas urbanas.

Segundo o MAPA, que instituiu o PPHO visando à garantia da inocuidade, da qualidade e da integridade dos alimentos, a ser utilizado nos estabelecimentos de leite e derivados que funcionam sob o regime de inspeção federal, nas categorias funcionais de entreposto-usina, usina de beneficiamento, fábrica de laticínios, granja leiteira e entreposto de laticínios, o plano PPHO é estruturado em nove pontos básicos: (1) segurança da água; (2) condições e higiene das superfícies de contato com o alimento; (3) prevenção contra a contaminação cruzada; (4) higiene dos empregados; (5) proteção contra contaminantes e adulterantes do alimento; (6) identificação e estocagem adequadas de substâncias químicas e de agentes tóxicos; (7) saúde dos empregados; (8) controle integrado de pragas; (9) registros.

Nessa norma, os procedimentos de limpeza e sanitização compreendem a conservação e a manutenção sanitária de instalações, equipamentos e utensílios; a frequência (antes/durante/após operação industrial); a especificação e o controle das substâncias detergentes e sanitizantes utilizadas e de sua forma de uso; as formas de monitoramento e respectivas frequências; a aplicação de ações corretivas a eventuais desvios, garantindo, inclusive, o apropriado destino aos produtos não conformes; a elaboração e a manutenção do plano de implementação do PPHO, dos formulários de registros, dos documentos de monitoramento e das ações corretivas adotadas. Todos os documentos devem ser assinados, datados e arquivados no mínimo por 1 ano.

Quando elaborado e implantado, o plano PPHO deverá ser encaminhado à chefia do Serviço de Inspeção de Produtos de Origem Animal (SIPA), onde serão efetuadas verificações e supervisões pela Inspeção Federal local, regional ou pelo SIPA. Na ocasião, poderão ser coletadas amostras de produtos, ingredientes e aditivos para análises laboratoriais.

Os POP devem ser aprovados, datados e assinados pelo responsável técnico, pelo responsável pela operação, pelo responsável legal e/ou pelo proprietário do estabelecimento, firmando o compromisso de sua implementação, monitoramento, avaliação, registro e manutenção.

As responsabilidades são definidas e, portanto, frequência das operações, nome, cargo e/ou função dos responsáveis por sua execução devem estar especificados em cada POP. Além disso, os funcionários devem estar devidamente capacitados tanto para execução das operações descritas nos POP quanto para uso de equipamentos de proteção individual (EPI). Os POP devem estar acessíveis aos responsáveis pela execução das operações e às autoridades sanitárias. São comumente apresentados como anexo do Manual de Boas Práticas de Fabricação do estabelecimento.

Os POP referentes às operações de higienização de instalações, equipamentos, móveis e utensílios devem conter informações sobre: natureza da superfície a ser higienizada, método de higienização, princípio ativo selecionado e sua concentração, tempo de contato dos agentes químicos e/ou físicos utilizados na operação de higienização, temperatura e outras informações que se fizerem necessárias. Quando aplicável o desmonte dos equipamentos, os POP devem contemplar essa operação.

Os POP relativos às operações do controle da potabilidade da água devem especificar os locais de coleta das amostras, a frequência de sua execução, as determinações analíticas, a metodologia aplicada e os responsáveis. Quando relacionado com o processo de higienização do reservatório realizado pelo próprio estabelecimento, também deve haver um POP específico para essa operação. Nos casos em que as determinações analíticas e/ou a higienização do reservatório forem realizadas por empresas terceirizadas, o estabelecimento deve apresentar, para o primeiro caso, o laudo de análise e, para o segundo, o certificado de execução do serviço.

Nos POP relativos a higiene e saúde dos manipuladores, as etapas, a frequência e os princípios ativos usados para a lavagem e antissepsia das mãos dos manipuladores devem estar documentados em procedimentos operacionais, assim como as medidas adotadas nos casos em que os manipuladores apresentem lesão nas mãos, sintomas de enfermidade ou suspeita de problema de saúde que possa comprometer a segurança do alimento. Devem-se especificar os exames aos quais os manipuladores de alimentos são submetidos, bem como a periodicidade de sua execução. O programa de capacitação dos manipuladores em higiene deve ser descrito, sendo determinados a carga horária, o conteúdo programático e a frequência de sua realização, mantendo-se em arquivo os registros da participação nominal dos funcionários.

O POP sobre manejo dos resíduos deve estabelecer a frequência e o responsável. Do mesmo modo, os procedimentos de higienização dos coletores de resíduos e a sua área de armazenamento deve ser discriminada.

Os POP referentes ao controle integrado de vetores e pragas urbanas devem contemplar as medidas preventivas e corretivas destinadas a impedir a atração, o abrigo, o acesso e/ou a proliferação de vetores e pragas urbanas. No caso da adoção de controle químico, o estabelecimento deve apresentar comprovante de execução de serviço fornecido pela empresa especializada contratada, contendo as informações estabelecidas em legislação sanitária específica.

A implementação dos POP deve ser monitorada periodicamente pelo estabelecimento de modo a garantir a qualidade dos produtos alimentícios processados. De acordo com os resultados desse monitoramento, devem-se fazer os ajustes necessários, sendo revistos e reeditados em caso de modificação que implique alterações nas operações documentadas. Nos POP devem ser descritas as medidas corretivas em casos de desvios dos procedimentos descritos que resultem em produtos com qualidade inferior à pretendida. As ações corretivas devem contemplar o destino do produto, a restauração das condições sanitárias e a reavaliação dos POP ou dos PPHO, além de prever registros periódicos suficientes para documentar a execução e o monitoramento dessas ações. Esses registros consistem em anotação em planilhas e/ou documentos e devem ser datados, assinados pelo responsável pela execução da operação e mantidos por um período superior ao tempo de vida de prateleira do produto.

No Anexo I são exemplificados modelos de POP referentes às áreas de higienização e controle de pragas, contemplando os itens de exigência legal.

Histórico das exigências legais para o setor

As regulamentações relativas às propriedades leiteiras (criação e ordenha), à distribuição da matéria-prima (leite) para as indústrias de laticínios e deste para o mercado distribuidor são da responsabilidade do MAPA. Por outro lado, as vigilâncias sanitárias estaduais e municipais atuam no comércio varejista para garantir a inocuidade do leite e de seus derivados, conforme orientação da Lei do Sistema Único de Saúde (SUS).

A aprovação da Lei nº 8.080/90 do SUS) dispôs uma nova concepção jurídico-administrativa para a Vigilância Sanitária, com maior abrangência de ações e competências de forma pactuada nas três esferas de governo. Dentre tais competências inerentes ao SUS, ressalta a vigilância sanitária de produtos, de serviços, dos ambientes e dos processos de trabalho por execução direta ou mediante a participação de outros setores. Paralelamente, a Lei nº 8.078/90 estabelece normas de proteção e defesa do consumidor com o objetivo de atender às necessidades dos consumidores, respeitar sua dignidade, saúde e segurança, proteger seus interesses econômicos, melhorar sua qualidade de vida, bem como favorecer a transparência e harmonia das relações de consumo, atendendo aos princípios de reconhecimento da vulnerabilidade do consumidor no mercado de consumo e da ação governamental, no sentido de proteger efetivamente o consumidor, garantindo a presença do Estado no mercado de consumo e promovendo produtos e serviços com padrões adequados de qualidade, segurança, durabilidade e desempenho.

Para dar conta das novas atribuições na área de controle higiênico-sanitário de alimentos, foi editada pela Secretaria Nacional de Vigilância Sanitária do Ministério da Saúde a Portaria nº 1.428/93, que aprovou o Regulamento Técnico para Inspeção Sanitária de Alimentos e as Diretrizes para o Estabelecimento de Boas Práticas de Produção e Prestação de Serviços na área de alimentos, aprovando ainda, nessa mesma Portaria, o Regulamento Técnico para o Estabelecimento de Padrão de Identidade e Qualidade para Serviços e Produtos da Área de Alimentos. Essa norma redireciona e uniformiza as ações de inspeção/fiscalização sanitária em todo o território nacional, introduzindo ainda os conceitos de "riscos" e "perigos" e o Sistema de Avaliação de Perigos e Pontos Críticos de Controle (APPCC) como instrumento de controle da contaminação dos alimentos e prevenção de agravos à saúde. Regulamentos Técnicos de Identidade e Qualidade dos Produtos Lácteos foram aprovados pelo Ministério da Agricultura e Reforma Agrária por intermédio da Portaria nº 146, em 7 de março de 1996, a qual fixou a identidade e os requisitos mínimos de qualidade de queijos (exceto queijos fundidos, ralados, em pó e requeijão), creme de leite, gordura láctea, leite fluido, caseína, leite em pó cuja classificação descreve a composição e os requisitos e apresentou a lista de aditivos permitidos, os padrões microbiológicos e físico-químicos, mas, quanto aos aspectos de higiene, cita que os estabelecimento devam seguir o Código Internacional Recomendado de Práticas: Princípios Gerais de Higiene dos Alimentos (CAC/VOL. A, Ed. 2, 1985), obtido na íntegra em publicações da ANVISA. No entanto, os pré-requisitos para a implantação do APPCC foram publicados apenas em 1997 pela Secretaria de Vigilância Sanitária do Ministério da Saúde, por intermédio da Portaria nº 326, de 30 de junho, que estabeleceu as Condições Higiênicos-Sanitárias e de Boas Práticas de Fabricação (BPF) para Estabelecimentos Produtores/Industrializadores de Alimentos. No mesmo ano, em 4 de setembro, o Ministério da Agricultura e Abastecimento por intermédio da Portaria nº 368 aprovou o Regulamento Técnico sobre as Condições Higiênico-Sanitárias e de Boas Práticas de Fabricação para Estabelecimentos Elaboradores/Industrializadores de Alimentos, nos termos semelhantes da Portaria nº 326 do MS. Apesar de atualizado e estabelecidas as condições higiênico-sanitárias, somente em 2003 a Secretaria de Defesa Agropecuária (SDA) e o Departamento de Inspeção de Produtos de Origem Animal (DIPOA) do MAPA, por intermédio da Resolução nº 10, de 22 de maio de 2003, instituíram o Procedimentos Padrão de Higiene Operacional (PPHO), ou seja, orienta os procedimentos que devem ser descritos, visando reduzir ou eliminar os riscos associados à contaminação de leite e de produtos lácteos.

Em 2 de janeiro de 2001, a ANVISA publicou a Resolução RDC nº 12, que atribuiu critérios e padrões microbiológicos para os alimentos industrializados, pratos prontos para consumo e alimentos para fins especiais. Essa resolução foi editada pelo MS em substituição à Portaria nº 451, de 19 de setembro de 1987, que havia sido instituída para harmonizar os padrões e os critérios microbiológicos entre os países membros do MERCOSUL. Nesta, foi mantida a tolerância zero para *Salmonella* em 25 g e para *Listeria monocytogenes* em queijos (ampliando a gama de tipos de queijos), sendo a presença de *Listeria* um dos fatores condenatórios desse tipo de produto, também por indicar falhas no controle higiênico-sanitário na produção.

Em 2002, a ANVISA aprovou a RDC nº 275, que dispõe sobre o Regulamento Técnico de Procedimentos Operacionais Padronizados Aplicados aos Estabelecimentos Produtores/Industrializadores de Alimentos e a Lista de Verificação das Boas Práticas de Fabricação nesses estabelecimentos industriais.

Em 18 de setembro de 2002, o MAPA reformulou os itens utilizados para a avaliação da qualidade do leite descritos na Portaria nº 146, de 1996, por meio da Instrução Normativa (IN) nº 51. Essa norma aprova os Regulamentos Técnicos de Produção, Identidade e Qualidade do Leite Tipo A, do Leite Tipo B, do Leite Tipo C, do Leite Pasteurizado e do Leite Cru Refrigerado e o Regulamento Técnico da Coleta de Leite Cru Refrigerado e seu Transporte a Granel, estipula a refrigeração do leite (temperatura inferior a 4 °C) em todas as propriedades leiteiras, o seu transporte a granel em tanques isotérmicos, revisa os parâmetros microbiológicos e inclui a contagem padrão em placas (CPP) e a contagem de células somáticas (CCS) como critérios para aceitação do leite, que varia de acordo com o tipo, sendo o limite máximo 1.000.000 CCS/mL. No ano seguinte (1997), a Portaria nº 370 aprova o Regulamento Técnico de Identidade e Qualidade do Leite UHT (UAT), favorecendo a ampliação do consumo, já que este não necessita de refrigeração em seu armazenamento. Em dezembro de 2011 a IN 51 teve sua redação alterada pela IN 62, que passou a regulamentar a produção, a identidade e a qualidade do leite tipo A, do leite cru refrigerado, do leite pasteurizado e também as condições de coleta de leite cru refrigerado e seu transporte a granel, tendo sido vários dos itens descritos na norma apresentados neste capítulo.

Para garantir o controle higiênico-sanitário e a inocuidade dos alimentos, incluindo os produtos de leite e derivados nos estabelecimentos comerciais de refeições ou produtos alimentícios prontos para o consumo imediato, tais como em restaurantes, lanchonetes, padarias, mercados ou quiosques, em 2004, considerando-se a grande importância do setor de serviços de alimentação, por apresentar riscos epidemiológicos e causar doenças transmitidas por alimentos tão ou mais graves que o setor industrial, foi aprovada a RDC nº 216, que dispõe sobre o Regulamento Técnico de Boas Práticas para Serviços de Alimentação.

Conclusões

Vários são os aspectos que se correlacionam com a higiene dos alimentos na cadeia produtiva de leite e derivados, dentre eles as substâncias químicas utilizadas no processo de higienização, as facilidades das estruturas físicas e instrumentais que podem ser dotadas nas áreas de manipulação de alimentos, as características da equipe de trabalho envolvida com as atividades e as legislações regulamentadoras do setor. A visão sistêmica e a implantação atenciosa das recomendações aqui apresentadas auxiliarão o processo de garantia de produtos de alta qualidade e seguros para o consumo.

BIBLIOGRAFIA

Andrade NJ, Macedo JAB. Higienização na indústria de alimentos. São Paulo: Varela; 1996.

Baptista P. Higienização de equipamentos e instalações na indústria agro-alimentar. 1 ed. Guimarães, Portugal: Editora Forvisão. Consultoria em formação integrada Ltda; 2003. Disponível em: http://www.esac.pt/noronha/manuais/manual_3_higieniza%C3%A7%C3%A3o.pdf. Acesso em: 27 de abril de 2011.

Brasil. Ministério da Saúde. Portaria SVS/MS nº 326, de 30 de julho de 1997. Regulamento Técnico sobre as Condições Higiênico-Sanitárias e de Boas Práticas de Fabricação para Estabelecimentos Produtores/Industrializadores de Alimentos. Diário Oficial da União, Brasília, 01/08/97. Seção 1, pt.1.

Brasil. Agência Nacional de Vigilância Sanitária (ANVISA). Resolução RE nº 1.879, de 20 de novembro de 2003. Petição eletrônica de produtos saneantes. Diário Oficial da União, Brasília, 24/11/2003.

Brasil. Agência Nacional de Vigilância Sanitária (ANVISA). Resolução RDC nº 184, de 22 de outubro de 2001. Avaliação e gerenciamento de risco de produtos saneantes domissanitários e afins.

Brasil. Ministério da Agricultura, Pecuária e Abastecimento (MAPA). Instrução Normativa nº 51, de 18 de setembro de 2002. Diário Oficial da União, Brasília, 20/09/2002b. Seção I, páginas 13-22.

Brasil. Ministério da Agricultura, Pecuária e Abastecimento (MAPA). Instrução Normativa nº 62, de 29/12/2011. Diário Oficial da União, Brasília, 30/12/2011, Seção I.

Brasil. Ministério da Agricultura, Pecuária e Abastecimento (MAPA). Portaria nº 368, de 04 de setembro de 1997. Aprova o Regulamento Técnico sobre as Condições Higiênico-Sanitárias e de Boas Práticas de Fabricação para Estabelecimentos Elaboradores/Industrializadores de Alimentos. Diário Oficial da União, Brasília, 08/09/1997.

Brasil. Ministério da Agricultura, Pecuária e Abastecimento (MAPA). Portaria nº 370, de 04 de setembro de 1997. Aprova o Regulamento Técnico de Identidade e Qualidade do Leite UHT (UAT). Diário Oficial da União, Brasília, 08/09/1997.

Brasil. Ministério da Agricultura, Pecuária e Abastecimento (MAPA). Portaria nº 146, de 07 de março de 1996. Aprova o Regulamento Técnico de Identidade e Qualidade de Queijos e o Regulamento Técnico Geral para a Fixação dos Requisitos Microbiológicos de Queijos. DOU, 11/03/1996.

Brasil. SEAB – Secretaria de Agricultura e do Abastecimento do Paraná. Resolução nº 065. In: http://www.agricultura.pr.gov.br/arquivos/File/PDF/resol_56_leite.pdf. Regulamento da Inspeção Sanitária e Industrial para leite e seus derivados, 2005.

Brasil. Ministério da Agricultura, Pecuária e Abastecimento (MAPA). Resolução nº 7, de 28 de novembro de 2000. Critérios de funcionamento e de controle da produção de queijarias, para seu relacionamento junto ao Serviço de Inspeção Federal. Diário Oficial da União, Brasília, 02/01/2001.

Brasil. Ministério da Agricultura, Pecuária e Abastecimento (MAPA). Resolução nº 10, de 22 de maio de 2003. Instituiu o Programa Genérico de Procedimentos Padrão de Higiene Operacional (PPHO). Diário Oficial da União, Brasília, 28/05/2003.

Brasil. Ministério da Saúde (MS). Agência Nacional de Vigilância Sanitária (ANVISA). Portaria nº 15, de 23 de agosto de 1988. Normas para registro dos saneantes domissanitários com ação antimicrobiana. Of. nº 179/88. In: http://www.anvisa.gov.br/saneantes/legis/especifica/desinfetante.htm. Acesso em 20/08/2016.

Brasil. Ministério da Saúde (MS). Agência Nacional de Vigilância Sanitária (ANVISA). RDC nº 18, de 29 de fevereiro de 2000. Dispõe sobre Normas gerais para funcionamento de empresas especializadas na prestação de serviços de controle de vetores e pragas urbanas. Diário Oficial da União, Brasília, 03/03/2000.

Brasil. Ministério da Saúde (MS). RDC nº 14, de 28 de fevereiro de 2007. Aprova o Regulamento Técnico para Produtos Saneantes com Ação Antimicrobiana harmonizado no âmbito do MERCOSUL Aprova o Regulamento Técnico para Produtos Saneantes com Ação Antimicrobiana harmonizado no âmbito do MERCOSUL através da Resolução GMC nº 50/06.

Brasil. Ministério da Saúde (MS). Resolução GMC nº 80/96. Regulamento Técnico MERCOSUL sobre as Condições Higiênico-Sanitárias e de Boas Práticas de Fabricação para Estabelecimentos Elaboradores/Industrializadores de Alimentos.

Codex Alimentarius. CAC/RCP 1-1969, Rev. 4, 2003. Recommended International Code of Practice General Principles of Food Hygiene (CAC/RCP I – 1969, Rev. 3, 1997). Disponível em: http://www.anvisa.gov.br/divulga/public/alimentos/codex_alimentarius.pdf. Acesso em: 20/08/2016.

Germano PML, Germano MIS. Higiene e vigilância sanitária de alimentos. 3 ed. São Paulo: Editora Manole; 2008.

Hazelwood D, McLean AC. Manual de higiene para manipuladores de alimentos. São Paulo: Livraria Varela; 1994.

Leitão MFF. Limpeza e sanificação na indústria de alimentos. In: Elementos de apoio para o sistema APPCC. Brasília, SENAI/DN, 1999, 371p. (Série Qualidade e Segurança Alimentar). Projeto APPCC. Convênio CNI/SENAI/SEBRAE. CDD: 664.07.

Órdonez JA. Tecnologia de alimentos. Vol. 2. Alimentos de origem animal. 1 ed. Porto Alegre: Artmed; 2005.

SBCTA. Associação Brasileira dos Profissionais da Qualidade dos Alimentos. Boas práticas de fabricação para empresas processadoras de alimentos. 4 ed. São Paulo: SBCTA. 1995; 30 p. (Manual – Série Qualidade).

SBCTA. Associação Brasileira dos Profissionais da Qualidade dos Alimentos. Manual de controle integrado de pragas, elaborado pela Associação Brasileira de Profissionais da Qualidade de Alimentos. São Paulo, 1996.

Silva Jr. EA. Manual de controle higiênico-sanitário em alimentos. 2 ed. São Paulo: Varela; 1996.

Higiene na Produção

Anexo I – Modelos de Formulários

LOGOMARCA DA EMPRESA	PROCEDIMENTO GERAL	DOCUMENTO: Nº
Título: DESINSETIZAÇÃO E DESRATIZAÇÃO			
Data da emissão:	Revisão: 00	Página X de Y

Objetivos:
Estabelecer procedimento tendo por objetivo combater sistematicamente as possíveis infestações por roedores e insetos em todas as dependências da fábrica mediante uso de produtos inseticidas e rodenticidas homologados pela Vigilância Sanitária.

Responsabilidades ou abrangência:
- *Manutenção* – responsável pelo cumprimento deste procedimento e pela manutenção da garantida conferida pelo certificado emitido pela empresa contratada para executar o serviço, devendo esse certificado ser afixado em lugar visível.
- *Departamento de Garantia da Qualidade/Gerência de Produção* – assegurar o cumprimento e a qualidade deste procedimento.
- *Administração* – auxiliar os demais setores no agendamento e na inspeção do serviço de combate a insetos e roedores.

Procedimento:
A empresa escolhida para executar o serviço deverá:
- Ser cadastrada na FEEMA.
- Indicar no certificado quais produtos serão empregados na desinsetização e no combate aos roedores.
- Instruir a Administração quanto ao tempo mínimo a ser aguardado para então se proceder à lavagem das áreas tratadas.
- A Administração deverá avisar todas as Gerências sobre a data e o horário em que ocorrerá a desinsetização, bem como determinar a data de execução do serviço, de acordo com as demais áreas.
- Todos os ralos e as caixas de gordura e de esgoto deverão ser tratados, sem exceção, contra insetos e roedores.
- Todos os cuidados deverão ser tomados para evitar contaminação das matérias-primas e dos produtos acabados.
- O combate a insetos rasteiros será realizado bimestralmente e a roedores mensalmente.
- Os pontos de aplicação constam na planta anexa (elaborar).
- O serviço executado deverá ser registrado na planilha de "Registro de Combate a Roedores e Insetos".

Documentos de referência:
Portaria nº 368/97

Anexos:
Registro de combate a roedores e insetos

ELABORAÇÃO	VERIFICAÇÃO DO CQ:	AUTORIZAÇÃO DA SUPERVISÃO INDUSTRIAL:
NOME:	NOME:	NOME:
DATA:	DATA:	DATA:

CQ = Controle de Qualidade

LOGOMARCA DA EMPRESA	PROCEDIMENTO GERAL	DOCUMENTO: Nº
Título: LIMPEZA DOS EQUIPAMENTOS E UTENSÍLIOS		
Data da emissão:	Revisão: 00	Página X de Y

Objetivos:
Estabelecer diretrizes e procedimentos para uma eficiente limpeza dos equipamentos e dos utensílios, de maneira que assegure e evite qualquer tipo de contaminação cruzada, proporcione o seu bom funcionamento e rendimento.

Definições:
Recipientes de condicionamento do granel: bombonas.
Utensílios em geral: baldes, potes, mangueiras etc.

Responsabilidades ou abrangência:
- *Supervisão de Produção* – responsável pela avaliação da qualidade da lavagem dos equipamentos e da limpeza do local em que estes ficam.
- *Manutenção* – efetuar as devidas manutenções e arquivar registros.
- CQ – acompanhar os registros da manutenção e limpeza.

Procedimento:
O sistema de limpeza dos utensílios é divididos de duas maneiras distintas, assim a limpeza dos *recipientes de condicionamento do granel* ocorrerá ao final do envase total do produto no setor de envase. Após a liberação das bombonas, o setor de produção deverá encaminhar as embalagens ao setor de lavagem.
A lavagem será feita com aplicação de vapor e jatos de água pressurizada na área externa da fábrica.
A limpeza dos *utensílios em geral* ocorrerá sempre após cada uso. A lavagem será feita com aplicação de vapor e jatos de água pressurizada.
Após o término do envase são realizados os seguintes procedimentos:
- Desmontagem das máquinas pelos funcionários de apoio da manutenção e suas respectivas bombas.
- As peças desmontadas são encaminhadas ao setor de limpeza e entregues ao responsável pelo setor.
- O funcionário do setor de limpeza executa o serviço com jato de vapor cuja temperatura é de aproximadamente 80 ºC e encaminha as peças ao setor de produção, onde são recebidas.
- A outra parte da máquina é limpa pela operadora antes da montagem com álcool e desinfetadas com quaternário de amônio.

As máquinas de enchimento e envase de creme ou requeijão seguem os seguintes procedimentos:
- São retirados o funil e a mangueira e levados ao setor de limpeza pelo funcionário de apoio da manutenção.
- O funcionário do setor de limpeza executa o serviço com jato de vapor na temperatura de aproximadamente de 80 ºC e encaminha as peças ao setor de produção, onde são recebidas pelo funcionário de apoio da manutenção.
- Após a montagem são feitas varias dosagens com água quente, para que sejam eliminados quaisquer tipos de resíduos do produto envasado anteriormente.
- A máquina e a esteira de transporte são limpas pela operadora com álcool e desinfetadas com solução de quaternário de amônio.

A máquina na qual são feitos os envases de (listar outros produtos e descrever conforme realizado na empresa) sofre um procedimento diferenciado para cada tipo de produto:
- Produto "X" equipamento "tal" – primeiro água quente e depois álcool
- Produto "Y", equipamento "tal" – solução alcalina seguida de aspersão com álcool (a 70%) se necessário, depois vapor...
- Assim por diante.

Documentos de referência:
Portaria nº 368/97
IN 51/02

Anexos: Ficha de Controle de Limpeza dos Equipamentos

ELABORAÇÃO	VERIFICAÇÃO DO CQ:	AUTORIZAÇÃO DA SUPERVISÃO INDUSTRIAL:
NOME:	NOME:	NOME:
DATA:	DATA:	DATA:

LOGOMARCA DA EMPRESA	PROCEDIMENTO OPERACIONAL PADRÃO	DOCUMENTO: Nº
Título: LIMPEZA DOS RESERVATÓRIOS DE ÁGUA POTÁVEL		
Data da emissão:	Revisão: 00	Página X de Y

Objetivos:
Estabelecer diretrizes e procedimentos para a adequada limpeza da caixa d'água e da cisterna que abastecem as linhas de produção da empresa e fornecem água para consumo humano.

Definições:
- Controle de qualidade: funcionários que atuam no laboratório de controle de qualidade coordenados pelo responsável técnico.
- Reservatórios de água potável: trata-se da caixa d'água e da cisterna. Esses reservatórios possuem a capacidade de 65 m³ cada e estão localizados na parte superior da fábrica e na entrada do setor de produção.
- Linhas de produção: tubulação de água fria que abastece a sala de produção e todos os pontos de saída de água da empresa.

Responsabilidades ou abrangência:
- Supervisão Industrial ou Supervisão de Manutenção
- *Controle de qualidade de linha* – responsável por acompanhar o serviço prestado.
- *Controle de qualidade* – responsável pela coleta de amostra de água para envio ao laboratório de análise contratado.
- *Departamento de manutenção* – responsável pela contratação da empresa prestadora de serviço.
- *Departamento de garantia da qualidade* – arquivo da documentação referente a essa atividade.

Procedimento:
- A limpeza da caixa d'água que abastece as linhas de produção e de consumo humano da empresa é realizada pela equipe de uma empresa contratada, devidamente legalizada e habilitada para a atividade.
- A atividade de limpeza é feita semestralmente e segue as etapas apresentadas a seguir:
    - Drenagem do reservatório.
    - Jateamento com água pressurizada no interior do reservatório.
    - Remoção dos resíduos.
    - Desinfecção com solução de hipoclorito de sódio contendo 100 mg/L, mantendo-se tempo de contato mínimo de 1 hora.
    - Limpeza e remoção de resíduos existentes em torno do reservatório.
- Avaliação visual de possíveis pontos danificados no interior do reservatório ou de situações que possam comprometer a sua hermeticidade.
- É de responsabilidade do supervisor de manutenção, ou de algum funcionário por este designado do setor de serviços gerais, o acompanhamento das atividades de limpeza dos reservatórios.
- É de responsabilidade do supervisor de manutenção, ou de algum funcionário por este designado do setor de serviços gerais, a vistoria quinzenal dos reservatórios de água e seus arredores, para verificar se não é necessária alguma limpeza extraordinária ou qualquer outro tipo de ação preventiva.
- O acompanhamento do serviço de limpeza e as vistorias quinzenais dos reservatórios de água são registrados na Ficha de Controle de Limpeza dos Reservatórios de Água Potável, que fica arquivada na Departamento de Garantia da Qualidade (DGQ), aos cuidados do responsável-técnico da empresa.
- Após a realização do serviço de limpeza, é emitido um relatório a respeito das atividades efetuadas e coletada uma amostra de água dos reservatórios para análise microbiológica. O relatório e o laudo da análise microbiológica são encaminhados ao responsável técnico da empresa e ficam arquivados, sob sua responsabilidade, no DGQ.
- Se a avaliação visual e/ou o relatório da empresa indicam a necessidade de outras ações que garantam a hermeticidade da caixa d'água, é atribuição do responsável técnico a devida comunicação ao gerente industrial da empresa para a tomada de providências.

Documentos de referência:
Portaria nº 368/97   IN 51/02

Anexos: Certificado de Limpeza dos Reservatórios de Água Potável

ELABORAÇÃO	VERIFICAÇÃO DO CQ:	AUTORIZAÇÃO DA SUPERVISÃO INDUSTRIAL:
NOME:	NOME:	NOME:
DATA:	DATA:	DATA:

LOGOMARCA DA EMPRESA	PROCEDIMENTOS PADRÃO DE HIGIENE OPERACIONAL (PPHO) LIMPEZA E SANIFICAÇÃO SILO DE ESTOCAGEM DE LEITE CRU	Emissão inicial: Versão: 1.0 Emissão atual: Página 1 de 2

TIPO DE LIMPEZA	LIMPEZA CENTRAL CIP		
LOCALIZAÇÃO	Descrever o local		
RESPONSABILIDADE	Operador de Beneficiamento	REGISTRO	REF: ex. PPHO nº
EQUIPAMENTO DE PROTEÇÃO INDIVIDUAL	Cinto de segurança para lavagem manual externa		
PRODUTOS UTILIZADOS	Detergente alcalino (descrever detalhes como fornecedor, marca ou nome comercial)		Detergente ácido
CONCENTRAÇÃO	1,5%		1,0%
PREPARO DA SOLUÇÃO	Definir conforme indicação do fornecedor		Definir
RESPONSÁVEL PELO PREPARO DA SOLUÇÃO	Definir o cargo ou a função do funcionário (evite colocar nomes por ser comum a troca de funcionários)		Definir
RESPONSÁVEL PELA VALIDAÇÃO DA SOLUÇÃO	Definir		Definir
TEMPERATURA	85° C		60° C
TEMPO	30 minutos		20 minutos
FREQUENCIA	Uma vez ao dia (sempre que o tanque estiver vazio)		Semanalmente
PROCEDIMENTO	Deixar a tampa semiaberta e a borracha solta dentro dos silos para melhor higienização delas Deixar o agitador ligado durante a CIP Ligar e verificar a bomba de retorno da CIP Pré-enxaguar com água industrial fria durante 5 minutos Circular detergente alcalino (C = 1,5%) a 85° C durante 30 minutos Efetuar o enxágue intermediário com água industrial fria Circular de detergente ácido (C = 1,0%) a 60° C durante 20 minutos Efetuar o enxágue final com água industrial fria		
ESTERILIZAÇÃO	Não é realizada.		
MÉTODO DE MONITORAMENTO	Por visualização no *display* do equipamento dos seguintes itens: • Temperatura • Concentração das soluções • Inspeção visual		
AÇÃO CORRETIVA	Central CIP: quando a temperatura não atingir a especificada, não é iniciada a contagem do tempo da CIP. Quando a concentração não for a especificada o equipamento entra automaticamente em PAUSE, para alertar o operador e para que ele possa verificar a causa Proceder à nova higienização		
VALIDAÇÃO	Inspeção visual (*checklist*) Registros de calibração do equipamento Análises químicas		

ELABORAÇÃO	VERIFICAÇÃO DO CQ:	AUTORIZAÇÃO DA SUPERVISÃO INDUSTRIAL:
NOME:	NOME:	NOME:
DATA:	DATA:	DATA:

CAPÍTULO 18

Boas Práticas de Fabricação e Procedimentos Padrão de Higiene Operacional

Marco Antonio Sloboda Cortez
Neila Mello dos Santos Cortez

Resumo

Quando se pensa na produção de um alimento, dois fatores fundamentais devem inicialmente ser avaliados: a segurança e a qualidade. Nesse aspecto, as etapas de obtenção, transporte e armazenamento da matéria-prima e dos ingredientes, o processamento tecnológico, o funcionamento dos equipamentos, a capacitação dos funcionários e o controle das condições do ambiente de manipulação, a forma de distribuição e os detalhes da utilização devem ser cuidadosamente assistidos. Essas observações objetivam evitar ao máximo as contaminações físicas, químicas e microbiológicas do alimento. As indústrias devem empregar como rotina diária conceitos e ações visando à melhoria da qualidade total do alimento, em que todos os processos, produtivos ou administrativos, necessitam ser registrados e documentados e, além disso, continuamente vistoriados e aperfeiçoados. As operações unitárias industriais são passíveis de intervenções para evolução do desempenho e da qualidade final do produto, e estas necessitam ser estruturadas e programadas para ocorrerem antes, durante e depois do processo de elaboração. Duas das metodologias mais básicas, quase intuitivas, desenvolvidas a partir do conhecimento e do senso crítico, e que devem ser desenvolvidas em todas as etapas associadas à produção de alimentos, são as Boas Práticas de Fabricação (BPF) e os Procedimentos Padrão de Higiene Operacional (PPHO). Esses programas de controle de qualidade são compostos por um conjunto de princípios e regras para o correto manuseio de alimentos, abrangendo desde as matérias-primas até o produto final, com o objetivo principal de garantir a inocuidade do alimento e a saúde do consumidor.

Histórico

Com o intuito de monitorar e aprimorar a qualidade dos produtos elaborados, a indústria dos EUA, a partir da década de 1930, iniciou o desenvolvimento e a aplicação dos conceitos sobre controle de qualidade. Assim, foram criadas novas diretrizes e novos limites que garantiriam produtos com as mesmas características em todas as produções, ou seja, um produto que apresentasse conformidade com os padrões exigidos e trouxesse segurança para o consumidor. Já a partir da década de 1950, desenvolveu-se a aplicação do sistema de controle de qualidade na produção de alimentos, com a indústria alimentícia aproveitando os princípios de busca por qualidade que já vinham sendo utilizados pela indústria farmacêutica, tais como as BPF. Desse modo, iniciaram-se os esforços para aperfeiçoar e dinamizar a produção de alimentos seguros e com melhores condições higiênico-sanitárias. Com o emprego das BPF, deu-se início ao controle da qualidade da água, da higiene e do comportamento dos manipuladores, das contaminações cruzadas, controle integrado de pragas, da higienização das superfícies, do fluxo do processo, entre outros aspectos relacionados com o ambiente de produção.

A Organização Mundial da Saúde (OMS), em 1969, publicou as algumas recomendações para elaboração e controle de qualidade de medicamentos, posteriormente denominado *Good Manufacturing Practices* (GMP), representando a opinião de um grupo de especialistas internacionais. A partir de 1978, as GMP passaram a ter aparato legal nos EUA, com caracter obrigatório nas indústrias. As GMP têm sido aperfeiçoadas e atualizadas, gerando o conceito de *Current Good Manufacturing Practices* (CGMP) ou boas práticas atuais de fabricação.

No Brasil, uma das primeiras legislações que regulamentou a produção e os requisitos de alimentos de origem animal, entre os quais leite e derivados, foi o Regulamento da Inspeção Industrial e Sanitária de Produtos de Origem Animal (RIISPOA), publicado no ano de 1952, pelo Ministério da Agricultura, Pecuária e Abastecimento (MAPA). Esse Decreto foi revogado e seu texto sofreu alterações pelo Decreto 9.013/2017, visando a modernização do conteúdo e adequação aos novos processos de elaboração e às exigências crescentes de qualidade. É um texto amplo que engloba diversos assuntos, fundamental para os serviços de inspeção de alimentos. Posteriormente, vinculada ao Ministério da Saúde (MS), foi criada a Agência Nacional de Vigilância Sanitária (ANVISA) pela Lei nº 9.782, com competência na área de alimentos, principalmente nos aspectos relacionados com a segurança do consumidor, as condições de preparo e a comercialização.

O histórico da utilização e obrigatoriedade das BPF é recente, e elas passaram a ter efeito legal por meio da Portaria nº 16, de 6 março de 1995, em que a Secretaria de Vigilância Sanitária (SVS) do MS determinava o cumprimento dessas diretrizes por todos os estabelecimentos produtores de medicamentos. Em 19 de abril de 1999, foi criada pelo MS a ANVISA, cujo modelo de atuação foi fundamentado nas agências europeias e norte-americanas.

No Brasil, os PPHO preconizados pela Food and Drug Administration (FDA) constituíam, até outubro de 2002, a referência para o controle de procedimentos de higiene, até que em 21 de outubro de 2002 a Resolução nº 275 da ANVISA criou e instituiu os Procedimentos Operacionais Padronizados (POP), que vão um pouco além do controle da higiene, mas não descaracterizam os PPHO, que continuam sendo recomendados pelo MAPA, que institui o programa PPHO a ser utilizado nos estabelecimentos de leite e derivados que funcionam sob regime de inspeção federal, como etapa preliminar de programas de qualidade como o sistema Análise de Perigo e Pontos Críticos de Controle (APPCC).

Os órgãos oficiais que regem a legislação sanitária federal regulamentam medidas aplicadas para todo o tipo de indústria de alimentos, visando à proteção à saúde do consumidor, utilizando diversas ferramentas de controle de qualidade. Dentre algumas das legislações pertinentes a BPF e PPHO, destacam-se:

- *Portaria nº 1.428, publicada pela ANVISA, MS:* aprovou o Regulamento Técnico para a inspeção sanitária de alimentos, as diretrizes para o estabelecimento de Boas Práticas de Produção e de Prestação de Serviços na Área de Alimentos, o Regulamento Técnico para o estabelecimento de padrão de identidade e qualidade para serviços e produtos na área de alimentos, o Regulamento Técnico para o estabelecimento de padrões de identidade e qualidade para produtos e para serviços na área de alimentos.

Determinou que os estabelecimentos relacionados com a área de alimentos adotem as próprias boas práticas de produção e prestação de serviços e seus programas de qualidade e atendam aos padrões para produtos e serviços na área de alimentos.
- *Portaria nº 326, publicada pela ANVISA, MS:* aprovou o Regulamento Técnico sobre as Condições Higiênico-Sanitárias e de Boas Práticas de Fabricação para Estabelecimentos Produtores/Industrializadores de Alimentos. Envolveu uma série de ações pontuais necessárias para a obtenção de alimentos inócuos e saudáveis. O programa é composto por um conjunto de princípios e regras para o correto manuseio de alimentos, que abrange desde as matérias-primas até o produto final, garantindo integridade do alimento e saúde do consumidor.
- *Portaria nº 368, publicada pelo MAPA:* aprovou o Regulamento Técnico sobre as condições Higiênico-Sanitárias e de Boas Práticas de Fabricação para Estabelecimentos Elaboradores Industrializadores de Alimentos de Origem Animal. Contém instruções gerais de obtenção, beneficiamento, armazenamento, condições sanitárias, instalações, manipuladores, limpeza e sanitização, combate a pragas, qualidade da água, equipamento e utensílios, processo de elaboração, prevenca de contaminação cruzada.
- *Resolução RDC nº 91, publicada pela ANVISA, MS:* aprovou o Regulamento Técnico – Critérios Gerais e Classificação de Materiais para Embalagens e Equipamentos em Contato com Alimentos, estabelecendo critérios de escolha dos materiais e substâncias permitidas.
- *Resolução RDC nº 275, publicada pela ANVISA, MS:* aprovou o Regulamento Técnico de Procedimentos Operacionais Padronizados aplicados aos Estabelecimentos Produtores Industrializadores de Alimentos e a Lista de Verificação das Boas Práticas de Fabricação em Estabelecimentos Produtores Industrializadores de Alimentos.
- *Resolução nº 10, publicada pelo MAPA:* instituiu o Programa Genérico de PPHO, a ser utilizado nos estabelecimentos de leite e derivados que funcionam sob o regime de inspeção federal, como etapa preliminar e essencial dos Programas de Segurança Alimentar do tipo APPCC.
- *Resolução RDC nº 216, publicada pela ANVISA, MS:* estabelece as BPF para os serviços de alimentação, voltada para garantir as condições sanitárias do alimento preparado, sendo pertinente aos serviços de alimentação que realizam algumas das seguintes atividades: manipulação, preparação, fracionamento, armazenamento, distribuição, transporte, exposição à venda e entrega dealimentos preparados ao consumo, tais como cantinas, bufês, comissarias, confeitarias, cozinhas industriais, cozinhas institucionais, *delicatessens*, lanchonetes, padarias, pastelarias, restaurantes, rotisserias e congêneres.
- *Resolução RDC nº 20, publicada pela ANVISA, MS:* dá nova redação ao disposto no art. 9º, da RDC nº 52, de 22 de outubro de 2009, que dispõe sobre o funcionamento de empresas especializadas na prestação de serviço de controle de vetores e pragas urbanas e dá outras providências.

Conceitos básicos

As BPF são um conjunto de medidas a serem adotadas por unidades relacionadas com obtenção, elaboração, manipulação e comercialização de alimentos visando garantir a qualidade higiênico-sanitária e a conformidade com a legislação sanitária pertinente. Tem como objetivo final a proteção do consumidor, no entanto envolve também a segurança do manipulador, a manutenção da sanidade animal, o aumento da lucratividade e a dinamização da administração empresarial, por melhorar a organização da indústria, diminuir os desperdícios e valorizar os funcionários. Ademais, as BPF acarretam a redução de custos de produção e aumento da produtividade.

Em um mercado moderno, a qualidade dos produtos deixou de ser uma vantagem competitiva e se tornou requisito fundamental para a comercialização de alimentos. A aplicação das BPF nos setores relacionados com a produção e a comercialização dos alimentos é uma das principais ferramentas para alcançar um alto padrão de qualidade, o que é desejado por produtores, processadores, comercializadores, consumidores e órgãos de fiscalização.

A implementação das BPF envolve diversos requisitos para controle e registro de todas as etapas produtivas, promovendo a rastreabilidade no processo de fabricação e estabelecendo normas operacionais, o que auxilia a padronização de procedimentos e métodos de fabricação, principalmente no aspecto de segurança de alimentos. Devem ser obrigatoriamente adotadas pelas indústrias de alimentos com o intuito de garantir a conformidade dos produtos alimentícios com os regulamentos técnicos e assegurar melhor qualidade sanitária. A legislação sanitária federal regulamenta essas medidas em caráter geral, aplicável a todo o tipo de indústria de alimentos e específico, voltadas às indústrias que processam determinadas categorias de alimentos.

As principais ações das BPF são: obtenção de insumos livres de contaminações, prevenção da contaminação cruzada dos produtos fabricados, prevenção contra as condições que possibilitem a multiplicação de micro-organismos e/ou produção de toxinas e garantia da rastreabilidade do processo/produto.

Outro conjunto de medidas que objetivam a obtenção da qualidade total é o PPHO, que pode ser definido como "procedimentos descritos, desenvolvidos, implantados e monitorados, visando estabelecer a forma rotineira pela qual o estabelecimento industrial evitará a contaminação direta ou cruzada e a adulteração do produto, preservando a qualidade e integridade por meio da higiene antes, durante e depois das operações industriais". Podem ser caracterizados como passos universais que controlam as condições operacionais dentro da indústria, envolvendo as etapas de observação das condições, monitoramento das atividades, determinação das ações corretivas, realização de registros fidedignos e verificação periódica da aplicabilidade do programa.

Os PPHO derivam do inglês *Sanitation Standard Operating Procedures* (SSOP), sendo representados por requisitos de BPF considerados críticos na cadeia produtiva de alimentos. São itens que, pela importância para o controle de perigos, foram acrescentados de procedimentos de monitoramento, ação corretiva, registros e verificação, para realmente possibilitar um controle efetivo. Fazem parte dos PPHO os programas de qualidade da água, higiene de superfície de produto, prevenção de contaminação cruzada, higiene pessoal, proteção contra contaminação do produto, identificação e estocagem de produtos tóxicos, saúde dos manipuladores e controle integrado de pragas. Todas as condições de higiene operacional devem ser monitoradas por meio de análises laboratoriais e os dados registrados, devendo-se adotar ações corretivas sempre que se observarem desvios, sendo que eles deverão ser arquivados para futura análise.

Para a indústria, os programas de qualidade estabelecem indicadores de qualidade que garantem efeitos positivos por reduzir os desperdícios e os custos operacionais, auxiliar a produção dentro dos padrões de qualidade e dentro do exigido pela legislação e melhoria na imagem da marca.

Outra característica que valoriza a aplicação dos programas de PPHO e BPF é que são considerados parte dos pré-requisitos para a introdução do sistema APPCC na indústria, devendo ser parte integrante do sistema de gestão de segurança de alimentos. Podem ser desenvolvidas previamente ou em conjunto com o APPCC, dependendo da necessidade e da realidade de cada organização.

É obrigatória por lei a implementação gradativa em todas as indústrias de leite e derivados sob o Serviço de Inspeção Federal (SIF) do programa APPCC. Além disso, a adesão aos PPHO e às BPF constitui medida efetiva de controle da contaminação e da multiplicação microbiana em alimentos.

Na estruturação dos programas de qualidade, tais como BPF e PPHO, é importante determinar desde o início a quais perigos o alimento está propenso, sendo necessário avaliar, principalmente, os seguintes fatores:

- *Higiene:* condições da produção primária, do armazenamento sob refrigeração e do transporte do leite; dos equipamentos e utensílios utilizados em qualquer face do processo; das etapas de beneficiamento, manipulação, embalagem, armazenamento e comercialização do produto lácteo elaborado.
- *Matéria-prima e ingredientes:* verificação dos fornecedores de leite e de qualquer ingrediente utilizado na indústria.
- *Armazenamento de insumos:* condição de armazenamento, envolvendo temperatura correta, limpeza do local, adequação e fluxo do estoque e necessidades específicas de cada ingrediente.
- *Equipamentos e utensílios:* instalação e manutenção correta, processo de limpeza e sanitização; a verificação do funcionamento adequado.
- *Formulações:* acompanhamento da utilização de ingredientes e aditivos corretos e das proporções adequadas previamente descritas.
- *Processo de elaboração:* mecanismos de controle específicos de cada equipamento e acompanhamento do método apropriado.
- *Cuidados após produção:* controle de temperatura e umidade na estocagem, análises laboratoriais, transporte.
- *Limpeza e sanitização:* uso de métodos e substâncias adequadas, noções sobre segurança do trabalho.
- *Controle do processo:* registros das etapas e de qualquer ocorrência, verificação do funcionamento dos equipamentos, avaliação dos resultados das análises laboratoriais.
- *Capacitação dos funcionários:* treinamentos e cursos periódicos, informação clara e de fácil entendimento.
- *Manutenção de registros:* arquivamento e manutenção, monitoramento de todo o processo e da eficiência do programa.

Outro aspecto fundamental para a efetividade das BPF e dos PPHO é clareza dos objetivos e simplicidade das ações. Para tal, os programas precisam ser definidos a partir de estruturas relativamente diretas, escritas de forma acessível para entendimento de todos e melhor aplicabilidade. Essa característica fica bem explícita na difusão dos conceitos dos PPHO aos funcionários, por meio de avisos e cartazes que devem ser produzidos de forma didática e simples e afixados nos locais pertinentes.

Umas das etapas essenciais para a efetividade dos programas de controle de qualidade é a geração de documentação que seja fidedigna e de fácil interpretação e que se relacione com todas as etapas associadas à obtenção do produto final. Assim, o processo de avaliação e acompanhamento das ações pode ser monitorado de modo adequado, possibilitanto o rastreamento e a identificação de qualquer problema que ocorra no produto ou no processo.

Os registros para monitoramento são:

- *Prévios:* definem como as ações devem ser realizadas em casos de conformidades ou não conformidades.
- *Durante a produção:* envolvendo detalhes da produção tais como quantidades de determinado aditivo ou temperaturas de processamento.
- *Posteriores:* relativos a identificação do produto e resultados das análises laboratoriais, entre outros aspectos.

As BPF possibilitam a padronização dos procedimentos envolvidos na fabricação dos produtos alimentícios, devendo ser desenvolvidas a partir da observação das condições operacionais da indústria. Já os PPHO apresentam abordagem ampla e cobrem muitos aspectos operacionais da indústria e do pessoal envolvido na equipe de trabalho. Um dos principais objetivos é evitar a contaminação e a adulteração de produtos e contribuir decisivamente para as BPF. O cumprimento das normas, como higiene de superfícies dos equipamentos, utensílios, instrumentos de processo e manipuladores de alimentos, é decisivo para evitar a contaminação dos alimentos. Para que esse controle seja efetivo, são necessários monitoramento, registros e ações corretivas sempre que necessários quando acontecer algum imprevisto no processo.

Os PPHO devem ser descritos de forma clara e detalhados, de modo que qualquer pessoa que o leia saiba como realizar as ações preconizadas. Já os demais procedimentos relativos a atividades realizadas pelos estabelecimentos que não sejam exclusivamente ligadas à limpeza e às áreas de produção como sanitários, vestiários, currais, pátios e outros devem ser descritos no manual de boas práticas de fabricação.

Para garantir essa segurança dos processos são preenchidos formulários conhecidos como *checklist*, que são listas de conferência ou de checagem, ou seja, planilhas que pontuam todos os processos da indústria. Detalham todos os passos e os procedimentos que devem ser seguidos na elaboração dos produtos da indústria. Apesar de seguir algumas determinações padrões e conter itens obrigatórios, a elaboração da lista de checagem deve considerar as condições intrínsecas da indústria, os produtos elaborados, o tipo de resíduo produzido e os riscos envolvidos, tornando-se específicos para cada estabelecimento.

Os diversos procedimentos relacionados com as BPF auxiliam a obtenção das características básicas necessárias para obter alimentos em condições de higiene para o consumo humano. É fundamental a estruturação de programas de controle de todas as etapas relacionadas com a produção do alimento. Tais programas devem ser rigorosamente planejados, controlados e registrados, sendo que os registros precisam ser estendidos a todos os possíveis casos dentro e fora da indústria, visando ao conceito da qualidade total.

Os programas propostos são dinâmicos e necessitam de avaliação periódica. Caso seja diagnosticada qualquer incompatibilidade de execução, falha ou dificuldade no desempenho, os programas e as modificações mandatórias devem ser realizadas.

Outro aspecto importante observado, em relação às ferramentas de controle de qualidade, é a necessidade de acompanhamento da introdução de novas tecnologias de elaboração, que podem envolver equipamentos ou ingredientes. Qualquer operação unitária ou processo que sejam introduzido ou desenvolvido em uma unidade operacional deve ser analisado a fim de possibilitar a definição dos pontos práticos que garantirão melhor funcionalidade e menor risco de contaminação do alimento.

A segurança do leite e de derivados lácteos envolve os controles rígidos de possíveis contaminações, visando não apenas ao bem-estar dos futuros consumidores, mas também ao dos manipuladores. Cuidados especiais devem ser dispensados em relação às contaminações físicas, químicas e microbiológicas tradicionais, assim como é necessário considerar que a produção moderna de alimentos envolve novos riscos.

A alteração de hábitos alimentares, o aumento do volume da produção dos alimentos, o emprego de equipamentos mais complexos e o uso de novos ingredientes e formulações são fatores de destaque relacionados com a presença de novos riscos dentro da produção. Desse modo, existe a necessidade de modernização das BPF em virtude do melhor entendimento e melhor análise de dados relacionados com os problemas de segurança em alimentos. Destacam-se principalmente a presença de: (a) micro-organismos considerados emergentes, tais como *Listeria monocytogenes*, *Escherichia coli* O157:H7, *Campylobacter jejuni*, *Salmonella enteritidis*, *Cryptosporidium purvum* e Norovírus; (b) substâncias alergênicas, naturais ou não; e (c) substâncias químicas contaminantes, incorporadas a qualquer momento da produção, elaboração ou armazenamento. Quanto ao controle de alergênicos alimentares, em virtude do perigo da exposição por indivíduos sensíveis, existe a tendência de os órgãos competentes determinarem novas regulamentações, exigindo métodos de controle específicos. Entre os fatores requeridos, destacam-se: (a) treinamento do pessoal da produção e da supervisão; (b) segregação dos alergênicos durante produção e estocagem; (c) validação de métodos de limpeza dos equipamentos que entram em contato com estas substâncias; (d) controle de qualidade dos fornecedores de ingredientes e rotulagens.

Aplicação nas indústrias de leite e derivados

Para uma indústria trabalhar com segurança e qualidade, assim como se manter competitiva no mercado, é necessário maximizar a satisfação do consumidor, reduzir as perdas e estar de acordo com as exigências das legislações pertinentes. Ações que visem à integração de fatores como condições gerais da fábrica, práticas adequadas de elaboração, limpeza e manutenção, padrões sanitários, higiene pessoal e bons hábitos de funcionários e visitantes precisam ser desenvolvidas como foco principal no controle de qualidade, na segurança do produto e dos envolvidos com o processo de fabricação e na integridade econômica.

Nesse conceito, é fundamental a integração dos controles, visando não apenas à obtenção de um produto ou lote dentro das especificações legais, mas também objetivando a padronização das características físicas, químicas, microbiológicas e sensoriais dos alimentos, a segurança de toda a cadeia de produção, a lucratividade e as condições de trabalho dos funcionários. A comunicação entre os setores administrativo e de produção é importante para que haja consistência entre as ações, gerando benefícios em conjunto para toda a empresa.

As áreas a serem avaliadas e controladas dentro do estabelecimento industrial incluem o local e as adjacências, o processo de recebimento e estocagem da matéria-prima e ingredientes, a manutenção e funcionamento dos equipamentos, o treinamento de pessoal, o sistema de limpeza e sanitização e o recolhimento.

Uma forma de aplicar as BPF é fazer uma avaliação da organização, estabelecer o que será feito e por quem, criar um cronograma das atividades a ser desenvolvido, verificar a necessidade de pessoal, de investimentos e definir local para treinamento. Além disso, determinar o responsável e coordenador do programa, líder e provavelmente o facilitador e digitador das instruções de trabalho e estabelecer um planejamento de trabalho em conjunto com a equipe e o coordenador.

No âmbito de aplicação das BPF e dos PPHO na cadeia produtiva de leite e derivados, obrigatoriamente necessitam ser considerados os aspectos relativos aos estabelecimentos que recebem, manipulam ou distribuem esses produtos, de acordo com a classificação proposta pelo RIISPOA:

- *Granja leiteira:* produção, pré-beneficiamento, beneficiamento, envase, acondicionamento, rotulagem, à armazenagem e à expedição de leite para o consumo humano direto, podendo também elaborar derivados lácteos a partir de leite exclusivo de sua produção, envolvendo as etapas de pré-beneficiamento, beneficiamento, manipulação, fabricação, maturação, ralação, fracionamento, acondicionamento, rotulagem, armazenagem e expedição.
- *Posto de refrigeração:* estabelecimento intermediário entre as propriedades rurais e as usinas de beneficiamento ou fábricas de laticínios destinado à seleção, à recepção, à mensuração de peso ou volume, à filtração, à refrigeração, ao acondicionamento e à expedição de leite cru, facultando-se a estocagem temporária do leite até sua expedição.
- *Usina de beneficiamento:* estabelecimento destinado à recepção, ao pré-beneficiamento, ao beneficiamento, à envase, ao acondicionamento, à rotulagem, à armazenagem e à expedição de leite para o consumo humano direto, facultando-se a transferência, a manipulação, a fabricação, a maturação, o fracionamento, a ralação, o acondicionamento, a rotulagem, a armazenagem e a expedição de derivados lácteos, sendo também permitida a expedição de leite fluido a granel de uso industrial.

- *Fábrica de laticínios:* estabelecimento destinado à fabricação de derivados lácteos, envolvendo as etapas de recepção de leite e derivados, de transferência, de refrigeração, de beneficiamento, de manipulação, de fabricação, de maturação, de fracionamento, de ralação, de acondicionamento, de rotulagem, de armazenagem e de expedição de derivados lácteos, sendo também permitida a expedição de leite fluido a granel de uso industrial.
- *Queijaria:* estabelecimento localizado em propriedade rural destinado à fabricação de queijos tradicionais com características específicas, elaborados exclusivamente com leite de sua própria produção, que envolva as etapas de fabricação, maturação, acondicionamento, rotulagem, armazenagem e expedição, e que encaminhe o produto a uma fábrica de laticínios ou usina de beneficiamento, caso não realize o processamento completo do queijo.

No entanto, essas ferramentas também podem ser utilizadas nos estabelecimentos comerciais, que são aqueles que comercializam ou manipulam os produtos lácteos para o consumo direto do consumidor, tais como supermercados, lanchonetes, restaurantes entre outros.

A funcionalidade desses programas está direcionada ao desenvolvimento de uma abordagem baseada nos riscos existentes e previstos, relacionada com padrões da legislação e segurança do alimento. No entanto, envolve também capacitação apropriada dos funcionários, com esclarecimentos quanto à importância da higiene e da sanitização (higiene pessoal, higiene operacional e higiene ambiental); estruturação de um programa escrito para controle de patógenos; definição e monitoramento dos procedimentos de sanitização para minimizar contaminação após processamento e formação de biofilmes; manutenção de registros críticos disponíveis para todas as etapas, visando possibilitar a revisão e a avaliação da adequação com o inicialmente proposto; e programa de controle de alergênicos alimentares.

A aplicação das BPF e dos PPHO abrange algumas dificuldades:
- Falta de especificidade e de detalhes, o que ocasiona subjetividade na interpretação do que é aceitável em situações próximas ao limite estabelecido.
- Deficiência de recursos e treinamento necessário, imposssibilitanto a aplicação de todos os procedimentos de uma vez só em empresas menores ou de médio tamanho.
- Menor facilidade de troca de conhecimento e informações ao comparar com programas de qualidade específicos.
- Ausência relativa de pontos de referência ou padrões para facilitar a definição do objetivo interno da revisão de desempenho.

Produção primária

Para alcançar a eficiência da cadeia da produção primária e garantir um alimento seguro e com qualidade, é primordial a aplicação das BPF, que, em virtude do ambiente, podem ser generalizadas em boas práticas agropecuárias.

As boas práticas agropecuárias garantem a elaboração de produtos com qualidade para atender às necessidades da indústria e do mercado consumidor, com segurança aos manipuladores e aos trabalhadores, e estão correlacionadas com o monitoramento dos itens:
- Nutrição animal.
- Ambiente da propriedade.
- Sanidade, controle zootécnico, manejo e bem-estar animal.
- Benfeitorias, equipamentos e utensílios.
- Higiene antes, durante e após a ordenha.
- Etapas após ordenha (filtração, resfriamento, armazenamento e transporte).
- Limpeza e sanitização.
- Capacitação dos funcionários.

Dentro das prerrogativas dos programas de BPF e PPHO nas propriedades rurais, o controle do rebanho leiteiro é realizado por meio de avaliação e monitoramento dos seguintes itens:

- Manejo sanitário em relação a doenças como febre aftosa, brucelose e tuberculose.
- Programa profilático para controle e prevenção de doenças endêmicas, incluindo endo e ectoparasitoses, zoonoses transmissíveis pelo leite (DTA) e mastite.
- Controle da nutrição, observando manejo nutricional, monitoramento do estado nutricional, técnicas de produção de alimentos (pastagens, rações, silos, suplementos etc.).
- Controle da reprodução, visando ao aprimoramento genético, à prevenção e/ou à eliminação de doenças reprodutivas e envolvendo cuidados na introdução de animais ou sêmen e embriões, quarentena etc.
- Controle da produção, com avaliação da média diária do animal, dia/mês/ano por animal, relação de parições, lactações, descanso etc.

A ausência de qualquer tipo de controle de qualidade no campo gera uma matéria-prima com alta carga microbiana, com destaque para os micro-organismos causadores de enfermidades ou deteriorantes e aqueles procedentes do próprio animal, e com a presença de substâncias químicas contaminantes, o que influenciará as características do produto beneficiado a partir desse leite.

Para manter boas práticas na produção leiteira, é necessário controlar os agentes contaminantes, não apenas os micro-organismos ambientais, mas também as pragas (insetos, roedores etc.), os causadores de enfermidades nos animais, os contaminantes da vegetação (pesticidas, herbicidas etc.) e outros agentes químicos, de modo que estes não representem uma ameaça à segurança do alimento.

A adoção de práticas rotineiras e medidas para assegurar que o alimento seja produzido em condições higiênicas apropriadas é fundamental nas propriedades rurais. Também são imprescindíveis a incorporação de uma rotina de procedimentos antes, durante e após a ordenha e a repetição cuidadosa de ações específicas, padronizando as atividades da ordenha, o que deixa o ambiente tranquilo e calmo para maior conforto do animal.

O ambiente em que o animal permanece ou transita também é um ponto a ser observado na produção. O cuidado com as vacas leiteiras no manejo até a condução da sala de ordenha deve ser criterioso. A limpeza do ambiente e das vias de acesso não pode ser negligenciada. Os pastos devem ser mantidos livres de pedras, arbustos e restos de materiais utilizados na construção de cercas ou benfeitorias que podem acidentalmente ferir o úbere da vaca.

A qualidade da água utilizada deve ser monitorada de forma constante, uma vez que o uso de água de baixa qualidade pode constituir fonte direta de contaminação ou meio de disseminação de contaminação localizada no campo, nas instalações ou durante o transporte.

O controle da sanidade animal e o adequando manejo nutricional, reprodutivo e sanitário são fatores importantes para a manutenção da propriedade em condições apropriadas para a produção de leite com qualidade.

Quanto à sanidade animal, uma das principais preocupações é a mastite, que é uma inflamação da glândula mamária e representa uma séria preocupação dentro da cadeia produtiva de leite em função dos grandes prejuízos que causa, tais como modificação da qualidade e redução do volume produzido. É causada principalmente por micro-organismos, porém outros agentes (ferimentos e agressões físicas ou químicas) também estão interligados ao desencadeamento da mastite. Além da preocupação com a presença de micro-organismos e alteração da composição do leite, outro fator é a possibilidade da contaminação por antimicrobianos residuais (antibióticos).

Durante o processo de ordenha, é necessário manter o máximo de higiene, o que frequentemente se torna uma tarefa árdua pelo próprio ambiente no qual a atividade é realizada, o que propicia a contaminação. Logo após a ordenha o leite deve ser filtrado e imediatamente refrigerado. Além disso, quanto mais rápido for enviado para os estabelecimentos industriais, melhor será para a qualidade do leite e dos produtos beneficiados, uma vez que o transporte rápido e refrigerado reduz o tempo para a proliferação dos micro-organismos contaminantes que poderiam alterar as características do leite.

No entanto, todos esses cuidados são diretamente dependentes dos funcionários envolvidos com a atividade. Assim, torna-se imperativa a realização de treinamentos e capacitação desses funcionários, a fim de auxiliar o processo de obtenção de matéria-prima de melhor qualidade. Uma das opções é a realização de cursos e treinamentos periódicos pelas próprias cooperativas ou indústrias captadoras de leite. Com relação ao leite cru, fatores associados às contaminações microbiológica, química e física devem ser monitorados, sendo que, na maioria das vezes, a contaminação não é totalmente evitada e sim, reduzida ou controlada.

A contaminação microbiológica do leite cru está veiculada a diversas fontes, iniciando-se em menor quantidade na própria glândula mamária, onde ocorre a ascensão de micro-organismos pelo canal do teto ao interior do úbere. No entanto, a maioria dos micro-organismos encontrada no leite tem origem de solo, cama, esterco, processo de alimentação e ordenha. A tecnificação da atividade leiteira, envolvendo sistemas de ordenha em circuito fechado, uso de caminhões tanques isotérmicos para o transporte e modernização da cadeia de refrigeração, resultou em uma alteração da microbiota inicialmente composta por bactérias Gram-positivas e produtoras de ácido lático para micro-organismos Gram-negativos psicrotróficos, principalmente espécies de *Pseudomonas*. Esses micro-organismos são capazes de proliferar em temperaturas de refrigeração e produzem enzimas extracelulares proteolíticas e lipolíticas, resistentes aos tratamentos térmicos aplicados. A atividade dessas enzimas durante a estocagem dos produtos elaborados vai resultar em defeitos de aroma, sabor, textura e estabilidade durante o período de validade. Em relação às bacterias patogênicas, diversas têm sido isoladas do leite cru, incluindo *Mycobacterium* spp., *Salmonella*, *Listeria monocytogenes*, *Bacillus cereus*, *Campylobacter jejuni*, *Yersinia enterocolitica*, *Escherichia coli* e *Staphylococcus aureus*.

Além da contaminação do leite na propriedade rural por micro-organismos, é frequente a incorporação acidental ou intencional de substâncias químicas, tais como resíduos de medicamentos (principalmente antibióticos e antiparasitários), agentes utilizados para fraudar o leite e substâncias sanitizantes residuais. Essas contaminações também alteram a qualidade do leite e podem atrapalhar o beneficiamento dos derivados lácteos, além de representarem riscos aos consumidores.

A aplicação dos PPHO nas propriedades rurais, apesar de incipiente, é uma ferramenta que auxilia a obtenção de uma matéria-prima de melhor qualidade por reduzir a probabilidade de contaminações do leite cru. Devem englobar registros das atividades antes durante e depois da ordenha, definindo os materiais a serem utilizados, informações sobre o preparo e utilização das soluções de limpeza e sanitização e os procedimentos utilizados em toda a atividade. Também deve envolver controle da qualidade da água, sanidade aninal, higiene e saúde dos manipuladores, treinamento e capacitação dos funcionários, controle de pragas e cuidados com o ambiente. A qualquer momento, após as análises laboratoriais e dos próprios registros, as ações corretivas, também preestabelecidas, podem ser realizadas a fim de adequar o programa.

Indústria

O estabelecimento industrial tem grande responsabilidade e compromisso com a higiene de todos os processos associados à produção de alimentos. Assim, tornam-se obrigatórios o desenvolvimento e a aplicação de programas como as BPF e os PPHO.

Na indústria de laticínios, os programas de BPF e PPHO envolvem, entre outros aspectos:

- *Área:* edificações, áreas externas, estradas, área de drenagem, instalações sanitárias da indústria devem ser construídas e mantidas em boas condições de manutenção para assegurar controle na contaminação dos produtos lácteos.
- *Construção do prédio:* dejetos e lixos necessitam ser afastados da área de construção para não serem focos poluidores. Os acessos à indústria devem ser pavimentados. A estrutura física deve ser de fácil limpeza e sanitização e ser construída mantendo-se um fluxo de produção e adequadas a carga máxima de trabalho.
- *Edificação interna:* o material de cobertura e teto deve ser aprovado por órgãos fiscais e devem ser de fácil limpeza, lisos e duráveis. As paredes necessitam ser de cores claras. O piso com inclinação para desvio de escoamento após limpeza para saídas adequadas. As janelas precisam ser equipadas com telas de proteção contra insetos e outros animais voadores. As portas devem ter superfícies lisas, não absorventes e de perfeito funcionamento.
- *Estruturas internas:* estruturas como escadas, elevadores e outras devem ser localizados de modo a não atrapalhar o fluxo de produtos e funcionários, evitando assim a contaminação dos alimentos e das embalagens. A localização das estruturas internas não deve impedir as ações de limpeza. O ambiente deve ser bem iluminado para facilitar as etapas de limpeza e não pode alterar a cor dos produtos elaborados. As luminárias necessitam ser protegidas por suportes suspensos, prevenindo contaminação no caso de as lâmpadas quebrarem. O local deve contar com o uso de coifas e exaustores para renovação do ar, evitando-se excesso de calor, vapor, condensação ou poeira e manter sempre a renovação do ar. Em áreas sujeitas a riscos microbiológicos, a pressão positiva do ar necessita ser mantida. As aberturas da ventilação devem ser equipadas com elementos filtrantes as entradas de ar localizadas para prevenir a entrada de ar contaminado. Os sistemas de escoamento e esgoto devem ser equipados com armadilhas e saídas apropriadas. Devem ser providas de instalações para estocagem de lixo e materiais não comestíveis, estruturadas para evitar contaminação. A identificação dos lixos necessita ser nítida e à prova de vazamentos.
- *Fluxo de produção:* o fluxo de produtos, funcionários e equipamentos deve ser operacionado de maneira a evitar contaminação cruzada. As operações que forem incompatíveis entre si devem ser física e operacionalmente separadas.
- *Água de abastecimento:* é imperativo que apresente potabilidade e seja de qualidade, sendo mantido um programa de controle microbiológico, químico e físico dos pontos de coleta. A frequência das análises, os procedimentos analíticos, os funcionários responsáveis, os registros e os procedimentos em caso de não conformidade precisam ser avaliados constantemente. Esse procedimento deve ser aplicado a todo tipo de água dentro da indústria, incluindo a provisão para vapor, de refrigeração, água de processo e geração de gelo. A água potável (quente e fria), utilizada no processamento e nas áreas de manipulação, envase e armazenamento, deve ter controle de temperatura e pressão e ser em quantidade suficiente para todas as necessidades operacionais e de limpeza. A cloração da água deve ser realizada a partir de um dispositivo para a adição da concentração correta do cloro, com avaliação diária. Mangueiras, torneiras e conexões necessitam ser equipadas com dispositivos de antifluxo. A água de recirculação e a água de processos devem ser controladas para manter condição de inocuidade.
- *Unidades interligadas:* banheiros devem ter chuveiros com portas de fechamento automático. Lavatórios, áreas de almoço e lavatórios devem ser localizados separadamente, não estarem direcionados para as áreas de processamento dos

alimentos e precisam ser adequadamente ventilados e mantidos. Lavatórios precisam possuir instalações suficientes para lavagens de mãos, rede de escoamento de resíduos apropriada, com o fornecimento de água quente e fria, sabão, sanitizantes e todos os utensílios necessários. As áreas de processamento devem conter um número suficiente de unidades para lavar as mãos, com sistema de escoamento apropriado, sendo que torneiras de acionamento remoto (pés, joelho ou por tempo) são preferíveis.

- *Equipamentos de sanitização:* devem estar localizados nas áreas em contato direto com alimentos microbiologicamente sensíveis, sendo fundamental a colocação de avisos para os funcionários lavarem as mãos.
- *Recebimento e estocagem:* local próprio separado fisicamente da área de produção, por onde as indústrias recebem, armazenam e manipulam as matérias-primas, os ingredientes, os materiais de acondicionamento de forma sanitária, visando prevenir as contaminações do alimento. A entrada do material deve ser realizada por local diferente da área de processamento. Todos os aditivos necessitam ser de uso alimentar comprovados. As condições de armazenamento e transporte devem ser tais que garantam a segurança de matéria-prima, ingredientes e produtos.
- *Devoluções e produtos impróprios:* devem ser identificados claramente e armazenados em uma área apropriada.
- *Material de limpeza:* detergentes, sanitizantes ou outras substâncias químicas necessitam ser identificado por etiquetas, armazenados e utilizados corretamente. A área de depósitos bem ventilada e separada da área de manipulação de alimentos. O preparo e o manuseio devem ser realizados por funcionários autorizados e corretamente treinados.
- *Equipamentos:* utilização de equipamentos próprios para o destino a que se enquadram e sem adaptações. A instalação deve ser realizada visando evitar possíveis condições que possam resultar em contaminação. Registros necessitam ser mantidos no controle da manutenção dos processos de instalação, utilização, limpeza e sanitização. Projetados de modo a prevenir a contaminação dos alimentos e ser construídos de material resistente à corrosão. As superfícies de contato com os alimentos precisam ser não absorventes, não tóxicas, lisas e capazes resistir a limpezas e sanitização repetidas. Todas as substâncias químicas, lubrificantes e pinturas usadas devem ser apropriadas para o uso. Controle dos dispositivos de monitoramento e estabelecidos métodos de calibração específicos, tais como: termômetros, medidores de pH, medidores de atividade de água, controles das unidades de refrigeração, balanças, termômetros e higrômetros registradores, e qualquer outro equipamento envolvido nos controle da indústria. A frequência de calibração, os indivíduos responsáveis, os procedimentos de monitoramento e a verificação, as ações corretivas apropriadas e a manutenção de registros devem ser adequadamente documentados.
- *Capacitação e treinamento de pessoal:* programas montados dentro das indústrias com o objetivo de monitorar e controlar os programas de treinamento e manter a documentação apropriada. O objetivo é verificar se as práticas estão sendo executadas corretamente e se são adequadas à manipulação do alimento, devendo ser realizadas de modo contínuo e sujeitas a ações de verificação da efetividade. Os funcionários de produção necessitam entender quais são os elementos críticos pelos quais são responsáveis, a importância de monitorar esses limites e quais ações devem ser executadas em casos de não conformidades. Funcionário portador de uma doença não deve entrar em contato com alimentos. Pessoas com feridas ou cortes abertos não podem manipular alimentos ou entrar em contato com as superfícies de contato, salvo em possibilidade de total proteção por uma coberta segura e impermeável. O uso dos equipamentos de proteção individual (EPI) pelos

funcionários é indispensável, assim como uniforme completo (roupas protetoras, toucas para cabelo, calçados funcionais, luvas etc.). Os indivíduos que entram nos locais de manipulação não devem portar objetos pessoais, a fim de evitar que estes caiam e contaminem os alimentos. Adornos como joias que não podem ser removidos devem ser corretamente cobertos.

- *Visitas externas:* controle do acesso de pessoal e visitas externas para prevenir contaminação. Visitantes devem estar devidamente uniformizados e ser avisados para não tocar em nenhuma superfície, equipamento ou alimento.
- *Higiene sanitária:* um programa de higiene sanitária adequado garante a segurança do alimento. Devem ser aplicados a equipamentos, utensílios, estruturas submetidas ao aquecimento, chão, paredes, tetos, drenos, dispositivos de iluminação, unidades de refrigeração e qualquer outro fator que possa influenciar a segurança do alimento. Os equipamentos recém-higienizados precisam ser visualmente inspecionados de forma rotineira, devendo estar livres de qualquer resíduo ou materiais estranhos antes do uso. Para cada área e cada equipamento e utensílio, a presença de um funcionário responsável registrando a rotina e a frequência de limpeza e sanitização, o uso das substâncias químicas e tudo o que está envolvido vai assegurar qualidade final. São exemplos de informações a serem incluídas no programa de sanidade: (a) área, linha de produção e equipamentos serem higienizados, definição da frequência e dos funcionários responsáveis; (b) instruções especiais dos procedimentos para limpeza de cada equipamento específico e quem é a pessoa responsável; (c) instruções sobre a operação adequada dos equipamentos de limpeza, definindo, por exemplo, a pressão e o volume de funcionamento; (d) definição dos detergentes e dos sanitizantes a serem usados, incluindo nomes comerciais e genéricos, fator de diluição, temperatura etc.; (e) fixação do método para a higienização dos equipamentos, podendo ser lavagem manual, sob pressão, uso de espuma, COP (*clean on place*), CIP (*clean in place*); (f) instruções de enxágue e temperatura de água; (g) instruções da sanitização, com os nomes comerciais e genéricos das substâncias ou soluções utilizadas e definição de fator de diluição, pH, temperatura, tempo de contato indicados; (h) descrição do método de enxágue final; (i) instruções de segurança para produtos utilizados;
- *Controle integrado de pragas:* as indústrias devem ter por escrito um programa de controle de pragas adequado, efetivo e seguro, além de manter os registros apropriados. Roedores, insetos voadores, pássaros e outros animais não podem estar presentes no ambiente. O programa de controle deve incluir: (a) contato do funcionário encarregado; (b) nome da companhia de controle de pragas contratada ou da pessoa responsável, (c) lista de substâncias químicas e métodos utilizados; (d) mapa de colocação das iscas e locais das armadilhas; (e) frequência de tratamento e inspeção; (f) pesquisa da ocorrência das pragas e controle dos relatórios;
- *Recolhimento:* o programa de recolhimento ou *recall* define os procedimentos que a empresa deverá realizar no caso de recolhimento do produto e, assim, assegurar que o produto lácteo identificado com algum problema seja rapidamente e completamente retirado do mercado. Ademais, esse procedimento deve ser passível de realização a qualquer momento, para tal é importante testar para validar a efetividade. O procedimento de recolhimento inclui: (a) um sistema adequado de codificação do produto, com registros da data de produção ou código que caracterize cada lote, permitindo a identificação positiva e facilitar um possível recolhimento; (b) os registros de distribuição do produto necessitam ser mantidos por um tempo maior que o prazo de validade comercial, devendo ser completos e armazenados em locais de fácil acesso; (c) um arquivo das reclamações deve ser mantido e nele devem

ser documentadas todas as reclamações e as ações que foram realizadas; (d) a equipe de recolhimento necessita ter registrados números de contato, profissionais e pessoais e, em caso de impossibilidade de atuação, uma pessoa de reserva. Os procedimentos detalhados do recolhimento devem ser preestabelecidos, envolvendo a extensão e a profundidade do recolhimento (consumidor, varejista ou atacadista). Devem ser definidos os meios de notificação dos clientes afetados em concordância com o tipo de perigo. Os canais de comunicação (fax, telefone, rádio, carta ou outros meios) a serem utilizados para a rastreabilidade e facilitar a recuperação dos produtos afetados precisam ser identificados. As mensagens padrões, destinadas a consumidores, varejistas ou atacadistas, devem ser previamente estruturadas de acordo com a gravidade dos perigos envolvidos. Medidas de controle em relação aos alimentos envolvidos no recolhimento precisam ser planejadas, abrangendo os alimentos retornados e aqueles ainda no estoque. Métodos de avaliar o progresso e a eficácia do recolhimento necessitam ser estabelecido. Qualquer fabricante que inicia um processo de recolhimento de alimentos precisa notificar as agências reguladoras, informando: a razão para o recolhimento; a identificação do produto (nome, marcas de código ou números de lote, identificação do estabelecimento, data de produção, importação ou exportação); a quantidade de produtos envolvidos, identificando a quantidade no mercado e armazenados na indústria; as áreas de distribuição dos alimentos envolvidos (localidades, cidades, estados, países e endereços de varejistas e atacadistas; e informação sobre a existência de qualquer outro produto que possa ter sido afetado pelo mesmo perigo).

Já a introdução, o controle e o monitoramento dos PPHO nos estabelecimentos de leite e derivados, regulamentados pela Resolução nº 10, publicada pelo MAPA, envolve nove pontos básicos, descritos da seguinte forma:

- PPHO 1 – *Potabilidade e segurança da água:* o abastecimento de água deve ser suficiente para as operações pretendidas e ser uma fonte adequada. Toda água que entra em contato com os alimentos ou com as superfícies em contato com alimentos deve ser inócua e de qualidade sanitária adequada. Os encanamentos devem ser de tamanho e desenho sanitário adequados e instalados e conservados de modo a conduzirem quantidade suficiente de água para as áreas da planta solicitadas; transportar de forma apropriada as água residual e os resíduos líquidos da planta; evitar que se torne uma fonte de contaminação para alimentos, para o abastecimento de água, para equipamento ou utensílios, criando uma condição não sanitária; fornecer drenagem adequada de piso em todas as áreas sujeitas à limpeza úmida ou onde as operações normais deságuem ou liberem líquido residual no piso; não causar refluxo ou conexão cruzada entre os sistemas de encanamento que levam água residual ou esgoto e aqueles que transportam água para os alimentos ou para sua fabricação. Os lavatórios devem ser adequados e cômodos, abastecidos com água corrente em temperatura agradável.
- PPHO 2 – *Condições e higiene das superfícies de contato com o alimento:* todas as superfícies que entram em contato direto com alimentos, incluindo utensílios e equipamentos, devem ser limpas com a frequência necessária do estabelecimento processador para proteger os alimentos contra a contaminação. As superfícies com pouca umidade devem estar secas e em condições higiênicas no momento do uso. No processamento úmido, a limpeza é necessária para proteger os alimentos de modo a não entrarem em contato com os micro-organismos, e todas as superfícies em contato com alimentos devem ser limpas e higienizadas antes do uso e depois de cada interrupção de trabalho, quando elas podem contaminar-se. Em locais de operação contínua de produção devem ser limpas e higienizadas dependendo da

necessidade. As superfícies de equipamentos que não entram em contato com alimentos devem ser limpas sempre que for necessário para proteger os alimentos contra contaminação.

- *PPHO 3 – Prevenção contra a contaminação cruzada:* deve ser observado o fluxo de ingredientes, equipamentos e funcionários, assim como a circulação de ar.
- *PPHO 4 – Higiene pessoal dos empregados:* a apresentação dos funcionários manipuladores de alimentos segue o básico em relação a higiene corporal recomendando banho diário; cabelos limpos e protegidos; unhas curtas e limpas e sem esmalte; dentes escovados; uso de desodorante inodoro e sem perfumes; sem maquiagens ou adornos (colares, pulseiras, brincos, relógios, anéis entre outros); não ter bigode nem barba no caso de homens e mãos e antebraços com higiene adequada. Todos os funcionários ou outras pessoas que entrarem em uma planta de processamento de alimentos devem cumprir os requisitos referentes à higiene pessoal, aos procedimentos de limpeza e sanitização e à segurança pessoal. As empresas devem manter registros das atividades de treinamento dos funcionários e colaboradores.
- *PPHO 5 – Proteção contra contaminação e adulteração do alimento:* todos os processos relativos ao alimento, desde a chegada da matéria-prima até a fase de rotulagem e embalagem devem ser controlados de forma rígida. Para tal, devem ser seguidos registros preestabelecidos de controle de qualidade, formulações, informações pertinentes e concordância com o memorial descritivo de cada produto. Deve-se ainda determinar e conhecer os colaboradores responsáveis por cada etapa, além de estruturar um mecanismo hábil de rastreabilidade.
- *PPHO 6 – Identificação e estocagem adequadas de substâncias químicas e agentes tóxicos:* deve haver procedimentos documentados para garantir a separação e uso adequado de produtos químicos não alimentícios na planta, incluindo produtos de limpeza, fumigantes e pesticidas ou iscas utilizadas dentro ou ao redor da planta. Os agentes sanitizantes devem ser apropriados e seguros para as condições de uso. Qualquer instalação, procedimento ou máquina é aceito para limpeza e sanitização de equipamentos e utensílios, desde que se estabeleça que limpem rotineiramente e permitam a sanitização adequada do equipamento e utensílios.
- **PPHO 7 – Saúde dos empregados**: qualquer problema presente em relação à saúde (ferimento, ferida, úlcera, lesão na pele, doenças respiratórias e digestivas) deve ser informado ao responsável e o funcionário deve ser afastado da atividade de produção e encaminhado ao atendimento médico.
- *PPHO 8 – Controle integrado de pragas:* é proibida a presença de qualquer praga (insetos voadores, ratos e outros) nas áreas de processamento de alimentos. A responsabilidade por tomar medidas eficazes para eliminá-las e proteger os alimentos contra a contaminação por pragas é do estabelecimento. O uso de inseticidas ou raticidas é permitido somente com precauções e restrições que protegem os alimentos, as superfícies em contato com alimentos e os materiais de embalagem contra contaminação.
- *PPHO 9 – Registros:* a documentação é a parte final do processo dos PPHO que constitui os registros que devem, por sua vez, garantir a integridade de todo o processo; deve ter arquivamento de, no mínimo, 1 ano; deve ser de fácil disponibilidade ao SIF e estar em local de fácil acesso.

A auditoria dos PPHO é competência do SIF. Após estruturação do programa, a indústria deve encaminhá-lo ao serviço de inspeção local, que realizará verificações e supervisões no local, a fim de avaliar se o plano está suficientemente documentado para fornecer evidências objetivas de atendimento aos requisitos dos PPHO. Durante as visitas dos auditores dos PPHO, poderão ser coletadas amostras de produtos, ingredientes e aditivos para análises laboratoriais, além da aplicação de uma lista de verificação que compreende os itens: (a) análise dos documentos de registro; (b) avaliação e observação do cumprimento dos procedimentos descritos nos planos; (c) verificação da conformidade dos procedimentos e registros com o plano PPHO; (d) observação direta da implementação do plano e da frequência de monitoramento; (e) análise das condições higiênicas por exame visual, podendo estender-se a testes químicos, físicos e microbiológicos; (f) se as ações corretivas foram implementadas e documentadas; (g) confrontação das verificações do SIF com os documentos do PPHO; (h) se os documentos estão devidamente preenchidos, assinados e datados pelos responsáveis mencionados nos PPHO; (i) registro das não conformidades e comunicação à empresa dos prazos para atendimento ou correção, além da adoção de outras providências que se fizerem necessárias.

Estabelecimentos comerciais (manipulação de derivados)

Leite e derivados são alimentos perecíveis, ou seja, produtos que se deterioram rapidamente, sobretudo em pela composição, pela possibilidade de contaminação microbiológica ou por problemas de higiene sanitária nas etapas de obtenção e elaboração.

O comércio varejista deve assegurar qualidade ao produto mantendo um conjunto de técnicas e procedimentos, principalmente nas etapas de embalagem, manuseio, armazenagem, transporte, distribuição e exposição à venda. Esses cuidados visam garantir que os produtos cheguem à mesa do consumidor em condições adequadas ao consumo. A utilização dessas técnicas e procedimentos, por si, não garante a integridade dos alimentos se regras e controles não forem rigorosamente observados. Assim, ferramentas de garantia da qualidade, como os PPHO, aplicadas ao comércio contribuem para a qualidade e a consequente melhoria da segurança do alimento.

Os produtos leite e derivados no estoque do varejo ou na disposição dos produtos na área de venda podem gerar perdas das características quando armazenados ou manipulados de forma incorreta. Dentre os problemas mais observados destacam-se: embalagens danificadas, estufadas ou mal-amarzenadas, produtos estocados em temperaturas elevadas, muitas vezes fora da refrigeração, mistura de produtos de origem diversas, falta de higiene na manipulação e no preparo para a venda direta ao consumidor, produtos fora do prazo de validade e outros. Para evitar problemas como esses, as BPF e os PPHO também devem ser executados, visando à manutenção da integridade e da inocuidade dos produtos e à segurança do consumidor.

A organização prévia dos produtos à venda no comércio precisa garantir segurança e qualidade no transporte da mercadoria, no armazenamento, no empacotamento, na manipulação e na exposição à venda ao consumidor. Como o varejo é o último elo da cadeia de distribuição do alimento, é fundamental a adoção de princípios de controle que possibilitem a manutenção da qualidade e evitem novos riscos ao consumidor.

Dentre as principais ações no comércio podem ser citados:
- *Recebimento dos produtos e armazenamento:* assegurar a proteção apropriada do produto, conservar temperatura adequada (ambiente, refrigeração ou sob congelamento) e manter estoques para oferecer melhores serviços ao consumidor.
- *Controle da qualidade:* avaliar a qualidade dos produtos (matérias-primas, ingredientes e materiais de embalagem e apresentação do produto ao consumidor).
- *Transporte:* monitorar a movimentação física do produto, do produtor ao consumidor.

Quanto às etapas que ocorrem nos estabelecimentos de comercialização de produtos lácteos, os seguintes cuidados são destacados:
- *Recebimento:* controles qualitativos são realizados visando verificar os aspectos ligados à qualidade e à segurança do alimento. Esses controles devem ter como

objetivo evitar o recebimento de produtos fora das especificações legais e técnicas e gerar registros específicos, possibilitando o rastreamento em caso de necessidade futura. Controles quantitativos também são realizados com o objetivo de avaliar não apenas as quantidades entregues pelo fabricante, mas também os fatores de naturezas contábil, fiscal e legal.

- *Armazenamento:* deve ser realizado em condições especiais e em locais exclusivos para esse fim, sendo essencial observar e cumprir as exigências de temperatura de conservação determinadas pelo fabricante. Os queijos, por exemplo, em sua maioria, são conservados entre 5° e 10° C, enquanto o leite UHT pode ser conservado em temperatura ambiente. Deve haver um controle perfeito da temperatura e das variações nos locais de armazenamento, utilizando um "termômetro de máximas e mínimas". A umidade relativa do ar no ambiente de estocagem necessita ser checada e registrada periodicamente. As condições de armazenamento também devem ser observadas para prevenir problemas como amassamento ou rompimento das embalagens de maneira geral, deve ser observado o esquema Produto que Entra Produto que Sai (PEPS) para ingredientes e produtos.
- *Retirada da embalagem e manuseio:* a retirada da embalagem refere-se à embalagem secundária, isto é, ao acondicionamento para transporte e movimentação dos produtos (caixas de embarque, paletes etc.). A embalagem primária – aquela que fica em contato direto com o produto – não deve ser retirada para a exposição à venda, uma vez que garante a integridade do produto, além de ser a portadora de todas as informações práticas e legais.
- *Organização:* a disposição deve observar a necessidade de refrigeração, a ordem em relação ao prazo de validade dos produtos, a posição, o empilhamento máximo, a proximidade de produtos que possam transferir odores, a incidência direta de raios solares ou outra fonte de iluminação e temperatura, a exposição à poeira e a facilidade de acesso pelo consumidor.
- *Checagem:* é necessário realizar checagens periódicas, sendo observados os seguintes itens: data de vencimento, danos sofridos durante a exposição, acúmulo de poeira, água de condensação, entre outros. Essa checagem deve ser feita diariamente na reposição do estoque ou sempre que houver necessidade.
- *Limpeza e sanitização de áreas e equipamentos:* realizadas de acordo com o programa de qualidade adotado pela empresa, e os produtos de limpeza devem ser de uso alimentício, sem aroma ou odores que possam ser transferidos, devidamente aprovados pela autoridade sanitária competente e utilizados por pessoal capacitado e treinado.
- *Programa de controle de pragas:* executado por uma empresa idônea, devidamente autorizada e credenciada junto à autoridade sanitária.

As boas práticas nos serviços de alimentação tais como restaurantes, padarias e lanchonentes, os principais estabelecimentos que manipulam e comercializam alimentos produzidos a partir de produtos lácteos utilizados como ingredientes, são regulamentadas pela Resolução RDC nº 216, publicada pela ANVISA. Nessa legislação estão descritos os procedimentos para garantir a qualidade higiênico-sanitária e a conformidade desses serviços e produtos com os padrões legais, abrangendo as etapas de manipulação, preparação, fracionamento, armazenamento, distribuição, transporte, exposição à venda e entrega de alimentos preparados ao consumo.

Entre os itens que são exigidos na Resolução RDC nº 216, destacam-se:
- Edificação, instalações, equipamentos, móveis e utensílios.
- Higienização de instalações, equipamentos, móveis e utensílios.

- Controle integrado de vetores e pragas urbanas.
- Abastecimento de água.
- Manejo dos resíduos.
- Manipuladores.
- Matérias-primas, ingredientes e embalagens.
- Preparação do alimento.
- Armazenamento e transporte do alimento preparado.
- Exposição ao consumo do alimento preparado.
- Documentação e registro.
- Responsabilidade.

Para o estabelecimento, a realização de tais procedimentos envolve a minimização de perdas de alimentos impróprios para o consumo, devido a infestações de pragas ou contaminações. Além disso, ocorrem redução das reclamações e melhoria da qualidade dos alimentos, o que se torna importante para a marca da empresa. No desenvolvimento do funcionamento das BPF nesses estabelecimentos é inicialmente necessário o comprometimento de todos os envolvidos, inclusive e principalmente os proprietários, as gerências e os líderes de cada setor. Na introdução do programa, é essencial: (a) definir os responsáveis; (b) elaborar o cronograma; (c) realizar o *checklist*; (d) preparar o plano de ação; (e) efetivar as mudanças; (f) definir instruções de trabalho, PPHO, POP, planilhas de controle e cartazes educativos; (g) confeccionar o manual de boas práticas.

BIBLIOGRAFIA

Associação Brasileira de Normas Técnicas (ABNT). Sistema de gestão da análise de perigos e pontos críticos de controle – segurança de alimentos. Norma técnica. NBR 14900. Rio de Janeiro; 2002.

Athayde A. Sistema GMP e HACCP garante produção de alimentos inócuos. Engenharia de Alimentos. 1999; 5(23).

Brasil. Agência Nacional de Vigilância Sanitária (ANVISA). Lei nº 9.782, de 26 de janeiro de 1999. Define o Sistema Nacional de Vigilância Sanitária, cria a Agência Nacional de Vigilância Sanitária, e dá outras providências. Diário Oficial da União, Brasília, 27/01/1999, Seção 1, página 1.

Brasil. Agência Nacional de Vigilância Sanitária (ANVISA). Portaria SVS/MS nº 326, de 30 de julho de 1997. Regulamento Técnico sobre as Condições Higiênico-Sanitárias e de Boas Práticas de Fabricação para Indústrias de Alimentos. Diário Oficial da União, Brasília, 01/08/1997, página 16.560.

Brasil. Agência Nacional de Vigilância Sanitária (ANVISA). Resolução RDC nº 20. Dá nova redação ao disposto no art. 9º, da Resolução da Diretoria Colegiada (RDC) nº 52, de 22 de outubro de 2009, que dispõe sobre o funcionamento de empresas especializadas na prestação de serviço de controle de vetores e pragas urbanas e dá outras providências. Diário Oficial da União, Brasília, 13/05/2010, página 62.

Brasil. Agência Nacional de Vigilância Sanitária (ANVISA). Resolução RDC nº 91. Aprovou o Regulamento Técnico – Critérios Gerais e Classificação de Materiais para Embalagens e Equipamentos em Contato com Alimentos, estabelecendo critérios de escolha dos materiais e substâncias permitidas. Diário Oficial da União, Brasília, 13/06/2001, página 60.

Brasil. Agência Nacional de Vigilância Sanitária (ANVISA). Resolução RDC nº 275, de 21 de outubro de 2002. Regulamento Técnico de Procedimentos Operacionais Padronizados Aplicados aos Estabelecimentos Produtores/Industrializadores de Alimentos e a Lista de Verificação das Boas Práticas de Fabricação em Estabelecimentos Produtores/Industrializadores de Alimentos. Diário Oficial da União, Brasília, 23/10/2002, página 126.

Brasil. Agência Nacional de Vigilância Sanitária (ANVISA). Resolução RDC nº 216, de 15 de setembro de 2004. Regulamento Técnico de Boas Práticas para Serviço de Alimentação. Diário Oficial da União, Brasília, 16/09/2004, Seção 1, página 25.

Brasil. Agência Nacional de Vigilância Sanitária (ANVISA). Resolução RDC nº 275, de 21 de outubro de 2002. Regulamento Técnico de Procedimentos Operacionais Padronizados Aplicados aos Estabelecimentos Produtores/Industrializadores de Alimentos e Lista de Verificação de Boas Práticas de Fabricação em

Estabelecimentos Produtores/Industrializadores de Alimentos. Diário Oficial da União, Brasília, 06/11/2002, página 18.415.

Brasil. Ministério da Agricultura, Pecuária e Abastecimento (MAPA). Decreto nº 30.691, de 29 de março de 1952, alterado pelo Decreto nº 6.385, de 27 de fevereiro de 2008. Aprova o Regulamento da Inspeção Industrial e Sanitária de Produtos de Origem Animal. Diário Oficial da União, Brasília, 28/02/2008, página 4.

Brasil. Ministério da Agricultura, Pecuária e Abastecimento (MAPA). Portaria nº 368, de 04 de setembro de 1997. Regulamento Técnico sobre as condições Higiênico-Sanitária e de Boas Práticas de Fabricação para Estabelecimentos Elaboradoes/Industrializadores de Alimentos. Diário Oficial da União, Brasília, 08/09/1997.

Brasil. Ministério da Agricultura, Pecuária e Abastecimento (MAPA). Resolução nº 10, de 22 de maio de 2003. Institui o Programa Genérico de Procedimentos-padrão de Higiene Operacional (PPHO), a ser utilizado nos estabelecimentos de leite e derivados que funcionam sob o regime de inspeção federal, como etapa preliminar e essencial dos Programas de Segurança Alimentar do Tipo APPCC (Análise de Perigos e Pontos Críticos de Controle). Diário Oficial da União, Brasília, 28/05/2003, Seção 1, página 4.

Brasil. Ministério da Saúde (MS). Portaria nº 1.428, de 26 de novembro de 1993. Aprova o Regulamento Técnico para Inspeção Sanitária de Alimentos, as Diretrizes para o Estabelecimento de Boas Práticas de Produção e de Prestação de Serviços na Área de Alimentos – sobre o Regulamento Técnico para o Estabelecimento de Padrão de Identidade e Qualidade (PIQ) para Serviços e Produtos na Área de Alimentos. Diário Oficial da União, Brasília, 02/12/1993.

Brasil. Ministério da Saúde (MS). Portaria nº 16, de 6 março de 1995. Determina a todos os estabelecimentos produtores de medicamentos, a partir de 1 de agosto de 1995, o cumprimento das diretrizes estabelecidas pelo Guia de Boas Práticas de Fabricação para indústrias farmacêuticas aprovado na 28ª Assembleia Mundial de Saúde, em maio de 1975 (WHA 28-65), conforme o Anexo 1 desta Portaria. Institui como norma de inspeção para os órgãos de vigilância sanitária do SUS das unidades federadas o roteiro de inspeção em indústria farmaceutica, a partir de 20 de março de 1995, conforme o Anexo ii desta Portaria. Diário Oficial da União, Brasília, 09/03/1995, página 3.176.

Brasil. Regulamento da Inspeção Industrial e Sanitária de Produtos de Origem Animal. Aprovado pelo Decreto nº 9.013, de 29/03/2017. Diário Oficial da República Federativa do Brasil, DF, 30/03/17, Seção 1, p. 3-27.

Britto R. Marketing de varejo e promoção de venda. Disponível em: http://www.flash-brasil.com.br/ppgmkt/apostilas/ApostilaVarejoPromVendas.pdf. Acesso em: 12 de fevereiro de 2012.

Byrne RD, Bishop, J.R. Control of microorganisms in dairy processing: dairy product safety systems. In: Marth EH, Steele JL. Applied dairy microbiology. 2 ed. New York: Marcel Dekker, 2001: 587-613.

Campos WA. Administração de varejo/industrial. Vol. 1. São Paulo: Instituto Grupo Pão de Açúcar; 2011.

Chandan RC. Dairy processing and quality assurance: an overview. In: Chandan RC, Kilara A, Shah N. Dairy processing and quality assurance. Massachusetts: Wiley-Blackwell, 2008: 1-41.

Chaves JBP, Assis FCC, Pinto NBM, Sabaini PS. Boas Práticas de Fabricação (BPF) para restaurantes, lanchonetes e outros serviços de alimentação. Editora UFV: Viçosa; 2011.

Cortez MAS, Cortez NMS. Qualidade do leite: boas práticas agropecuárias e ordenha higiênica. Rio de Janeiro: EDUFF; 2008.

Cortez MAS, Ristow AM, Sousa MRP, Nogueira EB. Cartilha de ordenha higiênica. Rio de Janeiro: EDUFF; 2012.

Fiocchi CC, Miguel PAM. As dificuldades para a implantação da qualidade baseado nas Boas Práticas de Fabricação (BPF) em uma empresa de médio porte do setor farmacêutico: um estudo exploratório. In: Encontro Nacional de Engenharia de Produção, n. 23. 2003. Ouro Preto, MG, Brasil. Anais eletrônicos..., p. 1-8.

Franco MJM. Aplicação da metodologia de APPCC: análise e perigo de pontos críticos de controle como ferramenta de reuso da água na indústria: modelo para indústria de aromas e essências [dissertação Engenharia]. São Paulo: Escola Politécnica de São Paulo; 2007.

Giffel MC. Good hygienic practice in milk processing. In: Smit G. Dairy processing Improving quality. Cambridge: Woodhead Publishing Limited, 2003: 68-80.

Gonçalo EB. Boas práticas de fabricação e o sistema APPCC na fabricação de sorvetes. In: Portugal JAB, Neves BS, Oliveira ACS, Silva PHF, Brito MAVP. Segurança alimentar na cadeia do leite. Juiz de Fora: EPAMIG/CT/ILCT, Embrapa Gado de Leite, 2002: 79-98.

Immel BK. A brief history of the GMPs for pharmaceuticals. Pharmac Technol N Am. 2001; 25(7):44-9.

Lopes Jr JEF, Pinto CLO, Vilela MAP. Proposta de um manual de Boas Práticas de Fabricação (BPF) aplicado à elaboração de queijo Minas Frescal. Leite & Derivados. 2000; 9(54):34-44.

Nicoloso TF. Proposta de integração entre BPF, APPCC, PAS 220:2008, E A NBR ISO 22000:2006 para indústria de alimentos [dissertação Engenharia de Produção]. Santa Maria: Universidade Federal de Santa Maria; 2010..

Patel DA, Oliver SP, Almeida RA, Vedamuthu ER. Management systems for safety and quality. In: Chandan RC. Dairy processing and quality assurance. 2008: 485-529.

Pereira Filho WR, Barroco R. Gestão da qualidade na indústria farmacêutica. In: Oliveira OJ (Org.). Gestão da qualidade: tópicos avançados. São Paulo: Thompson, 2004: 211-215.

Philpot WN, Nickerson SC. Vencendo a luta contra a mastite. São Paulo: Milkbizz/Westfalia Surge; 2002.

Piloto, R. Marketing de varejo e promoção de vendas. Vol. 2. Apostila Estácio de Sá; 2006.

Ribeiro-Furtini LL, Abreu LR. Utilização do APPCC na indústria de alimentos. Ciência Agrotécnica. 2006; 30(2):358-64.

Robbs PG, Campelo J.F. Produção segura na cadeia do leite. In: Portugal JAB, Neves BS, Oliveira ACS, Silva PHF, Brito MAVP. Segurança alimentar na cadeia do leite. Juiz de Fora: EPAMIG/CT/ILCT, Embrapa Gado de Leite, 2002: 53-76.

Sakate R.I, Santos FL, Cardoso RCV, Brandão SCC. Elaboração e planejamento do sistema HACCP para estábulo leiteiro. Higiene Alimentar. 1999; 13(65):30-6.

Senai. Guia passo a passo para implantação das boas práticas de fabricação. Brasília: CV Design Projetos de Comunicação Ltda/Senai/Sebrae; 2000.

Terra NN, Brum MAR. Carne e seus derivados. Técnicas de controle de qualidade. São Paulo: Editora Nobel; 1988.

CAPÍTULO 19

APPCC: Ferramenta para Assegurar a Inocuidade dos Alimentos

Maria Teresa Destro

Resumo

Quando se pensa em garantir a inocuidade de um alimento, algumas siglas são logo lembradas: BPF, PPHO, APPCC. Por trás delas existem conceitos simples, fáceis de serem empregados, lógicos e com base científica, mas que, se não forem aplicados de maneira adequada, em nada ajudarão. Neste capítulo serão abordadas as etapas para implantação de um programa de Análise de Perigos e Pontos Críticos de Controle (APPCC). Será usada aqui a abordagem da Codex Alimentarius Commission, comissão estabelecida pela Food and Agriculture Organization of the United Nations (FAO) e que vem há anos buscando harmonizar e disseminar esses conceitos. Também é importante ressaltar que neste capítulo não se pretende exaurir o assunto e que não deve ser considerado um "manual" para aplicação do sistema. Isso porque existem publicações da FAO, disponíveis na internet sem custo, com essa finalidade. Os exemplos apresentados são apenas ilustrativos e têm finalidade didática, representando apenas a visão do autor.

Um pouco de história

Não se pode iniciar um capítulo sobre APPCC sem lembrar que esse é um conceito que vem desde os tempos do Império Romano, quando se percebeu que o vinho, quando mantido em jarras de estanho, podia levar à morte (intoxicação por chumbo), o que nunca ocorreria quando este era mantido em jarras de cerâmica. Assim, decretou-se que jarras de cerâmica deveriam ser utilizadas para armazenar o vinho.

Entretanto, o APPCC como se conhece hoje, na área de alimentos, foi desenvolvido por volta de 1960 em uma ação conjunta entre a Pillsbury Company, a National Aeronautics and Space Administration (Nasa) e os U.S. Army Laboratories como modo de assegurar que alimentos inócuos estivessem disponíveis aos astronautas durante as missões espaciais. Apesar de ter sido originalmente desenvolvido para resolver problemas com a presença de micro-organismos nos alimentos, o sistema foi depois expandido para incluir também os perigos químicos e físicos.

Mesmo tendo seu valor reconhecido, a implantação do sistema e seu emprego em ampla escala e nos diferentes países não foi rápida, tendo levado mais de 30 anos para ocorrer. Assim, somente no final da década de 1990 é que o APPCC passou a ser internacionalmente empregado e aceito como um método que assegura a inocuidade dos alimentos, contribuindo para a prevenção de doenças transmitidas por eles.

Definição de termos (em ordem alfabética)

- *Ação corretiva:* qualquer ação a ser tomada sempre que os resultados do monitoramento (de um Procedimento Padrão de Higiene Operacional [PPHO] ou ponto crítico de controle [PCC]) indicarem a perda de controle.
- *Análise de perigo:* processo de coleta e avaliação de informações sobre os perigos e as condições que levam à sua presença, para decidir quais são significativos para a inocuidade do alimento e que, por essa razão, devem ser considerados no plano APPCC.
- *APPCC:* sistema que identifica, avalia e controla perigos significantes para a inocuidade dos alimentos
- *Controlar:* tomar ações necessárias para assegurar e manter a conformidade com critérios estabelecidos no plano APPCC.
- *Controle:* estado no qual os procedimentos corretos são seguidos e os critérios são satisfeitos/cumpridos.
- *Desvio:* falha em satisfazer/cumprir um limite crítico.
- *Inócuo:* propriedade daquilo que apresenta risco mínimo à saúde.
- *Limite crítico:* valores ou atributos estabelecidos para um PCC que, se não atendidos, colocam em risco a segurança de um alimento. É a separatriz entre o aceitável (seguro) e o inaceitável (risco).
- *Medida de controle:* qualquer ação ou atividade que possa ser empregada para prevenir ou eliminar um perigo ou reduzi-lo a níveis aceitáveis.
- *Monitorar:* ato de conduzir uma sequência planejada de observações ou medidas de parâmetros para avaliar se um PCC está sob controle.
- *Perigo:* agente biológico, químico ou físico no alimento, ou uma condição do alimento, com potencial para causar um efeito adverso à saúde ou à integridade do consumidor.
- *Plano APPCC:* documento preparado de acordo com os princípios do APPCC para assegurar o controle de perigos que são significativos para o segmento da cadeia produtora de alimentos que está sendo avaliada.
- *Ponto crítico de controle (PCC):* etapa, ponto ou procedimento em que medidas de controle podem ser aplicadas e um perigo pode ser prevenido, eliminado ou reduzido a níveis aceitáveis.
- *Ponto de controle (PC):* ponto ou etapa que afeta a segurança do produto, mas é controlado por Boas Práticas de Fabricação (BPF) ou PPHO.
- *Risco:* estimativa da probabilidade de ocorrência de um perigo.
- *Gravidade:* grau de consequência de um perigo. Pode ser alta (toxina botulínica, fragmento de vidro, mercúrio), média (*Salmonella* spp., *Vibrio parahaemolyticus*) ou baixa (excesso de sulfitos, pedra).
- *Validação:* obtenção de evidências de que os planos APPCC e PPHO são efetivos.
- *Verificação:* aplicação de métodos, procedimentos, testes e outras avaliações, em adição ao monitoramento, para determinar conformidade com o plano APPCC (ou PPHO).

Mas o que é o APPCC?

APPCC é uma ferramenta com base em evidências, e abordagem sistemática, para identificar perigos e que possibilita o estabelecimento de sistemas de controle voltados para prevenção, redução ou eliminação desses perigos durante a produção do alimento. É uma estratégia proativa para assegurar a inocuidade de um alimento. Com um APPCC bem elaborado e implantado há menor dependência nas análises laboratoriais de produto final. Além disso, APPCC é um sistema dinâmico, pois permite que ajustes sejam feitos sempre que alterações ocorram, por exemplo, em decorrência da utilização de equipamentos com desenhos mais modernos, novos procedimentos de produção e avanços tecnológicos.

APPCC é também um sistema flexível que pode ser aplicado em toda a cadeia produtiva de alimentos, do produtor primário ao consumidor final, sendo por muitos considerado um sistema "da fazenda ao garfo" (*from farm to fork*).

A responsabilidade pelo desenvolvimento e implantação de um plano APPCC é das empresas, pois são elas que têm o controle sobre os insumos e sobre o processo, sendo as únicas capazes de assegurar a inocuidade do alimento. Somente a empresa é capaz de produzir um alimento que apresente risco mínimo à saúde do consumidor.

Independentemente do segmento em que se pretende utilizar o sistema APPCC, sua implantação deve ser sempre guiada por evidências científicas de riscos para a saúde humana. Dessa maneira, deve ficar bastante claro que APPCC é voltado à saúde do consumidor e que aspectos referentes somente à qualidade ou que tenham importância somente econômica (como fraudes, por exemplo) não devem ser incluídos no plano APPCC. Para o gerenciamento desses outros aspectos relativos à qualidade ou a fraudes, o conceito do APPCC também pode ser aplicado, mas deve ser elaborado um plano independente.

Para que a implantação do programa APPCC por uma empresa seja aceita, há necessidade de total comprometimento e envolvimento de todos, começando pela alta direção e passando pelos diferentes níveis de colaboradores. Também é importante que seja realizada, sempre que necessário, uma abordagem multidisciplinar empregando-se especialistas nas diferentes áreas do conhecimento envolvidas, tais como veterinária, agronomia, microbiologia, química, engenharia de alimentos etc. No caso de empresas que não contam em seus quadros com esses especialistas, consultores podem ser contatados para auxiliar no desenvolvimento do programa.

Produzindo um alimento inócuo

Para que a inocuidade de um alimento seja assegurada, é necessário trabalhar com cada etapa da cadeia produtiva empregando-se medidas preventivas para o controle de perigos. Dentre as medidas preventivas, além do APPCC, merecem destaque as BPF ou boas práticas de produção (BPP) e os procedimentos padrão de higiene operacional PPHO, sendo que esses dois últimos são a base para a implantação de um sistema APPCC realmente efetivo. BPF e PPHO são pré-requisitos essenciais para a implantação de APPCC, ou seja, não existe APPCC sem BPF e PPHO. Esses dois pré-requisitos estão apresentados em outro capítulo.

O sistema APPCC

Os sete princípios do sistema APPCC estão apresentados na Figura 19.1. Em caso de dúvidas com relação a alguns termos, verifique a definição desses termos, anteriormente, para esclarecimentos.

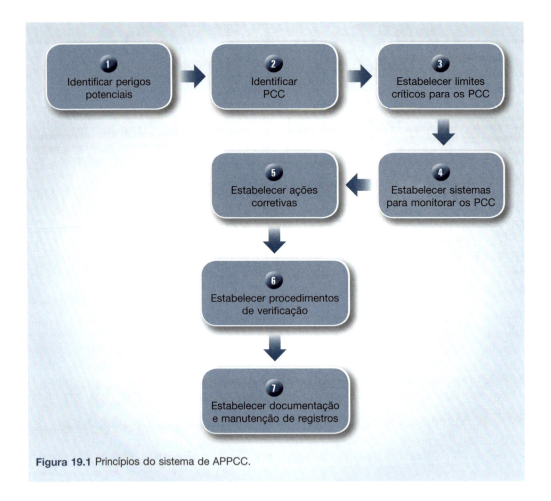

Figura 19.1 Princípios do sistema de APPCC.

O Princípio 1 está relacionado com a identificação dos perigos potenciais associados à produção do alimento nas diferentes etapas, da produção primária, processamento e distribuição até o ponto de consumo. Além de se avaliar a possibilidade de ocorrência de perigos, devem-se identificar as medidas que possibilitem o controle desses perigos.

A identificação dos PCC (Princípio 2) é baseada na determinação de pontos, etapas ou procedimentos que podem ser controlados para prevenir, eliminar ou reduzir a possibilidade de ocorrência dos perigos.

Os limites críticos estabelecidos para um PCC (Princípio 3) deverão ser atendidos para assegurar que esse PCC esteja sob controle. A perda de controle pode colocar a inocuidade do produto em risco.

Estabelecer sistemas para monitorar os PCC (Princípio 4) significa determinar quando e quais observações, medidas ou teste devem ser conduzidos para monitorar o controle de um PCC.

As ações corretivas que devem ser tomadas, sempre que o monitoramento indicar que um determinado PCC está fora de controle, devem ser preestabelecidas e constituem o Princípio 5 do sistema APPCC.

A efetividade do sistema APPCC deve ser verificada periodicamente e empregando-se procedimentos preestabelecidos (Princípio 6) e toda a documentação relativa aos diferentes procedimentos e registros do sistema deve ser mantida (Princípio 7).

Aplicação do sistema APPCC

A aplicação do APPCC, em qualquer setor da cadeia produtiva de alimentos, deve ser precedida, conforme apresentado anteriormente, pela implantação de BPF, de PPHO e de outros requisitos de legislação relacionados com a inocuidade do produto.

Nas etapas iniciais de identificação de perigo e desenvolvimento do plano APPCC é importante que seja levado em consideração o impacto que a matéria-prima, os ingredientes e o processo podem ter sobre os perigos, bem como a forma de uso do produto final, os grupos de consumidores suscetíveis e as evidências epidemiológicas da segurança daquele alimento. Deve-se também ter em mente que pode ser necessário alterar a formulação ou forma de processamento de um produto, ou mesmo deixar de produzi-lo, quando perigos são identificados, mas não há PCC para controlá-los. Um exemplo hipotético é a produção de queijo minas frescal empregando leite cru. Há uma série de perigos de natureza microbiológica associados ao leite cru, mas não há como atender ao Princípio 2 do sistema APPCC, portanto esse produto não poderia mesmo existir.

O caráter dinâmico do sistema APPCC deve sempre ser lembrado. O plano APPCC deve ser periodicamente revisado e mudanças feitas sempre que ocorrer alguma modificação de ingredientes, processo, produto, equipamento ou etapa.

APPCC e sua aplicação são flexíveis e devem ser apropriados ao contexto, levando-se em consideração a natureza e o tamanho da empresa. Contudo, é importante ressaltar que planos APPCC são produto, linha, empresa-específicos, devendo ser elaborados tendo esse aspecto em consideração.

Aplicação dos princípios do APPCC

A Figura 19.2 apresenta a sequência lógica da aplicação do APPCC – itens que, a seguir, serão detalhados.

A formação da equipe (Etapa 1) é fundamental para o sucesso de um plano APPCC. O coordenador da equipe deve ser alguém competente e treinado para liderar o programa, e a equipe deve ser multidisciplinar com representantes de diferentes áreas os quais deverão passar por um programa de capacitação técnica. Quando a empresa não tiver no seu quadro pessoa com a qualificação necessária, pode ser necessário buscar auxílio externo.

O produto, objeto do plano APPCC, deve ser minuciosamente descrito (Etapa 2), incluindo informações importantes relativas à sua segurança. Pontos que precisam ser destacados são composição, características físicas e químicas (pH, atividade de água etc.), tipo e tamanho da embalagem, vida útil, forma e condição de armazenamento e de distribuição.

A identificação do uso pretendido (Etapa 3) pode parecer de pouca importância, mas tem grande relação com a inocuidade do produto e deve ser baseada no uso esperado do produto pelo usuário ou consumidor final. Quando o alimento é direcionado a consumidores institucionais ou grupos vulneráveis da população como idosos, bebes recém-nascidos, crianças, imunocomprometidos, entre outros, atenção especial deve ser dada.

O fluxograma de processamento (Etapa 4) do produto deve ser elaborado pela equipe do APPCC e deve cobrir todas as operações do processo. Ele auxilia a visualização do fluxo de produção e a identificação de possíveis PCC. Todas as etapas que precedem ou sucedem uma determinada operação devem ser consideradas.

Uma vez elaborado o fluxograma, a equipe deverá validá-lo na linha de produção (Etapa 5), ou seja, deverá confirmar se o que foi descrito corresponde à realidade nos diferentes turnos de produção. Isso se faz necessário porque podem ocorrer desvios ou alterações no fluxograma por problemas operacionais, e essas alterações podem colocar em risco a inocuidade do produto. Alterações ao fluxograma devem ser realizadas de modo a refletir a realidade da operação.

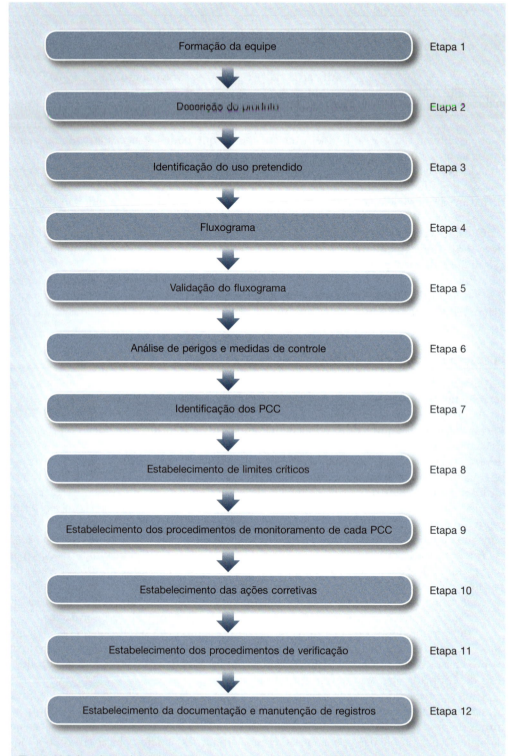

Figura 19.2 Sequência lógica para aplicação dos princípios do APPCC (Fonte: adaptada de FAO, 1998).

A próxima etapa será listar todos os perigos potenciais associados a cada etapa, conduzir a análise desses perigos e considerar as medidas que permitem controlar esses perigos (Etapa 6/Princípio 1). Durante a etapa de identificação dos perigos potenciais a equipe deverá considerar os ingredientes usados, as atividades realizadas em cada etapa do processo e os equipamentos utilizados, o produto final, a forma de armazenamento e distribuição, além do consumidor-alvo. Devem ser considerados os perigos biológicos, físicos e químicos que podem ser introduzidos, aumentados ou controlados em cada etapa do processamento. Uma vez feito esse levantamento, a equipe deverá realizar uma análise cuidadosa para definir quais perigos potenciais deverão ser considerados no plano, baseando sua decisão na possibilidade de eliminação ou redução desse perigo a níveis aceitáveis. Para a realização dessa análise de perigos devem-se incluir, entre outros pontos:

- A possibilidade de ocorrência do perigo e a gravidade dos efeitos adversos à saúde.
- Avaliação quantitativa e/ou qualitativa da presença do perigo.
- Possibilidade de sobrevivência ou multiplicação de micro-organismos de interesse.
- Produção ou persistência no alimento de toxinas, agentes químicos ou físicos.
- Outras condições que podem levar a qualquer dos pontos anteriores.

Para definir as medidas de controle a serem aplicadas, a equipe APPCC deve lembrar que mais de uma medida pode ser necessária para controlar um dado perigo e que vários perigos podem ser controlados por uma mesma medida. Dentre as medidas de controle que podem ser implantadas em um laticínio, pode-se destacar a pasteurização como uma medida efetiva para o controle de micro-organismos patogênicos no leite; outra medida de controle é a refrigeração, que, além de controlar o desenvolvimento de eventuais patógenos presentes, pode também inibir a multiplicação de bactérias produtoras de histamina. Os perigos químicos são, de maneira geral, controlados pelos programas de pré-requisitos anteriormente abordados.

A identificação dos PCC (Etapa 7/Princípio 2) é a próxima etapa nesse processo e pode ser facilitada pelo emprego de diagramas decisórios (também chamados de árvores decisórias). Diagrama decisório é o nome que se dá a uma série de perguntas feitas, em sequência lógica, facilitando o estabelecimento de PCC. Existem diversos modelos de diagramas que podem ser utilizados, como o da Figura 19.3; entretanto, esses diagramas não devem jamais substituir o bom senso. São exemplos de PCC etapas de tratamento térmico e de refrigeração, presença de detectores de metais, diminuição do teor de água livre do alimento, acidificação, entre outros.

É importante salientar que não há relação entre o número de PCC em um plano APPCC e a segurança do produto. Os PCC devem ser pontos realmente críticos para a segurança do produto e o Princípio de Pareto* deve ser aplicado, mantendo-os restritos ao mínimo e indispensável.

Se um perigo foi identificado em uma determinada etapa na qual o controle é necessário para garantir a inocuidade do produto, mas não existem medidas de controle nessa etapa, ou em nenhuma outra posterior, então o produto ou o processo devem ser modificados para incluir uma medida de controle. Um exemplo que se encaixa aqui, e já foi apresentado, é a produção de queijo minas frescal a partir de leite cru. Nesse caso, ou se adiciona ao processo uma etapa de controle (pasteurização) ou haverá sempre o risco de veiculação de doenças.

O estabelecimento de limites críticos (Etapa 8/Princípio 3) para cada um dos PCC deve ser feito com base em informações de literatura especializada; legislações e recomendações legais; consultas a especialistas ou estudos experimentais. Esses limites devem sempre atender às exigências legais e aos padrões internos da empresa. Os limites críticos definidos devem, sempre que possível, ser validados.

---

*Vilfredo Pareto (1848-1923): economista italiano que verificou que, para muitos fenômenos, um pequeno número de causas (20%) é responsável pela maioria dos problemas (80%). Esse princípio é também conhecido como Regra 80:20.

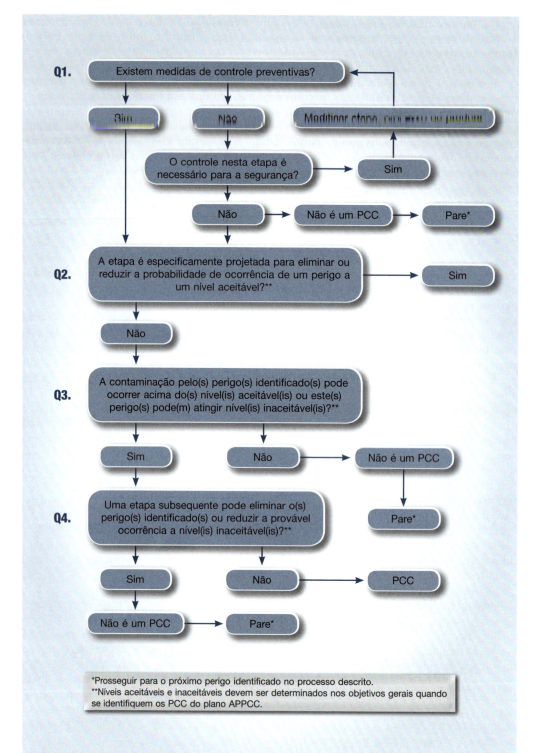

Figura 19.3 Exemplo de diagrama decisório (árvore decisória) para identificar PCC (Fonte: adaptada de OPAS, 2006).

Os limites críticos devem estar associados a medidas de determinados parâmetros, como, por exemplo, pH, atividade de água, tempo e temperatura, limites permitidos pela legislação para algum aditivo etc. Esses parâmetros, se mantidos dentro de certos limites, assegurarão a inocuidade dos alimentos.

Em muitos casos pode ser necessário estabelecer mais de um limite crítico para um determinado PCC. Por exemplo, para a pasteurização do leite, os limites críticos devem ser o tempo e a temperatura.

Muitas empresas trabalham, para sua segurança, estabelecendo limites operacionais, que são valores mais rígidos que os limites críticos e permitem a tomada de ações corretivas antes que o limite crítico seja excedido. Como exemplo de limite crítico pode-se usar, mais uma vez, a pasteurização do leite. Para que o leite HTST seja considerado pasteurizado, é necessário que ele seja mantido por 15 a 20 segundos entre 72 °C e 75 °C; então, a empresa pode estabelecer como limite operacional que o seu produto seja tratado a 74 °C/17 segundos. Empregando esse limite mais rigoroso, mesmo que ocorra algum desvio (e eles ocorrem), o produto ainda poderá ser comercializado.

A próxima etapa é o estabelecimento de um sistema de monitoramento para todos os PCC (Etapa 9/princípio 4). Monitorar implica realizar uma sequência planejada de observações, ou medidas, com a finalidade de identificar falhas no cumprimento de um limite crítico, visualizar cumprimento de limite crítico ou operacional, identificar a ocorrência de perdas de controle ou desvios e estabelecer documentação escrita do processo de controle.

Para o procedimento de monitoramento deve-se estabelecer "o que" será monitorado, "como" esse monitoramento será realizado, com que frequência ("quando") e por "quem". Isso permitirá que ajustes ao processo possam ser realizados antes que os limites críticos sejam excedidos.

PCC podem ser monitorados de modo contínuo ou por batelada, dependendo do tipo do processo, mas o procedimento de monitoramento deve ser rápido, não havendo tempo para análises laboratoriais. Por essa razão, parâmetros físicos (tempo, temperatura), químicos (pH, a_W) ou observações visuais podem ser utilizados, mas nunca testes microbiológicos. Para o monitoramento, podem-se empregar, por exemplo, tiras de pH ou pHmetro portátil, termógrafos, *kits* rápidos para dosagem de cloro etc.

Todo monitoramento realizado durante a produção deve ser registrado em formulário específico para essa finalidade, e esse formulário deve ser preenchido e rubricado pelo responsável pelo monitoramento (p. ex., operador do equipamento, colaborador da linha, supervisor) imediatamente após a observação. Periodicamente, esses formulários devem ser revisados por uma outra pessoa (p. ex., garantia da qualidade) que também deverá rubricá-los. Esses registros fornecem informações importantes sobre o processo e permitem a tomada de ações no caso de perda do controle ou de haver tendência de perda desse controle. Assim, sua avaliação periódica por alguém com conhecimento do processo é fundamental.

Para que o monitoramento seja eficiente, o responsável por ele deve entender a importância do monitoramento daquele PCC, deve ser treinado para monitorar, registrar e informar a ocorrência de desvios, estar perto do local a ser monitorado e ter autoridade para tomar as ações adequadas definidas no plano APPCC.

Quando ocorrem desvios, ou perda de controle, em um PCC que colocam em risco o cumprimento de um limite crítico, é necessário tomar de ações corretivas específicas (Etapa 10/Princípio 5). As ações corretivas devem ser predeterminadas e devem garantir que o controle daquele PCC foi retomado o mais rapidamente possível. Há também necessidade de garantir que o produto produzido durante o período do desvio tenha recebido o tratamento previsto no plano APPCC que pode ser, por exemplo, reprocessamento, desvio para outra linha, isolamento do produto para avaliação ou mesmo rejeição. As ações corretivas devem ser registradas em formulários específicos, assim como a investigação realizada para determinar a causa raiz do desvio, as medidas tomadas para evitar a repetição do problema e a verificação da efetividade das ações tomadas. Caso ações corretivas tenham que ser tomadas constantemente em um PCC podem ser necessárias modificações no processo.

A fim de verificar se o plano APPCC preparado está adequado devem-se estabelecer procedimentos de verificação (Etapa 11/Princípio 6). Diversas ferramentas podem ser empregadas para a verificação, tais como auditorias, coletas aleatórias de amostras e análises laboratoriais, pois a liberação dos lotes produzidos não é dependente desses resultados. A frequência das verificações deve ser suficiente para indicar se o plano APPCC está funcionando de maneira efetiva. Essa etapa deve ser realizada por pessoas qualificadas para essa finalidade e que sejam capazes de detectar falhas no plano e/ou na sua implantação. A frequência das verificações deve ser estabelecida no plano APPCC, mas todas as vezes que ocorrerem modificações no produto, no processo, em equipamentos, ingredientes etc. ela deve ser realizada. As atividades de verificação devem incluir, entre outras, a revisão do plano APPCC e seus registros e a confirmação de que os PCC estão sob controle. É importante lembrar que o plano APPCC deve ser dinâmico

A última etapa relativa à implantação de um programa APPCC é o estabelecimento de documentação e manutenção de registros (Etapa 12/Princípio 7). Os registros fornecem a história do processo e dos respectivos PCC, por isso destaca-se aqui a sua importância. Em um caso de litígio ou do envolvimento do alimento em um surto de doença, os registros podem auxiliar a defesa da empresa. São quatro os tipos de documentos que devem ser mantidos: documentos que serviram de base para a elaboração do plano APPCC; registros gerados pelo sistema APPCC; documentação de métodos e procedimentos utilizados (p. ex., para monitorar um PCC); registros dos programas de treinamento dos colaboradores.

Para que o sistema APPCC seja efetivamente eficiente, é necessário treinamento constante do pessoal das indústrias, governo e da academia nos princípios do APPCC e suas aplicações. O desenvolvimento de ações de cooperação entre produtores primários, indústrias processadoras, varejistas, associações de classe, organizações de defesa do consumidor e autoridades responsáveis pelos alimentos visando à aplicação consciente do APPCC seria de grande valia, pois, afinal, todos somos consumidores!

BIBLIOGRAFIA

Brasil. Ministério da Agricultura Pecuária e Abastecimento (MAPA). Programa Genérico de Procedimentos-Padrão de Higiene Operacional (PPHO). Resolução DIPOA/SDA nº 10, 22/05/2003. Diário Oficial da União, Brasília, 28/05/2003, Seção 1, página 4. Disponível em: http://extranet.agricultura.gov.br/sislegis-consulta/consultarLegislacao. Acesso em: 23/11/2011.

Brasil. Ministério da Agricultura Pecuária e Abastecimento. Regulamentos Técnicos de Produção, Identidade e Qualidade do Leite Tipo A, do Leite Tipo B, do Leite Tipo C, do Leite Pasteurizado e do Leite Cru Refrigerado e o Regulamento Técnico da Coleta de Leite Cru Refrigerado e seu Transporte a Granel. Instrução Normativa nº 51, 18/09/2002. Diário Oficial da União, Brasília, 20/09/2002, Seção 1, página 13. Disponível em: http://extranet.agricultura.gov.br/sislegis-consulta/consultarLegislacao. Acesso em: 23 de novembro de 2011.

Food and Agricullture Organization (FAO). Food quality and safety systems. A training manual on food hygiene and the Hazard Analysis and Critical Control Point (HACCP) System. FAO, Roma, 1998. 232p. Disponível em: http://www.fao.org/docrep/W8088E/W8088E00.htm. Acesso em: 23/11/2011.

Organização Pan-Americana de Saúde (Opas). Higiene dos alimentos –Textos básicos. OPAS, ANVISA, FAO. Brasília. OPAS 2006. Disponível em: http://www.anvisa.gov.br/divulga/public/alimentos/codex_alimentarius.pdf. Acesso em: 23/11/2011.

United States Department of Agriculture. Food Safety and Inspection Service. SSOP's and generic E. coli testing, 1997. Disponível em: http://www.fsis.usda.gov/oa/background/keyday1.htm. Acesso em: 20 de novembro de 2011.

United States Food and Drug Administration. Center for Food Safety and Applied Nutrition. Hazards and controls guide for dairy foods HACCP guidance for processors. Version 1.1, 2006 rev. 2007. 77p. Disponível em: http://www.ncims.org/HACCP%20Documents.htm. Acesso em: 20 de novembro de 2011.

United States Food and Drug Administration. Dairy grade. A voluntary HACCP. 1999. Disponível em: http://www.fda.gov/Food/FoodSafety/Product-SpecificInformation/MilkSafety/DairyGradeAVoluntaryHACCP/default.htm. Acesso em: 21 de novembro de 2011.

CAPÍTULO 20

Tratamento de Resíduos Industriais

Douglas Fernandes Barbin
Lucas Gonçalves Pereira
Lucielen Oliveira dos Santos

Resumo

Os efluentes, industriais ou domésticos, precisam ser tratados antes de serem lançados de volta na natureza para minimizar seu impacto tanto no meio ambiente quanto para a saúde humana. Os resíduos das indústrias de laticínios podem provocar danos a qualquer tratamento fitossanitário graças a diferenças de temperatura, pH, variação no volume e concentração de nutrientes e principalmente de gorduras. Os resíduos como soro de leite, água de lavagem de queijos e manteiga e gorduras devem ser aproveitados o máximo possível para não serem enviados à estação de tratamento de efluentes. Entre as principais medidas para reduzir esses tipos de resíduos estão os tratamentos mecânicos, voltados para as substâncias não dissolvidas, ou seja, material sólido ou líquido em suspensão; os tratamentos químicos para suspensões coloidais, as quais se encontram no limiar entre as substâncias dissolvidas e não dissolvidas e podem tornar-se insolúveis por processos físicos, químicos ou eletroquímicos; e tratamentos biológicos, que conduzem à diminuição de carga orgânica pela atividade de micro-organismos. Este capítulo apresenta uma introdução à geração de resíduos da indústria de laticínios e descreve os principais métodos utilizados para o tratamento desses resíduos. São apresentados ainda regulamentações para o tratamento de resíduos, abordando parâmetros estabelecidos para lançamento de efluentes.

Histórico

A ideia de tratar o esgoto antes de lançá-lo ao meio ambiente foi testada pela primeira vez em 1874 na Inglaterra, com a descoberta de que doenças letais da época (como a cólera e a febre tifoide) eram transmitidas pela água. Assim, técnicas de filtração e a cloração passaram a ser mais amplamente estudadas e empregadas. Os efluentes, industriais ou domésticos, precisam ser tratados antes de serem lançados de volta na natureza para minimizar seu impacto tanto no meio ambiente quanto para a saúde humana.

Os resíduos das indústrias de laticínios, com exceção dos detergentes, agentes cáusticos e bactericidas usados na higienização, não são difíceis de serem tratados. No entanto, o despejo desses materiais provoca estragos a qualquer tratamento fitossanitário.

Conceitos básicos

A descarga de efluentes lácteos pode causar problemas especialmente nas plantas de tratamento devido a diferenças de temperatura, pH, variação no volume e concentração de nutrientes e principalmente de gorduras.

Um dos tratamentos comumente utilizados em efluentes é a demanda biológica de oxigênio (DBO) (em miligramas de O_2) requerida por micro-organismos para decompor material orgânico em 1 litro de água residuária a 20 °C.

Uma variação desse parâmetro é o DBO5, que é a demanda de oxigênio por 5 dias para completar a decomposição de material orgânico em 1 litro de água residuária. Demanda química de oxigênio (DQO) (em miligramas de O_2) é a demanda requerida para oxidar material orgânico em água residuária. Estudos mostraram que 1 mg de DBO5 no efluente líquido significa que pelo menos 9 mg de leite foram desperdiçados. Assim, por meio do nível de DBO5 no efluente, é possível estimar a quantidade de produto desperdiçada.

Sistema de esgotos

No Brasil, menos de 20% do esgoto coletado são tratados antes de serem devolvidos para os rios e outros mananciais. Quanto mais poluída for a água, mais caro será seu tratamento. Assim, as operações de tratamento de efluentes começam pela devida caracterização e separação dos diferentes tipos de resíduos gerados ainda dentro da indústria processadora, com o objetivo de devolver a água com o maior nível de pureza possível ao ambiente. A segregação dos efluentes facilita o seu tratamento posterior, e a empresa pode contar com sistemas diferentes de descarga: um para as operações de arrefecimento, outro para os efluentes domésticos e outro para os industriais, por exemplo.

Resíduos da indústria de leite e derivados

Os efluentes industriais gerados nos laticínios são oriundos das diversas etapas de lavagens de pisos e equipamentos que arrastam resíduos de leite e seus derivados, além de incluir também produtos de limpeza. A indústria de laticínios em particular apresenta resíduos altamente poluentes ao ambiente. Os resíduos como soro de leite, água de lavagem de queijos e manteiga e gorduras devem ser aproveitados o máximo possível para não serem enviados à estação de tratamento de efluentes.

A composição dos efluentes varia de acordo com o tipo de produto industrializado (fabricação de queijos, iogurtes, manteiga, requeijão, leite em pó etc.), a capacidade de produção, a tecnologia utilizada para limpeza e higienização das instalações e a qualidade do leite utilizado.

O principal problema, em termos ambientais, está relacionado com os efluentes líquidos, pois a água tem grande importância nesse tipo de indústria, sendo utilizada em inúmeras operações como lavagens de equipamentos e instalações, arrefecimento e aquecimento. Além destes, existem os resíduos sólidos e o soro de leite na indústria de queijo. O aproveitamento do soro é fundamental, e este não deve ser enviado para o efluente. O soro atualmente é considerado um subproduto do processo graças ao crescente aumento de sua utilização em outros produtos.

Fontes e características dos despejos

Efluentes líquidos

A água residuária é caracterizada por diversos fatores, como sua origem, composição, potencial de tratamento e capacidade de impacto ao meio ambiente. De acordo com o Instituto Nacional de Engenharia e Tecnologia Industrial (Ineti), as principais fontes de resíduos que afetam os efluentes líquidos de processo são:

- Lavagem de tanques no cais de recepção do leite.
- Produto residual que permanece em tubulações, bombas, tanques, cubas e equipamentos de processo.
- Misturas aquosas de leite e sólidos suspensos descarregadas durante arranques, paradas e mudanças de produtos dos pasteurizadores, centrífugas e outros equipamentos.
- Derramamentos e fugas por utilização imprópria do equipamento ou falta de manutenção.
- Perdas na operação de envase (embalagem).
- Cultura lática oriunda da etapa de fermentação do iogurte.

Resíduos sólidos

Além das perdas líquidas, existem resíduos sólidos (p. ex., embalagens, material de limpeza) que constituem um problema comparativamente menor. As perdas de embalagem são decorrentes de ajuste incorreto das envasadeiras ou de problemas na execução, utilização imprópria ou falta de manutenção das máquinas. Esses resíduos podem ser compactados e vendidos a recicladores, os quais podem transformar o material híbrido ou fazer a separação dos componentes.

Soro de leite

O leite utilizado para a fabricação de queijos é submetido a um processo de coagulação que resulta em uma parte sólida (coágulo) e uma líquida (soro).

Esse soro constitui o resíduo que causa maior preocupação pela significativa carga orgânica que detém, além da grande quantidade, uma vez que um volume de 5 a 10 litros de soro é gerado para cada quilograma de queijo produzido.

O soro de leite pode constituir um grave problema ambiental se descarregado nos cursos de água. Os efluentes de laticínios são normalmente submetidos a tratamentos onerosos e por vezes ineficazes. O soro é, porém, passível de aproveitamento e valorização como fonte de lactose, proteínas e outros derivados, com potencial de utilização nas alimentações humana e animal. Soluções como o aproveitamento em outros produtos derivados do soro (bebidas lácteas, alimentação animal etc.) e da gordura (manteiga, requeijão etc.) devem ser aplicadas, pois, além de evitar a sobrecarga do sistema de efluentes, ainda pode auxiliar economicamente a indústria com a utilização desses resíduos.

Todos os nutrientes presentes no soro fazem com que esse resíduo tornar-se uma importante matéria-prima para outras indústrias e processos. Entre os principais processos para aproveitamento do soro lácteo, destacam-se a concentração/secagem, a ultrafiltração e a osmose inversa. Os processos de secagem, ultrafiltração e osmose inversa exigem um investimento muito alto em equipamentos, e os subprodutos obtidos do soro, como proteínas do soro de leite, possuem valor de venda muito baixo no mercado. Atualmente, o soro pode ser aproveitado como concentrado ou integral para utilização na alimentação animal e nas indústrias cárnea e de aditivos.

Vários trabalhos têm sido citados utilizando a proteína de soro de leite em diferentes processos: elaboração de filmes comestíveis, aditivos para produtos alimentícios, produção de rações, substrato para diversos processos fermentativos, dentre outros. Yoshida e cols. e Herrmann e cols. estudaram as características de soro de leite bovino para aplicação na elaboração de filmes comestíveis. Os filmes proteicos de soro de leite apresentaram características para serem aplicados como embalagem alternativa, prolongando o armazenamento e mantendo a integridade do alimento, proporcionado uma barreira à umidade e a gases. Aziznia e cols. aplicaram concentrado proteico de soro como substituto de gordura em iogurtes e concluíram que é possível produzir iogurtes com maior teor de sólidos e proteínas e menor teor de gordura. Além disso, o aumento da quantidade de concentrado proteico de soro gerou uma estrutura mais compacta e com partículas de caseína mais robustas. Alegre estudou o aproveitamento de soro de queijo para produção de lactase e etanol.

Desse modo, o objetivo torna-se aproveitar um componente que deixa de ser um resíduo da indústria e passa a ser um subproduto, reduzindo a carga do sistema de tratamento e podendo contribuir como receita para a indústria em vez de significar despesa.

Volumes e concentrações dos despejos

Estima-se que 2% do total de leite processado sejam desperdiçados em derramamentos e fugas nos equipamentos e durante o envase de produtos e na contaminação do leite com a solução de limpeza do sistema *clean in place* (CIP). O soro do leite apresenta uma concentração proteica alta, enquanto o creme é rico em gordura, dificultando o tratamento quando efluente. O volume de efluentes produzidos varia de acordo com os produtos e os equipamentos empregados em cada processo. Na Tabela 20.1 estão listados os valores médios dos efluentes líquidos para a indústria de laticínios (INETI, 200).

Características biológicas e químicas dos despejos

Os efluentes líquidos produzidos em laticínios contêm grande quantidade de matéria orgânica proveniente tanto do leite cru quanto de outros componentes do leite, como soro de leite, gordura etc., assim como resíduos químicos provenientes das operações de limpeza, e que são difíceis de serem eliminados. A água residual possui elevadas cargas microbiana e orgânica, originárias das perdas de produto e matérias-primas arrastadas pelas águas de lavagem do equipamento e das instalações ao longo do processo de fabricação.

Outros resíduos como ácidos e bases utilizados na limpeza da planta devem ser neutralizados antes de enviados à estação de tratamento. Isto também deve ocorrer com resíduos de amônia, que podem aparecer por ocorrência de vazamentos na linha de refrigeração. Os óleos lubrificantes de máquinas não devem ser enviados à estação de tratamento. Devem ser armazenados em recipientes especiais até sua devolução à empresa fornecedora.

A caracterização do efluente deve ser efetuada para a devida determinação junto a órgãos ambientais e legislação dos parâmetros e limites de emissão na área da empresa, o

Tabela 20.1 Valores médios dos efluentes líquidos

Produto	SST (mg/L)	DQO (mg/L)	DBO5 (mg/L)	Óleo/gordura (mg/L)	Nitrogênio total (mg/L)	Fósforo total (mg/L)
Leite	480	1.700	1.500	130	50	15
Queijo	1.100	12.000	5.400	380	160	110
Iogurte/outros	420	2.900	1.400	230	75	10

DBO5: demanda bioquímica de oxigênio determinada ao fim de 5 dias de incubação a 20° C; DQO: demanda química de oxigênio; SST: sólidos suspensos totais.;
Fonte: adaptada de Ineti, 2001.

que possibilita, então, o ajuste da operação da estação de tratamento de efluente (ETE) com base na eliminação percentual de carga orgânica.

Volume de água requerido

Considerando-se que uma planta de laticínios necessita de 2 a 5 litros de água por litro de leite processado, existe uma grande quantidade de resíduos produzida diariamente, desde a água oriunda da parte social (banheiros, chuveiros, cozinha, higienização humana) até a água gerada durante os processos (resfriamento do leite) e lavagem da planta, com grande quantidade de resíduos do leite das linhas de processos, dos tanques e das áreas de processamento. Na produção de queijo são gerados entre 3 e 4 litros de água residuária para cada litro de leite processado, e esses valores podem ser ainda maiores se não forem adotadas as devidas precauções durante a implantação e a operação da planta.

Algumas medidas para reduzir esses tipos de resíduos podem ser adotadas:
- Usar bocais de fecho automático nas mangueiras para evitar desperdício de água.
- Limpar derrames antes de lavar.
- Melhorar a manutenção para prevenir fuga de produto nas válvulas, no transporte dos produtos e nos equipamentos.
- O projeto e a instalação das linhas de tubulação devem possibilitar a correta drenagem do produto, evitando a necessidade de drenagem posterior com água.
- Viabilizar tempo suficiente aos produtos mais viscosos para drenagem das linhas e dos tanques antes de iniciar o ciclo de lavagem.
- Recolher os sólidos dos pavimentos e dos equipamentos antes de lavar.
- Descargas de centrífugas e pasteurizadores, por exemplo, devem ser separadas das águas de arrefecimento ou lavagem de instalações. A segregação dos efluentes reduz o volume e a carga destes e dos custos operativos da ETE.

O sistema de limpeza CIP também ajuda na redução da água utilizada nas lavagens, sendo um sistema mais eficiente e não sujeito a fugas.

Tratamento dos despejos da indústria de leite e derivados

Uma das consequências indiretas que o despejo de matéria orgânica em um corpo d'água ocasiona é o consumo do oxigênio naturalmente dissolvido na água.

Isso se deve aos processos de estabilização da matéria orgânica realizada por bactérias decompositoras, as quais utilizam o oxigênio disponível no meio líquido para sua respiração. O decréscimo da concentração de oxigênio dissolvido traz diversas implicações do ponto de vista ambiental, constituindo-se em um dos principais problemas de poluição em nosso meio. Descarregar essa água residuária no meio ambiente sem tratamento adequado pode acarretar graves danos ecológicos, tais como morte de grande quantidade de peixes e destruição de micro-organismos que atuam como decompositores na natureza presentes nas águas. Assim, as águas residuárias devem retornar o mais "limpas" possível para a natureza. Capper e cols. compararam o impacto ambiental entre propriedades produtoras de leites de 2007 com antigas produções de 1944 nos EUA. Um modelo determinístico fundamentado no metabolismo e na requisição de nutrientes foi utilizado para estimar a utilização de recursos e a geração de resíduos. Os resultados mostraram que houve uma redução na geração de CH_4 de 43% e de 56% para N_2O, destacando a importância da melhoria na eficiência produtiva, aumentando a produção de laticínios com redução da utilização de recursos e combatendo o impacto ambiental. Essa eficiência deve ser estendida para a indústria de processamento como modo de correto gerenciamento sustentável.

Pré-tratamento

O pré-tratamento ou tratamento preliminar consiste geralmente em um método mecânico que visa retirar da água sólidos grosseiros ou separar quantidades excessivas de líquidos orgânicos, como óleos e graxas. Esses métodos serão tratados a seguir.

Métodos de tratamento

Os efluentes brutos apresentam uma rápida alteração do pH pela fermentação láctica, o que deve ser considerado em relação aos materiais empregados na execução do sistema de tratamento. Para o tratamento de água residuária, existem basicamente os métodos de tratamento mecânico (físico), químico e biológico. Na maioria das vezes utiliza-se uma combinação desses métodos.

Tratamento mecânico

O tratamento mecânico é voltado para as substâncias não dissolvidas, ou seja, material sólido ou líquido em suspensão, sendo geralmente utilizado como pré-tratamento em sistemas industriais. Esse método consiste normalmente em separações realizadas por filtros grossos e finos, grades simples, peneiras e desarenadores que retêm as partículas mais grosseiras e também areia, proveniente das operações de lavagem na plataforma de recepção.

Um processo que tem ganhado espaço é a separação dessas partículas mediante a utilização de membranas (osmose inversa, nanofiltração e ultrafiltração). Esse método é capaz não apenas de separar eficientemente as partículas presentes (retentado) na solução, como também fracionar as partículas que podem ser posteriormente utilizadas para aplicações específicas, além de permitir a utilização do permeado caso seja relevante. Como exemplo, pode-se citar a utilização de membranas filtrantes com reuso de água, o que contribui para a minimização do impacto do efluente gerado e possibilita o aproveitamento do permeado, que pode em alguns casos alcançar níveis de qualidade de água potável. Essa tecnologia tem sido recentemente aplicada em várias etapas do tratamento de efluentes, desde a concentração de proteínas do soro de leite até a regeneração de soluções utilizadas no processo de limpeza CIP.

A remoção de gorduras visa, sobretudo, à manutenção da qualidade do efluente nos padrões aceitáveis e à proteção do tratamento biológico. Para a retirada de gorduras em estado livre são empregadas caixas comuns de gordura com remoção manual ou com raspadores de superfície. Também podem ser usados dispositivos de remoção de gordura em decantador, tanque aerado ou separador de óleo. No caso de formação de emulsão, esta deve ser quebrada pela adição de produtos químicos e utilização de flotação com ar dissolvido.

Tratamento químico

As substâncias que se encontram no limiar entre as substâncias dissolvidas e não dissolvidas são denominadas suspensões coloidais, as quais podem tornar-se insolúveis se forem submetidas à floculação ou à coagulação por processos físicos, químicos ou eletroquímicos.

O efeito de limpeza é aumentado quando se utilizam agentes químicos que promovem a precipitação dessas partículas, promovendo sua aglomeração. As reações de caráter puramente químico são raras, porém possuem alguma importância entre os processos de depuração de efluentes. A coagulação consiste na adição e rápida mistura de um produto químico (coagulante), provocando a neutralização das cargas negativas das superfícies dos sólidos suspensos.

O poder coagulante de uma substância é função da carga de seu íon ativo. Assim, para partículas carregadas negativamente, cátions com cargas elevadas, como o alumínio (Al^{3+}) e o ferro (Fe^{3+}), são mais efetivos para formar coágulos.

Tabela 20.2 Valores medios de pH ideais para floculação

Agentes coagulantes	Faixa média ideal de pH
Sulfato de alumínio	5,0 a 6,0
Sais férricos	4,0 a 5,0
Sulfato ferroso	7,0 a 8,0

Entre os coagulantes mais utilizados estão o sulfato de alumínio ($Al_2(SO_4)_3$), o sulfato férrico ($Fe_2(SO_4)_3$), o cloreto férrico ($FeCl_3$), entre outros agentes floculantes, com propriedade de formar flocos grandes e pesados pela reação com certas substâncias dissolvidas nas águas. Esses flocos envolvem as partículas minúsculas em suspensão e as arrastam para o fundo juntamente com parte dos coloides. Pode ocorrer algumas vezes de coagulantes naturais encontrarem-se presentes no meio aquoso e a coagulação processar-se simplesmente por meio de um ajuste de pH. Garcia e cols. concluíram que floculantes naturais como a quitosana podem ser úteis no tratamento de águas residuarias de criações de animais, representando uma área potencial para futuros estudos na indústria de processamento de laticínios.

Após a neutralização das cargas das partículas dos sólidos dissolvidos, estas se reúnem para formar agregados maiores denominados flocos ou flóculos (floculação), os quais podem apresentar carga residual positiva ou negativa. O valor do pH ideal de floculação varia de acordo com a natureza do agente coagulante principal. Alguns valores médios são apresentados na Tabela 20.2. Produtos alcalinos como a cal (CaO), a barrilha (Na_2CO_3) e a soda cáustica podem ser utilizados para corrigir o pH do meio, caso necessário.

Tratamento biológico

Além de processos físicos e químicos, a maioria dos fenômenos de depuração de efluentes está ligada a diversas etapas que conduzem à diminuição de carga orgânica pela atividade de micro-organismos: os processos biológicos ou bioquímicos.

Processos biológicos são muito utilizados para tratamento de resíduos de indústrias de laticínios em virtude da grande quantidade de matéria orgânica facilmente biodegradável presente em sua composição.

Nesses processos, em virtude da ocorrência de variação tanto da vazão do despejo quanto da concentração de determinados poluentes, graças ao regime de trabalho em batelada, é necessária a equalização, que tem por objetivo homogeneizar as características dos despejos e regular a vazão afluente ao tratamento biológico.

Essas variações, se não controladas, podem causar os denominados "choques de carga", que causam desequilíbrio nos processos de tratamento biológico, sobretudo o lodo ativado. O tratamento biológico utiliza processos específicos proporcionados por diferentes tipos de micro-organismos que decompõem material solúvel e coloidal orgânico produzindo CO_2, H_2O, NH_4, PO_4, CH_4, SO_4 e biomassa. A eficiência dos processos biológicos é controlada principalmente pela quantidade de oxigênio disponível e pelos micro-organismos.

Os processos biológicos mais citados na literatura especializada e encontrados em estações de tratamento em escala real são: filtro anaeróbio, filtro biológico, lagoas de estabilização, lodos ativados convencionais e reator anaeróbio de fluxo ascendente e manta de lodo.

Dois principais efeitos estão envolvidos nos processos de tratamento: processos aeróbio e anaeróbio. No processo aeróbio os micro-organismos utilizam oxigênio dissolvido para seu metabolismo. Micro-organismos heterotróficos (dependem de material orgânico) decompõem os componentes orgânicos; micro-organismos autotróficos (dependem exclusivamente de material inorgânico) oxidam amônia e nitrito.

No processo anaeróbio, carboidratos, gorduras e proteínas são decompostos na ausência de oxigênio. Micro-organismos anaeróbios facultativos heterotróficos e micro-organismos anaeróbios promovem hidrólise e fermentação. Alguns organismos anaeróbios produzem ácido acético e micro-organismos autotróficos oxidativos produzem metano como biogás.

De acordo com Vidal e cols., a biodegradação anaeróbia de águas residuárias ricas em gordura é mais lenta do que as que apresentam pouca presença de gordura porque a etapa de hidrólise desse produto é mais lenta. No processo anaeróbio, a água de tratamento é submetida a um processo de decomposição em ausência de oxigênio. Os micro-organismos devem ser cuidadosamente manipulados em relação a carga de concentração e quantidade do efluente. Entretanto, não é necessário gasto energético para aeração do sistema e pouco lodo (biomassa) é formado, além de biogás.

Além disso, existe o chamado efeito anóxico. Na ausência de oxigênio heterotrófico dissolvido, a maioria dos micro-organismos facultativos utiliza oxigênio ligado a nitratos e nitritos para a decomposição de compostos orgânicos.

Dentre os processos biológicos, dois merecem destaque: o processo com lodo ativado e o *droplet-lattice system*.

O sistema com lodo ativado consiste em um biorreator com sistemas de aeração (ventiladores, escovas rotativas, jatos), uma bacia de pós-clarificação e fluxo de retorno de lodo. A água a ser tratada, proveniente do tratamento mecânico prévio, flui através do reator, onde o lodo ativado (contendo micro-organismos) é suspenso em forma de partículas. Grandes quantidades de ar são incorporadas no lodo ativado, promovendo o metabolismo aeróbio. A concentração de biomassa é de 1,5 a 5 gramas de matéria seca por litro de produto.

O processo se baseia na oxidação da matéria orgânica, por bactérias aeróbias, controlado pelo excesso de oxigênio em tanques de aeração e posteriormente direcionado aos decantadores. Os sólidos sedimentados no fundo do decantador secundário são recirculados para o reator, aumentando a concentração de biomassa e proporcionando a reativação da população de bactérias no tanque de aeração.

Nesse processo, uma grande quantidade de ar deve ser incorporada, resultando em enorme quantidade de energia requerida para os mecanismos de aeração. Para controlar o metabolismo, uma parte do lodo é recirculada dentro do reator. O lodo no processo de lodos ativados é constituído por "flocos". Tais flocos são formados por fragmentos orgânicos não digeridos, por uma fração inorgânica (p. ex., grãos de areia), por células mortas e, principalmente, por uma grande variedade de bactérias dos gêneros *Pseudomonas*, *Achromobacter*, *Flavobacterium*, *Citromonas*, *Zooglea*, além de bactérias filamentosas, tais como *Nocardia* sp., *Sphaerotilus natans*, *Microthrix parvicella*, *Thiothrix* etc.

É fundamental que a água a ser tratada não possua outros componentes que prejudiquem a vida de tais bactérias. A separação da biomassa é realizada por decantação. As lamas resultantes das estações de tratamento dos efluentes líquidos podem ser depositadas em terrenos agrícolas e utilizadas como fertilizantes e adubos. O efluente tratado por esse processo pode ser reutilizado como água industrial, o que lhe proporciona uma relação custo-benefício extremamente favorável.

O *droplet-lattice system* compõe-se de um reator de leito fixo com aparatos permeáveis compostos de múltiplas camadas com uma ampla superfície de contato que é completamente coberta por micro-organismos e pode ser facilmente controlada.

A água para o tratamento é borrifada por um sistema de *spray* localizado no topo do reator sobre a superfície e flui até a base do reator. Os nutrientes são utilizados pelos micro-organismos e, portanto, removidos da água de tratamento. O ar escoa a partir da base até o topo do reator, através da "lattice", e fornece o oxigênio necessário ao processo. Uma massa biológica é formada de acordo com os padrões do fluxo de ar e tem espessura constante, pois parte dessa massa é constantemente removida. Uma clarificação posterior e a concentração do lodo são necessárias para o processo de lodo ativado, entretanto não há fluxo de retorno do lodo.

Tratamentos alternativos

As águas residuárias de indústrias de laticínios com elevado teor de lipídios (valores da ordem de 4.000 a 5.000 mg/mL) podem ter sua carga poluidora reduzida pelo tratamento prévio com lipases, enzimas de origens animal, vegetal ou microbiana classificadas como glicerol éster hidrolases. Os lipídeos causam flotação da biomassa, má formação de grânulos de lodo em reatores anaeróbios de fluxo ascendente, toxicidade a micro-organismos acetogênicos e metanogênicos, formação de espuma por acúmulo de ácidos graxos não biodegradáveis e decréscimo da concentração de trifosfato de adenosina (ATP). Assim, a digestão anaeróbia desses rejeitos é um processo lento por causa da liberação de ácidos graxos pelos micro-organismos específicos com atividade lipolítica.

Uma metodologia apresentada por Mendes e cols. utiliza uma preparação de lipase comercial de pâncreas de porco (atividade específica de 3.992 U/mg de proteína em pH 8,0 e 37 °C), em reatores incubados por 24 horas a 37 °C. Essa prática mostrou ser tecnicamente viável para a degradação de efluentes com elevado teor de lipídios, contribuindo para a redução da DQO e do tempo de biodigestão das estações de tratamento.

Bergamasco e Tavares estudaram o uso de um reator de leito fluidizado trifásico (sólido-líquido-gás) no tratamento dos resíduos de laticínios. Partículas de PVC foram utilizadas como suporte para o crescimento microbiano, depois de passarem por tratamento de superfície com um plastificante e ácido nítrico, para um melhor desenvolvimento do biofilme. A eficiência do processo foi avaliada pela degradação da matéria orgânica. Os resultados obtidos mostraram que o reator foi bastante eficiente para o tratamento do resíduo. Cerca de 89% da matéria orgânica foram removidos em um tempo de retenção hidráulica de 40 minutos.

A utilização de uma preparação enzimática rica em lipase produzida por uma espécie de *Penicillium* por fermentação foi estudada por Rosa e cols., com o objetivo de reduzir a carga de óleos e gorduras de águas residuárias por hidrólise. Os resultados mostraram que essa etapa pode ser eficiente, gerando uma eficiência de redução de DQO da ordem de 90% quando alimentada com a água pré-hidrolisada, contra 32% quando o processo foi realizado sem a mistura pré-hidrolisada.

Um estudo realizado por Villa e cols. relaciona a aplicação do processo foto-Fenton para a água residuária de laticínios, mostrando que esse método pode ser eficaz na redução da carga orgânica dos resíduos. Processos cuja base é a reação de Fenton são fundamentados em reações fotoquímicas e caracterizados pela geração de radicais hidroxila por decomposição de peróxido de hidrogênio em meio ácido, com a vantagem da utilização da radiação solar para aumento da eficiência. Os resultados mostraram que podem ser alcançados níveis de remoção de carbono orgânico total da ordem de 50%, mesmo na ausência de radiação solar, o que possibilita, assim, a aplicação desse procedimento em derramamentos de soro para a redução das elevadas cargas orgânicas, podendo ainda ser aplicado de modo complementar aos processos biológicos.

Para que sejam determinadas maiores especificidades do tratamento, devem-se caracterizar a água residuária e o comportamento da vazão de emissão. Além disso, devem-se observar as normas ambientais vigentes na região onde se localiza a empresa.

Regulamentações para tratamento de resíduos da indústria de leite e derivados

Nas indústrias de alimentos deve haver um responsável pelo tratamento dos resíduos, controle e cumprimento das normas para estes perante os órgãos públicos responsáveis pela fiscalização. A situação se torna crítica se considerarmos que cerca de 90% dos laticínios em funcionamento são de pequeno e médio portes, o que dificulta a presença em seu quadro de funcionários, de pessoal qualificado para a operação de sistemas de tratamento de efluentes, ou mesmo para implementação de tecnologias limpas.

Alguns parâmetros podem quantificar o impacto que determinado material orgânico causa ao ser despejado em cursos d'água. Esses parâmetros são amplamente conhecidos e podem ser aplicados para avaliação do potencial poluente dos resíduos oriundos de laticínios. Os mais comuns são a avaliação da demanda requerida de oxigênio, tais como DBO e DQO. Caso ambos os parâmetros sejam utilizados, é considerada, então, a DBO. O efluente gerado no beneficiamento do leite apresenta uma DQO em torno de 3.000 mg/L, sendo que em laticínios produtores de queijo a DQO do efluente pode atingir valores da ordem de 50.000 mg/L.

Outros indicadores são os consumos de agentes oxidativos $KMnO_4$ (permanganato de potássio) após 10 minutos de reação em 1 litro; conteúdo de carbono orgânico total em miligramas de carbono por litro; quantidade de fósforo, e quantidade de nitrogênio.

Existe a distinção feita pelos órgãos que avaliam o despejo de resíduos da indústria alimentícia na natureza, com diferenças entre resíduos tratados e não tratados. Alguns parâmetros são apresentados na Tabela 20.3.

Uma empresa deve ter caráter ambientalmente responsável e gerenciar suas atividades de modo a identificar e minimizar os impactos no meio ambiente. Para isso, é necessário que ter uma "política de qualidade ambiental", de forma a estabelecer um sistema de gestão ambiental (SGA), ou seja, um monitoramento do desempenho ambiental de uma empresa.

Os objetivos do gerenciamento dos resíduos industriais são preservar, proteger e melhorar a qualidade do meio ambiente, contribuindo para a saúde humana e assegurando a utilização prudente e racional dos recursos naturais. O gerenciamento de resíduos deve

Tabela 20.3 Parâmetros para lançamento de efluentes

Parâmetros	Unidade	Art. 18[6]	Art. 21[7]	Art. 19A[8]
pH		> 5 e < 9	> 5 e < 9	> 6 e < 9
Temperatura	°C	< 40	< 40[1]	< 40
Resíduos sedimentáveis	mL/L	< 1	< 1	< 20
Óleos e graxas	mg/L	100	–	150
Óleos minerais	mg/L	–	20	–
Óleos e gorduras vegetais	mg/L	–	50	–
DBO	mg/L	60[2]	–	–
Solventes, combustíveis, inflamáveis etc.	–	–	–	Ausência
Despejos causadores de obstrução na rede	–	–	–	Ausência
Substâncias potencialmente tóxicas	–	–	–	Ausência
Materiais flutuantes	–	–	Ausência	–
Amônia	mg/L	–	5	–
Arsênio	mg/L	0,2	0,5	1,5[3]
Bário	mg/L	5	5	–
Boro	mg/L	5	5	–

(Continua)

Tabela 20.3 Parâmetros para lançamento de efluentes (*continuação*)

Parâmetros	Unidade	Art. 18[6]	Art. 21[7]	Art. 19A[8]
Cádmio	mg/L	0,2	0,2	1,5[3]
Chumbo	mg/L	0,5	0,5	1,5[3]
Cianeto	mg/L	0,2	0,2	0,2
Cobre	mg/L	1	1	1,5[3]
Cromo hexavalente	mg/L	0,1	0,5	1,5
Cromo trivalente	mg/L	–	2	–
Cromo total	mg/L	5	–	5[3]
Estanho	mg/L	4	4	4[3]
Fenol	mg/L	0,5	0,5	5
Ferro solúvel[4]	mg/L	15	15	15
Fluoretos	mg/L	10	10	10
Manganês solúvel[5]	mg/L	1	1	–
Mercúrio	mg/L	0,01	0,01	1,5[3]
Níquel	mg/L	2	2	2[3]
Prata	mg/L	0,02	0,1	1,5[3]
Selênio	mg/L	0,02	0,05	1,5[3]
Sulfato	mg/L	–	–	1.000
Sulfeto	mg/L	–	1	1
Sulfito	mg/L	–	1	–
Zinco	mg/L	5	5	5[3]
Organofosforados e carbonatos totais	mg/L	–	1	–
Sulfeto de carbono	mg/L	–	1	–
Tricloroetano	mg/L	–	1	–
Clorofórmio	mg/L	–	1	–
Tetra cloreto de carbono	mg/L	–	1	–
Dicloroetano	mg/L	–	1	–
Organoclorados não listados anteriormente	mg/L	–	0,05	–

[1]A elevação de temperatura no corpo receptor não deverá exceder 3 °C.
[2]Esse valor poderá ser ultrapassado desde que o tratamento reduza no mínimo 80% da carga em termos de DBO.
[3]A concentração máxima do conjunto de elementos grafados sob esse índice será de 5 mg/L.
[4]Ferro sob a forma de íon ferroso (Fe^{2+}).
[5]Manganês sob a forma de íon manganoso (Mn^{2+}).
[6]Artigo 18 do Decreto nº 8.468. Lei nº 997 – Lançamento de efluentes em corpos d'água.
[7]Artigo 21 da Resolução Conama nº 20 – Lançamento de efluentes em corpos d'água.
[8]Artigo 19A do Decreto nº 8.468. Lei 997 – Lançamento em sistema de esgoto proveniente de tratamento.

abranger todas as etapas de produção em uma empresa, representado pelo controle sistemático de todas as operações (geração, coleta, estocagem, transporte, processamento, tratamento, recuperação e disposição) no processo de tratamento de resíduos.

Um programa de gestão ambiental deve contemplar otimização do consumo de matérias-primas, adoção de medidas que conduzem à minimização de desperdícios, recuperar e reutilizar sempre que possível. Quanto menor for a quantidade de resíduos gerados ao longo do processo produtivo, menores serão os custos associados ao seu tratamento.

Para a implantação de um SGA eficiente, é importante que sejam empregadas normas ambientais específicas, cujo fim é disponibilizar as empresas um conjunto de informações para uma atuação ambientalmente responsável. Nesse sentido, a International Organization for Standardization (ISO) elaborou a ISO 14000, que consiste em um conjunto de normas internacionais de gestão ambiental.

Os certificados de gestão ambiental da série ISO 14000 atestam a responsabilidade ambiental no desenvolvimento das atividades de uma organização. Os objetivos gerais da norma são:

- Estabelecer a criação, a manutenção e a melhoria do sistema de gestão ambiental.
- Verificar se a empresa está em conformidade com sua própria política ambiental e outras determinações legais.
- Permitir que a empresa demonstre isso para a sociedade.
- Permitir que a empresa possa solicitar certificação/registro do sistema de gestão ambiental por um organismo certificador externo.

Para obtenção e manutenção do certificado ISO 14000, a empresa tem que se submeter a auditorias periódicas realizadas pelos organismos certificadores. Esse certificador, por sua vez, deve ser credenciado e reconhecido pelo Instituto Nacional de Metrologia, Qualidade e Tecnologia (Inmetro) e por outros organismos internacionais. Nas auditorias é verificado o cumprimento de requisitos como: cumprimento da legislação ambiental; diagnóstico atualizado dos impactos ambientais de cada atividade; procedimentos padrões e planos de ação para eliminar ou diminuir os impactos potenciais; presença de pessoal devidamente treinado e qualificado.

A série ISO 14000 compreende várias normas, como diretrizes e especificações para a implantação do SGA, diretrizes para a auditoria ambiental, definições e metodologias para a rotulagem específica, avaliação do desempenho ambiental e análise do ciclo de vida (ACV), a qual consiste em uma técnica para avaliação dos aspectos ambientais e dos impactos potenciais associados a um produto, compreendendo etapas que vão desde a retirada das matérias-primas elementares que entram no sistema produtivo até disposição do produto final. Arvanitoyannis e Giakoundis apresentaram uma revisão sobre as estratégias atuais de gerenciamento de resíduos em laticínios que pode servir de referência para trabalhos futuros. Segundo esses autores, algumas estratégias de pré-tratamento podem ser úteis na melhoria das metodologias aplicadas. Um correto gerenciamento ambiental é essencial na avaliação de resíduos e na determinação de um adequado sistema de tratamento de efluentes.

BIBLIOGRAFIA

Alegre RM. Contribuição ao estudo de aproveitamento de soro de queijo para produção de lactase e etanol [tese Engenharia de Alimentos]. Campinas: Faculdade de Engenharia de Alimentos, Universidade Estadual de Campinas (Unicamp); 1988.

Amritkar SR. Introduction of anaerobic pretreatment of dairy efluents: a positive step towards conservation and co-generation of energy. Proceedings of 3rd International Conference on Appropriate Waste-management Technologies for Developing Countries. NEERI, Nagpur, India, p. 127132; 1995.

Arvanitoyannis IS, Giakoundis A. Current strategies for dairy waste management: a review. Crit Rev Food Sci Nutr. 2006; 46:379-90.

Aziznia S, Khosrowshahi A, Madadlou A, Rahimi J. Whey protein concentrate and gum tragacanth as fat replacers in nonfat yogurt: chemical, physical, and microstructural properties. J Dairy Sci. 2008; 91:2545- 52.

Bergamasco R, Tavares CRG. Uso de reator de leito fluidizado no tratamento dos resíduos de laticínios. Rev Unimar. 1997; 19:1087-97.

Boudouropoulos ID, Arvanitoyannis IS. Potential and perspectives for application of environmental management system (EMS) and ISO 14000 to food industries. Food Rev Intern. 2000; 16(2):177-237.

Capper JL, Cady RA, Bauman DE. The environmental impact of dairy production: 1944 compared with 2007. J Animal Sci. 2009; 87:2160-7.

Chmiel H, Mavrov V, Bélières E. Reuse of vapour condensate from milk processing using nanofiltration. Filtration and Separation. 2000; 37(3):24-7.

Freire RS, Pelegrini R, Kubota LT, Durán N. Novas tendências para o tratamento de resíduos industriais contendo espécies organocloradas. Química Nova 2000; 23(4):504-511.

Garcia MC, Szogi AA, Vanotti MB, Chastain JP, Millner PD. Enhanced solid–liquid separation of dairy manure with natural flocculants. Bioresource Technol. 2009; 100:5417-23.

Gavala HN, Kopsinis H, Skiadas IV, Stamatelatou K, Lyberatos G. Treatment of dairy wastewater using an upflow anaerobic sludge blanket reactor. J Agricult Engin Res. 1999; 73:59-63.

Hemming ML. Food industry wastes: disposal and recovery / edited by A. Herzka and R. G. Booth. : 109-121.

Herrmann PSP, Yoshida CMP, Antunes AJ, Marcondes JA. Surface evaluation of whey protein films by atomic force microscopy and water vapour permeability analysis. Packaging Technol Sci. 2004; 17(5):267-73.

Instituto Nacional de Engenharia e Tecnologia Industrial (INETI). Guia Técnico – Indústria de Laticínios; Lisboa; 2001.

International Dairy Federation (IFD). Environmental influence of chemicals used in the dairy industry which can enter dairy wastewater. Bull IDF. 1993; 288.

Machado RMG, Silva PC, Casseb MMS, Prince AA, Freire VH. Sistemas de tratamento utilizados para efluentes líquidos de laticínios. In: Anais do XX Congresso Brasileiro de Engenharia Sanitária e Ambiental, Rio de Janeiro, p. 375-385; 1999.

Machado RMG, Silva PC, Freire VH. Controle ambiental em indústrias de laticinios. Rev Bras Alim. 2001; 7.

Mavrov V, Bélières E. Reduction of water consumption and wastewater quantities in the food industry by water recycling using membrane process. Desalination. 2000; 131:75-86.

Mavrov V, Chmiel H, Bélières E. Spent process water desalination and organic removal by membranes for water reuse in the food industry. Desalination. 2001; 138:65-74.

Melchior SC, Camargo ML, Coneglian CMR, Brito NN, Lopes TA et al. Tratamento de efluentes por processos de lodos ativados. In: III Fórum de Estudos Contábeis – Curso de Tecnologia em Saneamento Ambiental; Centro Superior de Educação Tecnológica (Ceset). São Paulo: Unicamp; 2003.

Mendes AA, Pereira EB, Castro HF. Biodegradação de águas residuárias de laticínios previamente tratadas por lípases. Braz J Food Technol. 2006; 143-9.

Novalic S, Dabrowski A, Kulbe KD. Nanofiltration of caustic and acid cleaning solutions with high COD. Part 1: Recycling of sodium hidroxide. J Food Engin. 1998a; 38:125-32.

Novalic S, Dabrowski A, Kulbe KD. Nanofiltration of caustic and acid cleaning solutions with high COD. Part 1: Recycling of HNO_3. J Food Engin. 1998b; 38:133-40.

Rocha JC, Rosa AH, Cardoso AA. Introdução à química ambiental. Porto Alegre: Bookman; 2004.

Rosa DR, Duarte ICS, Saavedra NK, Varesche MB, Zaiat M et al. Performance and molecular evaluation of an anaerobic system with suspended biomass for treating wastewater with high fat content after enzymatic hydrolysis. Biores Technol. 2009; 100:6170-6.

Silva AP, Leal AC. Diagnóstico da geração e destinação dos resíduos sólidos industriais nas empresas de Presidente Prudente – SP. Disponível em: http://www2.prudente.unesp.br/egires/artigos_pdf/DIAG-NoSTICO.PDF. Acesso em: 01/01/2014.

Spreer E, Milk and dairy product technology. New York, Basel: Marcel Dekker; 1998.

Thassitou PK, Arvanitoyannis IS. Bioremediation: a novel approach to food waste management. Trends Food Sci Technol. 2001; 12:185-96.

Trägardh G, Johansson D. Purification of alkaline cleaning solutions from the dairy industry using membrane separation technology. Desalination. 1998; 119:21-9.

Vidal G, Carvalho A, Mendez R, Lema JM. Influence of the content in fats and proteins on the anaerobic biodegradability of the dairy wastewaters. Biores Technol. 2000; 74:231-9.

Villa RD, Silva MRA, Nogueira RFP. Potencial de aplicação do processo foto-fenton/solar como pré-tratamento de efluente da indústria de laticínios. Química Nova. 2007; 30(8):400-8.

von Sperling, M, Lodos ativados. Princípios do tratamento biológico de águas residuárias. Vol. 4. 2 ed. Curitiba: SANEPAR; 1997.

Yoshida CMP, Antunes ACB, Antunes AJ. Moisture adsorption by milk whey protein films. Intern J Food Sci Technol. 2002; 37(3):329-32.

Yoshida CMP, Antunes AJ. Characterization of whey protein emulsion films. Braz J Chem Engin. 2004; 21(2):247-52.

Índice

A

Aditivos permitidos para a produção de doce de leite para confeitaria, 262

Análises a serem realizadas na matéria-prima, 112

APPCC: ferramenta para assegurar a inocuidade dos alimentos, 375
   definição de termos, 376
   mas o que é o APPCC?, 377
   produzindo um alimento inócuo, 377
   sistema APPCC, 377
     aplicação, 379
       do sistema APPCC, 379
       dos princípios do APPCC, 379
   um pouco de história, 375

Áreas de concentração da produção de leite no Brasil em 2010, 92

Atividades dos detergentes segundo suas funções, 325

Atributos de, 263, 288
   composição centesimal permitidos para doce de leite, 263
   secagem para produtos lácteos, 288

B

Boas práticas de fabricação e procedimentos, 355
   aplicação nas indústrias de leite e derivados, 361
     estabelecimentos comerciais (manipulação de derivados), 370
     indústria, 364
     produção primária, 362
   conceitos básicos, 357
   histórico, 355

C

Características do leite, 31

Comércio informal de leite e derivados no Brasil, 315
   aspectos fiscais do comércio informal de leite e derivados, 320
   caracterização de comércio informal, 315
     produção nacional de leite e leite inspecionado, 316
   leite e derivados comercializados informalmente, 317
   qualidades, 317-319
     de leite e derivados comercializados informalmente, 317
     microbiológica e segurança do leite, 318
     resíduos químicos, 319
     sensorial e físico-química, 319

Componentes, 33, 41, 42, 327
   colostro, 38
   componentes do leite, 44
     água, 44
     carboidratos, 45
       valor nutricional e usos industriais da lactose, 49
     componentes diversos, 73
     compostos nitrogenados, 51
       caseínas, 52
       enzimas, 62
         catalase, 64

fosfatase alcalina (fosfomonoesterase alcalina), 63
imunoglobulinas, 61
lactoperoxidase, 64
lisozima, 63
proteases-peptonas, 61
proteases, 63
proteínas menores, 61
soroalbuminas, 61
xantino-oxidase, 64
frações de caseínas, 54
micela de caseína, 55
proteínas do soro, 59
lipídeos, 64
minerais, 72
vitaminas, 71
composição geral e propriedades, 39
do leite de diferentes espécies animais, 42
do leite, 33
do leite, distribuição e propriedades fundamentais, 41
dos alimentos e características das sujidades, 327
estrutura, 40
mecanismos de liberação e produção de leite, 37
principais componentes, 40
principais espécies produtoras e estrutura da glândula mamária, 35
síntese e secreção do leite, 33
variações normais, 41
Composições, 255, 272, 286
final calculada para o doce de leite, 272
média dos principais produtos lácteos, 255
média e características físico-químicas do soro em pó, 286
Contribuição percentual da produção de leite por continentes, 87
Critérios, 207, 269, 289, 290
avaliados na seleção de uma cepa probiótica, 207
microbiológicos e de tolerância para doce de leite, 289
para doce de leite segundo MAPA, 269
para leite em pó, 290

D

Desafios tecnológicos no processamento de, 214, 217, 219
leites fermentados probióticos, 214
queijos probióticos, 217
sorvetes probióticos, 219
Distribuição dos minerais nas fases solúvel e coloidal, 72

E

Efeitos na qualidade de derivados de leite, 77
Esboços de, 257, 283, 287
evaporador a vácuo, 257
processamento de leite condensado, 283
processamento de soro em pó, 287
Espécies de micro-organismos usadas como probióticos, 208
Esquematizações, 259, 260
de um processo para produção de doce de leite, 259
do ponto em doce de leite e em doce de leite para confeitaria, 260
Estabelecimentos e volume de leite, 94
Estabilidade térmica das enzimas presentes no leite, 63
Estrutura de um quarto mamário bovino, 36
Etapas básicas de fabricação de, 177, 237, 239, 243
creme de leite fermentado, 239
de creme de leite para *chantilly*, 237
licor cremoso, 239
manteiga, 243
queijo coagulado enzimaticamente, 177
Evolução da produção mundial de leite e da produtividade animal, 86
Exemplo de diagrama decisório para identificar PCC, 382

F

Ferramentas de controle, 321
Fluxogramas, 157, 160, 192, 279
da tecnologia de produção do leite condensado, 279
de processamento de iogurte, 192

para obtenção de leite pasteurizado, 157
para obtenção de leite UHT, 160

G

Geometrização do processo de padronização da gordura, 264

H

Higienes, 323, 334, 336, 337, 339, 341, 343, 345
　histórico das exigências legais para o setor, 347
　implantação de procedimentos de higiene, 345
　na produção, 323
　　armazenamento da matéria-prima (leite após a ordenha), 338
　　em edifícios e instalações, 339
　　　ambiental e eliminação de pragas, 341
　　　de equipamentos e utensílios no beneficiamento, 345
　　　dos manipuladores, 343
　　na ordenha, 334
　　　ambiental na obtenção do leite, 336
　　　animais durante a ordenha, 336
　　　de equipamentos e utensílios da ordenha, 337
　　　ordenhadores, 336
　　princípios gerais de higienização, 323
　　　compostos químicos de detergentes e sanitizantes, 324
　　　　ácidos, 326
　　　　alcalinos, 326
　　　　fosfatos, 326
　　　　tensoativos, 326
　　　sequência de limpeza em laticínios, 330
　　sistema de higienização, 331
　　　métodos de aplicação, manuseio e estocagem de detergentes e desinfetantes, 331
　　　　equipamento de nebulização ou atomização, 333
　　　　equipamentos *spray*, 333
　　　　limpezas, 331, 332
　　　　　com espuma, 332
　　　　　manual, 331
　　　　　mecânica, 332
　　　　　por circulação, 332
　　　　　por imersão, 332
　　　　máquinas de alta pressão, 333
　　　teste de avaliação da eficiência da higienização, 334

I

Inspeção de produtos de origem animal, 3
　benefícios dos serviços de inspeção, 11
　histórico e política de inspeção no Brasil, 4
　introdução, 3
　legislação básica, 10
　perfil organizacional e diretrizes, 8
Introdução e fiscalização, 1

L

Leite cru, 99
　armazenamento, 108
　　ausência de refrigeração, 110
　　refrigerações em tanques de, 108
　　　expansão, 108
　　　imersão, 108
　　　tanques comunitários, 109
　aspectos históricos, 99
　classificação de leites crus, 101
　　tipos de leites crus, 101
　　　leite cru "tipo A", 101
　　　leite cru refrigerado para produção do leite "pasteurizado", 102
　　　observações, 102
　coleta e transporte, 110
　　granelização, 111
　　testes de triagem, 111
　padrões microbiológicos, físico-químicos, contagem de células somáticas e resíduos químicos, 112
　propriedades rurais, 103
　　"granja leiteira", 103
　　informações complementares, 105
　　outras propriedades, 105

sanidade do rebanho, 105
    controles de, 106
        enfermidades, 106
        mastites, 106
        parasitos, 106
    sistemas de obtenção de leite, 107
        leite cru refrigerado para produção do leite "pasteurizado" e outros fins, 107
        obtenção do leite cru "tipo A", 107
Leite orgânico, 133
    agricultura orgânica no Brasil e no mundo, 135
    agroindústria orgânica, 134
    ambiente e instalações, 138
    características do leite orgânico, 141
    certificação, 137
    introdução, 133
    manejo sanitário do rebanho em sistemas orgânicos, 139
    nutrição animal no sistema orgânico, 138
    principais dificuldades na produção de leite orgânico no Brasil, 142
    processos de conversão do rebanho para o sistema orgânico, 138
    produção de leite orgânico no Brasil, 137
    regulamentação da produção orgânica no Brasil, 136

M

Meios de cultura recomendados para a enumeração dos micro-organismos, 221
Microbiologia do leite, 75
    aspectos econômicos, 95
        mercado: importações × exportações, 95
        relevância para a economia brasileira, 95
    equipamentos e utensílios de ordenha como fontes de contaminação, 81
    evolução da produção brasileira de leite, 90
        produtores nacionais, 93
    evolução da produção mundial de leite, 86
        características de produção em diferentes países, 89
        principais produtores mundiais, 87
    expectativas da produção, 96

fontes de contaminação do leite, 81
histórico da produção de leite, 85
microbiota do leite cru, 75
    micro-organismos, 75, 78, 80
        de importância tecnológica, 80
        indicadores de higiene e deteriorantes, 75
        patogênicos, 78
Modelo da caseína, 59

N

Normas para comercialização de leites e derivados, 295, 297
    armazenamento e comercialização, 299
        formas de conservação e apresentação, 300
    fiscalização de leite e derivados comercializados, 301
        formas de atuação, 301
            avaliação da rotulagem obrigatória, 301
            coleta de amostras, 302
        padrões de qualidade, 302
            características, 303, 304
                físico-químicas do leite, 304
                interpretação do resultado, 303
                microbiológicas do leite, 303
            características sensoriais do leite, 304
            particularidades de derivados específicos de leite, 304
                creme de leite, 306
                doce de leite, leite condensado e leite em pó, 304
                leite em pó, 305
                leites fermentados, 306
                manteiga, 306
                queijos, 305
    histórico das legislações vigentes, 298
    recepção de leite e derivados em estabelecimentos comerciais, 298
    responsabilidades, 297, 307
        de fiscalização, 297
        técnica em estabelecimentos comerciais, 307
Número de estabelecimentos agropecuários, 93

P

Padrões, 113, 114
   do leite cru refrigerado, 113
   microbiológicos e planos de amostragem para leites fluidos, 114
Parâmetros para lançamento de efluentes, 394, 395
Perdas energéticas, 267, 268
   no tacho de fabricação de doce de leite, 268
   para o ambiente através da parede externa da camisa do tacho, 267
Perfil de ácidos graxos presentes na gordura do leite, 66
Peso molecular médio das principais proteínas do soro, 60
Principais países produtores de leite no mundo em 2013, 88
Princípios do sistema de APPCC, 378
Processamento de leite fluido, 145
   armazenamento do leite fluido beneficiado, 165
      embalagens de leite fluido beneficiado, 165
      formas de armazenamento, 166
   beneficiamento do leite fluido, 151
      processos industriais iniciais, 151
         clarificação do leite, 153
         filtração do leite, 153
         homogeneização, 154
         medição do leite, 151
         padronização do teor de gordura e desnate, 153
         pesagem, 152
         volumetria, 152
      tratamentos alternativos do leite fluido, 161
         bactofugação, 161
         outros processos, 161, 162
            aquecimento ôhmico, 162
            conservação por emprego de altas pressões, 163
            degasagem, 162
            microfiltração, 162
            pulso elétrico de alta energia, 163
         térmicos, 161
      testes de verificação da eficiência do beneficiamento
         avaliações das eficiências dos processos, 164
            de homogeneização, 164
            de tratamento térmico, 164
         teste de esterilidade, 165
      pasteurizações, 156, 158
      lenta, 158
      rápida, 156
      termização, 156
      ultra-alta temperatura, 158
   tratamentos térmicos do leite fluido, 155
   classificação dos estabelecimentos industriais, 145
   coleta de leite nas unidades produtoras, 147
   distribuição do leite fluido beneficiado, 166
   padrões de qualidade do leite fluido beneficiado, 167
      características, 167, 170
         físico-químicas, 170
         microbiológicas, 167
      coleta de amostras, 167
   processamento industrial do leite fluido, 145
   recepção da matéria-prima, 148
      destino da matéria-prima recepcionada, 149
         recebimentos de matérias-primas, 149, 150
            com problemas, 150
            para produção de leite fluido e derivados, 149
      estocagem da matéria-prima, 150
      testes de triagem na recepção, 148
Produção de creme de leite e derivados, 227
   armazenamento, 288
      embalagens, 288
   aspectos históricos, 254
   padrões de qualidade, 289
      características, 289, 290
         físico-químicas e sensoriais, 290
         microbiológicas, 289

coleta de amostras, 289
pesquisas na área de lácteos desidratados, 290
processos industriais, 255
    padronização da matéria-prima, 256
        cristalização da lactose, 257
        evaporação a vácuo, 256
        secagem por atomização, 258
    processamento de leite em pó e soro em pó, 285
        leite em pó, 285
        soro em pó, 285
    processamento de leites concentrados, 258
        doce de leite, 258
            atributos, 261, 266
                de custos, 266
                de regulamentação, 261
                tecnológicos para o controle da produção de doce de leite, 261
            inocuidade do alimento, 269
            padronização do produto final, 269
            segurança operacional, 268
        leite condensado, 271
            histórico da tecnologia de produção do leite condensado, 271
            microcristalização da lactose, cristalização forçada ou cristalização por nucleação secundária, 284
            tecnologias para produção do leite condensado, 278
    tratamento térmico, 255
    produção de leites desidratados no Brasil, 254
        tipos de leites desidratados, 254
    produção de leites desidratados, 253
    requisitos da matéria-prima, 254
Produção, 91, 97, 173, 187
    aspectos econômicos, 95
        mercado: importações × exportações, 95
        relevância para a economia brasileira, 95
    derivados, 173
    evolução da produção brasileira de leite, 90
    produtores nacionais, 93
    evolução da produção mundial de leite, 86
        características de produção em diferentes países, 89
        principais produtores mundiais, 87
    expectativas da produção, 96
    histórico da produção de leite, 85
    leite fluido, 97
    leite nas regiões brasileiras, 91
    leite no Brasil, 91
    leites fermentados, 187
    mundial e brasileira de leite, 85
Produtividade animal, 88, 89
Produtos lácteos funcionais, 205
    benefícios de probióticos e prebióticos à saúde, 211
        efeito anticarcinogênico, 212
        equilíbrio da microbiota intestinal, 211
        modulações, 211-213
            da constipação intestinal, 211
            da intolerância à lactose, 211
            de infecções, 212
            dos lipídeos sanguíneos, 213
    características sensoriais de produtos lácteos probióticos e prebióticos, 222
    introdução, 205
    mercado consumidor, 222
    padrões de qualidade, 220
        determinação de frutanos tipo inulina e galacto-oligossacarídeos, 221
        identificação e enumeração de microorganismos probióticos viáveis, 220
    prebióticos, 208
    probióticos, 206
    processos industriais de produtos lácteos prebióticos, 212, 213
        iogurtes e leites fermentados, 213
        queijos, 216
        sorvetes, 218
    simbióticos, 210
Produtos lácteos probióticos comercializados no Brasil, 209

Q

Quadrados de Pearson, 265, 266
   aditivo, 265
   subtrativo, 266
Qualidade do leite cru produzido no Brasil, 117
   estabilidade térmica do leite, 124
   fatores determinantes de qualidade, 117
   perspectivas e reflexões sobre a qualidade do leite produzido no Brasil, 131
   qualidade do leite produzido no Brasil, 127
      contagem de células somáticas, 130
      qualidade físico-química do leite produzido no Brasil, 128
         avaliação das características físico-químicas, 129
         fraudes e a vulnerabilidade do controle de qualidade, 129
      qualidade microbiológica do leite produzido no Brasil, 128
   qualidade microbiológica e contaminação, 118
      micro-organismos, 22, 123, 124
         deteriorantes, 123
         indicadores, 124
         patogênicos e deteriorantes, 122
         patogênicos e toxinas, 122
      natureza dos contaminantes de acordo com a temperatura do leite, 120
      principais fontes de contaminação do leite cru, 118
         coleta do leite na propriedade, 120
         contaminações, 119, 120
            do leite pelo animal, 119
            durante o transporte, 120
            na ordenha, 119
         saúde e higiene do pessoal, 120
      resíduos químicos, 126
Quantidade média dos principais constituintes da membrana do glóbulo de gordura, 68
Quantidade mínima de micro-organismos, 195

R

Regulamento técnico sobre padrões microbiológicos para alimentos segundo a ANVISA, 270
Regulamentos e normas específicos da responsabilidade técnica, 309-313
Relação de substâncias permitidas na prevenção e no tratamento de enfermidades dos animais em sistemas orgânicos, 140
Relação entre o teor de sólidos solúveis e o teor de sólidos totais em doce de leite em, 263
Relação entre os componentes do leite e os principais precursores sanguíneos, 35
Requisitos físico-químicos, 113, 170, 291
   de qualidade para leite em pó, 291
   para leite pasteurizado, 170
   para leite UHT, 170
   para os leites crus, 113
Requisitos, 168, 290, 291
   de identidade e qualidade para o doce de leite, 290
   de solubilidade para leite em pó, 291
   microbiológico para leite UHT, 168

S

Secreção dos constituintes do leite, 37
Sequência lógica para aplicação dos princípios do APPCC, 380
Sistemas de ordenhas, 107
Substâncias e condições de uso permitidas, 139

T

Tecnologia de fabricação e inspeção de queijos, 175
   armazenamento refrigerado de leites fermentados, 197
      armazenagem, transporte e distribuição, 201
      embalagens e adição de ingredientes e aditivos, 199
      embalagens e armazenamento do produto final, 197

formas de armazenamento dos leites fermentados, 197
tipos de embalagens, 200
aspectos históricos, 176
histórico da produção dos leites fermentados, 187
introdução, 175
padrões de qualidade, 201
  benefícios à saúde dos consumidores, 202
  características microbiológicas, 201
    características físico-químicas e organolépticas, 202
  coleta de amostras, 201
processos industriais, 191
  fermentação, 196
    alterações físico-químicas e organolépticas, 196
    interações microbianas, 197
  inoculação: adição das culturas iniciadoras, 194
  principais bactérias líticas, 195
  tratamento da matéria-prima, 191
    aumento do teor de proteína, 193
    filtração e desaeração do leite, 193
    homogeneização, 194
    padronização do teor de gordura ou desnate, 193
    tratamento térmico, 194
produção de leites fermentados no Brasil, 189
  classificação dos leites fermentados
  tipos de leites fermentados, 190
    coalhada, 190
    iogurte, 190
    kefir, 190
    kumys, 190
    leite acidófilo, 190
    leite cultivado, 190
requisitos da matéria-prima para produção de leites fermentados, 188
seleção e pré-tratamento do leite para a fabricação de queijos, 178
transformação do leite em queijo, 179
  acidificação, 180

coagulação enzimática do leite, 179
enformagem, 181
maturação, 183
  glicólise, 184
  lipólise, 185
  proteólise, 185
salga, 182
sinérese, 180
Teor de ácido lático de diferentes leites fermentados, 196
Tratamento de resíduos industriais, 385
  conceitos básicos, 386
  histórico, 385
  regulamentações para tratamento de resíduos da indústria de leite e derivados, 393
  resíduos da indústria de leite e derivados, 386
    características biológicas e químicas dos despejos, 388
    fontes e características dos despejos, 387
      efluentes líquidos, 387
      resíduos sólidos, 387
      soro de leite, 387
    volumes e concentrações dos despejos, 388
  sistema de esgotos, 386
  tratamento dos despejos da indústria de leite e derivados, 389
    métodos de tratamento, 390
      tratamentos, 390, 391, 393
        alternativos, 393
        biológico, 391
        mecânico, 390
        químico, 390
      pré-tratamento, 390
    volume de água requerido, 389

V

Valores médios, 39, 40, 388, 391
  composição do leite, 40
  das características físico-químicas do colostro, 39

de pH ideais para floculação, 391
dos efluentes líquidos, 388

Vantagens e desvantagens dos principais sanitizantes químicos utilizados nas indústrias de alimentos, 328, 329

Vigilância sanitária de alimentos, 13
    aspectos relevantes do ponto de vista da saúde pública e da vigilância sanitária de alimentos, 20
    criação da agência nacional de vigilância sanitária, 21
    gestão político-organizacional da ANVISA, 22
    papel do estado no contexto da saúde, 20
    considerações sobre a atuação da vigilância sanitária do leite e derivados, 24
    introdução, 13
    organismos internacionais de saúde pública, 23
    referências históricas, 14
        antiguidade, 15
        Brasil, 17
            da chegada da família real à proclamação da República, 18
            do descobrimento à colonização, 17
            regime republicano, 19
        Idade Média, 16
        Renascimento, 17

IMPRESSÃO:

Santa Maria - RS - Fone/Fax: (55) 3220.4500
www.pallotti.com.br